Nikolaus Knoepffler

Den Hippokratischen Eid neu denken

ANGEWANDTE ETHIK

ANGEWANDTE ETHIK

Medizin
Band 5

Nikolaus Knoepffler

Den Hippokratischen Eid neu denken

Medizinethik für die Praxis

Verlag Karl Alber Freiburg / München

Nikolaus Knoepffler

Rethinking the Hippocratic Oath

Medical ethics for the practice

The Hippocratic Oath still shapes medical practice today – and rightly so. The emphasis on medical expertise and concern for patient welfare have lost none of their topicality to this day. However, there is a lack of consideration of patient self-determination and justice in the health care system. Today's conflicts at the beginning and end of life and in the field of health care therefore require us to rethink the oath. This book, which is aimed at medical students as well as interested laypersons and colleagues, deals with the most important cases of medical-ethical conflict, including questions about genetic engineering, enhancement, organ donation and euthanasia.

The book presents classical and current questions of medical ethics as well as formative positions of the respective debate. It aims to encourage critical reflection on these topics. The more complex the issues and the more polarizing the social discourses in the field of medicine are, the more important it is to understand and discuss the questions that affect us all and to find life-saving answers to them.

Professor Dr. mult. Nikolaus Knoepffler heads the Department of Ethics in the Sciences and Humanities and the Ethics Center of the University of Jena. He is responsible for medical ethics education in the medical faculty there. Knoepffler is a member of the Ethics Commission for Preimplantation Genetic Diagnosis of the states of Baden-Württemberg, Hesse, Rhineland-Palatinate, Saarland, Saxony and Thuringia at the Medical Association of Baden-Württemberg, President of the German Academy for Transplantation Medicine and of the Global Applied Ethics Network. For more than two decades Knoepffler has been holding advanced training for doctors, nurses and employees in the health sector.

Nikolaus Knoepffler

Medizinethik für die Praxis

Medizinethik für die Praxis

Der Hippokratische Eid prägt bis heute die ärztliche Praxis – und das zu Recht. Die Betonung ärztlicher Expertise und die Sorge um das Patientenwohl haben bis heute nichts von ihrer Aktualität eingebüßt. Allerdings fehlen Überlegungen zur Patientenselbstbestimmung und zur Gerechtigkeit im Gesundheitswesen. Heutige Konflikte am Lebensanfang, am Lebensende und im Bereich der Gesundheitsversorgung erfordern daher, den Eid neu zu denken. In diesem Buch, das sich an Studierende der Medizin, aber auch interessierte Laien und Fachkollegen wendet, werden die wichtigsten medizinethischen Konfliktfälle, u.a. Fragen zu Gentechnik, Enhancement, Organspende und Sterbehilfe, behandelt.

Das Buch stellt klassische und aktuelle Fragestellungen der Medizinethik sowie prägende Positionen der jeweiligen Debatte dar. Es will zum kritischen Nachdenken über diese Themen anregen. Denn je komplexer die Sachverhalte und je polarisierender die gesellschaftlichen Diskurse im Feld der Medizin sind, desto wichtiger ist es, die Fragen, die uns alle betreffen, zu verstehen, zu diskutieren und auf sie lebensdienliche Antworten zu finden.

Professor Dr. mult. Nikolaus Knoepffler leitet den Bereich Ethik in den Wissenschaften und das Ethikzentrum der Universität Jena. Er verantwortet die Medizinethikausbildung in der dortigen medizinischen Fakultät. Knoepffler ist Mitglied der Ethikkommission für Präimplantationsdiagnostik der Länder Baden-Württemberg, Hessen, Rheinland-Pfalz, Saarland, Sachsen und Thüringen bei der Landesärztekammer Baden-Württemberg, Präsident der Deutschen Akademie für Transplantationsmedizin und des Global Applied Ethics Network. Seit mehr als zwei Jahrzehnten hält Knoepffler medizinethische Fortbildungen für Ärztinnen und Ärzte, Pflegekräfte sowie Mitarbeiter im Gesundheitswesen.

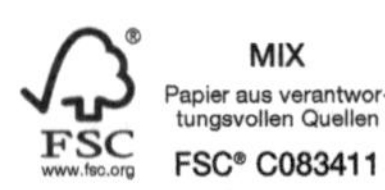

Originalausgabe

www.verlag-alber.de

Satz: SatzWeise, Bad Wünnenberg
Herstellung: CPI books GmbH, Leck

Printed in Germany

ISBN 978-3-495-49179-9

Inhaltsverzeichnis

Vorwort

»Wer eine einzige Seele rettet, rettet die ganze Welt.«
(Talmud, Sanhedrin 23a–b12)

Die zunehmende Digitalisierung aller Bereiche menschlichen Lebens, eine global sich mehr und mehr vernetzende Welt und revolutionäre gentechnische Möglichkeiten bieten neue Chancen, bergen aber auch vielfältige Risiken. Sie stellen die akademische Medizinethik damit vor neue Herausforderungen. Zudem hat die moderne Hochleistungsmedizin nicht nur vielen Menschen ein längeres Leben ermöglicht, sondern gerade im Bereich der Transplantationsmedizin mit großer Dringlichkeit die Frage aufgeworfen, ob ein Mensch, dessen Herz nur noch mithilfe von Maschinen schlägt, noch ein Sterbender oder schon ein Toter ist. Aber nicht nur ist umstritten, wann ein Mensch verstorben ist, sondern auch, ab wann ein Mensch existiert. Ist die verbrauchende Forschung mit Embryonen bereits eine Verletzung des Lebensrechts eines Menschen? Darüber hinaus stellen sich die klassischen Fragen nach der Beziehung zwischen Ärztinnen/Ärzten und ihren Patientinnen/Patienten, dem sogenannten Arzt-Patienten-Verhältnis[1] wie beispielsweise der Umgang mit der ärztlichen Schweigeverpflichtung und der gerechten Verteilung knapper Ressourcen im Gesundheitswesen. Die letztgenannte Herausforderung hat vor dem Hintergrund der Covid-19-Pandemie im Jahr 2020 eine besondere Zuspitzung erfahren: Dürfen Patientinnen bzw. Patienten lebenserhaltende Geräte entzogen werden, um denjenigen diese Geräte zur Verfügung zu stellen, die bessere Überlebenschancen haben?

Diesen und weiteren medizinethischen Konfliktfällen gehe ich in diesem Buch nach. Es ist aus langjährigen Lehrerfahrungen mit Studierenden der Medizin, Ärztinnen und Ärzten, Pflegekräften, Apo-

[1] Psychologische Forschung zeigt, wie sehr Sprache unsere Einstellungen prägt. Andererseits hat jede Sprache eine lange Geschichte. Ich bemühe mich hinsichtlich geschlechtsspezifischer Bezeichnungen um einen Mittelweg, von dem ich hoffe, dass sich alle eingeschlossen fühlen, unabhängig davon, welche sexuelle Orientierung sie haben oder welchem Geschlecht sie sich zugehörig fühlen. Anregungen dafür habe ich durch Vorschläge der Dudenredaktion (Hg.) (2020, 112 f.) zum geschlechtergerechten Sprachgebrauch erhalten.

thekerinnen und Apothekern sowie Mitarbeitenden von Krankenkassen entstanden. Dabei sollen die wesentlichen Themenfelder der Approbationsordnung für angehende Ärztinnen und Ärzte abgedeckt werden.

Aufgrund der Entstehungsgeschichte und des einführenden Charakters dieses Buchs habe ich die Anmerkungen und Literaturhinweise möglichst knapp gehalten und im Literaturverzeichnis nur die zitierte Literatur angegeben. Für eine medizinethische Literaturrecherche verweise ich auf die hervorragende Bioethik-Literaturdatenbank des Deutschen Referenzzentrums für Ethik in den Biowissenschaften: http://www.drze.de/belit/recherche/schnellsuche/recherche.html.

Ausdrücklich möchte ich Robert Veatchs in mehreren Auflagen erschienenes Werk *The Basics of Bioethics* hervorheben, dem ich wichtige Anregungen verdanke. Auch greife ich teils wörtlich auf eigene, bereits publizierte Beiträge zurück.

Mein Dank gilt Wolfram Eberbach für seine juristischen Verbesserungsvorschläge, Tina Rudolph und Ulrich Schneider für ihren fachlichen Rat sowie Tom Schmidt für seine didaktische Unterstützung. Auch danke ich Marieke Kötzing, Lale Kan, Maximilian Stewing und Heike Schaft für die sorgfältigen Korrekturen sowie Lukas Trabert vom Verlag Karl Alber für die ausgezeichnete Betreuung.

Ich widme das Buch allen ärztlich und pflegerisch Tätigen, die in der Covid-19-Pandemie unter Einsatz ihrer eigenen Gesundheit anderen Menschen beistehen und beigestanden haben.

Jena, 31. Oktober 2020 Nikolaus Knoepffler

0 Hinführung

0.1 Medizinethik – Themen, die alle angehen

Im Jahr 2020 breitete sich das hochansteckende neuartige Coronavirus von Wuhan in China innerhalb weniger Wochen auf der ganzen Welt aus. Die meisten Staaten griffen zu Notfallmaßnahmen und verhängten Ausgangssperren, schlossen Schulen und Universitäten sowie alle nicht überlebensnotwendigen Einrichtungen. Alle Maßnahmen dienten dem Ziel zu verhindern, dass zu viele Menschen zeitgleich erkrankten und damit das Gesundheitssystem überfordert würde. Dennoch gab es in vielen Staaten zu wenig Intensivbetten und Atemgeräte, sodass Entscheidungen über Leben und Tod zu treffen waren: Wer sollte das knappe Gut zur Verfügung gestellt bekommen? Wem soll also der Vorzug, der Vorrang gegeben werden, d. h. wer soll priorisiert werden (von lateinisch: prior = frühere, vordere), wenn nicht alle bedürftigen Betroffenen gleichzeitig oder überhaupt behandelt werden können? In Deutschland haben beispielsweise Ärzteverbände und der Deutsche Ethikrat Vorschläge entwickelt, wie in dieser Situation zu handeln wäre. Bis Oktober 2020 war es zum Glück nicht nötig, in Deutschland derartig harte Priorisierungsentscheidungen zu treffen, wie es im Frühjahr 2020 in Spanien und Italien der Fall war. Während der Zeit, in der einige Länder stärker betroffen waren als andere, wurde aber auch immer wieder die Frage aufgeworfen, wie weit die ethische Verpflichtung besteht, dass Staaten sich, wenn es um Menschenleben geht, auch untereinander helfen, oder ob die moralische Verpflichtung zur medizinischen Hilfeleistung wirklich an nationalen Grenzen endet. Deutschland stellte beispielsweise sogar eigene Intensivbetten für französische Erkrankte zur Verfügung. Allerdings gab es auch Negativbeispiele. Staaten, selbst einzelne Bundesstaaten in den USA, konkurrierten miteinander um knappe medizinische Güter wie Atemschutzmasken. Doch die Auswirkungen dieser Pandemie gingen noch weit darüber hinaus. Millionen von Existenzen wurden weltweit bedroht und sogar vernichtet. Selbst riesige staatliche Hilfsprogramme konnten nicht vermeiden, dass der wirtschaftliche und für viele damit auch der persönliche Schaden enorm war. Auch hatten die Pharmafirmen und Unternehmen, die Medizintechnik bereitstellen, um nur zwei Beispiele zu nennen, ihre Produktion in den letzten Jahren zunehmend ins außereuropäische Ausland verlagert. Der Shutdown ganzer Wirtschaftszweige, beispielsweise Anfang 2020 in China, um die Pandemie einzudämmen, lässt erkennen, welche Risiken diese Form globalisierten Wirtschaftens mit sich bringt. Allerdings hätte auch eine vollständige Umkehrung dieser Entwicklung verheerende wirtschaftliche Folgen für die davon betroffenen Länder. Die Pandemie zeigt zudem, wie sehr gerade die Ärmsten der Armen betroffen sind. Staaten wie Indien mit einer großen Anzahl prekärer Arbeitsverhältnisse haben gerade diesen Menschen durch strenge Ausgangssperren den Lebensunterhalt genommen. Ihnen droht eine Hungerkatastrophe. In afrikanischen Staaten verhindern einzelne Quarantänebestimmungen wichtige Vorsichtsmaßnahmen gegen andere Krankheiten wie die Malaria. Hier stellt sich die grundsätzliche Frage, inwieweit eine globale Verantwortung besteht und wie diese wahrgenommen werden könnte.

Durch eine solche Pandemie bündeln sich wie in einem Brennglas Konflikte, die einer ethischen Reflexion bedürfen. Auf der globalen Ebene stellt sich die grundsätzliche Gerechtigkeitsfrage: Die Pandemie betrifft alle Staaten, doch nur wenige von ihnen sind für einen solchen Fall gerüstet. Wie sehr ist eine weltweite gesundheitliche Grundversorgung anzustreben und wie wäre diese durchzusetzen? Auf der Ebene der einzelnen Staaten stellt sich die zentrale Frage, wie viele Mittel für ein funktionierendes Gesundheitswesen unter Knappheitsbedingungen zur Verfügung stehen sollen. Jahrelang wurden in vielen Staaten die Kapazitäten für Intensivbetten verringert. Die Konsequenzen dieser Entscheidung sind heute spürbar. Andererseits birgt auch die Alternative das Risiko, mittelfristig ein so teures Gesundheitswesen zu haben, dass das Geld an anderer Stelle fehlt. Auf der Ebene der Einrichtungen des Gesundheitswesens, beispielsweise der Krankenhäuser, ergeben sich ebenfalls vielfältige Konflikte. Soll nur innerhalb der Patientengruppe der an Covid-19 Erkrankten priorisiert werden oder auch zwischen Patientengruppen, beispielsweise zwischen Patienten mit einer Sepsis und von Covid-19 Betroffenen? Auch ist zu entscheiden, nach welchen Regeln priorisiert wird. Was bedeutet das für diejenigen, die kein Intensivbett bekommen, für die kein Beatmungsgerät mehr verfügbar ist? Wie kann ihnen zumindest ihr Sterben so erleichtert werden, dass sie keinen schrecklichen Erstickungstod erleiden müssen? Hier wird die Grenze zwischen einer indirekten und einer aktiven Sterbehilfe sehr schmal. Ist die Gabe von Schmerzmitteln, insbesondere Opiaten, die das Leiden mindern, aber auch die Lebenszeit verkürzen, noch als indirekte Sterbehilfe zu verstehen, wenn die Lungen durch Covid-19 bereits schwer vorgeschädigt sind? Könnte es möglicherweise in diesen Fällen sogar zulässig sein, mit Schmerzmitteln aktive Sterbehilfe zu leisten, wenn Patienten darum bitten?

Das 21. Jahrhundert konfrontiert die Medizinethik jedoch darüber hinaus mit ganz neuen Fragen: Welche Folgen ergeben sich durch neue gentechnische Möglichkeiten, beispielsweise wenn ein mithilfe der neuen gentechnischen Methode CRISPR/Cas9 hergestelltes Medikament wie Zolgensma mit zwei Millionen Dollar pro Dosis eingepreist ist? Bis zu welcher Höhe bei welchem Nutzen sollten die Solidargemeinschaften die Kosten für eine derartige medizinische Behandlung tragen?

Die modernen Möglichkeiten stellen uns vor weitere Herausforderungen. Wie sehr werden die Fortschritte in der Digitalisierung die Medizin verändern? Werden diese in der Folge zu »gläsernen« Patienten führen und ärztliche und pflegerische Aufgaben durch Roboter ausgeführt werden? Welche Folgen ergeben sich durch neue gentechnische Möglichkeiten, zumal dann, wenn nicht alle davon profitieren können? Kann die Lösung dann darin bestehen, entsprechende Medikamente zu verlosen, wie es ein Unternehmen entschieden hat?

Die akademische Medizinethik, das sollten die Beispiele gezeigt haben, thematisiert Fragen, die uns alle angehen, und verfolgt das Ziel, die wesentlichen Konfliktfelder in der Medizin zu behandeln, die ethisch von Bedeutung sind.

0.2 Vorgehensweise

Dazu werde ich in folgender Weise vorgehen: Im ersten Kapitel werden nach der Darstellung eines exemplarischen Falls die Begriffe »Ethik«, »Moral«, »Ethos« und »Recht« erläutert. Daran schließt sich die Vorstellung wesentlicher ethischer und medizinethischer Ansätze an. Dabei werde ich auch einen »eigenen«[1] medizinethischen Ansatz

[1] Allerdings ist dabei »eigener Ansatz« im Sinn von Wittgensteins (1984, 9) Vorwort

entwickeln. Dieser Ansatz weiß sich dem politischen, weltweiten Konsens im Blick auf Menschenwürde und Menschenrechte verbunden. Im zweiten Kapitel steht die zentrale anthropologische Frage nach Anfang und Ende der menschlichen Existenz im Fokus. Daran schließt sich die Behandlung von medizinethischen Konflikten am Lebensanfang und Lebensende an. Ist eine menschliche Zygote nämlich bereits ein Mensch, dem ein Lebensrecht zukommt, dann ist beispielsweise eine verbrauchende Embryonenforschung genauso verwerflich wie die verbrauchende Forschung an geborenen Menschen. Ist der Hirntote noch nicht verstorben, stellt die Entnahme seiner Organe einen Akt der Tötung dar, der im besten Fall, nämlich wenn dieser zuvor eingewilligt hat, als aktive Sterbehilfe mit altruistischer Zielsetzung verstanden werden kann. In diesem Kapitel sind darüber hinaus klassische Konfliktfälle wie Abtreibung und Sterbehilfe zu behandeln.

Im fünften Kapitel geht es um ein angemessenes Verhältnis zwischen ärztlich und pflegerisch Tätigen auf der einen Seite, Patienten sowie deren Angehörige auf der anderen Seite. Dabei wird es auch um die Frage gehen, wie die Einwilligungsfähigkeit psychisch kranker oder dementer Personen zu bewerten ist, beispielsweise wenn diese eine dringend gebotene Behandlung verweigern. Darüber hinaus werden weitere exemplarische Konfliktfälle thematisiert, beispielsweise die Frage nach der Wahrheit am Krankenbett und das Thema der ärztlichen und pflegerischen Schweigepflicht.

Anschließend widme ich mich der Zulässigkeit medizinischer Forschung. Hier ist ein besonderer Streitfall, ob auch bei nicht einwilligungsfähigen Menschen Forschungsvorhaben zulässig sind, wenn die Risiken gering sind und die Betreuer zugestimmt haben.

Das siebente Kapitel handelt von den neuen gesellschaftlichen Herausforderungen durch Digitalisierung und Gentechnik. Wie weit darf eine wunscherfüllende Medizin im Zeitalter des Genome Editing gehen? Wo endet eine therapeutische Anwendung und beginnt das Enhancement? Was bleibt vom Recht auf Nichtwissen, wenn jedes Genom billig und rasch entschlüsselt werden kann? Welche Gefahren drohen gerade denjenigen, die eine schlechtere genetische Disposition haben, wenn Versicherungen oder Arbeitgeber davon Kenntnis bekommen? Wie können umgekehrt diese davor geschützt werden, dass betroffene Versicherungs- oder Arbeitnehmer ihren Wissensvor-

---

zum *Tractatus* zu verstehen: »Wieweit meine Bestrebungen mit denen anderer Philosophen zusammenfallen, will ich nicht beurteilen.«

sprung aufgrund der Kenntnis ihres eigenen genetischen Profils ausnützen? Beispielsweise könnte jemand aufgrund seines Wissens um Krankheitsdispositionen hohe Lebensversicherungen abschließen.

Im achten Kapitel wird der durch die neuartige Covid-19-Pandemie ins allgemeine Bewusstsein gerückte Streitfall zum Thema werden, wie knappe Ressourcen im Gesundheitswesen verteilt werden sollen. Ganz grundsätzlich wird zu fragen sein: Was können und was wollen wir uns an gesundheitlicher Versorgung leisten?

Grundlagen der Medizinethik		
Begriffsklärung und -analyse	Ethische und medizinethische Hauptpositionen	Grundlegende Normen und Werte

↓

Medizinethische Konfliktfelder					
Konfliktfälle am Lebensanfang	Der Konfliktfall Explantation	Konfliktfelder der Behandlungsbeziehung, z. B. Sterbehilfe	Konflikte in medizinischer Forschung	Digitalisierung und Gentechnik Chancen und Risiken	Gerechtigkeit im Gesundheitswesen

Abbildung 1: Übersicht zur Struktur des Buchs

0.3 Wissenschaftstheoretische Klarstellungen

Bevor mit der Klärung grundsätzlicher Begriffe begonnen werden kann, sind einige wissenschaftstheoretische Klarstellungen nötig, um Missverständnisse auszuräumen und falschen Erwartungen vorzubeugen.

So hat eine akademische Medizinethik nicht die Aufgabe, ihre Adressaten zu besseren Menschen zu machen. Dies ist auch gar nicht nötig, denn die meisten, die den Arzt- oder Pflegeberuf anstreben oder ausüben, vertreten hohe moralische Ideale. Sie haben oftmals den Beruf gewählt, um Menschen zu helfen. Sie sind in den meisten Fällen durch die Konfrontation mit dem Leid anderer aufgrund ihrer Lebenserfahrung mit schwierigen Konfliktfällen vertraut und für ethische Fragestellungen besonders sensibilisiert. Sie benötigen keine moralischen Appelle. Vielmehr sollen ethische Überlegungen und Differenzierungen zu einer eigenen verantworteten Entscheidung beitragen. Eine akademische Medizinethik kann beispielsweise helfen, sich eigener Grundannahmen bewusst zu werden und so besser zu verstehen, woher eigene moralische Einstellungen herrühren.

Medizinethik ist auch nicht mit Medizinrecht zu verwechseln. Wer die Überzeugung vertritt, dass geltendes Recht letztgültig ethische Streitfragen entscheidet, reduziert Ethik auf Recht und begeht damit einen legalistischen Fehlschluss. Warum dies ein Fehlschluss ist, zeigt folgendes Beispiel. Wer in den Niederlanden lebt, der darf nach dem niederländischen Recht aktive Sterbehilfe in Anspruch nehmen, wenn bestimmte Sorgfaltskriterien erfüllt sind. Der legalistische Fehlschluss besteht darin, aus der rechtlichen Zulässigkeit aktiver Sterbehilfe in den Niederlanden zu schließen, dass damit die aktive Sterbehilfe auch ethisch allgemein unter Vorsichtsbedingungen erlaubt sei. Aus der Aussage »Aktive Sterbehilfe ist in den Niederlanden *rechtlich* zulässig« wird fälschlicherweise die Aussage: »Damit ist aktive Sterbehilfe *ethisch* zulässig.« Warum dies ein Fehlschluss ist, lässt sich an einem einfachen Beispiel zeigen. Wer zwischen den Niederlanden und Deutschland pendelt, müsste nach dieser Doktrin logischerweise bei jedem Grenzübertritt seine ethische Position wechseln, denn in Deutschland ist die aktive Sterbehilfe *rechtlich* verboten. Daraus würde sich ergeben: »Damit ist aktive Sterbehilfe *ethisch* verboten.« Doch die Ethik hat gerade den Anspruch, Zulässigkeit bzw. Nicht-Zulässigkeit von bestimmten Handlungen in einer Weise zu begründen, die nicht von den Zufälligkeiten geltender Gesetzgebung abhängig ist. Das bedeutet freilich nicht, dass Gesetze unerheblich wären. Sie entbinden jedoch nicht von der eigenen Verantwortung. Die ethisch verwerflichen Rassegesetze des Dritten Reichs genügen, um zu verstehen, warum Gesetze allein ethische Fragen nicht beantworten können.

Es gibt darüber hinaus die Annahme, dass die Medizinethik in den meisten Konfliktsituationen eindeutige Antworten bereitstellen könnte. Dies ist jedoch nicht der Fall. Vielmehr kann den ärztlich oder pflegerisch Tätigen vor Ort die Letztverantwortung nicht abgenommen werden. Da verschiedene Religionen und Weltanschauungen miteinander um die letzte Wahrheit ringen, muss es mit Notwendigkeit bei manchen Streitfällen unterschiedliche Lösungsangebote geben. Diese beanspruchen zwar universelle Gültigkeit, sind aber in vielen Fällen nur für die Anhänger der entsprechenden Religionen überzeugend. Dies sollte jedem einleuchten, der weiß, wie unterschiedlich die drei großen monotheistischen Weltreligionen Jesus von Nazareth einschätzen. Für einen orthodoxen Juden ist Jesus von Nazareth ein am Kreuz gescheiterter Prophet. Seine Hinrichtung bedeutet nach der hebräischen Bibel das Scheitern vor Gott. Für einen Christen ist Jesus der Sohn Gottes und Messias, der die Menschheit durch sein Leiden am Kreuz erlöst und durch seine Auferstehung den Tod besiegt hat. Für einen gläubigen Muslim ist Jesus zwar ein großer Prophet, der jungfräulich empfangen wurde, aber nicht Sohn Gottes. Seine Botschaft wird durch das Wort Gottes, wie es Mohammed empfangen hat und wie es im Koran niedergeschrieben ist, überboten. Juden finden die Letztbegründung moralischer Nomen in der Thora (hebräisch für *Weisung,* niedergeschrieben in den ersten fünf Büchern der Bibel), Christen im Evangelium Jesu (griechisch für *frohe Botschaft,* niedergeschrieben im Neuen Testament) und Muslime im Koran (arabisch für *Rezitation*). Diese heiligen Texte stehen zudem unterschiedlichen Interpretationen offen, sodass die verschiedenen Konfessionen, im Christentum beispielsweise Reformierte und Katholiken, noch einmal unterschiedliche ethische Bewertungen vornehmen. Vor diesem Hintergrund bewerten Vertreterinnen und Vertreter dieser Religionen beispielsweise die embryonale Stammzellforschung unterschiedlich. Wer keiner dieser Religionen angehört, wird sich an andere weltanschauliche Überzeugungen binden und von daher seine moralischen Normen begründen. Darum müssen notwendigerweise in weltanschaulich neutralen Gesellschaften wie der unsrigen unterschiedliche Medizinethiken vorhanden sein, worüber beispielsweise *The Cambridge World History of Medical Ethics*[2] einen guten Überblick gibt.

Die Medizinethik ist darum faktisch in eine Vielzahl unterschiedlicher medizinethischer Ansätze zerfallen, die eine Fülle sehr differenzierter Methodologien gebrauchen und teilweise in keinem Austausch miteinander stehen. So ist bezeichnend, wie selten bei uns eine medizinethische Forschung rezipiert wird, die weder englisch- noch deutschsprachig ist, und wie schwierig sich selbst der Austausch zwi-

[2] Baker/Mccullough (Hg.) (2018).

schen praktischer Philosophie mit medizinethischer Ausrichtung und ärztlicher Medizinethik gestaltet. Zudem werden oftmals von Theologinnen und Theologen publizierte medizinethische Überlegungen von philosophischer Seite ignoriert und selbst interkonfessionell und interreligiös wenig zur Kenntnis genommen. Dazu kommt, dass auch Vertreterinnen und Vertreter aus Medizin, Recht und den Naturwissenschaften einschlägige, gerade ethisch höchst bedeutsame Überlegungen publiziert haben, die es ebenfalls verdienen würden, berücksichtigt zu werden.

Auch dieses Buch, das einen einführenden Charakter hat, ist von derartigen Einschränkungen betroffen. Ein Einzelner kann selbst die englisch- und deutschsprachige Literatur zu den einzelnen Themen kaum überblicken und den Diskussionen folgen, zumal sich diese eben nicht nur auf die einschlägigen medizinethischen Fachjournale beschränken. Das Buch hat darum auch nicht den Anspruch zu den einzelnen Themenfeldern die bestehende Diskussion vollständig wiederzugeben. Vielmehr besteht das Anliegen darin, die jeweiligen systematisch bedeutsamen Fragestellungen herauszuarbeiten, die entsprechenden Konflikte zu analysieren und für diese, soweit dies überhaupt möglich ist, Lösungsangebote zu entwickeln. Wenn Leserinnen und Leser dadurch zum eigenen Weiterdenken Anregungen finden, hat das Buch seinen wesentlichen Zweck erfüllt.

1 Den Hippokratischen Eid weiterdenken – zentrale medizinethische Ansätze

Bereits der Codex Hammurapi (18. Jhdt. v. Chr.) behandelt medizinethisch relevante Themen, beispielsweise ärztliche Kunstfehler. Um die Frage der Abtreibung wird sogar seit sumerischer Zeit gestritten. Wohl Anfang des vierten vorchristlichen Jahrhunderts entsteht der Hippokratische Eid, das erste Dokument ärztlicher Standesethik. Während der Arzt in diesem Eid verspricht, keine Beihilfe zum Suizid zu leisten, hat in etwa zeitgleich der Arzt in Platons Alterswerk *Gesetze* aktive Sterbehilfe in bestimmten Fällen anzubieten. Medizinethische Fragestellungen haben auch in den folgenden Jahrhunderten immer wieder große Denker angeregt. Doch erst seit den 70er Jahren des letzten Jahrhunderts hat sich die Medizinethik zu einer eigenen akademischen Disziplin entwickelt. Ganz wesentlich haben dazu neue technische Möglichkeiten beigetragen. Die Erfindung der Pille und die erste erfolgreiche Herztransplantation in den 60er Jahren, die erste Geburt nach künstlicher Befruchtung von Louise Brown 1978, die Entwicklung gendiagnostischer Verfahren und die Verfeinerung lebensverlängernder Maßnahmen sowie das Ringen um die Kostenexpansion im Gesundheitswesen haben ethisches Nachdenken herausgefordert. Gegenwärtig kommen Fragen der Globalisierung und Digitalisierung hinzu.

Doch was ist unter Medizinethik genauer zu verstehen? Worin unterscheidet sie sich von Medizinrecht, von ärztlichem Standesethos und moralischen Einstellungen von Personen, die ärztlich oder pflegerisch tätig sind? Das folgende Fallbeispiel aus dem seit Jahrtausenden unterschiedlich bewerteten Konfliktfeld der Sterbehilfe kann helfen, diese Unterschiede zu verstehen. Es bietet sich deshalb an, weil es systematisch höchst aufschlussreich und zugleich von höchster Aktualität ist. Seine unterschiedliche Bewertung, sei diese rechtlich, sei diese aufgrund des ärztlichen Berufsethos, sei diese aufgrund religiöser oder weltanschaulicher Überzeugungen, wird verdeutlichen, warum es mehrere medizinethische Positionen gibt.

1.1 Ein Fallbeispiel und seine unterschiedliche Bewertung

1.1.1 Der Fall der Diane Pretty

Die Britin Diane Pretty war an amyotropher Lateralsklerose erkrankt. Bei dieser Erkrankung bauen sich die Motoneuronen nach und nach ab. Motoneuronen sind die Nervenzellen in Gehirn und Rückenmark, die für die Muskelkontraktionen zuständig sind. Als Folge ihres Abbaus werden die Muskeln nicht mehr beansprucht und verkümmern nach und nach. Wer diese Krankheit hat, weiß, dass am Ende auch die Atemmuskeln nicht mehr funktionieren werden. Ohne maschinelle Hilfe bedeutet dies den Erstickungstod. Doch selbst eine Lungen- und später eine Herz-Lungen-Maschine können zwar den Erstickungstod verhindern, allerdings können die Betroffenen dann meist nicht mehr mit der Umwelt kommunizieren. Diane Pretty wollte es nicht so weit kommen lassen. Sie wollte jedoch auch nicht zu einem Zeitpunkt der Erkrankung aus dem Leben scheiden, zu dem sie dies noch ohne Mithilfe einer anderen Person hätte tun können, sondern erst in einem späteren Stadium der Erkrankung.

1.1.2 Die rechtliche Dimension

In Großbritannien sind jedoch gemäß *Suicide Act* aus dem Jahr 1961 die Beihilfe zum Suizid und auch die aktive Sterbehilfe verboten. Diane Pretty wollte deshalb mit ihrem Ehemann in die Schweiz fahren, damit er ihr dort Beihilfe zum Suizid leisten könne, was in der Schweiz zulässig ist. Allerdings musste ihr Mann befürchten, nach der Rückkehr nach Großbritannien dafür rechtlich belangt zu werden. Diane Pretty wollte deshalb Gewissheit haben, dass sich ihr Mann in diesem Fall nicht vor Gericht verantworten müsse. Sie stellte einen entsprechenden Antrag. Pretty begründete ihren Antrag mit ihrem Recht auf einen selbstbestimmten Tod. Das House of Lords lehnte diesen Antrag jedoch im November 2001 mit dem Argument ab, das Recht auf Leben impliziere kein Recht auf Sterben. Daraufhin wandte sie sich, bereits nicht mehr imstande, ohne technische Hilfsmittel zu atmen, an den Europäischen Gerichtshof für Menschenrechte (EGMR) in Straßburg. Hier argumentierte sie, dass die Unsicherheit, wie ihr Mann nach seiner Rückkehr aus der Schweiz behandelt werden würde, ihr die Wahl verunmögliche, wann und wie sie ihr Leben beenden wolle. Doch diese Argumentation überzeugte die Richter nicht. Zwar erkannte der EGMR an, dass das Recht auf einen eigenen Lebensentwurf das Recht, die Umstände des eigenen Todes zu wählen, einschließen könne, doch das impliziere noch kein Recht auf Beihilfe zu dieser Wahl. Er akzeptierte nicht die Argumentation ihres Anwalts, der zufolge sie vermutlich qualvoll ersticken müsse, sofern sie nicht vorher aus dem Leben gehe, sondern stellte fest: »Staaten haben das Recht, Handlungen durch die Anwendung des allgemeinen Strafgesetzes zu regeln, die das Leben und die Sicherheit anderer Individuen gefährden.«[1]

Auch in der Frage des Lebensanfangs hat sich der EGMR ähnlich verhalten und in einem Urteil aus dem Jahr 2004 von dem »Fehlen eines eindeutigen rechtlichen Status des ungeborenen Lebens«[2] gesprochen und die Schutzwürdigkeit den einzelnen Staaten überlassen.

Aber kehren wir zum Fallbeispiel zurück. Wären Diane Pretty und ihr Ehemann damals deutsche Staatsbürger gewesen, so hätten sie in die Schweiz fahren können. Der Ehemann wäre nicht für die Beihilfe zur Selbsttötung von deutschen Gerichten belangt worden, weil die Selbsttötung in Deutschland nicht unter Strafe steht und damit auch die Beihilfe zu einer straffreien Handlung nicht strafbewehrt ist. Allerdings war bereits 2001 umstritten, unter welchen Bedingungen diese Straffreiheit gilt. Die Debatten hierzu führten im Jahr 2015 zu einem Gesetz, nach dem die Beihilfe zur Selbsttötung im Einzelfall für Angehörige bzw. nahestehende Personen straffrei bleibt und nur bei geschäftsmäßiger, d. h. auf Wiederholung angelegter Beihilfe strafbar ist. Faktisch machte das Gesetz die Beihilfe jedoch auch für Angehörige unmöglich, da die entsprechenden Mittel zur Lebensbeendigung nicht frei verfügbar sind. Selbst als das Bundesverwaltungsgerichts 2017 urteilte[3], derartige Mittel müssten unter bestimmten Umständen zur Verfügung gestellt werden, weigerte sich das entsprechende Ministerium das Urteil umzusetzen. Schließlich hatte das Bundesverfassungsgericht über die Rechtmäßigkeit des Ge-

---

[1] Pretty v. UK, App. no. 2346/02 at §74 (eigene Übersetzung).

[2] Das Urteil ist hier zitiert nach der vom deutschen Kanzleramt veröffentlichten Übersetzung unter: https://www.ris.bka.gv.at/Dokument.wxe?Abfrage=Justiz&Dokumentnummer=JJT_20040708_AUSL000_000BSW53924_0000000_000, zuletzt eingesehen: 26.09.2020.

[3] Vgl. https://www.bverwg.de/020317U3C19.15.0, zuletzt eingesehen: 26.09.2020.

setzes zu entscheiden. In seinem Urteil vom 26. Februar 2020 hat das Gericht dieses Gesetz für verfassungswidrig und nichtig erklärt.[4]

Dieses Fallbeispiel und seine unterschiedliche rechtliche Interpretation, sowohl im britischen, im deutschen und im europäischen Kontext, vermittelt einen ersten Eindruck davon, warum es medizinethischer Reflexion bedarf; denn hinter derartig unterschiedlichen rechtlichen Bestimmungen stehen moralische Überzeugungen der entsprechenden Gesellschaften, die sich in Aushandlungsprozessen in der Weise als mehrheitsfähig erwiesen haben, dass sie zu Gesetzen geworden sind. Dafür spielen oft religiöse und weltanschauliche Überzeugen einflussreicher Gruppen in der betreffenden Gesellschaft eine wesentliche Rolle.

1.1.3 Die weltanschauliche Dimension

Nach der klassischen Lehre aller drei monotheistischen Weltreligionen, Judentum, Islam und Christentum, ist die Selbsttötung ein Verstoß gegen das göttliche Gebot, nicht zu töten. Nicht nur fremdes Leben, sondern auch das eigene Leben gehört Gott, der darum als Einziger das Leben nehmen darf. Auch die Weltreligionen des Buddhismus und Hinduismus achten menschliches Leben hoch und lehnen die Selbsttötung, um das eigene Leid zu verkürzen, ab. Allerdings gibt es mittlerweile in allen Weltreligionen Gläubige, die sich für die Sterbehilfe aussprechen. Sie sind davon überzeugt, dass Gott Barmherzigkeit möchte, nicht Opfer, und deshalb ein aktives Abkürzen des eigenen Leids erlauben würde. Zudem gibt es Anhänger anderer Weltanschauungen, die sich ebenfalls dafür aussprechen, Regelungen am Lebensende zu liberalisieren. In den meisten Staaten haben jedoch die orthodoxen Vertreter dieser Religionen bisher einen hinreichenden Einfluss, eine Gesetzgebung zu verhindern, die eine Beihilfe zur Selbsttötung zuließe. Meist haben sie auch einen erheblichen Einfluss auf die jeweiligen ärztlichen Berufsordnungen.

---

[4] Auf das Urteil wird im Abschnitt zur Beihilfe zur Selbsttötung und aktiven Sterbehilfe ausführlicher eingegangen. Dort findet sich auch die Begründung des Gerichts für dieses Urteil, das dem Gesetzgeber ein so schlechtes Zeugnis ausstellt.

1.1.4 *Die Dimension des ärztlichen Berufsethos*

Das Fallbeispiel ist ebenfalls von großer Bedeutung, um besser zu verstehen, wie sehr das ärztliche Berufsethos aufgrund derartiger Konfliktfälle immer neu herausgefordert wird. Dieses Ethos, also die für die Ärzteschaft bindenden moralischen Überzeugungen, ist bis heute durch den Hippokratischen Eid und seine jeweilige religiöse Einbettung geprägt. In diesem vermutlich im fünften oder vierten vorchristlichen Jahrhundert entstandenen Eid verspricht der Arzt ausdrücklich: »Ich werde niemandem, auch nicht auf seine Bitte hin, ein tödliches Gift verabreichen oder auch nur dazu raten.« Das Grundanliegen dieses Versprechens, in Deutschland verstärkt durch die christliche Überzeugung, dass menschliches Leben Gott gehört, ist bis heute in den Berufsordnungen vieler deutscher Landesärztekammern verankert. Wer in ärztlicher Funktion Beihilfe zum Suizid leistet, riskiert in bestimmten Bundesländern seine ärztliche Approbation zu verlieren. Das Berufsethos in den weitgehend säkularisierten Niederlanden erlaubt niederländischen Ärztinnen und Ärzten dagegen, nicht nur eine derartige Beihilfe, sondern sogar aktive Sterbehilfe zu leisten. Diese ist ihnen sogar ausdrücklich vorbehalten. Doch heißt dies, dass der Hippokratische Eid in Deutschland immer noch in seiner ursprünglichen Form in Geltung ist? Hier kann der Blick auf den Lebensanfang eine klare Antwort geben. Auch in Deutschland gilt der Hippokratische Eid nicht mehr in seiner ursprünglichen Form. In dem Eid verspricht der Arzt nämlich direkt im Anschluss an sein Versprechen, keine Beihilfe zum Suizid zu leisten: »Auch werde ich nie einer Frau ein Abtreibungsmittel geben.« In Deutschland jedoch nehmen Ärztinnen und Ärzte straffrei Abtreibungen vor, dürfen diese ganz legal abrechnen und verlieren dabei auch nicht ihre Approbation.

1.2 »Ethik« in Differenz zu »Moral«, »Ethos« und »Recht«

Die unterschiedlichen Sichtweisen bei so entscheidenden Fragen wie der Sterbehilfe verdeutlichen eine zentrale Aufgabe der Medizinethik. Jede Bewertung ethischer Art ist immer eingewoben in ein Netz von Überzeugungen. Das Zentrum dieses Netzes bilden dabei fundamentale Einstellungen und Vorstellungsmuster, die wiederum, wenn mehrheitsfähig, in rechtliche Bestimmungen und das entsprechende Berufsethos Eingang gefunden haben.

Wenn also bestimmte ethische Positionen und damit verbundene Vorstellungen von moralischen Werten auf unterschiedlichen weltanschaulichen Überzeugungen beruhen, so ist es selbstverständlich, dass es zu einer unterschiedlichen Einschätzung kommt, wie wir uns in dem oben genannten Konfliktfall der Beihilfe zur Selbsttötung entscheiden sollten.

Bevor dieser Konfliktfall und weitere medizinethische Konfliktfelder behandelt werden können, stellt sich jedoch sozusagen noch im Vorraum die Frage, was eigentlich unter Ethik zu verstehen ist und wie sich die Begriffe »Ethik«, »Moral« und der damit verbundene Begriff »Ethos« unterscheiden. Neben diesen wesentlichen Begriffsklärungen und Begriffsanalysen gehört zu den Grundlagen der Medizinethik auch ein Überblick zu wichtigen medizinethischen Hauptpositionen sowie ihren Normen und Werten.

Der Philosoph, Universalgelehrte und Arzt Aristoteles (384–322 v. Chr.) prägte als erster in seinem Buch *Ethika Nikomacheia,* der Ethik für seinen Sohn Nikomachos, den Begriff »Ethik« (griechisch: ethos = Sitte, Gewohnheit). Er verstand dabei »Ethik« als Teil der politischen Wissenschaft, die besonders die Fragen nach dem moralisch Guten und dem Rechten thematisiert.

Heute wird der Begriff »Ethik« in vielfältiger Weise gebraucht, oftmals synonym mit dem Begriff der »gängigen moralischen Überzeugungen« (lateinisch: mos = Sitte, Gewohnheit). Dieser Sprachgebrauch findet sich in den Feuilletons vieler Zeitungen. »Moralisch« und sein Synonym »ethisch« bezeichnen dann das »sittlich Gute«. Die Gegenbegriffe sind »unmoralisch« bzw. »unethisch«. In diesem Sprachgebrauch ist das Unmoralische bzw. Unethische das sittlich Schlechte.

In der gegenwärtigen akademischen philosophischen und theologischen Ethikdiskussion hat sich im Unterschied hierzu weitgehend durchgesetzt, »Ethik« als eine Fachdisziplin zu verstehen, die, je nachdem ob es sich um philosophische oder theologische Ethik handelt, auch als »Moralphilosophie« bzw. »Moraltheologie« bezeichnet wird. Sie thematisiert die Sprache der Moral, rechtfertigt ethische Normen und entwickelt konsistente ethische Theorien. Davon zu unterscheiden ist die Moral, womit die von einer Gesellschaft als gut anerkannten Normen, Ideale, Werte und die damit verbundenen Einstellungen gemeint sind. Im weitesten Sinn kann man hier von Moral als einer gesellschaftlichen »Konvention« (lateinisch: convenire = übereinkommen) sprechen. Der Einzelne ist dann moralisch, wenn seine persönliche Einstellung mit dieser gesellschaftlichen Konvention übereinstimmt. Ein Spezialfall der Moral ist das Ethos, das beispielsweise im ärztlichen Berufsethos Normen und Wertvorstellungen einer bestimmten Berufsgruppe enthält. Davon zu unterscheiden ist das Recht, das, wenn es als positives Recht Gesetz wird, verbindliche Normen aufstellt. Meist stellen diese Gesetze gesellschaftliche Wert- und Normkompromisse dar. Etwas vereinfacht gesprochen: Das Recht ist in vielen Fällen die kodifizierte Moral bestimmter Gesellschaften. Dabei »hinkt« das Recht in dem Sinn manchmal »hinterher«, dass die Gesellschaft in ihren moralischen Vorstellungen oftmals bereits neue Einsichten aufgenommen hat und für richtig hält, während die Gesetze noch die Vorstellungen vergangener Zeiten widerspiegeln. So sah das Bürgerliche Gesetzbuch noch bis in die fünfziger Jahre in der alten Bundesrepublik vor, dass der Ehemann alle wichtigen finanziellen Entscheidungen treffen und sogar für seine Frau einen Arbeitsvertrag kündigen konnte. Dazu kommt noch eine weitere Differenz. In bestimmten Fällen widerspricht eine Rechtsbestimmung eines Staats der Regelung eines anderen Staats und dennoch ist dieser Unterschied nicht ethisch begründet. So ist es moralisch unerheblich, ob es ein Rechts- (Deutschland) oder ein Linksfahrgebot (Japan) gibt. Wichtig (und moralisch bedeutsam) ist allein, dass es zum Schutz der Verkehrsteilnehmer derartige Regelungen gibt.

Damit lassen sich die vier Begriffe in folgender Weise voneinander abgrenzen:

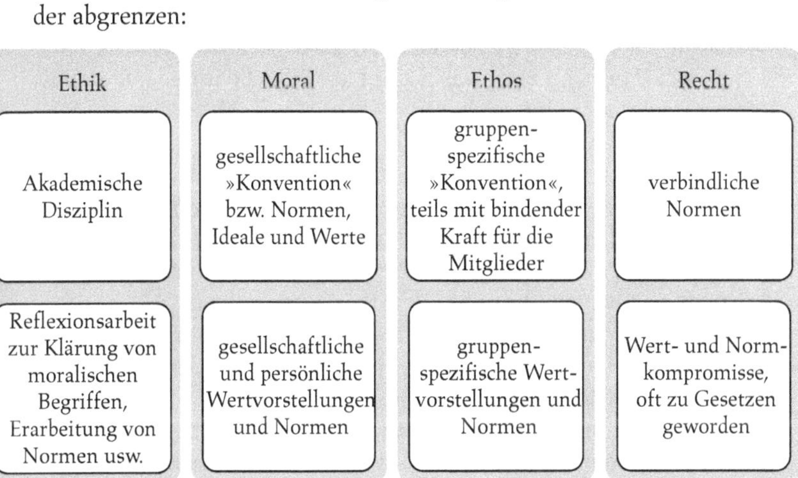

Abbildung 2: Ethik, Moral, Ethos und Recht

Diese Bestimmungen von »Ethik«, »Moral«, »Ethos« und »Recht« sind nicht unumstritten. Für einige Philosophen in der Tradition sprachanalytischer Ethik (griechisch: analysis = Auflösung) kann »Ethik« als Wissenschaftsdisziplin nichts anderes als eine Begriffsklärung der Sprache der Moral sein. Ethik, so verstanden, leistet keine Normenbegründung und Normenvermittlung. Sie beschränkt sich vielmehr auf die Reflexion ethischer Begriffe, Kriterien, Normen oder Handlungsprinzipien, um diese in ihrer Bedeutung zu analysieren und damit zu klären. Sie ist also strikt nicht-normativ. Dahinter kann die Überzeugung stehen, Normen und Werte entzögen sich ganz prinzipiell wissenschaftlicher Reflexion, weil ethische Aussagen nicht verifiziert oder falsifiziert werden können. Allerdings kann diese Tradition mit ihrem eigenen Ansatz nicht mehr begründen, warum sie Wissenschaft auf die Kenntnis von verifizierbaren Fakten reduziert, denn genau diese Annahme selbst ist nicht mehr veri- oder falsifizierbar.

Dazu kommt, dass selbst der Begriff des Faktums wissenschaftstheoretisch umstritten ist. Die Eingrenzung wissenschaftlicher Rationalität auf Tatsachenurteile (also unter Ausschluss von Werturteilen) ist von daher problematisch. Auch Tatsachenurteile selbst sind wieder von theoretischen Vorannahmen abhängig. Sie entspringen einer bestimmten Perspektive. Will man sich nicht zu einer vollständigen Subjektivierung und Entrationalisierung aller Lebensbereiche bekennen, so wird man auch der *normativen* Ethik den Status der wissenschaftlichen Rationalität zuerkennen, auch wenn Werturteile einer anderen Dimension zuzuordnen sind als Tatsachenurteile. Eine universitäre Ethik sollte es darum wagen, wertende Stellungnahmen auszuarbeiten und rational zu rechtfertigen.[5]

Allerdings sind zwei Fehler zu vermeiden, zum einen der sogenannte Sein-Sollen-Fehlschluss, zum anderen anzunehmen, dass *für uns Menschen* derartige Stellungnahmen perspektivenlos, sozusagen aus einem göttlichen Blickwinkel möglich seien, dass es also für uns so etwas wie ethische Objektivität geben kann.

Der Sein-Sollen-Fehlschluss besteht darin, aus Tatsachen unmittelbar auf Sollensforderungen zu schließen. Dieser, auch naturalistisch genannte Fehlschluss geht davon aus, alle normativen Aussagen seien letztlich in deskriptive Aussagen übersetzbar. Eine derartige Position wäre sehr attraktiv, weil durch eine Übersetzbarkeit von nor-

[5] Vgl. die Verteidigung praktischer Vernunft durch Nida-Rümelin (2020).

mativen in deskriptive Aussagen die moralischen Prinzipien, Regeln und Werturteile mit den üblichen wissenschaftlichen Methoden rational begründbar wären: Man könnte für eine normative Aussage dadurch einen Wahrheitswert erhalten, dass man den Wahrheitswert ihrer deskriptiven Übersetzung überprüft.[6] Leider ist dieses Naturalismusprogramm trotz vielfältiger Versuche nicht gelungen. Wer beispielsweise die moralische Forderung »Du sollst nicht töten« auf deskriptive Sätze wie: »Alles Lebendige ist Leben, das leben will«, zurückführt, muss dennoch den Zwischenschritt einfügen, dass es moralisch gut ist, dass Leben leben will. Bereits jede Tuberkuloseinfektion macht deutlich, dass zwar die Tuberkelbakterien leben wollen, es aber in diesem Fall dennoch moralisch für das ärztliche Personal geboten ist, Antibiotika zu verabreichen und alle Tuberkelbakterien abzutöten. Aufgrund dessen ist es sinnvoll, einen ethischen Naturalismus auszuschließen, der aus nichtnormativen Aussagen ohne Rückgriff auf normative Prinzipien meint, gehaltvolle normative Sätze aufstellen zu können.

Es ist auch möglich, eine normative Ethik als Wissenschaftsdisziplin abzulehnen, wenn man davon ausgeht, dass alle moralischen Einstellungen ähnlich zu Geschmacksempfindungen nicht kognitiv (lateinisch: cognoscere = (vernunftmäßig) erkennen) sind. Der Preis einer solchen Konzeption ist jedoch hoch. Die Kriegsbegeisterung in allen europäischen Nationen zu Beginn des Ersten Weltkriegs würde, da allgemein geteilt, diesen Krieg moralisch »rechtfertigen«. Dieser Non-Kognitivismus lässt sich darum praktisch zurückweisen, es sei denn, man hielte eine allgemeine Kriegsbegeisterung für ein hinreichendes Kriterium, einen Krieg zu führen.

Eine weitere Position, die nicht weiter berücksichtigt werden soll, ist der ethische Relativismus in seinen unterschiedlichen Spielarten. Der ethische Relativismus vertritt die Überzeugung, dass es keine universell gültigen ethischen Standards und Prinzipien gibt: »Alle gehaltvollen ethischen Werte sind [...] Kulturwerte. Kulturwerte erkennt man daran, dass ihre soziale Akzeptanz durch gesellschaftliche Kräfteverhältnisse zustande kommt. [...] Von der Ethik zu entwickeln wäre, statt illusorischer Universalmaximen, eine Theorie der Kulturwerte.«[7]

---

[6] Von Kutschera (1982), 29.
[7] Vgl. Schurz (1995), 175.

Der ethische Relativismus ist dabei nicht mit der Annahme zu verwechseln, dass viele unserer speziellen Normen kulturabhängig sind und nur in einer bestimmten historischen Situation sowie für einen begrenzten Anwendungsbereich Gültigkeit besitzen. Dies ist unbestritten. Der ethische Relativismus ist viel radikaler: *Alle* Normen sind danach kulturabhängig. Es gibt keine einzige Norm, die immer und überall gilt.

Der ethische Relativismus ist auch nicht mit dem allgemeinen Relativismus zu verwechseln. Die These des allgemeinen Relativismus, es gebe keine absoluten Wahrheiten, hätte, falls sie zutreffen würde, zur Folge, dass man auch für sie selbst keinen absoluten Wahrheitsanspruch geltend machen könnte. Gegen einen derartigen Einwand ist ein ethischer Relativismus immun, da er nur die eingeschränkte Behauptung geltend macht: Es gibt keine absolut gültigen ethischen Normen. Diese Aussage bezieht sich auf normative Aussagen, ist selbst aber deskriptiv, sodass sie nicht unter ihr eigenes Verdikt fällt.

Allerdings vertreten manche einen ethischen Relativismus, der nicht konsistent ist: »Moralisch« bedeute dasselbe wie »moralisch für eine bestimmte Gesellschaft« und zugleich fordern sie, dass gegenüber den unterschiedlichen kulturellen Moralnormen Toleranz zu üben ist. Diese allgemeine Forderung lässt sich vom relativistischen Ansatz nicht begründen. Sie könnte wiederum nur für eine bestimmte Gesellschaft gelten. Wer also behauptet, in Kerkrade (Niederlande) sei aktive Sterbehilfe *moralisch* erlaubt, in Herzogenrath auf der deutschen Seite der Grenze dagegen *moralisch* unzulässig, dass also aktive Sterbehilfe in einer Gesellschaft *moralisch* erlaubt, in einer anderen aber nicht erlaubt sein könne, je nachdem welche gesellschaftlichen Normen gelten, beide Positionen aber seien aus *ethischer Sicht* zu akzeptieren, stellt eine allgemeine Forderung auf, die sein System nicht ermöglicht.[8]

Selbst wenn man diesen Fehler vermeidet, bekommt man ein gravierendes Problem, das sich in einem Praxistest zeigt: Nehmen wir an, die zitierte These: »Alle gehaltvollen ethischen Werte sind Kulturwerte. Kulturwerte erkennt man daran, dass ihre soziale Akzeptanz durch gesellschaftliche Kräfteverhältnisse zustande kommt«, wäre korrekt; dann ließe sich auf der Grundlage dieser These die Behauptung aufstellen: Rassismus ist in einer nationalsozialistischen Gesell-

[8] Vgl. Williams (2012), 20 f.

schaft durch gesellschaftliche Kräfteverhältnisse sozial akzeptiert und deshalb im Sinne eines derartigen ethischen Relativismus in einer solchen Gesellschaft moralisch geboten. Es sollten also beispielsweise in der Covid-19-Krise aus rassistischen Gründen bestimmte Patientengruppen anderen Patientengruppen vorgezogen werden.

In gewisser Weise sind evolutive Ethiken eine Spielart des ethischen Relativismus. Sie gehen davon aus, dass wir unsere Normen und Werte im Rahmen unserer Angepasstheit an die gegebenen Umstände entwickelt haben und weiterentwickeln. Das Ziel besteht darin, Leben bzw. Überleben der *Art* zu gewährleisten. Darum sind Werte und Normen wandelbar, je nachdem was die Lebensverhältnisse erfordern. Das Individuum spielt dabei eine zu vernachlässigende Rolle, da es der Evolution nach Meinung der Hauptvertreter dieser Richtung um das Überleben der jeweiligen Art geht. Für diese Spielart des ethischen Relativismus gilt darum ebenfalls, dass sie äußerst problematische Konsequenzen hat. Wer angeblich der »Herrenrasse« angehört, hätte dann beispielsweise in einer Pandemie aufgrund ihres evolutiven Vorrangs Anrecht auf die letzten verfügbaren Intensivbetten zuungunsten von denjenigen, die sogenannten »niedrigeren Rassen« zugeordnet werden.

Daraus folgt jedoch nicht, dass sich moralische Wertungen zwischen Personen, Kulturen, Gruppierungen usw. nicht unterscheiden oder evolutive Einflüsse völlig unwichtig wären, sondern es geht um eine Ablehnung der These, *alle* Werturteile seien nur für die jeweiligen »Gläubigen« nachvollziehbar, sodass wir schließlich doch wieder bei einem kulturellen Relativismus landen würden. Ein Grund hierfür liegt in der menschlichen Fähigkeit, sich in andere Kulturen in einem gewissen Maße hineinzudenken.[9] Darüber hinaus haben wir Menschen zumindest den Anspruch, uns im rational motivierten Dialog auf gemeinsame Werte zu verständigen.[10] Dies ist in einer zusammenwachsenden Welt heute nötiger denn je.

---

[9] Vgl. Isaiah Berlin, On the Pursuit of the Ideal. In: New York Review of Books (17. März 1988), 14, hier zitiert nach Putnam (1994), 192 (eigene Übersetzung): »Gemeinschaften mögen einander in vielerlei Hinsicht ähnlich sein, […]; wonach sie streben, was sie fürchten und was sie verehren ist selten ähnlich. Diese Sichtweise wurde kultureller oder moralischer Relativismus genannt. Das ist kein Relativismus. Mitglieder einer Kultur können […] die Werte, Ideale und Lebensformen einer anderen Kultur oder Gesellschaft, selbst aus anderen Zeiten und Orten, verstehen.«

[10] Jürgen Habermas hat sein Lebenswerk diesem Anliegen gewidmet.

Jede Entscheidung ist auch eine Selbstdarstellung der Person, die diese Entscheidung trifft, und damit Ausdruck ihrer Persönlichkeit. Wenn sie wahrhaftig ist und ihr Leben nicht fremdbestimmen lässt, wird jede Entscheidung, die sie trifft, Ausdruck ihrer Lebenswahrheit, ihrer Grundoption für ihr Leben sein. Auch die eigene Lebensgeschichte dient beispielsweise als ein Interpretationsrahmen. Wer an einer Erbkrankheit leidet oder von einer solchen bedroht ist, wird möglicherweise die neue Möglichkeit der Präimplantationsdiagnostik aufgrund der eigenen Lebensgeschichte anders bewerten als jemand, der tief in einer Welt verwurzelt ist, in der aus religiösen oder weltanschaulichen Überzeugungen der Einsatz dieser Diagnostik als schwere Sünde gilt. Wer einen nahestehenden Menschen verloren hat, für den es kein überlebenswichtiges Organ gab, wird möglicherweise die geltenden Regeln der Organspende anders beurteilen als eine unbeteiligte Person. Wichtig ist für eine möglichst gute Entscheidung, sich diese eigenen Voraussetzungen bewusst zu machen, um in einer gewissen Distanz zur eigenen Geschichte die Entscheidungsfindung möglichst objektiv anzugehen.

Jede Person steht also in einer ursprünglichen Weise selbst in der Verantwortung. Sie kann sich nicht ausschließlich auf eine bestehende rechtliche Norm berufen, wenn sie nicht zu einem Legalisten werden will. Gesetze können nicht von der Letztverantwortung entbinden. Gerade in medizinethischen Streitfragen von der Embryonenforschung bis zur Sterbehilfe unterscheiden sich die Gesetze in den verschiedenen Ländern. Dies ist ein klarer Hinweis dafür, dass es keinen allgemeinen ethischen Konsens für bestimmte Konfliktlösungen gibt.

Die eigene Perspektivenhaftigkeit, die Eingebundenheit jedes einzelnen Entscheidenden in seine Mitwelt und Kultur ist zwar eine notwendige Bedingung, aber keine hinreichende Bedingung für eine Entscheidung. Aufgrund der menschlichen Fähigkeit, dem besseren Argument mit guten Gründen zu folgen,[11] soll deshalb davon ausgegangen werden, dass es trotz unterschiedlicher Perspektiven allgemeingültige moralische Prinzipien geben kann, die für die meisten Religionen und Weltanschauungen zumindest in gewissen Grenzen anschlussfähig sind. Auf diese Weise lässt sich eine Art gemeinsamer »Grundperspektive« für ethische Bewertungen zumindest bestimmter Konfliktfälle finden.

---

[11] Vgl. Nida-Rümelin (2020), 76–86.

Diese grundsätzliche Voraussetzung allgemeingültiger moralischer Prinzipien darf allerdings nicht so verstanden werden, als ob damit geleugnet würde, dass wir in einer pluralen Welt leben. Die Annahme von *einigen* allgemeingültigen moralischen Prinzipien ist also nicht mit einer philosophischen oder theologischen Letztbegründung zu verwechseln, wie diese Religionen oder bestimmte Weltanschauungen anbieten. Doch sollten selbst Vertreterinnen und Vertreter, die sich zu einer derartigen Letztbegründung bekennen, in einer pluralen Welt bemüht sein, ihre handlungsleitenden Kriterien in einer Weise *kognitiv* zu vermitteln, dass auch Nicht-Vertreter der entsprechenden Glaubensrichtungen sich mit ihren Argumenten auseinandersetzen und diesen Argumenten möglicherweise zustimmen können, ohne die dahinter stehende Letztbegründung zu teilen.

In der akademischen Ethik werden üblicherweise zwei große Klassen von Ethiken unterschieden, nämlich deontologische (griechisch: to deon = das, was man tun muss) und teleologische (griechisch: telos = Ziel) Ethiken. Max Weber (1864–1920) klassifizierte deontologische Ansätze als Gesinnungsethiken.[12] Diese Klasse von Ethiken achtet auch auf die innere Qualität von Handlungen, unabhängig von den Folgen, und auf die Gesinnung, die zu diesen Handlungen führt, in den Worten Kants: den guten Willen. Kant (1724–1804) ist der bekannteste säkulare Vertreter einer deontologischen Ethik. Alle Normen haben nach Kant dem von ihm »kategorisch« genannten Imperativ zu folgen, einem Imperativ der unabhängig von Raum und Zeit für alle mit Vernunft begabten Wesen unbedingt gilt, nämlich so zu handeln, dass die Richtschnur der Handlung ein allgemeines, ausnahmslos geltendes Gesetz ist. So ist es nach Kant ausnahmslos verboten, zu lügen oder sich das Leben zu nehmen, also ganz unabhängig von allen Folgen, allein deshalb, weil es kein allgemeines Gesetz geben dürfte, dass es erlauben würde zu lügen oder sich das Leben zu nehmen. Eine Handlung ist also dann moralisch gut, wenn sie diesen Imperativ erfüllt und aus gutem Willen, also aus reiner Pflicht, vollzogen wird. Eine pflichtgemäße Handlung entspricht zwar diesem Imperativ. Wenn sie jedoch nicht aus Pflicht, sondern aus anderen Motiven vollzogen wurde, ist sie zwar nicht unmoralisch, aber moralisch wertlos. Wenn eine Schwester ihre Patienten nach Richtlinie hervorragend versorgt, einfach weil sie das als ihre pflegerische Aufgabe ansieht, also aus reinem gutem Willen, so

[12] Vgl. Weber (1919).

handelt sie nach Kant moralisch. Wenn sie dagegen diese hervorragende Versorgung aus anderen Motiven vornimmt, beispielsweise damit sie beruflich aufsteigt, so hat diese pflichtgemäße Handlung keine persönlich zurechenbare moralische Qualität. Theologische Ethiken gehören ebenfalls zur Gruppe deontologischer ethischer Ansätze; denn göttliche Gebote gelten unabhängig von ihren Folgen. Der Mensch hat sich der göttlichen Offenbarung zu öffnen. Viele religiöse moralische Vorschriften werden dabei zugleich naturrechtlich begründet. Wir entdecken in der sorgfältigen Analyse unserer Menschennatur die ihr entsprechenden Normen und Werte, die nach religiöser Deutung der Ewige/Gott/Allah in diese Natur hineingelegt hat.

Weber unterscheidet von dieser Klasse deontologischer Ethiken die von ihm »Verantwortungsethiken« genannten ethischen Ansätze, denen es um die Folgen einer Handlung geht. Webers Begrifflichkeit ist insofern irreführend, da auch diejenigen Ethiken, die er als Gesinnungsethiken bezeichnet, beanspruchen, verantwortliches Handeln einzufordern. Deshalb hat sich international durchgesetzt, teleologische, d. h. folgenorientierte Ansätze (Verantwortung für die Folgen einer Handlung), von deontologischen, d. h. gesinnungsorientierten Ansätzen (Verantwortung für den eigenen guten Willen, der sich auch daran bemisst, ob bestimmte Handlungen *in sich* schlecht sind) zu unterscheiden. Ein Beispiel für in sich schlechte Handlungen im Verständnis bestimmter deontologischer Ethiken wären das Foltern von Menschen, selbst wenn dadurch ein entführtes Kind gerettet werden könnte, oder die Versklavung von Menschen, selbst wenn dadurch insgesamt mehr Menschen profitieren könnten. In der Medizin verurteilt beispielsweise die christliche Naturrechtsethik die Beihilfe zur Selbsttötung und die künstliche Befruchtung als in sich schlechte Handlungen.

Der bekannteste teleologische Ansatz ist der Utilitarismus (lateinisch: utilis = nützlich), dessen Grundprinzip lautet: Maximiere den Nutzen der größtmöglichen Zahl. Handlungen (Aktutilitarismus) bzw. Regeln (Regelutilitarismus) sollen also dem größtmöglichen Nutzen dienen. Mittlerweile hat sich eine Fülle verschiedener Formen des Utilitarismus entwickelt.

Aber auch die aus der aristotelischen Tradition kommende, eudaimonistische Ethik ist folgenorientiert. Ihr geht es jedoch nicht um eine Nutzenmaximierung, sondern darum, dass der Einzelne ein gutes Leben findet, ein Leben, das »unter einem guten Stern steht«

(griechisch: eu = gut, daimon = Gott, Geistwesen). Eine wesentliche Aufgabe besteht dabei nach griechischer Überzeugung darin, gute Gewohnheiten, altertümlich Tugenden genannt, auszubilden.

Darüber hinaus gibt es ethische Ansätze, die sich unter dem Begriff der Vertragstheorien zusammenfassen lassen. Im Unterschied zur klassischen aristotelischen Tugendethik werden Vertragstheorien zwar ebenfalls geschlossen, um ein gelingendes Zusammenleben und dem Einzelnen ein gutes Leben zu ermöglichen, aber die Mitglieder einer Vertragsgemeinschaft *entwickeln* diese Normen und Werte *selbst*. Es gibt in diesem Sinn kein universelles Telos wie beispielsweise die Glücksmaximierung der größtmöglichen Zahl. Vielmehr geht es darum, sich gegenseitig zu ermöglichen, handeln zu können, um die Ziele zu erreichen, die der Einzelne anstrebt. Insofern sind Vertragstheorien pragmatisch ausgerichtet (griechisch: pragma = Handlung, Sachverhalt, Umstände). Sie richten sich nach dem Sachverhalt, den konkreten Umständen. Bei Vertragstheorien in der hobbesschen Tradition (Hobbes 1588–1679) geht es darum, von einem Naturzustand auszugehen, in dem alle nur ihr Eigeninteresse im Sinn haben und zum Schutz des eigenen Lebens bereit sind, Verträge zu schließen. Davon zu unterscheiden sind Vertragstheoretiker wie Rawls (1921–2002). Ausgehend von einem »Schleier des Nichtwissens«, aufgrund dessen vernünftige Personen nicht wissen, welchen Platz sie später in der Gesellschaft einnehmen werden, einigen sich diese auf grundlegende Gerechtigkeitsgrundsätze. Da jeder zur Gruppe der am schlechtesten Gestellten gehören könnte und jeder aus eigenem Interesse möglichst großen Anteil an den Grundgütern bekommen möchte, enthalten diese Grundsätze auch das sogenannte Differenzprinzip. Es besagt, dass die Differenzen in einer Gesellschaft, beispielsweise unterschiedliche Gehälter, immer auch für die am schlechtesten Gestellten von Vorteil sein müssen. Auf das Gesundheitssystem übertragen heißt dies, dass Unterschiede in der Versorgung dann zulässig sind, wenn davon die am schlechtesten Gestellten profitieren.

Alternativ dazu haben sich auch weitere Ethiken entwickelt wie beispielsweise die Kasuistik[13] (lateinisch: casus = Einzelfall), die von den Einzelfällen her moralische Bewertungen versucht, oder auch der Intuitionismus (lateinisch: intueri = schauen), der überzeugt ist, man müsse von gewissen selbstevidenten moralischen Prinzipien ausgehen. Klassische Vertreter einer derartigen Ethik waren Moore und

---

13 Vgl. beispielsweise Jonsen (2019).

Ross. Gerade der Intuitionismus hat jedoch damit zu kämpfen, dass intuitiv von praktisch fast allen Mitgliedern einer moralischen Gemeinschaft getragene Einsichten sich zu einem späteren Zeitpunkt als nicht mehr evident erweisen. Eines der bekanntesten Beispiele ist die Bewertung der Homosexualität, die Vertreter dieses Ethiktyps Anfang des 20. Jahrhunderts als »intuitiv« verwerflich ablehnten. Ebenfalls einen alternativen Zugang zu den klassischen Ethiktypen suchen Mitleidsethiken. Die Mitleidsethik hat ihre Ursprünge bereits in der Hebräischen Bibel beim Propheten Amos und in der neutestamentlichen Tradition, die sich beispielhaft in der Geschichte vom barmherzigen Samariter findet.

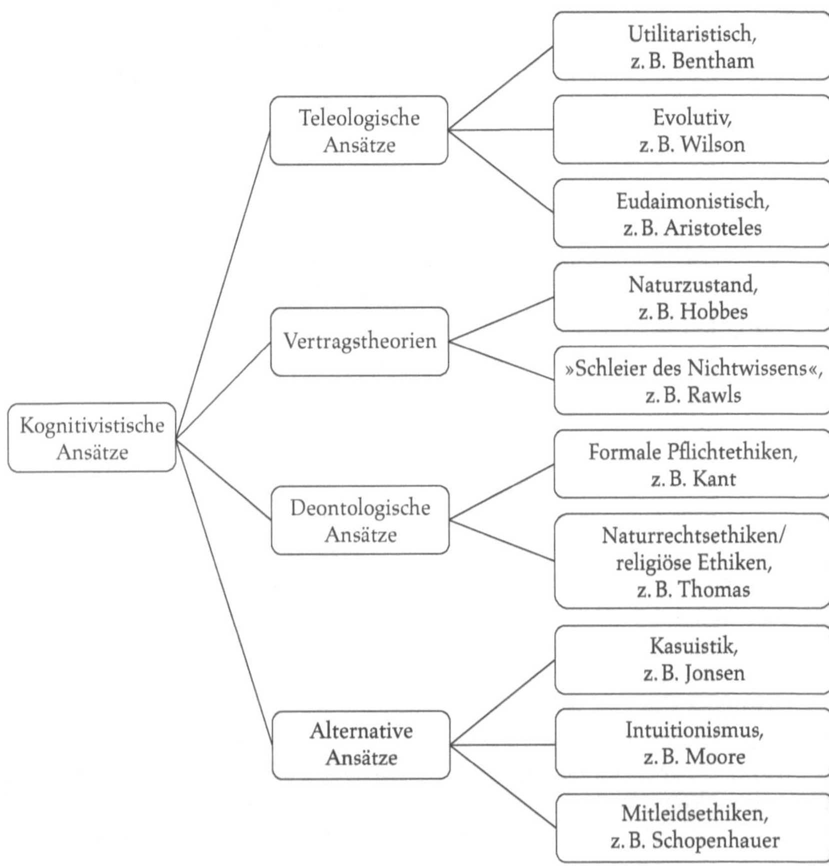

Abbildung 3: Ethische Theorien (vereinfacht)

Gemeinsam ist allen diesen ethischen Ansätzen, dass sie *kognitiv* handlungsleitende Kriterien, Werte, Normen und Handlungsprinzipien zu entdecken bzw. zu entwickeln versuchen. Ob es sich dabei um Entdeckungen von Prinzipien handelt, die in der menschlichen Vernunftnatur liegen wie bei religiösen Ethiken oder Kant, oder um Entwicklungen, entscheidet sich vor dem Hintergrund der zugrunde liegenden *Theorie*.

1.3 Grundlegende Kriterien und Methoden

Allen wissenschaftlichen Ethiken ist gemeinsam, dass sie das Konsistenzkriterium berücksichtigen. Wer ein moralisches Urteil hinsichtlich einer bestimmten Situation trifft, muss, um konsistent zu sein, das gleiche Urteil hinsichtlich einer Situation fällen, die der ersten in allen nicht-moralischen Einzelheiten gleicht. Wenn beispielsweise eine Person in einer bestimmten Situation ein moralisches Urteil fällt und dementsprechend handelt, dann muss diese Person unter vergleichbaren Umständen ein vergleichbares moralisches Urteil treffen und danach handeln. Wichtig ist dabei, dass das Konsistenzprinzip eine andere Stoßrichtung hat als die goldene Regel, nach der man andere so behandeln soll, wie man selbst behandelt werden möchte. Die goldene Regel legt nämlich eine bestimmte Handlung oder Unterlassung aus einer anderen Zielsetzung heraus nahe. Die Motivation ist nicht die Konsistenz des eigenen Denkens und Handelns, sondern die Hoffnung, von anderen gut behandelt bzw. nicht geschädigt zu werden.

Allerdings gibt es in unserer Welt keine Situation, die einer anderen in allen nicht-moralischen Einzelheiten vollständig gleicht. Deshalb ist eine gewisse Abstraktionsleistung nötig, um vergleichbare Situationen zu schaffen. Hierin besteht eine wesentliche Problematik, Urteils- und Handlungskonsistenz zu überprüfen.

Kognitive Ethiken nützen als akademische Disziplinen zudem bestimmte Methoden. Mithilfe der oben kurz angesprochenen sprachanalytischen Methode geht es darum, zentrale ethische Begriffe wie z. B. »gut«, »Handlung« usw. zu klären. Mithilfe hermeneutischer (griechisch: hermeneuein = auslegen) Deskription (lateinisch: describere = beschreiben) werden moralische Einstellungen beschrieben. Diese Beschreibung dient zur Interpretation, wie moralische Einstellungen unsere Lebenswelt mitgestalten. Dieser methodische Zugang erhebt keinen Anspruch darauf, Normen zu entwickeln oder die Qualität von Geltungsansprüchen zu bewerten. Insofern bieten die analytische und die hermeneutische Methode ein notwendiges, jedoch kein hinreichendes Werkzeug ethischen Arbeitens.

Eng mit der hermeneutischen Methode ist eine narrative ethische Methode (lateinisch: narrare = erzählen) verbunden, bei der Einsichten in Werte und der Sinn von Handlungen durch Erzählungen erschlossen werden. Im Akt des Erzählens und in der Rezeption des Erzählten kann ein Wertbewusstsein erfahren werden. Berühmte Erzählungen in dieser Hinsicht bieten insbesondere die heiligen Schriften vieler Religionen.

Die Frankfurter Schule hat mit der kritischen (griechisch: krinein = urteilen, entscheiden) Methode eine weitere ethische Methode etabliert. Werte und Regeln sollen in einem herrschaftsfreien, rationalen Diskurs gefunden werden, bei dem sich die besten Argumente durchsetzen, während schlechtere Argumente ausscheiden.

In den vergangenen Jahrzehnten hat sich aus der Wirtschaftsethik kommend ein weiterer methodischer Zugang entwickelt.[14] Sie arbeitet insbesondere ordonomisch (lateinisch: ordo = Ordnung, griechisch: nomos = Gesetz). Es geht darum, das Hauptaugenmerk nicht nur auf die Handlungsebene der einzelnen Akteure zu lenken, sondern auf die Regelebene und die Ebene der öffentlichen Debatten, die wesentlich beeinflussen, welche Regeln zustande kommen.

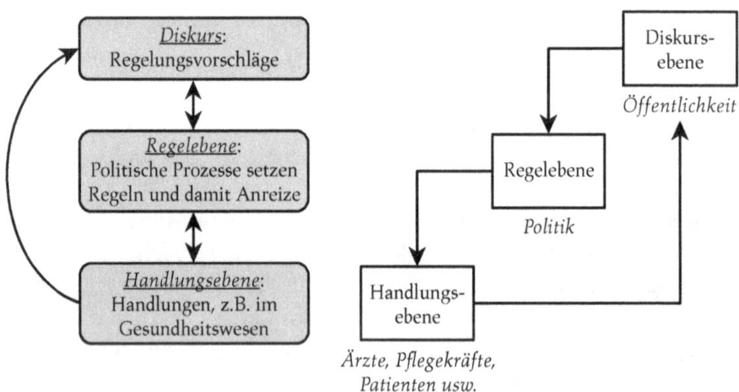

Abbildung 4: Ordonomische Grundstruktur (nach Pies), angewendet auf das Gesundheitswesen

[14] Das ordonomische Programm hat insbesondere Ingo Pies an der Universität Halle entwickelt. Vgl. z. B. Pies (2011), Pies et al. (2018).

Die entscheidende Grundfrage lautet: Wie lässt sich Moral unter heutigen gesellschaftlichen Bedingungen implementieren (durchsetzen), d. h., wie sind Institutionen und Regelwerke zu gestalten, damit sie dauerhaft stabil bleiben, selbst wenn man von eigeninteressierten Akteuren ausgeht? Sind diese Regelungen zum gegenseitigen Vorteil, können ihnen selbst eigeninteressierte Akteure zustimmen.

1.4 Pluralität medizinethischer Ansätze

Während sich die Methoden der Ethik ergänzen, schließen sich teleologische und deontologische Ansätze aus. Selbst die teleologischen Ansätze widersprechen sich aufgrund des unterschiedlichen Telos. Beispielsweise ist das Telos »Gesamtnutzen« nicht mit dem Telos einer eudaimonistischen Ethik zu verwechseln. Es gibt darum eine Pluralität ethischer Ansätze. Aufgrund dessen ist es selbstverständlich, dass es auch nicht nur einen, sondern verschiedene medizinethische Ansätze gibt.

1.4.1 Medizinethik in hippokratischer Tradition: salus aegroti suprema lex

Die hippokratische Medizin stützte sich auf die unmittelbare und genaue Beobachtung am Krankenbett. Sie verwendete eine rationale Ätiologie und berücksichtigte die Krankengeschichte sowie die Lebensumstände der jeweiligen Patienten. So maß der Arzt den Puls und die Temperatur, ertastete Schwellungen, untersuchte die Ausscheidungen und den Allgemeinzustand. Aufgrund dessen wurde die Prognose gebildet und therapeutische Maßnahmen eingeleitet. Diese Maßnahmen betrafen die gesamte Lebensweise des Patienten. Auf Schlaf und Ausruhen wurde genauso Wert gelegt wie auf die richtige Ernährung und Hygiene. Dazu kam eine Behandlung mit unterschiedlichen Heilmitteln. Das Klistier, der Aderlass, Schröpfen und sogar Glüheisen kamen zum Einsatz. Ebenfalls gab es Operationen. Selbst Rehabilitationsmaßnahmen und Präventionsmaßnahmen wie eine gesundheitliche Erziehung waren bekannt.

Der Hippokratische Eid[15] ist keine fachethische Abhandlung, son-

[15] Vgl. Anhang: Text des Eids im Original und in Übersetzung. Die herrschende me-

dern vielmehr das Ethos einer bedeutenden »Ärztegruppe«, die mit dem Namen des Arztes Hippokrates (ca. 460–385/351) in Griechenland verbunden ist. Jedoch liegt dieser Eid Medizinethiken zugrunde, die sich naturrechtlich oder religiös verorten, und bildet bis heute einen wichtigen Hintergrund für medizinethische Reflexionen.

Der Eid beginnt und schließt mit einer Schwurformel. Modern gesprochen, verwendet er eine Implementationsstrategie, also eine Strategie, um die Forderungen des Eids durchzusetzen. Die angerufenen Götter als Zeugen und als religiöse Garanten sollen dafür sorgen, dass bei Einhaltung der Eidesforderungen der Betreffende Erfolg und Ruhm erntet. Wenn er dagegen wortbrüchig wird, soll ihn Misserfolg und Verachtung treffen.

Was aber ist das erste inhaltliche Versprechen des Schwörenden? Dazu befragt, würden wohl sehr viele antworten: den Patienten nicht zu schaden, sondern alles zu tun, um sie zu heilen. Doch der hippokratische Lehrer verlangt von seinen Schülern als erstes:

> »§2 Meinen Lehrer in dieser (Heil-) Kunst werde ich wie meine Eltern achten, mit ihm den Lebensunterhalt teilen und ihn, wenn er Not leidet, mitversorgen. Seine Nachkommen werde ich meinen Brüdern gleichstellen und sie, wenn sie es wünschen, in dieser (Heil-)Kunst unterweisen ohne Bezahlung und schriftliche Verpflichtung. […]«

Dieses erste Versprechen ist gerade heute von enormer Bedeutung. Es zeigt, dass der ärztliche Lehrer auch an sich denken darf, ja an sich denken soll. Er darf nicht nur um sein Wohlergehen besorgt sein, er soll es sogar von seinen Schülern einfordern. Vergleicht man damit das in der Tradition dieses Eids verfasste Genfer Gelöbnis[16], so scheint heute diese wesentliche Einsicht verloren gegangen zu sein. Hier lautet das Versprechen: »Ich werde meinen Lehrern, Kollegen und Schülern den Respekt und die Dankbarkeit erweisen, die ihnen zusteht.« Das berechtigte Eigeninteresse des ärztlichen Lehrers, für seine Leistungen honoriert zu werden, ist nicht mehr zu entdecken. Aber das Genfer Gelöbnis geht noch einen Schritt weiter, wenn es das Versprechen einfordert: »[…] ich werde auf meine eigene Gesundheit, mein Wohlbefinden und meine Fähigkeiten achten, um auf höchstem Niveau zu behandeln«. Hier wird die ärztliche Gesundheit, das Wohlbefinden und die Fähigkeiten für den Dienst funktionalisiert und das

---

dizingeschichtliche Meinung geht nicht davon aus, dass Hippokrates selbst der Autor dieses Eids gewesen ist.

[16] Vgl. Anhang: Genfer Gelöbnis.

berechtigte Eigeninteresse von Ärztinnen und Ärzten ignoriert. Diese Funktionalisierung verliert genau das aus dem Blick, was in der klassischen griechischen Ethik, in die der Eid eingebettet ist, noch selbstverständlich war. Jeder und damit auch die ärztlich Tätigen sollen ein gutes Leben für sich anstreben. Da jeder als Gemeinschaftswesen lebt, kann dieses gute Leben nur verwirklicht werden, indem jeder Einzelne sich gemeinschaftsdienlich verhält. Im Fall des ärztlich Tätigen heißt dies, den Dienst für seine Patienten bestmöglich auszuführen. Doch die damit verbundenen Versprechen kommen in der Reihenfolge des Eids erst, nachdem das eigene Wohl abgesichert ist.

Leider hat auch die Musterberufsordnung der Bundeszahnärztekammer unbesehen mit minimalen Änderungen dieses Genfer Gelöbnis mit all seinen Schwächen übernommen und so wichtige hippokratische Einsichten preisgegeben.[17]

Das Gleiche gilt bedauerlicherweise auch für den Internationalen Kodex für Pflegekräfte. Auch er hat genau diese wesentliche Dimension des Hippokratischen Eids aus dem Blick verloren.[18] Wie im Genfer Gelöbnis wird die eigene Gesundheit funktionalisiert: »Die Pflegende achtet auf ihre eigene Gesundheit, *um* ihre Fähigkeit zur Berufsausübung nicht zu beeinträchtigen.« Darüber hinaus begeht dieser Kodex das, was man philosophisch einen Kategorienfehler nennt. Der Kodex verwechselt – darin besteht dieser gravierende Fehler – Normen eines spezifischen Berufsethos, hier der Pflegenden, mit allgemeinen bürgerlichen Normen, beispielsweise wenn es bereits im ersten Artikel heißt: »Die Pflegende teilt mit der Gesellschaft die Verantwortung, Maßnahmen zugunsten der gesundheitlichen und sozialen Bedürfnisse der Bevölkerung, besonders der von benachteiligten Gruppen, zu veranlassen und zu unterstützen.« Die Verfasser des Kodex haben sogar erkannt, dass dies allgemeine gesellschaftliche Verantwortlichkeiten sind. Dennoch meinen sie gerade die Berufsgruppe daran erinnern zu müssen, die sowieso schon besonders sozial eingestellt ist. Die Entlohnung als Pflegekraft ist nämlich sicher nicht so, dass man diesen Beruf in erster Linie anstrebt, um damit Geld zu verdienen. Ebenfalls meinen die Verfasser des Kodex auch noch die Bürgerpflicht den Pflegenden in ein berufsspezifisches Ethos hineinschreiben zu müssen: »Die Pflegende handelt zur Bewahrung und

17 Vgl. Anhang: Gelöbnis für Zahnärzte.
18 Vgl. Anhang: ICN-Kodex für Pflegekräfte.

zum Schutz der natürlichen Umwelt und ist sich deren Bedeutung für die Gesundheit bewusst.«

Kehren wir zum Hippokratischen Eid zurück. Nach Berücksichtigung des berechtigten Eigeninteresses am Wohlergehen des ärztlichen Lehrers wendet sich der Eid Punkt für Punkt wesentlichen ärztlichen Normen zu, von denen die meisten bis heute gelten oder in ihrer Geltung diskutiert werden. So lautet §3 des Eids: »Meine Verordnungen werde ich zum Nutzen der Patienten treffen, nach meinem Vermögen und Urteil; Schädigungen und Unrecht aber werde ich von ihnen abwehren.« Dieses Versprechen fasst zusammen, was später als Nichtschadens- und Fürsorgeprinzip expliziert werden wird. Der hippokratische Arzt sorgt sich um das Wohl seiner Patientin bzw. seines Patienten. Seine Behandlung ist immer darauf ausgerichtet, den Patienten zu nutzen. Wenn also bestimmte Nebenwirkungen in Kauf genommen werden, dann nur, weil der Arzt davon ausgeht, dass der Nutzen insgesamt größer ist. Ein triviales Beispiel kann erläutern, wie das Nichtschadensprinzip zu verstehen ist. Wer zur Vorsorge geht, dem wird meist etwas Blut abgenommen. Es besteht dabei ein minimales Risiko, dass sich die Einstichstelle infiziert und in ganz seltenen Fällen kann es sogar zu einer Sepsis kommen. Doch ist dieses Risiko im Verhältnis zu dem Nutzen, krankhaften Veränderungen auf die Spur zu kommen, so gering, dass Blutentnahmen selbstverständliche ärztliche Praxis geworden sind.

Der §3 enthält aber noch eine ganz wesentliche, für das hippokratische Ethos entscheidende Bestimmung. Der Arzt trifft seine Verordnungen nach ärztlichem Vermögen und Urteil. Es geht also um das Wohl von Patienten im Sinn der zur Abfassung des Eids geltenden Medizin der Hippokratischen Schule. Heute würde man von einer evidenzbasierten, einer möglichst objektiven Schulmedizin sprechen. Es geht um die *salus* (lateinisch: salus = Gesundheit im objektiven Sinn): *salus aegroti suprema lex (esto) – die Gesundheit des Patienten soll oberstes Gesetz sein.*

Der Arzt ist der Fachmann, sein Gegenüber der Laie. Der Patientennutzen nach Maßgabe der ärztlichen Kunst erfordert nach Hippokrates ein absolutes Tötungsverbot, also den Verzicht auf aktive Sterbehilfe oder Beihilfe bei Schwangerschaftsabbrüchen bzw. Durchführung dieser, ärztliche Integrität, also den Verzicht, die Notlage der Betroffenen durch sexuelle Übergriffe, Diebstahl oder Verletzung der Schweigepflicht auszunutzen, sowie eine klare Beschränkung auf die eigene Kunst. Dafür steht das Verbot der Behandlung von Steinleiden und chirurgischer Tätigkeiten, die in die Befugnisse der Bader fielen. Dass bereits zu Zeiten des Hippokrates alternative Vorstellungen ärztlichen Wirkens diskutiert wurden, zeigen die platonischen Dialoge. So argumentiert Platon (428/7–347) für eine Aussetzung von Neugeborenen, wenn diese missgebildet sind oder wenn dies als Mittel der Bevölkerungsplanung notwendig ist.[19] Im Hinblick auf die Behandlungsbeziehung beschreibt er sowohl den paternalistischen Arzt der Sklaven, meist selbst ein Sklave, im rücksichtlosen Umgang mit diesen als auch den Arzt der Freien, der wie heutige Ärzte eine Anamnese (griechisch: anamnesis = Erinnerung) erhebt, also die Vorgeschichte des Patienten, was Krankheiten betrifft, abklärt, und sich um die Einwilligung bemüht:

»Der freie Arzt […] erkundigt sich über Ursprung und Natur der [Krankheiten], indem er sich mit dem Kranken selbst und dessen Umgebung näher einlässt, und so lernt er zugleich selbst von dem Leidenden und belehrt sie so gut er es vermag. Auch verordnet er ihm nicht eher Arzneimittel, bevor er ihn einigermaßen überredet hat, dieselben zu nehmen, und so erst, nachdem er ihn mit allen Mitteln der Überredung willig gemacht hat, versucht er unter seiner beständigen Leitung ihn zur Gesundheit zu führen und vollständig wiederherzustellen.«[20]

Als Ergebnis lässt sich festhalten: Das Grundanliegen des Hippokratischen Eids besteht darin,

1. das eigene Wohlergehen abzusichern (Berücksichtigung des Eigeninteresses) und
2. das Wohl der Patienten schulmedizinisch zu sichern (schulmedizinisches Nichtschadens- und Fürsorgeprinzip).

Die große Stärke dieses Ethos, das mit grundlegenden ärztlichen Tugenden verbunden ist, liegt also im Ernstnehmen der eigenen Person und im Ernstnehmen der ärztlichen Kunst. Diesem Ernstnehmen der eigenen Person haben weder das Genfer Gelöbnis noch der Internationale Kodex der Pflegenden Rechnung getragen. Wenn heute Beschäftigte im Gesundheitswesen streiken, können sie sich zwar nicht auf diese neuen Kodizes berufen, aber sie können auf den Hippokratischen Eid verweisen. Dieser Eid rechtfertigt das Eintreten für berechtigte eigene Interessen und überfordert nicht mit einem aus-

[19] Vgl. Politeia 461b-c.
[20] Nomoi 720b-d.

schließlichen Altruismus (lateinisch: alter = der/die andere), verlangt also gerade nicht, nur für die anderen da zu sein.

Die wichtigste Bedeutung des Eids liegt darin, die medizinische Kunst nach ärztlicher Expertise im Blick auf den zu behandelnden Patienten zu betonen (»salus«). Auch wenn zur Zeit des Hippokrates diese Form der Medizin vor allem Erfahrungswissen darstellte und noch nicht mit der heutigen evidenzbasierten Medizin gleichgesetzt werden kann, so ist die Richtung hin zu einer solchen Medizin durch den Eid klar gewiesen. Es geht um eine vernunftbasierte ärztliche »Kunst«, nicht um alternative Medizinen, die sich in ihrer Wirkung nicht überprüfen lassen. Eine homöopathische Therapie, deren Wirkung höchstens der Wirkung eines Placebos entspricht, kann sich nicht auf Hippokrates berufen. Gerade in einer Zeit sogenannter alternativer Fakten kann nicht oft genug in Erinnerung gerufen werden, dass es klare Maßstäbe für eine ernstzunehmende Wissenschaft wie die Medizin gibt. Ein klassisches berühmtes Beispiel für ein wissenschaftliches Vorgehen war die Weise, wie der Schiffsarzt James Lind der HMS Salisbury 1747 das Problem löste, warum so viele Matrosen und Soldaten auf Kriegsschiffen wie dem seinen regelmäßig auf langen Seefahrten an Skorbut erkrankten. Bei dieser Krankheit fallen den Betroffenen die Zähne aus, sie sind anfällig für Krankheiten und entwickeln teils hohes Fieber. Lind teilte zwölf Matrosen in sechs Gruppen à zwei Personen ein und behandelte jede Gruppe unterschiedlich. Es stellte sich heraus, dass nur die Gruppe, die Zitrusfrüchte bekam, gesund blieb. Bis heute ist die vergleichende Untersuchung eine wesentliche Methode bei der Entwicklung neuer Therapien. Ist eine neue Therapie nicht wirkungsvoller als die Standardtherapie, so wird sie verworfen.[21]

Der Hippokratische Eid hat trotz dieser bis heute gültigen Vorgaben jedoch auch Defizite. Der Eid thematisiert weder die Patientenselbstbestimmung noch Gerechtigkeitsfragen. Letztere sind kein Thema, weil der hippokratische Arzt privat liquidiert, also sein Patient, der ja zahlt, an erster Stelle steht. Die Ressourcenfrage und grundlegende Gerechtigkeitsüberlegungen sind für ihn darum belanglos. Herausforderungen, wie sie sich in Pandemien ergeben, wo

[21] Bis heute gibt es eine Diskussion, was als evidenzbasiert gelten kann und wie leicht Ergebnisse falsch oder missverständlich interpretiert werden können. Vgl. dazu Gigerenzer (2013).

das Wohl des einen Patienten mit dem Wohl anderer Patienten in Konflikt gerät, bleiben konsequenterweise unerwähnt.

Dass die Patientenselbstbestimmung keine Rolle spielt, hat weitreichende Folgen, beispielsweise bei der Frage der Wahrheit am Krankenbett. So formuliert Henderson im Jahr 1935 im *New England Journal of Medicine*: »Man kann Schaden dadurch anrichten, dass man die Wahrheit sagt. Man kann Schaden dadurch anrichten, dass man lügt.«[22] Als Grund benennt er den hippokratischen Grundsatz des Patientennutzens nach ärztlicher Maßgabe: »Man sollte versuchen zu jeder Zeit so zu agieren, dass man die Empfindungen des Patienten zu dessen eigenem Vorteil verändert.« Die Pointe dieser Überlegungen besteht darin, dass Henderson zu lügen rät, um dem Patienten nicht zu schaden, und zwar auch dann, wenn der Patient ausdrücklich nach der Wahrheit fragt. Dies ist klassischer Paternalismus (lateinisch: pater = Vater) in guter hippokratischer Tradition. Der Arzt weiß am besten, was gut für seinen Patienten ist, wie ein Vater am besten weiß, was gut für das eigene Kind ist.

Wie wirkmächtig dieses Ethos trotz der genannten Grenzen geblieben ist, lässt sich leicht daran ersehen, wie heutige Ausbildungscurricula angehender Ärztinnen und Ärzte gestaltet sind. Fragen eines gerechten Gesundheitswesens spielen eine untergeordnete Rolle und auch die Patientenselbstbestimmung könnte noch mehr im Fokus stehen. Absolut vorrangig ist die Ausbildung in der evidenzbasierten Medizin und der Fokus auf Nichtschadens- und Fürsorgeprinzip.

1.4.2 *Religiöse, naturrechtlich inspirierte Medizinethiken: lex divina et lex naturalis*

Der Hippokratische Eid hat aber nicht nur in dieser Weise eine sehr große Wirkungsgeschichte. In Verbindung mit den monotheistischen religiösen Ethiken jüdischer, christlicher und muslimischer Ärzte hat das hippokratische Ethos in seiner Einzelbestimmung: »Ich werde keinesfalls jemandem auf Verlangen hin ein tödliches Mittel geben, auch nicht einen entsprechenden Rat erteilen«, das heute geltende Berufsethos in vielen Staaten beeinflusst. In vom Christentum geprägten Ländern hat zudem die Bestimmung: »In gleicher Weise werde ich auch nicht einer Frau ein fruchtzerstörendes Zäpfchen geben«,

[22] Henderson (1935), 823. Dort auch das folgende Zitat.

großes Gewicht gehabt bzw. hat dieses bis heute. Noch im Jahr 2020 verweigerte ein brasilianisches Krankenhaus einem zehnjährigen, schwangeren Mädchen, das von seinem Onkel vergewaltigt worden war, eine Abtreibung. Es musste 900 km reisen, um diese vornehmen lassen zu können.[23] Auch in Deutschland dürfen Ärztinnen und Ärzte mit Berufung auf ihr Gewissen eine Abtreibung verweigern, selbst wenn die Frau vergewaltigt wurde.

Judentum, Christentum und Islam verbinden vier wesentliche Überzeugungen.

1. Diese drei monotheistischen Weltreligionen gehen davon aus, dass menschliches Leben Gott gehört und darum jede Selbsttötung (und jede Beihilfe hierzu) sowie jede Form aktiver Sterbehilfe unzulässig ist.
2. Sie gehen davon aus, dass es sich schon vorgeburtlich ab einem bestimmten Zeitpunkt um menschliches Leben handelt.
3. Sie gehen davon aus, dass Gott wesentliche moralische Regeln geoffenbart hat (lateinisch: lex divina = göttliches Gesetz).
4. Sie gehen davon aus, dass die von Gott geoffenbarten Regeln gut mit dem in Einklang zu bringen sind, was von der menschlichen Natur her als vernunftmäßig anzuerkennen ist. Insbesondere die katholische Tradition hat diese naturrechtliche Dimension der Ethik starkgemacht (lateinisch: lex naturalis = Naturgesetz).[24]

Medizinethiken in dieser Tradition sind deontologisch. Sie gehen davon aus, dass es Handlungen gibt, die in sich schlecht sind. Dies sind Handlungen, die gegen göttliche Gebote verstoßen oder das natürliche Sittengesetz verletzen. Intrinsisch schlecht heißen diese Hand-

---

[23] Vgl. https://www.zeit.de/gesellschaft/zeitgeschehen/2020-08/brasilien-zehnjaehriges-maedchen-schwangerschaftsabbruch-religioeser-extremismus, zuletzt eingesehen: 28.09.2020.

[24] Die kirchliche Lehre besagt, »dass das natürliche Sittengesetz Gott als seinen Urheber hat und dass der Mensch durch seine Vernunft an dem ewigen Gesetz teilhat, dessen Festlegung nicht ihm zusteht« (VS, Nr. 36). Allerdings wird dennoch nicht bestritten, dass dieses göttliche Gesetz »zugleich das dem Menschen eigene Gesetz [ist]. Das Naturgesetz ist nämlich, wie wir gesehen haben, ›nichts anderes als das von Gott uns eingegebene Licht des Verstandes. Dank seiner wissen wir, was man tun und was man meiden soll. Dieses Licht und dieses Gesetz hat uns Gott bei der Erschaffung geschenkt‹. Die richtige Autonomie der praktischen Vernunft bedeutet, dass der Mensch ein ihm eigenes vom Schöpfer geschaffenes Gesetz als Eigenbesitz in sich trägt« (VS, Nr. 40, vgl. Nr. 72).

lungen, weil sie als solche verwerflich sind, selbst wenn das beabsichtigte Ziel gut ist. Die Folgen rechtfertigen also nicht die Mittel. Wer beispielsweise auf Bitten eines Patienten in der Endphase seiner ALS-Erkrankung aktive Sterbehilfe leistet, handelt intrinsisch schlecht, weil dieses Töten gegen Gottes Gebot verstößt. Nur Gott ist Herr über Leben und Tod.

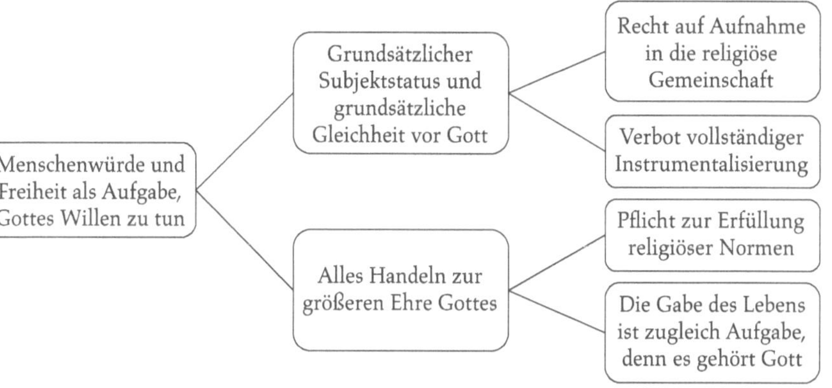

Abbildung 5: Würdekonzeption in den monotheistischen Weltreligionen (vereinfacht)

Derartige Ethiken vertreten drei wesentliche Prinzipien. Das erste Prinzip ist das *Personalitätsprinzip*, das heute auch vielfach als Menschenwürdeprinzip (in religiöser Deutung) bezeichnet wird: Der Mensch ist Person, weil Gott ihn als sein Abbild geschaffen und mit ihm einen Bund geschlossen hat. Dieser Bund wird im Judentum und Islam sinnbildlich durch die Beschneidung, im Christentum durch die Taufe geschlossen. Aus dem Bund mit Gott ergibt sich einerseits die Gabe der Würde des Menschen, andererseits die Aufgabe, sich gemäß der Würde zu verhalten, und das heißt, Gottes Geboten zu folgen. Vielleicht am prägnantesten findet sich diese Überzeugung in der Aussage Papst Gregors (540–604) zusammengefasst:

»Christ, erkenne deine Würde. Du bist der göttlichen Natur teilhaftig geworden, kehre nicht zu der alten Erbärmlichkeit zurück und lebe nicht unter deiner Würde. Denk an das Haupt und den Leib, dem du als Glied angehörst!«[25]

[25] Gregor der Große: Sermo 21, 3: CCL 138,88 (PL 54, 192 f.), zitiert nach: KKK, Nr. 1691.

Diese Pflichtdimension zeigt sich beispielsweise darin, dass das eigene Leben als Gabe Gottes zugleich Aufgabe ist, denn es gehört Gott.

Anders als Hippokrates haben religiöse Ethiken die Gerechtigkeitsfrage mitbedacht. So vertreten sie ein *Solidaritätsprinzip*[26] (lateinisch: solidum = fest zusammenstehend), wonach die Gemeinschaft für den Einzelnen sorgt bzw. ihn unterstützt, wenn er sich nicht selbst helfen kann. Kann er dies freilich, dann gilt das *Subsidiaritätsprinzip* (lateinisch: subsidium = Hilfe): Hilfe soll nur dann gegeben werden, wenn man sich selbst nicht mehr zu helfen weiß.

Wie der Hippokratische Eid vertreten religiöse Ethiken in ihrer klassischen Form einen starken Paternalismus. Der Rabbi, Priester/Papst bzw. der Imam wissen am besten, was die zentralen medizinethischen Normen sind. Im Dokumentarfilm »Jenin«, bei dem der israelisch-palästinensische Konflikt im Hintergrund steht, fragt beispielsweise der Vater eines hirntoten Kindes den Imam, ob er die Organe des Kindes für die Transplantation freigeben darf, was dieser erlaubt.

Die Implementationsstrategie, also die Durchsetzung der jeweiligen Normen, funktioniert hierbei über Sanktionen durch die eigene Glaubensgemeinschaft, die den Einzelnen bei Nichtbefolgen der Normen im schlimmsten Fall unter Androhung ewiger Strafen im Jenseits exkommuniziert oder sogar – ganz irdisch – zum Tod verurteilt, eine Strafe, die es in manchen islamisch geprägten Staaten heute noch gibt.

Während die jüdisch, christlich oder islamisch geprägten Medizinethiken in den Grundzügen eine große Nähe zueinander zeigen, gibt es doch zumindest zwischen katholisch-christlicher auf der einen Seite und jüdisch und muslimischer Medizinethik auf der anderen Seite einen großen Unterschied, nämlich in der Bewertung des ungeborenen menschlichen Lebens. Während hier die naturrechtlich geprägte christliche Ethik strikt jede Form von Abtreibung, aber auch eine verbrauchende Embryonenforschung oder eine Präimplantationsdiagnostik ablehnt, ist das Judentum und auch der Islam hier anderer Überzeugung, weil weder im Judentum noch im Islam der menschliche Embryo vor dem 40. Tag als Mensch im vollen mora-

[26] Der Ursprung des Solidaritätsgedankens stammt aus dem römischen Recht, freilich in einem ganz spezifischen Sinn: Solidarität bedeutete als *obligatio in solidum* (lateinisch für Verpflichtung im Festen) die gemeinschaftliche Haftung, z. B. einer Familie.

lischen Sinn gilt. Die Seinsfrage wird also unterschiedlich beantwortet, worauf bei den Konfliktfällen am Lebensanfang ausführlicher einzugehen sein wird.

Die große Stärke dieser religiösen, teils naturrechtlich geprägten Medizinethiken besteht darin, eine Ehrfurcht vor dem menschlichen Leben mit einer Hochschätzung medizinischen Wirkens zu verbinden. Im Christentum ist Jesus von Nazareth als Gründer dieser Religion schon von seinem Namen Jesus her, der, wörtlich übersetzt, der Herr ist Heil, Heiland bedeutet, aber auch durch seine Krankenheilung das eigentliche ärztliche Vorbild. Im Judentum und Islam haben große Vertreter ärztlicher Zunft wie Maimonides (1138–1204) auf jüdischer, Ibn Sina/Avicenna (980–1037) und Ibn Rushd/Averroes (1126–1198) auf muslimischer Seite eine Synthese griechisch-römischer Heilkunst mit ihrer jeweiligen ärztlichen Expertise geschaffen und auch das medizinethische Denken dieser Traditionen bis heute wesentlich geprägt.

Religiöse und naturrechtliche Medizinethiken haben jedoch auch ihre Angriffspunkte. Sie widersprechen sich aufgrund der Rückbindung an die je eigene Offenbarung und die je eigene Interpretation dessen, was von der Natur des Menschen aus als vernunftmäßig zu gelten hat. So rechtfertigen jüdische und muslimische Rechtsschulen und Autoritäten aufgrund ihrer Offenbarungen eine verbrauchende Embryonenforschung und die Präimplantationsdiagnostik. Während in den Kirchen der Reformation dazu heftige Debatten »toben«, lehnen orthodoxe Autoritäten und das römisch-katholische Lehramt diese Forschung und Diagnostik ab.

Naturrechtliche Normen sind umstritten. Ein gutes Beispiel ist das Ringen um die künstliche Befruchtung, die im Judentum, Islam und den meisten orthodoxen und protestantischen Kirchen unter Eheleuten als legitim und vernunftmäßig verteidigt werden kann, wenn die Samenzelle vom Ehemann kommt. Nach der naturrechtlichen Deutung der römisch-katholischen Kirche gilt die Trennung von Zeugungs- und Liebesakt dagegen als widernatürlich.

Insgesamt lässt sich sagen: Ärztinnen und Ärzte werden in diesen Religionen in großer Nähe zum hippokratischen Ideal als Beschützer des Lebens und als Heilende verstanden. Sie setzen sich für das Wohl, die salus ihrer Patienten ein. In seiner Fürsorge und seinem Anliegen nach bester ärztlicher Kunst zu heilen und so gerade nicht zu schaden, hat dieses Verständnis der ärztlichen Aufgabe eine eindeutige Stoßrichtung. Es schließt alle Handlungen aus, die menschliches Leben beenden würden, selbst dann, wenn Patienten darum bäten. Insofern teilen religiöse und naturrechtliche Medizinethiken grundsätzlich den harten Paternalismus des hippokratischen Ethos. Auch berücksichtigen diese Ansätze in der Praxis kaum grundlegende ordnungsethische Überlegungen. Der Grund hierfür besteht darin, dass methodisch nicht von einer eigeninteressierten ärztlichen oder pflegerischen Person ausgegangen wird, sondern hippokratische bzw. gläubige, patientenzentrierte Ärztinnen, Ärzte oder Pflegekräfte vorausgesetzt werden. Darum argumentieren diese Ethiken üblicherweise auf der Handlungsebene. Ärztinnen, Ärzten und Pflegekräften ist es natürlich verboten, geltende Regeln zu brechen, selbst wenn dies ihren Patienten Nutzen bringt, aber dieses Verbot wird »appellativ« ausgesprochen. Es wird kaum daran gearbeitet, wie Strukturen aussehen könnten, um Versuchungssituationen zu vermeiden und die Betreffenden in ihrer Verantwortung zu entlasten. Stattdessen liegt die Last des Sollens beim Einzelnen.

1.4.3 Utilitaristische Medizinethik: utilitas

Utilitaristische Medizinethiken grenzen sich von religiösen und naturrechtlichen Autoritäten ab. Sie nehmen ein einfaches Kriterium für das, was *gut* ist, als Ausgangspunkt: Menschen möchten Schmerz vermeiden und lustvolle Erlebnisse maximieren. Zentral hierbei ist bei allen Unterschieden im Detail der unterschiedlichen Spielarten des Utilitarismus das Grundprinzip: Maximiere den Nutzen der größtmöglichen Zahl. Im Bereich der Medizin lautet damit das Grundanliegen, die Gesamtnutzensumme empfindungsfähiger Lebewesen (Ärzteschaft, Pflegekräfte, Patienten, andere) zu maximieren. Dabei wird in der Variante des Aktutilitarismus die Nutzenmaximierung als Maximierung des Nutzens durch die in der jeweiligen Handlung angestrebten (absehbaren bzw. berechenbaren) Folgen angestrebt, im Regelutilitarismus durch die insgesamt für Handlungsfolgen nützlichsten Regeln. Im Einzelfall kann also bei dieser Variante eine weniger nützliche Handlung erfolgen, um die Regel nicht zu verletzten, die auf lange Sicht garantiert, dass die Gesamtfolgen am besten sind.

Die Implementationsstrategie geschieht über die (fiktive) Perspektive eines »allwissenden« Beobachters, sodass die zu nutzenden Handlungsfolgen maximiert und die schadenden Handlungsfolgen minimiert werden. In der Realität rechnet man beispielsweise mithilfe von QALYs (Quality Adjusted Life Years). Es geht darum, die durch eine Therapie mehr gewonnene Lebenszeit nicht rein quantitativ zu werten. Es wird also nicht nur die Zeit berücksichtigt, die der Patient länger lebt, sondern auch die in dieser Zeit gewonnene Lebensqualität. Wenn gegenüber einem normalen Leben die gewonnene Lebenszeit in ihrer Qualität nur halb so viel wert ist, bedeuten zwei quantitativ gewonnene Lebensjahre faktisch nur den Gewinn eines QALYs. Ein Beispiel verdeutlicht dieses Nutzenprinzip. Angenommen die Chefärztin der Intensivmedizin hat zu entscheiden, ob sie Patient A oder Patient B, die beide an Covid-19 erkrankt sind, an die letzte verfügbare Atemmaschine anschließt. Der nicht beatmete Patient wird sterben. Patient A hat mehrere Vorerkrankungen und ist 70 Jahre alt. Seine quantitative Lebenserwartung liegt bei zusätzlichen 10 Jahren. Unter Berücksichtigung der Lebensqualität zählt jedes quantitative Lebensjahr nur mit dem Faktor 0,6, sodass er 6 QALYs gewinnen würde. Patient B ist 75 Jahre und hat keine Vorerkrankungen, aber aufgrund seines sonst guten Gesundheitszustands eine Lebenserwartung von 15 Jahren, davon 10 sehr guten mit dem Faktor 1 und fünf weiteren mit dem Faktor 0,6. Daraus ergeben sich für ihn 13 QALYs. Wäre die Chefärztin Utilitaristin und wären nur die QALYs der Maßstab für den Nutzen, würde sie Patient B an die Beatmungsmaschine anschließen, obwohl er fünf Jahre älter als Patient A ist.

Eine Schwierigkeit besteht in der Praxis jedoch z. B. darin, klare Regeln zu finden, wie QALYs berechnet werden können, und ob diese Berechnungsregeln, die allgemein aufgestellt werden, dem jeweiligen Einzelfall gerecht werden.

Dabei ist im Blick auf das Grundprinzip des Utilitarismus ein großes Missverständnis zu vermeiden. Vielfach wird der Utilitarismus nämlich mit Egoismus oder Kollektivegoismus verwechselt. Der Egoist maximiert jedoch nicht den Nutzen der größtmöglichen Zahl, sondern nur seinen eigenen Nutzen. Aber nicht nur Einzelne können sich egoistisch verhalten, sondern auch »Kollektive«. Wenn beispielsweise ein Krankenhaus seinen Nutzen durch das Splitten einer Behandlung maximiert, um zwei DRGs (Diagnosis Related Groups)[27] abrechnen zu können, verhält es sich zwar rational, aber eben eigeninteressiert: Der eigene Nutzen wird maximiert, ohne dabei gesell-

[27] Vgl. dazu ausführlich den Abschnitt 8.4.2.3.

schaftliche Schäden zu berücksichtigen. Wenn in der Coronakrise ein Staat einen anderen Staat beim Kauf von Atemschutzmasken überbietet, verhält sich dieser Staat eigeninteressiert, also kollektivegoistisch, aber eben gerade nicht utilitaristisch. Der Utilitarismus ist nämlich *universalistisch* und berücksichtigt in seiner medizinethischen Variante alle Menschen (in der Forschung sogar alle Lebewesen), die Schmerzen und Lust empfinden können, bzw. in der »Spielart« des Präferenzutilitarismus alle Lebewesen, die Präferenzen ausbilden können.

Stärken des Utilitarismus sind sein rationaler Ausgangspunkt und seine rationale Methode. Er setzt keine religiösen Offenbarungen und umstrittenen naturrechtlichen Überlegungen voraus. Er ist nicht an ein bestimmtes Verständnis der ärztlichen Aufgabe gebunden, sondern geht von dem Faktum aus, dass Menschen nicht leiden wollen, sondern ein möglichst erfülltes Leben genießen möchten – was auch immer der Einzelne darunter versteht. Auch sind ihre Auswahlkriterien transparent und »berechenbar«. Utilitaristen diskriminieren aufgrund ihres universalistischen Ausgangspunkts nicht nach Volkszugehörigkeiten oder sonstigen Kriterien.

Allerdings sind utilitaristische Medizinethiken höchst umstritten. So wird die Überzeugung, es ließe sich der größtmögliche Nutzen, den eine Handlung oder eine Regel bewirkt, objektiv feststellen, vielfach nicht geteilt. Auch verlangt der Utilitarismus vom Einzelnen sehr viel, die meisten würden wohl sagen: »zu viel«. Muss der Einzelne doch jede seiner Handlungen oder jede seiner Regeln, nach denen er sich richtet, danach bemessen, ob sie den größtmöglichen Nutzen bewirken. Dies dürfte eine klare Überforderung darstellen, die freilich in der utilitaristischen Medizinethik über in gewisser Weise objektivierbare Kriterien (z. B. QALYs) abgefedert werden. Allerdings werden in diesem Fall die QALYs nach bestimmten Regeln, statistischen Annahmen und anhand verschiedener Parameter für Erkrankungsbilder berechnet und gerade nicht mehr mit Rücksicht auf die subjektive Bewertung durch die einzelnen Patienten, worin eine weitere Schwäche des medizinethischen Utilitarismus besteht.

Zudem zeigen utilitaristische Medizinethiken wenig Verständnis für die ordnungsethische Problematik eigeninteressierter Akteure, weil derartige Akteure im Utilitarismus nicht vorgesehen sind. Die behandelnde Person hat sich immer zu fragen, ob er durch diese konkret angezielte Behandlung den größtmöglichen Nutzen realisiert. Doch genau damit haben beispielsweise manche Ärztinnen und Ärzte im Organspendeverteilungsskandal, der 2012 bekannt wurde, ihr Handeln begründet. Sie hatten subjektiv die Überzeugung, durch ihre Manipulationen von Patientendaten den Nutzen zu vermehren; denn so bekamen ihre Patienten mit der besseren Prognose ein Organ und nicht die auf der Warteliste obenstehende Person, der eigentlich das Spendeorgan zustand. Auf diese Weise wurde, so die Annahme, der Gesamtnutzen gesteigert. Doch damit zeigt sich eine wesentliche Schwäche einer utilitaristischen Medizinethik auf der Handlungsebene. Gerechtigkeitsüberlegungen spielen, wenn überhaupt, nur eine abgeleitete Rolle. Zudem enthält der Ansatz eine beständige Überforderung von Ärzteschaft, Pflegekräften, aber auch eine Behandlung nachfragenden Patienten, da sie immer neu abschätzen müssen, ob die jeweilige Behandlung wirklich das größtmögliche Wohl der größtmöglichen Zahl von Kranken realisiert.

Der Haupteinwand gegen den medizinethischen Utilitarismus lautet jedoch: Der Utilitarismus gibt, konsequent zu Ende gedacht, grundlegende Überzeugungen praktisch aller Rechtsgemeinschaften auf, denn er fordert in bestimmten Situationen sogar die Tötung eines Menschen. Stellen wir uns folgendes Szenarium vor: In einem Krankenhaus liegt ein multimorbider 80-jähriger Patient in der Intensivabteilung. Er ist der Patient mit der schlechtesten Prognose. Er wird an den Maschinen möglicherweise noch einen Monat leben können, aber hat keinerlei Hoffnung auf Heilung. In der Covid-19-Krise könnte man an seiner Stelle in diesem Monat fünf Patienten behandeln, die eine 80-prozentige Chance haben, von der Krankheit geheilt zu werden. Utilitaristisch wäre es nicht nur zulässig, sondern sogar ethisch geboten, den 80-Jährigen nicht weiter intensivmedizinisch zu behandeln und so seinen Tod in Kauf zu nehmen, um den Platz für die Patienten mit weitaus besserer Prognose freizugeben. Damit jedoch widerspricht diese Theorie der Grundüberzeugung des Rechts, wonach niemandem gegen seinen Willen eine lebenserhaltende Maßnahme *entzogen* werden darf. Anders formuliert: Eine utilitaristische Medizinethik klassischen Typs gibt Prinzipien wie Menschenwürde sowie die fundamentalen Menschenrechte auf Leben und auf Selbstbestimmung zugunsten des größtmöglichen Nutzens auf.[28] Darauf

[28] Bezeichnend die Aussage eines der renommiertesten Vertreter in der Einführung zu seiner utilitaristischen Medizinethik, nämlich von John Harris (1995, 18): »Es wird bald deutlich werden, dass ich nicht an die Existenz ›absoluter‹ oder ›natürlicher‹ Rechte glaube.«

wird im Zusammenhang mit der Behandlung von Entscheidungsszenarien am Ende des ersten Kapitels noch ausführlicher einzugehen sein.

Letztgenannter Kritikpunkt an der utilitaristischen Medizinethik ist ein wesentlicher Grund, warum weltweit ein anderer medizinethischer Ansatz große Akzeptanz gefunden hat: die Prinzipienethik von Beauchamp und Childress.

1.4.4 Die Prinzipienethik von Beauchamp und Childress: voluntas

Im Unterschied zu utilitaristischen Medizinethiken, die von dem Letztprinzip der Nutzenmaximierung ausgehen, vertreten Beauchamp und Childress[29] eine Medizinethik mit vier Prinzipien mittlerer Reichweite. Diese Prinzipien sind dabei Prinzipien *mittlerer* Reichweite, weil sie gegenseitig in einem Gleichgewicht zu halten sind. Sie müssen sozusagen miteinander ausbalanciert werden. Keines dieser Prinzipien gilt in diesem Sinn absolut, sondern wird durch die anderen Prinzipien »eingehegt«.

1. Respekt vor der Autonomie (lateinisch: voluntas) des Patienten (informed consent statt Paternalismus),
2. Nichtschadensprinzip,
3. Fürsorgeprinzip,
4. Gerechtigkeitsprinzip.

Das erste Prinzip betont die subjektive Patientenselbstbestimmung, den Patientenwillen, also nicht eine intersubjektive moralische Gesetzgebungsfähigkeit. Hier verwenden Beauchamp und Childress eigentlich einen falschen Begriff, denn Autonomie bedeutet wörtlich Selbstgesetzgebung, also die Fähigkeit eines Menschen, aufgrund seiner Vernunft intersubjektiv gültige Regeln zu finden, also Regeln, die für alle vernünftigen Lebewesen in gleicher Weise gelten müssten.[30] Da sich aber der Begriff der Patientenautonomie, wie sie ihn gebrauchen, weitgehend durchgesetzt hat, soll er im Rahmen medizinethi-

---

[29] Vgl. Beauchamp/Childress (2019).

[30] Der Begriff »Autonomie« kommt aus dem Griechischen: autos = selbst; nomos = Gesetz, und bedeutet wörtlich Selbstgesetzgebung.

scher Überlegungen in ihrem Sinn synonym mit Patientenselbstbestimmung gebraucht werden.

Mit der Betonung dieser subjektiven Selbstbestimmung korrigieren Beauchamp und Childress den hippokratischen und religiösen Paternalismus. Das Wohl der Patienten wird weder ausschließlich nach dem »Vermögen und Urteil« der Ärztinnen und Ärzte noch nach dem beurteilt, was gemäß der von Gott geschaffenen Natur als vernünftig angenommen wird, sondern ist ganz wesentlich durch den Patientenwillen bestimmt. Es ist diese entscheidende Neuerung, mit der Beauchamp und Childress den Geist ihrer Zeit aufnehmen und für die Medizin allgemein zum Bewusstsein bringen, was in der medizinischen Forschung seit dem Nürnberger Kodex und der Deklaration von Helsinki bereits für Probandinnen und Probanden selbstverständlich war. Patienten müssen selbstbestimmt, und das heißt gut informiert, einer Behandlung zustimmen. Dafür steht der Fachbegriff des »informed consent«, der informierten Zustimmung. Sie sollen im Sinne eines »shared-decision-making« (wörtlich: geteiltes Entscheidungen-Treffen), so der aus dem Englisch kommende Fachbegriff, in den Entscheidungsprozess einbezogen werden.

Die Grenzen der eigenen Autonomie werden durch die anderen Prinzipien bestimmt. Das Gerechtigkeitsprinzip begrenzt die eigene Autonomie aufgrund der Autonomie der anderen. Wenn drei Patienten das letzte Intensivbett haben möchten, dann entscheidet in dieser Entscheidungssituation nicht mehr das Autonomieprinzip, sondern es ist ein Abwägen nach Gerechtigkeits-, Nichtschadens- und Fürsorgeprinzipien. Aber selbst in einer Situation, in der keine Knappheit herrscht, endet die Selbstbestimmung dort, wo das Nichtschadens- oder das Fürsorgeprinzip verletzt werden. Wenn ein Patient möchte, dass man sein Bein amputiert, weil es ihn stört, gibt es gute Gründe, seine Autonomie dem Nichtschadens- und Fürsorgeprinzip unterzuordnen, also statt einer Amputation eine psychiatrische Behandlung zu empfehlen.

Hatten Beauchamp und Childress in der ersten Auflage die Patientenautonomie in gewisser Weise noch vorrangig zu den weiteren Prinzipien behandelt, so ist dies von Auflage zu Auflage der Überzeugung gewichen, dass es zwischen diesen Prinzipien zu einem klugen Überlegungsgleichgewicht, zu einem Ausbalancierungsprozess kommen muss. Dennoch bleibt das Selbstbestimmungsprinzip von zentraler Bedeutung, weil es die Perspektive fundamental verändert hat. Nicht mehr die evidenzbasierte medizinische Kunstfertigkeit des

Arztes bzw. der Ärztin steht im Fokus, sondern die Blickrichtung hat sich auf die subjektive Einschätzung der Patienten gewendet. Auch wenn diese Perspektivenänderung als neu empfunden wurde, so hatte schon das deutsche Reichsgericht Ende des 19. Jahrhunderts die Bedeutung des Patientenwillen hervorgehoben. Es stellte 1894 fest, dass jeder ärztliche Heileingriff einschließlich der Arzneimittelgabe oder einer diagnostischen Untersuchung den Tatbestand der Körperverletzung erfüllt, es sei denn, dieser Eingriff ist medizinisch indiziert *und* durch eine wirksame Einwilligung des Patienten gerechtfertigt.[31] Doch Beauchamp und Childress' Wiederentdeckung dieses Prinzips trifft den Geist der Zeit und führt zur Relativierung der ärztlichen Autorität, die volkstümlich unter dem Begriff »Götter in Weiß« firmierte.

Mit dem Vier-Prinzipien-Ansatz verbinden sie die Überzeugung, dass weder ein Top-down-Modell der Medizinethik, das aus Prinzipien Handlungsanweisungen für konkrete Herausforderungen deduziert, noch ein Bottom-up Modell, das aus den spezifischen Situationen heraus erst die Regeln zu entdecken versucht, angemessen ist.

Ein eher triviales Beispiel aus der Medizin mag dies verdeutlichen. Das hier gewählte Prinzip hat noch nichts mit ethischen Prinzipien zu tun, sondern ist vielmehr ein medizinisches Handlungsprinzip, nämlich das Prinzip, sich vor einer Operation nach gewissen Reglements zu desinfizieren. Wenn Ärztinnen und Ärzte erstmals dieses Prinzip lernen, so lernen sie nicht, wie viel Desinfektionsmittel ganz exakt nötig ist; dies müssen sie selbst entscheiden. Sie lernen also ein Prinzip, aber wie genau diesem Prinzip Rechnung getragen wird, das bleibt immer noch ihre Entscheidung. Umgekehrt beeinflusst ihre Entscheidung in gewisser Weise das Reglement. Wenn relativ viele Ärztinnen und Ärzte sich in einer bestimmten Weise desinfizieren, so bilden sich von daher Standards, in die »Neulinge« hineinwachsen. Die dynamische Relation zwischen dem Prinzip der Desinfektion und der Entscheidung der Ärztinnen und Ärzte, wie sie dieses Prinzip in concreto anwenden, wäre noch nicht zureichend beschrieben, ohne dass die konkrete Situation deutlicher nuanciert ist. Man stelle sich vor, dass eine Ärztin zu einer Notoperation gerufen wird, bei der keine Zeit zu verlieren ist. In diesem Fall wird sie das Prinzip der Desinfektion in situativ angemessener Weise interpretieren. Sie wird also nur rasch Desinfektionsmittel gebrauchen und das

[31] Vgl. RGSt. 25, 375.

übliche Ritual drastisch verkürzen. Ist kein Mittel zur Hand und die Beschaffung zeitlich nicht möglich, wird sie zumindest ihre Hände auf die dann bestmögliche Weise säubern, aber sie wird sich nicht erst ein Desinfektionsmittel besorgen, da grundlegendere Prinzipien, z. B. das Prinzip, menschliches Leben zu retten, gerade durch die versuchte buchstabengetreue Befolgung dieses Prinzips verletzt würden, dem es eigentlich dienen sollte. Was die Ärztin bezüglich dieses Prinzips lernt, ist also einerseits ein »Wie« der Handhabung, andererseits in spezifischen Situationen der Abwägung sogar das »Ob«.

Prinzipien und Regeln existieren also nicht in einem geschichtsleeren Raum, sondern sind immer in eine Tradition eingebunden und aus konkreten Entstehungskontexten erwachsen, die sich teilweise über sehr lange Zeiträume bewährt haben. Sie müssen in der konkreten Situation angemessen ausgelegt und gegen andere Prinzipien abgewogen werden. Umgekehrt können sich diese Prinzipien und Regeln durch ihre konkrete Anwendung mit der Zeit wandeln. Sogar das gesamte moralische »Gebäude« kann entscheidende Veränderungen erfahren.[32]

Die Stärke des Vier-Prinzipien-Ansatzes besteht darüber hinaus in seiner Anschlussfähigkeit an die Werte liberaler Demokratien und allgemein akzeptierter moralischer Normen. Es werden weder religiöse noch weltanschauliche Überzeugungen vorausgesetzt, ohne die ethische Tradition aufzugeben. In diesem Sinn ist der Ansatz sehr praktikabel.[33] Er verbindet Einsichten des hippokratischen Ethos (Nichtschadens- und Fürsorgeprinzip) und verhindert dessen paternalistische Engführung durch die Betonung des Selbstbestimmungsrechts. Auch korrigieren Beauchamp und Childress das hippokratische Ethos darüber hinaus, indem sie die Gerechtigkeitsfrage thematisieren.

---

[32] Vgl. Beauchamp (2005), 11 mit Blick auf alle anwendungsorientieren Ethiken.

[33] Rhodes (2020, 9 ff.) hält vor diesem Hintergrund die Prinzipienethik von Gert et al. (2006) und Jonsen et al. für Weiterführungen des Ansatzes von Beauchamp und Childress, die sie mit dem Begriff »common morality«, angewendet auf die ethische Konfliktfälle in der Medizin, charakterisiert. Dem ist zuzustimmen, weswegen diese Ansätze in der Darstellung auch nicht eigens berücksichtigt sind. Dagegen kann Rhodes' Kritik an den Prinzipienansätzen, sie würden die klinische Praxis nicht hinreichend berücksichtigen, nicht überzeugen. Sowohl Gert et al., Jonsen et al. sowie Beauchamp/Childress deduzieren gerade nicht aus allgemeinen Prinzipien der common morality, verwenden gerade nicht einen Top-down-Ansatz. Sie sind vielmehr fallbezogen, insbesondere Jonsen et al., deren Ansatz deshalb hier sogar gesondert der Kasuistik zugeordnet wird.

Allerdings werden gerade in der Behandlung von Autonomie- und Gerechtigkeitsprinzip mehrere Schwächen des Vier-Prinzipien-Ansatzes sichtbar. Was einerseits eine große Stärke des Ansatzes ist, nämlich die Perspektive liberaler demokratischer Gesellschaften einzunehmen, erweist sich gleichzeitig auch als Schwäche. So ist das Autonomieprinzip ganz im Sinne dieser Gesellschaften modelliert. In vielen Kulturen ist es jedoch üblich, dass nicht die kranke Person allein entscheidet, sondern die Entscheidung gemeinsam innerhalb der Familie oder Gemeinschaft getroffen bzw., wie oben gezeigt, durch religiöse Autoritäten mitentschieden wird. Es könnte deshalb von großer Hilfe sein, das auf politischer Weltebene anerkannte Prinzip der Menschenwürde als Grundlage der vier Prinzipien herauszuarbeiten. Dieses Prinzip kann in einer positiven Weise die Einseitigkeit des Autonomieprinzips aufheben, also beseitigen, zugleich aber doch in der Weise bewahren, dass es dieses Prinzip auf eine neue Stufe hebt.

Darüber hinaus vernachlässigt der Ansatz in gewisser Weise das Eigeninteresse von Ärztinnen und Ärzten sowie Pflegekräften. Während das hippokratische Ethos ganz selbstverständlich das Wohl des ärztlichen Lehrers als erste Forderung nach der Anrufungsformel betonte, kommt dieses berechtigte Eigeninteresse im Vier-Prinzipien-Ansatz nicht vor. Es fördert aber die irreführende Meinung, als wären Ärztinnen und Ärzte sowie Pflegekräfte ausschließlich patientenzentriert. Dieser Mangel setzt sich strukturell bei der Behandlung des Gerechtigkeitsprinzips fort. Hier fehlt eine hinreichende Berücksichtigung der ordnungsethischen Perspektive. Es werden weder die teils verfehlten öffentlichen Diskurse noch die Fehlanreize aufgrund verbesserungswürdiger Regeln so thematisiert, dass deutlich wird, wie sehr fehlerhafte Rahmenbedingungen unerwünschte Folgen auf der medizinischen Handlungsebene mit sich bringen und warum gut gemeinte Regeln in der Praxis oftmals nicht durchsetzbar sind, wenn die entsprechenden Sanktionsmechanismen oder Anreize hierfür fehlen.

Wenn eine realistische Implementationsstrategie fehlt, hat dies meist negative Folgen, wie sich an folgendem Fehlverhalten im Organspendeverteilungsskandal in Deutschland gut zeigen lässt. In den Jahren 2012 und 2013 erschütterte dieser Skandal das Vertrauen in behandelnde Ärztinnen und Ärzte, aber auch in die Organspende selbst. Im ersten Quartal 2013 verringerte sich die Zahl der postmortalen Organspenden um 25 Prozent, obwohl durch eine Novellierung des Transplantationsgesetzes die erweiterte Einwilligungsregel durch eine Entscheidungslösung ersetzt worden war. Eigentlich hätte die Spendenbereitschaft zunehmen müssen.

Wie aber kam es zu diesem Fehlverhalten der betroffenen Ärzteschaft und der Kliniken? Dem Skandal lag eine Dilemmastruktur zugrunde. Der Einzelne versucht, sein (subjektives) Interesse, im Fall des Organspendeverteilungsskandals vornehmlich das Wohl des ihm bekannten Patienten zu maximieren, nämlich diesem ein Organ zu verschaffen. Als Nebeneffekt kann er zudem selbst mehr Transplantationen nachweisen, was für ihn persönlich, aber auch für das Transplantationszentrum positiv ist. Dennoch führt dies letztlich nicht nur zu einer schlechteren Gesamtsituation, als wenn sich alle an die geltenden Regeln gehalten hätten, sondern war auch die zweitschlechteste statt der zweitbesten Option für jeden einzelnen Beteiligten, wenn jeder der dominanten Strategie folgt, den eigenen Nutzen maximieren zu wollen. In der folgenden Tabelle wird das Dilemma, methodisch vereinfacht auf nur zwei Transplantationskliniken, sichtbar gemacht:

	Arzt im Klinikum I erhöht Punktewert des Patienten.	Arzt im Klinikum I achtet die geltenden Richtlinien.
Ärztin im Klinikum II achtet die geltenden Richtlinien.	Der Patient im Klinikum II bekommt das Organ nicht. Der Patient im Klinikum I bekommt das Organ. Arzt im Klinikum I kann transplantieren.	Die Situation ist für die Patienten fair.
Ärztin im Klinikum II erhöht Punktewert des Patienten.	Die Erhöhung bringt beiden außer der Gefahr, entdeckt zu werden und zugleich langfristig der Organspendebereitschaft zu schaden, keinen Vorteil.	Der Patient im Klinikum I bekommt das Organ nicht. Der Patient im Klinikum II bekommt das Organ und die Ärztin kann transplantieren.

Tabelle 1: Dilemma bei der Organvergabe

Obwohl sich alle Beteiligten langfristig durch eine faire Situation besser stellen würden und damit auf Dauer auch den eigenen Patienten und dem eigenen Interesse gedient wäre, gibt es einen hohen Anreiz, im Blick auf das Wohl der eigenen, bekannten Patienten im Hier und

Jetzt durch das Verändern der entsprechenden Punktwerte diesen einen besseren Platz auf der Warteliste zu verschaffen. Damit wird dem Wohl der eigenen Patienten gedient, man kann selbst mehr Transplantationen durchführen und damit höhere Fallzahlen erreichen.

Alle bisher behandelten medizinethischen Ansätze berücksichtigen diese Problematik nicht hinreichend, nämlich das Dilemma, dass gesellschaftlich erwünschtes Verhalten mit eigenen Interessen (im weiten Sinn) in Konflikt gerät. Wenn die entsprechenden Anreize falsch gesetzt sind, gibt es nämlich nur die Alternative, sich selbst zu schädigen, aber dabei die gesellschaftlichen Erwartungen zu erfüllen, oder diese zu verletzten, aber die eigenen Interessen zu bedienen.

Es ist ein Anliegen des folgenden, eigenen Ansatzes, auch diese Schwäche durch zusätzliche ordnungsethische Überlegungen zu vermeiden.

1.5 Integrative Medizinethik im Ausgang von der Menschenwürde: dignitas

Ich nenne meinen medizinethischen Ansatz »integrativ«, weil er einerseits die Stärken der bisher behandelten Ansätze und andererseits die bei allen bisher behandelten Medizinethiken fehlende ordnungsethische Perspektive miteinbeziehen soll.

Die Integrative Medizinethik ist eine Prinzipienethik. Im Unterschied zur Vier-Prinzipien-Ethik von Beauchamp und Childress geht sie jedoch genau wie der Utilitarismus von einem Letztprinzip aus. Dieses Letztprinzip ist jedoch nicht die Nutzenmaximierung der größtmöglichen Zahl, sondern das Prinzip der Menschenwürde.

1.5.1 Das Prinzip der Menschenwürde in der Medizin

Wie eingangs zitiert, hat das deutsche Bundesverfassungsgericht in seinem Urteil vom 26. Februar 2020 das vom Bundestag 2015 verabschiedete Gesetz zur Beihilfe bei der Selbsttötung für verfassungswidrig und nichtig erklärt. Das Gericht begründete dies damit, dass die Menschenwürde Freiheitsspielräume eröffnet, die sogar die Selbstbestimmung über den eigenen Tod in der Weise einschließt, dass Hilfe Dritter in Anspruch genommen werden darf. Damit entwickelt das Gericht die fundamentale Innovation des Menschenwürdeverständnisses der Menschenrechtserklärung der Vereinten Nationen und des bundesdeutschen Grundgesetzes konsequent weiter. Zugleich lässt das Urteil erkennen, dass der Menschenwürdebegriff trotz bleibender Interpretationsoffenheit keine bloße Leerformel oder symbolische Idee ist, wie Ruth Macklin in ihrem vielzitierten medizinethischen Artikel *Dignity is a useless concept*[34] behauptete, sondern entscheidend zur Lösung medizinethischer Konfliktfälle beiträgt. *Dieses Verständnis der Menschenwürde als Fundament von Rechten, nicht von Pflichten, als Ermächtigung, die eigene Lebensgeschichte zu schreiben, bildet den Ausgangspunkt der Integrativen Medizinethik.*

Das Prinzip der Menschenwürde in diesem Verständnis lässt sich am besten vor dem Hintergrund seines Entstehungskontextes begreifen.[35] Aufgrund der Menschheitserfahrung, was es bedeutet, wenn Menschen ihrer Würde beraubt und millionenfach ermordet werden, haben sich die Vereinten Nationen in der Menschenrechtserklärung 1948 und ebenso das *Grundgesetz* der Bundesrepublik Deutschland zur Menschenwürde bekannt.[36] Die Menschenwürde wird jedem geborenen Menschen unabhängig von Gruppenzugehörigkeit und Religion, Geschlecht oder sonstigen Eigenschaften zuerkannt. Sie ist auch nicht an Verdienste oder die Erfüllung bestimmter Pflichten gebunden, sondern steht jedem Menschen bedingungslos zu. Die Würde hat hier eine in gewissem Sinn emphatische Bedeutung: Jeder Mensch gilt als gleich und als ein Subjekt, das die Freiheit hat, seine eigene Lebensgeschichte zu schreiben. Im Prinzip der Menschenwürde drückt sich die radikale Negation der Ideologie des Nationalsozialismus aus, einer Ideologie, in der Menschen rassistisch als ungleich kategorisiert wurden und auch der Einzelne für das Volk geopfert und so in seinem Subjektstatus missachtet werden durfte.

Das so verstandene Prinzip der Menschenwürde lässt damit keinen Raum für eine Medizinethik in der Tradition des klassischen Utilitarismus, der den Subjektstatus verletzt, da der Einzelne für den größtmöglichen Nutzen sogar vollständig instrumentalisiert werden soll. Wichtig ist freilich, dass mit dem Menschenwürdeprinzip nicht naiv ein allgemeines Instrumentalisierungsverbot ausgesprochen ist.

---

[34] Macklin (2003).

[35] Vgl. dazu ausführlich Knoepffler (2018).

[36] Vgl. Vereinte Nationen (2011 [1948]).

Natürlich dürfen wir uns selbst und andere auch instrumentalisieren, also als Mittel gebrauchen, aber eben nicht vollständig. Ein einfaches Beispiel kann dies verdeutlichen. Wir gebrauchen wie selbstverständlich andere Menschen als Mittel, wenn wir jemanden nach dem Weg fragen und diesen damit als Ersatz für eine Straßenkarte instrumentalisieren. Dennoch wird unser Gegenüber dadurch nicht vollständig instrumentalisiert, denn wir vernichten ihn nicht wie einen unbrauchbar gewordenen Stadtplan, wenn er uns den richtigen Weg nicht nennen kann. Es ist darum ein schwerer Fehler, jede Instrumentalisierung eines Menschen als Menschenwürdeverletzung zu verstehen. Vielmehr darf diese nicht »vollständig« sein. Darüber hinaus enthält das Instrumentalisierungsverbot eine sehr wichtige Komponente, die leicht übersehen werden kann. Es ist mit diesem Verbot auch jede Lebenswert- bzw. Lebensunwertdebatte als verfehlt anzusehen. Es gilt der Grundsatz der Lebenswertindifferenz und der grundsätzlichen Gleichheit aller Menschen. Konkret bedeutet dies in der Situation einer medizinischen Triage[37], dass es keine Rolle spielen darf, wie leistungsfähig, aber auch wie moralisch gut ein Mensch ist. Egal ob ein Mensch ein Held ist oder ein Verbrecher, egal ob der Mensch geistig ein Genie oder eingeschränkt ist, jeder hat den gleichen Anspruch auf medizinische Versorgung unter Knappheitsbedingungen. Diese Grundannahme führt freilich zu der für viele unerträglichen Vorstellung, dass ein paranoider Massenmörder und Kriegsverbrecher in einer konkreten Entscheidungssituation den gleichen Anspruch auf Lebensrettung hat wie eine menschenfreundliche Person. Angenommen der Verbrecher hätte vor der Person, die sich ihr Leben lang für Kranke und für Menschen mit Beeinträchtigungen eingesetzt hat, das letzte Intensivbett bekommen, dann dürfte dieses nicht für den guten Menschen freigemacht werden, wenn beim Verbrecher therapeutisch Aussicht auf Erfolg besteht, also keine rein medizinischen Gründe dafür sprächen, die Behandlung zu beenden oder das Therapieziel zu ändern.

Was das eingangs zitierte Urteil des Bundesverfassungsgerichts angeht, so lässt sich vor diesem Hintergrund sagen: Es geht in seiner Interpretation des Grundgesetzes konsequent den Weg weiter, den die

[37] Der Begriff der Triage kommt vom französischen Verb »trier«, was »sortieren«, »auswählen«, »ordnen« bedeutet. Er entstand im Kontext von kriegerischen Auseinandersetzungen, bei denen die Anzahl der zu behandelnden Verletzten die verfügbaren medizinischen Ressourcen überstieg.

Menschenrechtserklärung eingeschlagen hat. Da in der Menschenrechtserklärung die Menschenwürde mit Rechten, nicht mit Pflichten verbunden ist, umfasst die Menschenwürde nicht nur das Recht auf Leben und körperliche Unversehrtheit, sondern auch die Freiheit, sich das Leben zu nehmen, also über den eigenen Tod zu entscheiden. Dass Religionen und Weltanschauungen die Selbsttötung verurteilen, entspricht darum nicht einem Menschenwürdeverständnis, wie es das Grundgesetz nach dem Verständnis des Bundesverfassungsgerichts vertritt. Als der EMRG in seinem Urteil dem Vereinigten Königreich das Recht zuerkannte, Beihilfe zur Selbsttötung unter Strafe zu stellen, begründete der EMRG dies auch ausdrücklich nicht mit einem Rekurs auf die Menschenwürde, sondern auf Gefährdungen für das Leben und die Sicherheit anderer Menschen.

Während aber die Menschenrechtserklärung der Vereinten Nationen als internationale Resolution aus sich heraus nicht rechtlich bindend ist, besitzt das Grundgesetz (GG) der Bundesrepublik Deutschland in diesem Staat Rechtsgeltung. Das Bundesverfassungsgericht betont ausdrücklich: »Achtung und Schutz der Menschenwürde gehören zu den *Konstitutionsprinzipien des* Grundgesetzes. Die freie menschliche Persönlichkeit und ihre Würde stellen den *höchsten Rechtswert* innerhalb der verfassungsmäßigen Ordnung dar […].«[38]

Die Würde ist dabei so eng mit dem Recht auf Entfaltung der freien Persönlichkeit, also dem Selbstbestimmungsrecht verbunden, dass das Bundesverfassungsgericht sogar urteilen konnte:

> »Die freie menschliche Persönlichkeit und ihre Würde stellen den *höchsten Rechtswert* innerhalb der verfassungsmäßigen Ordnung dar. […] Dem liegt die Vorstellung vom Menschen als einem geistig-sittlichen Wesen zugrunde, das darauf angelegt ist, *in Freiheit sich selbst zu bestimmen und sich zu entfalten* […]. Sie kann im Hinblick auf diese Gemeinschaftsgebundenheit nicht ›prinzipiell unbegrenzt‹ sein.«[39]

Als Konsequenz aus diesem Urteil lässt sich festhalten: Im Grundgesetz nehmen das Menschenwürdeprinzip und auch das mit ihm verbundene Freiheitsverständnis durch ihre Stellung als erste Artikel einen zentralen Platz ein und sind für medizinethische Konfliktfälle wie der Frage der Sterbehilfe von großer Bedeutung.

---

[38] BVerfGE 45, 187 (227 f.), hier zitiert nach Bumke, C./Voßkuhle, A. (2015, Rn 279).
[39] Ebd., Rn 279.

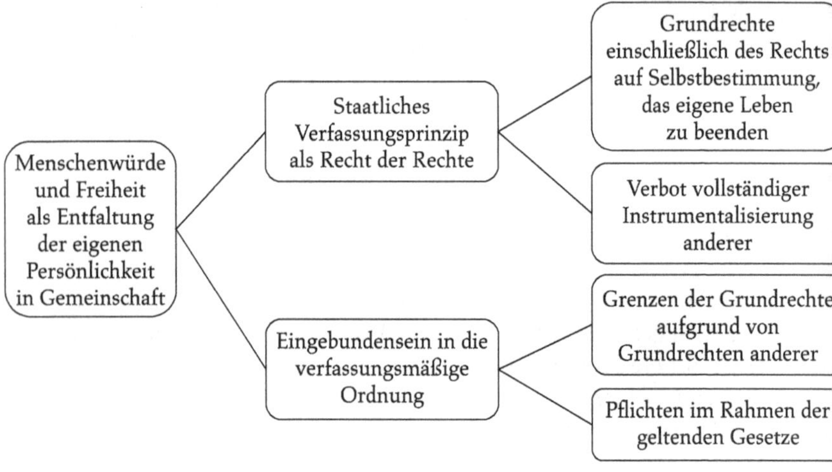

Abbildung 6: Menschenwürde im Grundgesetz (vereinfachte Darstellung)

Vor diesem Hintergrund ist es schlicht falsch, das Menschenwürdeverständnis des Grundgesetzes mit einer naturrechtlich-christlichen oder kantischen Menschenwürdekonzeption gleichzusetzen. Dies hat auch das Bundesverfassungsgericht ausdrücklich in seinem Urteil aus dem Jahr 2020 ausgeführt. Der Staat ist zu weltanschaulicher Neutralität verpflichtet.

Die Differenz zwischen dem Menschenwürdeprinzip des Grundgesetzes und der Integrativen Medizinethik, die sich dieser Interpretation aus ethischen Gründen anschließt, auf der einen Seite und einer naturrechtlich-christlichen und kantischen Interpretation auf der anderen Seite ist trotz großer Übereinstimmungen offensichtlich. Es geht weder im Christentum noch bei Kant in erster Linie um Rechte, die sich aus der Würde ergeben, sondern darum, sich gemäß der eigenen Würde zu verhalten. Wie bei der Erläuterung des Personalitätsprinzips ersichtlich wurde, betont eine christlich-naturrechtliche Deutung der Menschenwürde, dass mit der Gabe der Würde die Aufgabe verbunden ist, sich gemäß der eigenen Würde zu verhalten, also Gott die Ehre zu geben, was konkret bedeutet, die göttlichen Gebote und naturrechtlichen Bestimmungen zu befolgen.

Dies gilt auch für die moralphilosophische Begründung der Menschenwürde bei Immanuel Kant (1724–1804). Der Grund der Würde des Menschen ist nach Kant nämlich seine Fähigkeit, aufgrund seiner reinen praktischen Vernunft sich selbst ein Gesetz zu geben, das den Anspruch auf universelle Geltung hat, also seine Autonomie: »*Autonomie* ist also der Grund der Würde der menschlichen und jeder vernünftigen Natur.«[40] Dabei geht es Kant nicht um die Würde des konkreten, empirisch wahrnehmbaren Menschen (kantisch: dem homo phaenomenon), sondern der Menschheit, die der Einzelne repräsentiert, weil die »Menschheit in seiner Person [...] das Objekt der Achtung ist«[41].

Während die Väter und Mütter des Grundgesetzes die mit der Menschenwürde verbundenen Menschenrechte, insbesondere die Abwehrrechte, nämlich das Recht auf Leben und körperliche Unversehrtheit, und das subjektive Recht auf Selbstbestimmung des konkreten Menschen ins Zentrum rücken, betont Kant die mit der Würde verbundene Pflichtendimension. Kant verortet deshalb seine Überlegungen zur Würde in der *Metaphysik der Sitten* auch nicht in der Rechtslehre, sondern in der Tugendlehre.

Gerade in der Frage der Selbstbestimmung über den eigenen Tod zeigt sich ausdrücklich die Differenz zwischen dem kantischen Menschenwürdeverständnis und dem des Grundgesetzes:

»Das Subjekt der Sittlichkeit in seiner eigenen Person zernichten, ist ebenso viel, als die Sittlichkeit selbst ihrer Existenz nach, so viel an ihm ist, aus der Welt vertilgen, welche doch Zweck an sich selbst ist; mithin über sich als bloßes Mittel zu ihm beliebigen Zweck zu disponieren, heißt die Menschheit in seiner Person *(homo noumenon)* abwürdigen, der doch der Mensch *(homo phaenomenon)* zur Erhaltung anvertrauet war.«[42]

Kants zentrales Argument gegen eine Selbsttötung selbst in einer verzweifelten Lage, zum Beispiel am Lebensende, lautet also: Der Mensch zerstört in der Selbsttötung die notwendige Bedingung aller moralischen Möglichkeiten seiner Person, denn wer tot ist, kann nicht mehr moralisch handeln.[43] Zugleich verletzt der Mensch in der Selbsttötung den kategorischen Imperativ, da er sich als »bloßes« Mittel gebraucht, also nicht als Zweck an sich selbst. Im Unterschied

---

[40] Kant, I. (1968 [1785]), 436.

[41] Kant (1968 [1797]), 434. Vgl. ebd., 435: »Die Menschheit in seiner Person ist das Objekt der Achtung, die er von jedem anderen Menschen fordern kann; deren er aber auch sich nicht verlustig machen muss.«

[42] Ebd., 423.

[43] Das Bundesverfassungsgericht hat dieses Argument, wie oben gezeigt, explizit abgelehnt.

zum Grundgesetz bezieht Kant das Instrumentalisierungsverbot nicht nur auf das Gegenüber, sondern dieses ist auch selbstreferentiell, d. h., jeder Mensch hat die Pflicht, sich im Hinblick auf die Menschheit, die er selbst repräsentiert, nicht vollständig instrumentalisieren zu lassen oder sich selbst vollständig zu einem Objekt zu machen.[44] Außerdem, so hat Kant bereits in der *Grundlegung* argumentiert, verstößt der sich selbst Tötende gegen den kategorischen Imperativ, wonach ein Mensch nur nach der Maxime handeln soll, von der er wollen kann, dass diese ein allgemeines Naturgesetz sei.[45] Ob sein Argument freilich trägt, dass es nicht auch ein allgemeines Naturgesetz geben könnte, das Menschen in der Sterbephase erlaubt, sich das Leben zu nehmen, darauf ist Kant nicht eingegangen. Wenn man Kants Argumentation teilt, wird man Autonomie in dem Sinn interpretieren, dass wir *nicht* über den Zeitpunkt des eigenen Todes verfügen dürfen. Die Selbsttötung verletzt also nicht nur eine Pflicht gegenüber anderen, sondern gerade auch gegenüber sich selbst. Die Menschenwürde ist also für Kant in erster Linie nicht wie in der Menschenrechtserklärung und im Grundgesetz mit Rechten verbunden, sondern mit der Realisierung von Pflichten. Die Würde gehört in den Bereich der Moral. Sie ist nicht auf der Rechtsebene beheimatet.

Insgesamt lässt sich damit festhalten: Das Menschenwürdeprinzip der Integrativen Medizinethik besagt, dass allen Menschen eine Würde zukommt, die keinen Preis kennt. Insbesondere bedeutet dies, dass jeder Einzelne als Subjekt anerkannt wird, das moralfähig ist und das nicht vollständig instrumentalisiert werden darf, was beispielsweise nationalsozialistische Ärztinnen und Ärzte taten, als sie in grausamen Experimenten von ihnen als minderwertig angesehene Menschen schwer in ihrer körperlichen Integrität verletzten oder sogar in vielen Fällen töteten. Diese Würde wird nicht nur zugeschrieben, sondern anerkannt. Das Prinzip der Menschenwürde ist also gerade nicht auf eine empirisch feststellbare Wertigkeit des einzelnen Menschen gegründet, sondern sie gilt bedingungslos, weil uns Menschen, und zwar empirisch kontrafaktisch im Hinblick auf einzelne Menschen, Moralfähigkeit zugesprochen wird. Egal ob ein Mensch

---

[44] Vgl. Kant (1968 [1785]), 433: »Denn vernünftige Wesen stehen alle unter dem *Gesetz*, dass jedes derselben sich selbst und alle andere *niemals bloß als Mittel*, sondern jederzeit *zugleich als Zweck an sich selbst* behandeln solle.«

[45] Wörtlich heißt es: »[H]andle so, als ob die Maxime deiner Handlung durch deinen Willen zum *allgemeinen Naturgesetz* werden sollte« (ebd., 421).

schwer geistig beeinträchtigt ist, egal ob ein Mensch für die Gesellschaft keinen Nutzen mehr zu haben scheint, ihm ist die Achtung seiner unbedingten Würde geschuldet. Dies ist keine bloße Annahme, sondern eine aufgrund geschichtlicher Ereignisse aus Evidenz geborene gemeinsame Überzeugung: Unsere Rechtsgemeinschaft muss alle Menschen umschließen. Hier stimmen die Interpretation des Prinzips der Menschenwürde in einer naturrechtlich-religiösen oder von Kant inspirierten Medizinethik mit dem Verständnis dieses Prinzips in der Integrativen Medizinethik überein. Nach allen drei Ethiken kommt jedem Menschen ein Recht auf Leben zu, das, wie noch ausführlich zu zeigen sein wird, das Recht auf bestmögliche gesundheitliche Versorgung einschließt.

Allerdings geht die Integrative Medizinethik wie das Grundgesetz einen entscheidenden Schritt weiter: Jeder bzw. jede ist unabhängig von Gruppenzugehörigkeit und Geschlecht darin fundamental gleich, dass dieser Person ganz wesentlich das Recht einzuräumen ist, auch *ihren Tod* in Freiheit zu bestimmen. Das Menschenwürdeprinzip der Integrativen Medizinethik unterscheidet sich damit vom Verständnis der Menschenwürde in einer naturrechtlich-religiösen oder kantisch inspirierten Medizinethik, insofern es, hier der Menschenrechtserklärung und dem Grundgesetz folgend, die Menschenwürde mit dem Recht verbindet, die eigene Lebensgeschichte nach *eigenen* Wertmaßstäben zu gestalten. Auf diese Weise ist die Integrative Medizinethik an den weltweiten politischen Konsens (Menschenrechtserklärung) anschlussfähig und steht in Übereinstimmung mit dem Fundament des Rechts unseres Staats. Das Grundgesetz weist nicht nur die Verbindung der Würde mit dem Lebensrecht nach, sondern auch mit subjektiven Rechten.

Zudem lässt sich dieses so verstandene Menschenwürdeprinzip vertragstheoretisch-pragmatisch sehr gut begründen,[46] ohne dass dabei eine bestimmte weltanschauliche Position zugrunde gelegt werden muss. Wenn ich meine eigene Lebensgeschichte schreiben möchte, dann beabsichtige ich, bestimmte Ziele zu verwirklichen. Um meine Lebensziele verwirklichen zu können, benötige ich die notwendige Bedingung, dass mich die anderen meine Lebensgeschichte schreiben lassen. Wer die Achtung der Menschenwürde negiert, handelt selbstwidersprüchlich, weil er dann im Akt dieses Nicht-Achtens, also pragmatisch in einem derartigen Handlungsvollzug, den An-

[46] Vgl. Gewirth (1978, 1992, 1998).

spruch auf die Achtung der eigenen Menschenwürde preisgibt. Diese Achtung ist aber die notwendige Bedingung dafür, selbst ungefährdet leben zu können, weil die Menschenwürde der Grund der Menschenrechte ist. Also ist es für jeden Einzelnen sinnvoll, die Menschenwürde der anderen als notwendige Bedingung für Handlungsvollzüge zu achten.

Allerdings muss an dieser Stelle ein Missverständnis abgewehrt werden. Das Prinzip der Menschenwürde ist nicht mit deduktiven Prinzipien vergleichbar. Vielmehr muss seine Anwendung gelernt werden. Dieses Prinzip steht in einem dynamischen Verhältnis zum Handelnden und zur Situation, freilich, um das Ganze noch einmal zu erschweren, in dem spezifischen Sinn des Metaprinzips.

Was bedeutet das? Das Prinzip der Menschenwürde steht in einer Wechselwirkung mit den Entscheidungen der Akteure. Es wird einerseits in konkreten Entscheidungen und Handlungen mitvollzogen und in diesem Sinn gelernt. Andererseits legen die konkreten Entscheidungen und Handlungen dieses Prinzip aus. Sie interpretieren es und vermitteln sowie gestalten auf diese Weise seine Bedeutung. Diese Vermittlung und Gestaltung der Bedeutung ist dabei nicht als eine Aushöhlung des Gehalts und der absoluten Geltung des Prinzips der Menschenwürde misszuverstehen, sondern entspricht der hier vertretenen Grundüberzeugung, dass gerade das Prinzip der Menschenwürde eine besondere Plastizität beinhaltet. Es entfaltet sich die in ihm enthaltene Bedeutung, die vom Prinzip allein, abstrakt genommen, so nicht aussagbar ist. Aber es gibt einen Rahmen vor, innerhalb dessen Konfliktfälle gelöst werden können. Es markiert sozusagen Grenzen, die beispielsweise dann verletzt werden, wenn an Menschen gegen ihren Willen geforscht wird oder wenn sie bei Forschungen absehbar schwer Schaden nehmen.

1.5.2 Integration von Prinzipien anderer medizinethischer Ansätze

Damit ist das Menschenwürdeprinzip Fundament wesentlicher Prinzipien, die in anderen Medizinethiken eine wichtige Rolle spielen. Dabei ist dieses Prinzip, wie gezeigt, bereits mit dem Personalitätsprinzip in den religiös-naturrechtlichen Medizinethiken verwandt.

Das Menschenwürdeprinzip bildet auch die Grundlage der von den religiös-naturrechtlichen Medizinethiken postulierten Prinzipien der Solidarität und Subsidiarität, wobei diese Prinzipien in der Integrativen Medizinethik, wie im Folgenden zu zeigen ist, das Gerechtigkeitsprinzip auslegen.

Vom hippokratischen Ethos, religiösen und naturrechtlichen Ethiken sowie der Vier-Prinzipien-Ethik bleiben zudem das Nichtschadens- und das Fürsorgeprinzip leitend. Ärzteschaft und Pflegekräfte achten bei ihren Maßnahmen darauf, dass der erwartete Nutzen für die Patienten Nebenwirkungen überwiegt. Auch sorgen sie für das Wohlergehen durch begleitende, unterstützende Maßnahmen.

Das Autonomieprinzip der Vier-Prinzipien-Ethik wird in modifizierter Weise übernommen. Die Grenze der Autonomie der Patienten sind nicht nur Nichtschadens- und Fürsorgeprinzip sowie die Autonomie anderer Patienten, sondern auch die Selbstbestimmung von Ärztinnen und Ärzten sowie Pflegekräften. Patienten haben also auch von ihrer Seite her Ärztinnen und Ärzte sowie Pflegekräfte in ihrer Würde zu achten. Diese Selbstverständlichkeit wird leider praktisch kaum medizinethisch thematisiert. Sie ist aber von großer Bedeutung und nimmt die wichtige Anregung des Hippokratischen Eids auf, wonach das Eigeninteresse der im Gesundheitswesen Beschäftigten in den verschiedenen Bezügen, hier konkret in der zwischenmenschlichen Beziehung, hinreichend ernst zu nehmen ist.

Das Nutzenprinzip wird zwar nicht als Grundprinzip wie im Utilitarismus verwendet, behält aber insofern seine Gültigkeit, als alle Maßnahmen in der Medizin auf ihren Gesamtnutzen hin zu überprüfen sind, wenn die anderen genannten Prinzipien Beachtung gefunden haben. Dies ist von großer Bedeutung, weil Ressourcen im Gesundheitswesen begrenzt sind. Vor diesem Hintergrund spielt das Gerechtigkeitsprinzip, in das dieses Nutzenprinzip eingebettet ist, eine wesentliche Rolle. Hierfür sind das Solidaritäts- und das Subsidiaritätsprinzip sowie die ordnungsethische Dimension von großer Bedeutung.

1.5.3 Das Gerechtigkeitsprinzip und seine ordnungsethische Dimension

Die Menschenwürde ist eng mit den für die Frage der Gerechtigkeit im Gesundheitswesen wesentlichen Menschenrechten von Leben, körperlicher Unversehrtheit und Selbstbestimmung verbunden. Alle Menschen haben aufgrund der mit ihrer Würde verbundenen prinzipiellen Gleichheit einen Anspruch auf Gerechtigkeit, was ihre gesundheitliche Versorgung angeht. Dabei ist Gerechtigkeit synchron (griechisch: syn chronō = gleichzeitig mit) und diachron (griechisch: dia chronou = durch die Zeit) zu verwirklichen: Wir sollen heute (synchrone Dimension) eine bestmögliche medizinische Versorgung realisieren, ohne dabei Gerechtigkeit im Gesundheitswesen für kommende Generationen zu verspielen (diachrone Dimension).

1.5.3.1 Vertragstheoretisch-pragmatische Begründung in ordnungsethischer Perspektive

Dies lässt sich vertragstheoretisch-pragmatisch gut begründen. Wie bereits im Zusammenhang mit der Begründung der Menschenwürde gezeigt wurde, möchte jeder Mensch handeln können. Jeder möchte Ziele erreichen, die er sich selbst setzt. Um aber überhaupt in dieser Weise handeln zu können, müssen die notwendigen Bedingungen des Handelns gegeben sein. Dies sind allgemeine notwendige Bedingungen für Handeln im gehaltvollen Sinn, ganz grundsätzlich Selbstbestimmung und persönliches Wohlergehen, dessen Voraussetzung natürlich das eigene Leben ist. Eine bestmögliche medizinische Versorgung dient dazu, dass eine möglichst gute gesundheitliche Situation gewährleistet wird. Diese wiederum ist eine notwendige, wenn auch nicht hinreichende Bedingung für größtmögliche Freiheitsspielräume.

Für die größtmögliche Entfaltung des Wertes freien Handelns ist die bestmögliche medizinische Versorgung wesentlich und für jeden wünschenswert. Daraus ergibt sich folgerichtig, dass jeder und jede ein Interesse daran hat, andere Handelnde nicht die Abwehrrechte auf Leben, körperliche Unversehrtheit und Selbstbestimmung zu verletzten, sondern vielmehr daran mitzuwirken, das subjektive Recht auf bestmögliche medizinische Versorgung zu sichern. Würde dieses Interesse von den anderen nicht berücksichtigt, dann würde man die allgemeinen notwendigen Bedingungen des Handelns einschränken oder sogar entziehen. Daraus ergibt sich: Jeder hat pragmatisch Anspruch auf die Anerkennung entsprechender Abwehrrechte, aber auch das subjektive Recht auf bestmögliche medizinische Versorgung.

Bestreitet man diese Rechte, so hätte dies die irrationale Konsequenz der pragmatischen Selbstwidersprüchlichkeit, denn dann hätte derjenige, der diese Rechte bestreitet, zugleich eingestanden, dass auch ihm die notwendigen Bedingungen des Handelnkönnens in einem gehaltvollen Sinn entzogen werden könnten; denn dann könnten umgekehrt auch ihm diese notwendigen Bedingungen verweigert werden.

Wir müssen, wollen wir uns nicht selbstwidersprüchlich verhalten, also die entsprechenden Abwehrrechte und das subjektive Recht auf bestmögliche medizinische Versorgung anerkennen und in diesem Sinn gemeinsam darauf hinwirken, dass wir uns hier solidarisch verhalten.

Da, wie gezeigt, die gesundheitliche Versorgung zu den grundlegenden Bedingungen der Handlungsfähigkeit jedes Menschen gehört, also zu den mit Menschenwürde und den damit verbundenen Menschenrechten notwendigen Grundgütern (im weiten Sinn des Wortes), ist es im Interesse jedes Menschen, dass eine angemessene gesundheitliche Versorgung gewährleistet ist. Da dies *notwendige Bedingungen* sind, kann dies als »*transzendentaler* Tausch«[47] bezeichnet werden. Die Rede von einem Tausch ist im Blick auf die gesundheitliche Versorgung anwendbar, weil prinzipiell alle Menschen gegenseitig dazu verpflichtet sind, sich diese zu ermöglichen. Daran ändert auch nichts, dass rein faktisch manche Menschen dazu nie in der Lage sein werden. Die zu diesem Tausch (im weiten Sinn) befähigende Grundhaltung kann auch mit »Solidarität« (lateinisch: solidus = fest), zu der wir verpflichtet sind und auf die wir umgekehrt auch einen Anspruch haben, bezeichnet werden. Das Prinzip der Solidarität beansprucht, so verstanden, strukturell unbegrenzte und universelle Geltung. Das Solidaritätsprinzip ist auch rechtlich anschlussfähig, denn es ist im bundesdeutschen Grundgesetz angelegt.[48]

Darüber hinaus berücksichtigt dieses Verständnis die ordnungsethische Einsicht, dass Prinzipien und daraus folgende Regelungen dann durchsetzbar sind, wenn sie auch dem Eigeninteresse der Akteure auf der Handlungsebene entsprechen. Es geht also darum zu vermeiden, dass Regelungen entweder nur gesellschaftliche Erwartungen bedienen, was den Interessen der einzelnen Akteure zuwider-

[47] Vgl. Höffe (2004), 68–78. Im Unterschied zu einem kategorialen Tausch, bei dem beispielsweise jemand für eine bestimmte Summe Geldes ein Gut, z. B. Schuhe, kauft, handelt es sich um einen Tausch, der allererst derartiges kategoriales Tauschen ermöglicht, also eben Bedingung der Möglichkeit kategorialen Tauschs ist.

[48] Nach Art. 14 Abs. 2 GG hat Eigentum auch Verpflichtungscharakter, denn sein Gebrauch soll zugleich dem Wohle der Allgemeinheit dienen. »Eigentum« ist immer auch von gesellschaftlichen Arrangements abhängig. Revolutionen zeigen, wie rasch und fundamental Eigentumsverhältnisse verändert werden können.

läuft, oder nur Einzelinteressen, wodurch die gesellschaftlichen Erwartungen nicht erfüllt werden. Wenn Budgetierungsregelungen so gestaltet sind, dass Ärztinnen und Ärzte am Ende des Quartals Kassenpatienten ohne Vergütung behandeln müssten, werden sie diese Behandlungen auf das Folgequartal verschieben. Sie werden dann möglicherweise am Quartalsende die Praxis schließen oder alternativ für Privatpatienten Zeiten reservieren.

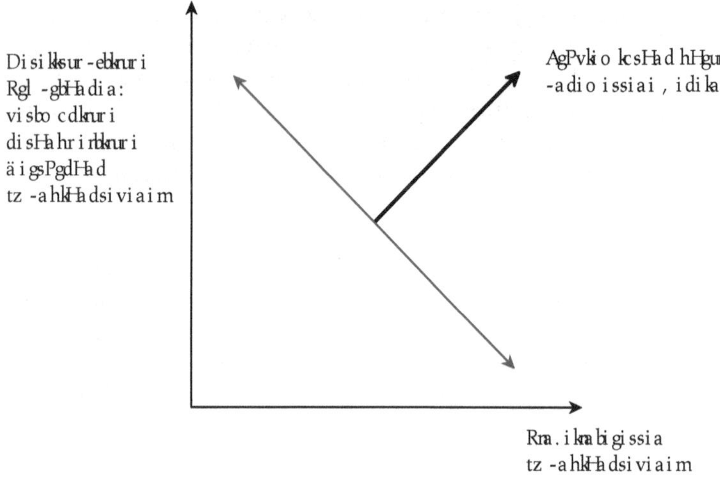

Abbildung 7: Die ordnungsethische Dimension[49]

Prinzipiell berücksichtigt ein solidarisches Gesundheitssystem diese ordnungsethische Dimension. Die Armen gewinnen durch das Mittragen durch Leistungsstärkere eine angemessene gesundheitliche Versorgung und damit ein wesentliches Element ihrer notwendigen Handlungsbedingungen. Die Reichen, mit deren Beitrag Arme unterstützt werden können, gewinnen ebenfalls, denn Arme müssen nicht stehlen, um sich eine gesundheitliche Versorgung leisten zu können; sie haben auch keine Veranlassung eine Revolution zu planen. Also müssen die Reichen keine Angst um ihr Eigentum haben. Darüber hinaus können sich die Reichen, ob sie das nun faktisch-empirisch in Betracht ziehen oder nicht, über das Arrangement des Tauschs darauf

[49] Inspiriert von Pies/Sardison (2006), 270.

verlassen, dass auch sie Unterstützung finden werden, sollten sie einmal ihren Reichtum verlieren und zu den Ärmeren gehören.

Damit der transzendentale Tausch aber auch für alle Seiten von Vorteil bleibt – er gilt nicht nur für Individuen, sondern auch für Institutionen –, ist er in entscheidender Weise durch das Prinzip der Subsidiarität zu ergänzen. Dieses Prinzip besagt, dass Solidarität erst dann von Nöten ist, wenn der Einzelne oder kleinere »Lebenskreise« ihre Aufgaben nicht mehr wahrnehmen können – freilich bleibt es dauerhaft eine Herausforderung festzustellen, wann Einzelne bzw. Hausgemeinschaften usw. dazu nicht mehr in der Lage sind. Das Prinzip der Subsidiarität schützt somit den Einzelnen und kleinere Gemeinschaften vor permanenten, mit dem Prinzip der Solidarität begründeten staatlichen, aber auch sonstigen nicht nötigen und auch nicht gewollten Eingriffen. Das Prinzip der Solidarität wird auf diese Weise durch das Prinzip der Subsidiarität »gezähmt«. Vor diesem Hintergrund scheint der Begriff des transzendentalen Tausches umso angemessener, denn er drückt gerade die Grenze des Handelns sozialer Institutionen, aber auch der Hilfeleistungen Einzelner aus. Die Grenze wird überschritten, wo nicht mehr notwendige Handlungsbedingungen gesichert werden, sondern beispielsweise eine Institution sich anmaßt, im Übermaß in Freiheitsrechte einzugreifen.

Als Ergebnis lässt sich festhalten, dass die Sicherung des Rechts auf bestmögliche medizinische Versorgung im Interesse aller Menschen, auch der leistungsstärkeren ist. Die Forderung nach Solidarität erweist sich damit als sehr gut begründet.

1.5.3.2 Gerechtigkeit als Recht auf subsidiäre Solidarität

Das Gerechtigkeitsprinzip im Sinn der Integrativen Medizinethik schließt das grundsätzliche Recht jedes Menschen auf eine subsidiäre Solidarität auf bestmögliche medizinische Versorgung ein. Gerechtigkeit wird dabei nur dann realisiert, wenn man sie als ein solidarisches Mitgetragensein des Einzelnen durch die Gemeinschaft versteht, das auf der Regelebene implementiert ist, und zwar in dem Sinn, dass jeder in *angemessener* Weise medizinische Versorgung empfängt. »Angemessen« soll dabei heißen, dass das System fair ausgestaltet wird, dass

1. Risiken, die die Existenz bedrohen, solidarisch getragen werden, seien diese Risiken lebensbedrohlich im eigentlichen Sinn oder lebensbedrohlich in finanzieller Hinsicht;

2. dem Einzelnen möglichst viel Entscheidungsfreiheit in der Wahl der übrigen Absicherung von Gesundheitsleistungen zugestanden wird, was Transparenz im Blick auf die Behandlungsoptionen impliziert.

Darum heißt »angemessen« hier nicht, dass alle das Gleiche bekommen, weil sonst gerade keine medizinische Versorgung möglich sein würde, die beiden Gerechtigkeitsgrundsätzen Rechnung trägt.[50] Allerdings unterstellt dieses Gerechtigkeitsverständnis eine grundsätzliche Gleichheit aller Menschen im Blick auf das subjektive Recht auf angemessene gesundheitliche Versorgung. Es unterscheidet sich damit wesentlich von Gerechtigkeitsvorstellungen, wie sie beispielsweise der Codex Hammurapi im 18. vorchristlichen Jahrhundert vertritt: »§200 Wenn jemand den Zahn eines Standesgleichen ausschlägt, so schlägt man seinen Zahn aus. §201 Wenn jemand den Zahn eines Untergebenen ausschlägt, so zahlt er 1/3 Mine (ca.170 g) Silber.«[51] Hier wird streng unterschieden, welche Stellung in der Gesellschaft eine Person innehat. Bei der späteren Behandlung der Gerechtigkeit im Gesundheitswesen ist vertieft darauf einzugehen, ob

[50] Die beiden Gerechtigkeitsgrundsätze sind von Rawls (2002 [1971]) und Daniels (2008) inspiriert, auch wenn bereits die Reihenfolge und die Überlegungen zum transzendentalen Tausch klare Unterschiede zu ihrer Interpretation ausweisen. Denn für Rawls müssen alle gesellschaftlichen Ungleichheiten so beschaffen sein, dass sie gerade den am schlechtesten Gestellten Vorteile bringen. Zudem darf es keine Veränderungen geben, wenn diese nicht ebenfalls für die am schlechtesten Gestellten vorteilhaft sind. Dagegen sichert der transzendentale Tausch die grundsätzliche Gleichheit aller durch eine bestmögliche Verteilung medizinischer Leistungen. Damit ist die integrative Gerechtigkeitskonzeption basierend auf der Idee des transzendentalen Tauschs auch immun gegen zwei wesentliche Kritikpunkte der rawlsschen Konzeption: 1. Sie benötigt nicht die Konstruktion eines »Schleiers des Nichtwissens« in Kombination mit dem Maximinprinzip, d.h. der Annahme, dass Menschen vom »Worst-Case-Szenario« ausgehen. Rawls geht nämlich davon aus, dass wir, wenn wir nicht wüssten, welche Rolle wir einmal in der Gesellschaft einnehmen, die Gesellschaft so einrichten würden, als ob wir den schlechtesten Platz einnehmen müssten und deshalb den schlechtesten Platz möglichst gut ausgestalten würden, konkret den Anspruch auf medizinischen Leistungen. 2. Sie erlaubt im Unterschied zu Rawls beispielsweise die Besserstellung von Menschen, die zwar nicht am schlechtesten gestellt sind, aber dennoch sehr bescheiden leben, ohne dass damit notwendigerweise auch die am schlechtesten Gestellten profitieren müssen. Sie erweitert damit Spielräume der Freiheit, die der Ansatz von Rawls verstellt.

[51] Hier zitiert nach: http://www.koeblergerhard.de/Fontes/CodexHammurapi_de.htm, zuletzt eingesehen: 28.09.2020. Auch die hebräische Bibel (z.B. Ex 21) vertritt ähnliche Unterscheidungen.

beispielsweise das bundesdeutsche Gesundheitswesen mit seiner Zweiteilung in gesetzliche und private Krankenkassen in gewisser Weise immer noch eine Ungleichbehandlung vorsieht, die sich aus überholten Vorstellungen von Gesellschaften, die eine Ständeordnung hatten, speist. Dagegen soll bereits an dieser Stelle kurz darauf eingegangen werden, wie unter der Annahme dieser grundsätzlichen Gleichheit damit umzugehen ist, dass es vielen Menschen auf dieser Erde an einer angemessenen gesundheitlichen Versorgung fehlt.

1.5.3.3 Die Gemeinschaftsdimension des Gerechtigkeitsprinzips

Die Ungleichheit verschiedener staatlicher Gesundheitssysteme und damit verbunden der entsprechenden gesundheitlichen Versorgung ergibt sich aus dem Subsidiaritätsprinzip. Während Abwehrrechte auf Leben und körperliche Unversehrtheit universell gelten, sind die subjektiven Rechte, also die Ansprüche anderer, gestuft. So haben die eigenen Kinder andere subjektive Rechte, was ihre Eltern angeht. Selbst erwachsene Kinder haben Sonderrechte gegenüber ihren Eltern, was am sichtbarsten im Erbrecht wird. Hier gibt es sogar die Sondersituation, dass das Ungeborene berücksichtigt wird, also bereits erbfähig ist. Aber dies ist nicht nur auf Kinder oder Verwandte beschränkt. Es gibt kommunale Rechte, die nur denjenigen zukommen, die einen Erstwohnsitz in einer Kommune haben, beispielsweise das kommunale Wahlrecht. Wer seinen Wohnsitz in Jena hat, darf nicht in München an der dortigen Bürgermeisterwahl teilnehmen und umgekehrt. Darüber hinaus gibt es Rechte, die sich auf Staatsbürger beziehen. Auch das Grundgesetz gilt territorial, also in der Bundesrepublik Deutschland, aber nicht in der Demokratischen Republik Kongo, und auch in diesem Fall wird weiter differenziert. »Einige Grundrechte beschränkt die Grundrechtsträgerschaft auf Deutsche i. S. d. Art. 116 GG (Deutschengrundrechte).«[52]

Dahinter steht eine grundsätzliche moralische Intuition, die sich in praktisch allen Kulturen findet.[53] Wir haben eine besondere Ver-

---

[52] Bumke/Voßkuhle (2015), Nr. 7. Beispiel hierfür ist Art. 12 GG: »Alle Deutschen haben das Recht, Beruf, Arbeitsplatz und Ausbildungsstätte frei zu wählen.«

[53] Nur Religionsstifter wie Buddha und Jesus von Nazareth haben radikal mit dieser Intuition gebrochen. Buddha verließ Frau und Kinder, Jesus rief dazu auf, um ihm nachzufolgen. Jesus forderte zur Feindesliebe auf und bricht mit der klassischen moralischen Intuition (vgl. Mt 5,43–48). Doch Menschen, die diese Botschaft wirklich befolgen, bleiben bis heute Ausnahme. Politisch ist sie nicht durchsetzbar, wie auch die Geschichte des Buddhismus und die Kirchengeschichte zeigt.

antwortung für unsere Familie. Aber wir haben auch eine besondere Verantwortung für unsere »Dorfgemeinschaft« (die Menschen, mit denen wir vertraut sind), unsere »Glaubensgemeinschaft« (die Menschen, mit denen wir uns verbunden fühlen) und als Bürger eines Staates für unsere Mitbürger. Wenn in Deutschland aufgrund der deutschen Geschichte von einer besonderen Verantwortung in unseren Beziehungen zum Staat Israel gesprochen wird, wenn in den USA aufgrund ihrer Geschichte von einer besonderen Verantwortung im Blick auf die vormalige Sklaverei gesprochen wird, so speist sich dies aus genau dieser moralischen Intuition, dass wir mit der Geschichte unseres Staats eine engere Verbindung haben als mit der Geschichte anderer Staaten.

Vor diesem Hintergrund ist es nachvollziehbar, dass aufgrund des Subsidiaritätsprinzips Versorgungleistungen in die Befugnis einzelner Staaten fallen. Dies hängt auch wesentlich mit den Souveränitätsrechten der einzelnen Staaten zusammen, wie sie seit dem Westfälischen Frieden von 1648 bis heute gelten. Allerdings bleibt es dennoch eine offene Frage, wie weit eine grenzüberschreitende Solidarität im Blick auf eine angemessene gesundheitliche Versorgung gehen muss. Dies hat gerade die Covid-19-Pandemie ausdrücklich in Erinnerung gerufen.

Die Integrative Medizinethik konkretisiert hier, was internationale subsidiäre Solidarität bedeuten sollte. Ungleichheiten im Gesundheitswesen sind so zu gestalten, dass (a) die die Existenz bedrohenden (gesundheitlichen und finanziellen) Risiken solidarisch-global getragen werden, sofern nationale Gesundheitswesen damit überfordert sind, (b) eine relative Chancengleichheit bei der Versicherung von Gesundheitsgefahren besteht und (c) vernünftigerweise zu erwarten ist, dass Ungleichheiten zwischen den verschiedenen nationalen Gesundheitssystemen, aber auch im Rahmen nationaler Gesundheitssysteme diese Minimalstandards nicht gefährden.

Auch darauf ist bei der Behandlung der Gerechtigkeit im Gesundheitswesen noch ausführlich einzugehen.

1.6 Zusammenschau

Die bisher behandelten medizinethischen Ansätze lassen sich vereinfacht in folgender Weise zusammenfassen. Dabei ist die ordnungsethische Dimension der Integrativen Medizinethik allerdings nicht sichtbar ausgewiesen:

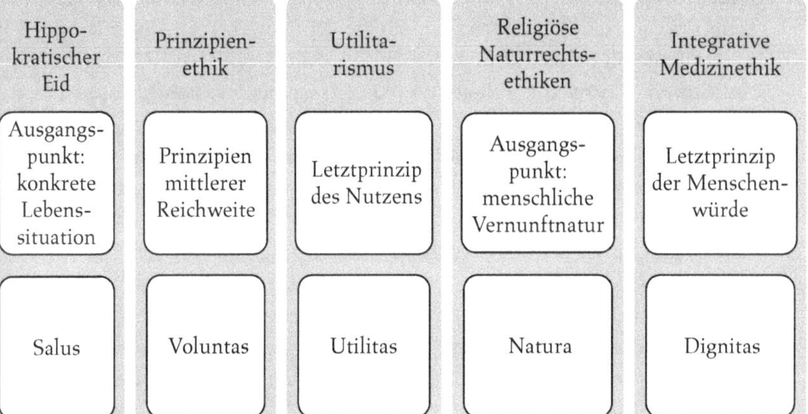

Abbildung 8: Zusammenschau der medizinethischen Ansätze

Neben den behandelten Medizinethiken gibt es allerdings weitere alternative Ansätze. Der vielleicht bekannteste Ansatz ist die Care Ethics, wie sie von Gilligan vertreten wird. Ihr geht es darum, das Fürsorgeprinzip über die Fürsorge (care) als besondere weibliche Form moralischen Verhaltens gegenüber der eher männlichen Gerechtigkeitsperspektive herauszuheben.[54] Dies schließt sich als Gegenentwurf an eine von Kohlberg verfasste Studie zur Moral an, nach der Frauen vermeintlich durchschnittlich niedrigere Stufen der Moral erreichen, weil sie sich weniger rational als Männer verhielten. Gilligan verwies darauf, dass der von ihm verwendete Maßstab dem Gerechtigkeitsempfinden von Frauen oft nicht gerecht werde, da diese beispielsweise dem Intaktbleiben zwischenmenschlicher Beziehungen

[54] Vgl. Gilligan (1982). Mittlerweile wird Gilligan von feministischer Seite dafür kritisiert, dass die Care Ethics das übliche Frauenbild der fürsorglichen, mitleidsvollen Person typisierend für Frauen reserviert und damit klassische Vorurteile zu Geschlechterrollen übernimmt.

einen höheren Wert beimessen als entschlossenem rational-konsistentem Verhalten. Mittlerweile ist dieser Ansatz weiterentwickelt worden und hat Gilligans wertvolle Einsicht, wie wichtig Empathie für eine gelingende medizinische Praxis ist, von der geschlechtsstereotypen Anwendung auf Frauen gelöst, was allein schon deshalb einleuchten sollte, weil die Care Ethics wichtige Einsichten der klassischen Mitleidsethiken aufnimmt und für die ärztliche und pflegerische Praxis fruchtbar macht. Empathie, Mitfühlen (care) ist für eine vertrauensvolle Behandlungsbeziehung von großer Bedeutung, für Ärztinnen, Ärzte und Pflegende jeden Geschlechts. Bestimmten feministischen Ethiken geht es vor diesem Hintergrund darum, »einerseits die Fallstricke dieser hierarchisierenden Kodierung zu vermeiden, andererseits aber das ›Andere‹ der feministisch-ethischen Perspektive zu profilieren«.[55]

Es gibt darüber hinaus auch Medizinethiken, die weitgehend fallorientiert sind, beispielsweise der Ansatz von Jonsen et al.[56], wobei dieser Ansatz aber auch bei der Prinzipienethik verortet werden kann[57], und Ansätze, die sich von eigenen Evidenzen leiten lassen, beispielsweise intuitionistisch geprägte Medizinethiken in der Tradition von Moore und Ross.

Diese Medizinethiken lassen sich in folgender (sehr vereinfachter) Weise den klassischen ethischen Ansätzen zuordnen.

Bei dieser Darstellung ist die Annahme leitend, dass die Integrative Medizinethik das Beste der anderen Ansätze miteinander verbindet und darüber hinaus über das Prinzip der Würde und aufgrund der Berücksichtigung der ordnungsethischen Dimension eine besondere Reflexionsleistung einbringt.

---

55 Haker (2019), 258.

56 Vgl. Jonsen et al. (2015) und Jonsen (2019).

57 Vgl. Rhodes (2020), 9: »Dieser Common-Morality-Ansatz wurde am prominentesten von Tom Beauchamp und James Childress […] ausführlich dargelegt und von Albert Jonsen, Mark Siegler und William Winslade übernommen […].«

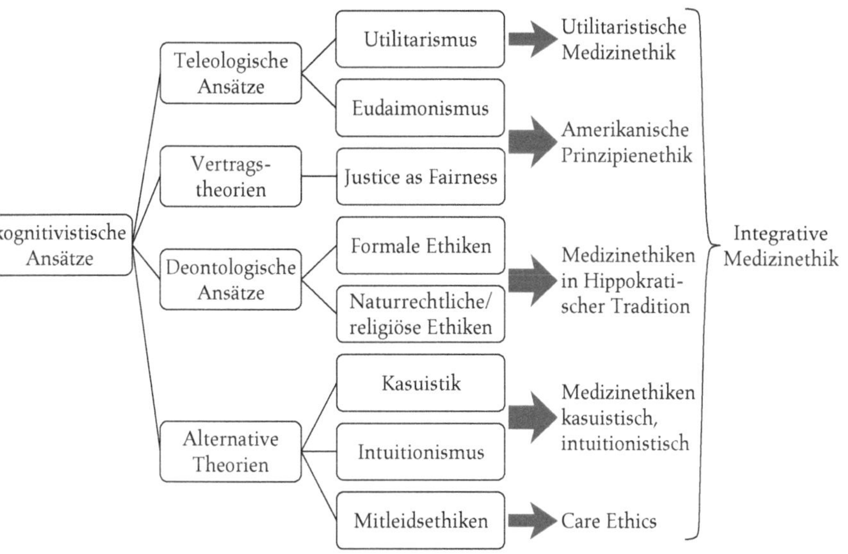

Abbildung 9: Vereinfachende Zuordnung zu den ethischen Ansätzen

1.7 Entscheidungsszenarien

Jeder kann anhand folgender Entscheidungsszenarien, mit denen sich im März und April 2020 norditalienische und spanische Ärztinnen und Ärzte konfrontiert sahen, für sich selbst überprüfen, welche moralischen Intuitionen ihn tragen, und so ein Gespür für die eigenen moralischen Grundüberzeugungen entwickeln. Die Analyse der Entscheidungsmöglichkeiten kann helfen, diese Grundüberzeugungen ethisch zu verorten.

1.7.1 Entscheidungsszenarien auf einer fiktiven Insel Aletheia

In der Frage ethischer Entscheidungen spielt das jeweils geltende Recht eine wichtige Rolle. Umso nötiger ist es, sich davon freizumachen, wenn man ein Gespür für die eigenen moralischen Intuitionen bekommen möchte. Zu diesem Zweck begeben wir uns in guter geisteswissenschaftlicher Tradition auf eine fiktive Insel. Der Name Aletheia ist im Unterschied zu Thomas Morus' fiktiver Insel Utopia (griechisch für »Nirgendwo«) gewählt, um auf eine wesentliche Funktion dieser Übung hinzuweisen. Der griechische Begriff aletheia bedeutet wörtlich »Unverborgenheit«, auch wenn aletheia meist mit »Wahrheit« übersetzt wird. Es geht hier darum, die eigenen, möglicherweise verborgenen moralischen Intuitionen sichtbar werden zu lassen. Damit dies gelingen kann, ist es von großer Bedeutung, sich soweit wie möglich von einem Framing (englisch frame = Rahmen) freizumachen. Mit Framing ist dabei gemeint, dass wir in unseren Bewertungen oftmals durch »Rahmungen«, hier beispielsweise des Medizinrechts, beeinflusst sind. Fast jeder hat vermutlich schon eine Zaubershow gesehen. Der Zauberer framt uns dadurch, dass er unsere Aufmerksamkeit so ablenkt, dass wir den eigentlichen Trick nicht mitbekommen. Bekannt ist auch das Framing eines Harvardexperiments, in dem eine weiß gekleidete Mannschaft sich einen Ball zuwirft. Dasselbe tut in diesem Film parallel dazu eine schwarz gekleidete Mannschaft. Jedes Team hat also einen Ball und der Ball wechselt nur in den jeweiligen Teams. Wenn die Aufgabe lautet, die Ballwechsel der weißen Mannschaft zu zählen, so können vielleicht Beobachter durch dieses Aufgabenframing nicht wahrnehmen, dass zwischendrin ein als Gorilla verkleideter Schauspieler durch das Bild geht. Ein solches Framing verhindert also, etwas wahrzunehmen, was ohne dieses Framing nicht zu übersehen wäre. Genau deshalb ist es so wichtig, sich von rechtlichem Framing, von rechtlichen Rahmenbedingungen freizumachen. Rechtliche Rahmenbedingungen können nämlich sehr zufällig sein und wie am Beispiel der Sterbehilfe gezeigt, selbst zwischen kulturell so nahestehenden Staaten wie den Niederlanden und Deutschland divergieren.

1.7.1.1 Entscheidungsszenarium 1: Ex-ante-Triage

Stellen Sie sich folgendes Szenarium vor: Eine Chefärztin der Intensivabteilung eines Krankenhauses auf Aletheia hat auf ihrer Station nur noch ein einziges freies Bett. Alle weiteren Intensivbetten sind mit Coronapatienten belegt und alle Beatmungsgeräte bis auf ein einziges sind im Einsatz. Zeitgleich werden eine 80-jährige Patientin mit Lungenkrebs im fortgeschrittenen Stadium, die vermutlich dauerhaft beatmet werden muss, und eine 30-jährige Patientin eingeliefert. Diese muss aufgrund des Coronavirus temporär intensivmedizinisch behandelt und an ein Beatmungsgerät angeschlossen werden. Die Chefärztin hat die Entscheidung zu treffen, ob sie die 80-jährige oder die 30-jährige Patientin zu retten versucht. Wie soll sie entscheiden und warum sollte sie so entscheiden?

In diesem Entscheidungsszenario steht das Menschenleben der 80-Jährigen gegen das Leben nicht nur der 30-jährigen, sondern auch voraussichtlich weiterer Personen, da die 30-Jährige mit großer Wahrscheinlichkeit nach einigen Tagen die Krankheit überstanden haben und damit einer anderen Person Platz machen wird. Es handelt sich um eine Triage-ex-ante-Situation in einem Pandemiefall, bei der zu entscheiden ist, wen man welcher Gruppe bei nicht hinreichend vorhandenen medizinischen Ressourcen – bei Covid-19 nicht genügend Intensivbetten einschließlich notwendiger Beatmungsgeräte – zuordnet.

Üblicherweise differenziert man in derartigen Situationen zwischen verschiedenen Gruppen, in denen nur eine Gruppe Anspruch auf eine sofortige Behandlung hat, nämlich diejenigen, »die akut lebensbedrohlich erkrankt oder gefährdet sind«[58] und die der Triagegruppe I zugeordnet werden. Davon sind die übrigen Gruppen zu unterscheiden, die zwar als nächste eine Behandlung bekommen sollen, weil sie ernsthaft krank oder verletzt sind, die aber in der momentanen Situation zurückgestellt werden können (Triagegruppe II). Leichtverletzte oder nicht ernsthaft Kranke (Triagegruppe III) dagegen und so schwer Kranke bzw. so schwer Verletzte, bei denen eine Behandlung praktisch aussichtslos ist (Triagegruppe IV), werden in dieser Notlage nicht berücksichtigt.

Allerdings helfen diese Zuordnungen in der konkreten Entscheidungssituation der Chefärztin nicht weiter, da sowohl die 80-Jährige als auch die 30-Jährige in die erste Triagegruppe einzuordnen sind. Beide haben eine bedrohliche, aber keine aussichtslose Prognose. Ihr Überleben hängt von der Beatmung ab. Das Prinzip der Menschenwürde verbunden mit dem Recht auf Leben hilft in diesem Fall auch nicht weiter. Beiden kommt Menschenwürde zu. Zudem ist nach übereinstimmender Überzeugung im Verständnis dieses Prinzips jede Lebenswert- bzw. Lebensunwertdebatte verfehlt. Auch ein an Lungenkrebs erkrankter, älterer Mensch hat von seiner Würde her aufgrund des Grundsatzes der Lebenswertindifferenz und der grundsätzlichen Gleichheit aller Menschen denselben Anspruch auf Lebenserhalt. Konkret bedeutet dies in dieser Situation einer medizi-

[58] Taupitz (2020), 444.

nischen Triage, dass es keine Rolle spielen darf, wie viel Lebenszeit voraussichtlich noch verbleiben wird. Die 80-Jährige befindet sich noch nicht in der Sterbephase. Wenn sie die Beatmung genauso wünscht wie die 30-Jährige, so kann ihr Alter und ihre noch nicht tödliche Erkrankung ihren aus der Würde kommenden Anspruch nicht mindern. Beide gehören also in die Triagegruppe I derjenigen Menschen, die lebensbedrohlich erkrankt sind und deshalb behandelt werden sollten.

Auf den ersten Blick scheint unter Annahme der Gültigkeit des Menschenwürdeprinzips und des mit ihm verbundenen Rechts auf Leben eine faire Lösung in einem Losverfahren zu bestehen. Doch diese Lösung befriedigt nicht, weil sie das Recht auf Leben in einer Weise verabsolutiert, als ob es keine weiteren Kriterien gäbe, die man bei einer Entscheidung berücksichtigen sollte.[59] Wenn das fundamentale Würdekriterium in Verbindung mit dem Recht auf Leben nicht den Ausschlag gibt und das mit diesem Prinzip eng verbundene Autonomieprinzip nicht weiterhilft, sofern beide Patienten das letzte Intensivbett erbitten, kann objektiv-medizinisch die Erfolgsaussicht berücksichtigt werden. Dann sollte die 30-Jährige vorgezogen werden, weil ihre Erfolgsaussichten bei gleicher Dringlichkeit besser sind. Hier wird das Salus-Kriterium in der Medizin gebraucht, wenn auch nicht in seinem streng hippokratischen Sinn.[60]

Geht man zudem von Gerechtigkeit als Fairness aus, dann ist die 30-Jährige ebenfalls vorzuziehen, weil ihre intensivmedizinische Behandlung voraussichtlich schneller abgeschlossen sein wird und damit der Platz für eine andere Person frei werden dürfte. Es könnten von daher mehr Menschenleben gerettet werden. Zugleich könnte man aus Gerechtigkeitsgründen einfordern, den jüngeren Menschen dem älteren vorzuziehen, da letzterer schon mehr vom Leben haben durfte. Die Behandlung einer 30-Jährigen verspricht nämlich die Rettung von »mehr Lebensjahren«. Geht man von naturrechtlichen Überlegungen aus, sollte die 30-Jährige aufgrund ihrer längeren Lebensperspektive ebenfalls dem älteren Menschen vorgezogen werden, wenn ansonsten nichts weiter bekannt ist.

---

[59] Vgl. zu unterschiedlichen Kriterien DIVI et al. (2020) sowie Ehni et al. (2020).

[60] Im Hippokratischen Eid geht es um die konkrete Beziehung des behandelnden Arztes zu seinem Patienten. Ein Vergleich mit anderen Patienten oder auch Gerechtigkeitsüberlegungen spielen in diesem Eid keine Rolle.

Die Behandlung der 30-Jährigen erscheint darum vorzugswürdig, wenn man die auch für die Integrative Medizinethik der Menschenwürde zwar nachgeordneten, aber dennoch wichtigen Kriterien von salus, natura, utilitas und Gerechtigkeit berücksichtigt. Insbesondere scheint ihre Behandlung dem Prinzip zu entsprechen, wonach möglichst viele Menschenleben zu retten sind. Dies liegt in einer Linie mit den Überlegungen des Deutschen Ethikrats, der ausdrücklich fordert, »alles Zulässige zu unternehmen, um so viele Menschenleben wie möglich zu retten«.[61] So wie es bei einem Rettungseinsatz auf hoher See bei zwei untergehenden Booten, die so weit voneinander entfernt sind, dass nur die Passagiere eines Boots gerettet werden können, vorzugswürdig ist, das Boot anzusteuern, auf dem mehr Passagiere zu ertrinken drohen, ist es in der Krankenhaussituation angemessen, der 30-Jährigen das letzte Beatmungsgerät zu geben. Dazu kommt, wie die Empfehlungen hochrangiger medizinischer und ethischer Fachgesellschaften nahelegen,[62] dass beim direkten Vergleich der Grunderkrankungen sich die vorzugswürdige Behandlung der 30-jährigen Mutter gegenüber der 80-jährigen Lungenkrebspatienten ergibt.

Von Rechts wegen scheint eine Chefärztin, wenn sich der Entscheidungsfall in Deutschland zutragen würde, allerdings aufgrund dessen, dass »das Recht unterschiedliche Lebenswerte zwischen Individuen nicht anerkennen und ungleiche Schutzpflichten deshalb nicht statuieren darf«,[63] selbst entscheiden zu können, sogar entscheiden zu müssen, wem sie das Beatmungsgerät gibt. Es ist nämlich herrschende Meinung, dass es hier keine direkten rechtlichen Vorgaben gibt. So betont der Deutsche Ethikrat: »Die Möglichkeiten des Staats, abstrakt bindende Vorgaben für die Allokation knapper Ressourcen zu machen, sind somit begrenzt. Die grundrechtlichen Direktiven beschreiben im Wesentlichen negativ den Bereich des nicht mehr Zulässigen. Positive Orientierung für die konkrete Auswahlentscheidung in der Klinik bieten sie dagegen kaum.«[64] In einer gemeinsamen Stellungnahme kommen auch medizinische und ethische Fachgesellschaften zu einer solchen Einschätzung: »Solche Entscheidungen müssen, da es zum aktuellen Zeitpunkt keine spezifischen

---

[61] Deutscher Ethikrat (2020), 3.
[62] Vgl. DIVI et al. (2020).
[63] Merkel (2020), 11.
[64] Deutscher Ethikrat (2020), 4.

rechtlichen Regelungen gibt, von den Akteuren vor Ort verantwortet werden.«[65]

Allerdings gibt es auch gegenteilige Stimmen. Der Medizinrechtler Jochen Taupitz behauptet sogar, dass das »Ziel der Rechtsordnung [darin besteht], ein Optimum an Rechtsgüterschutz zu erreichen. Darum sei es vorzugswürdig, im Entscheidungsfall das Menschenleben zu retten, durch dessen Rettung dieses Optimum prognostisch gewährleistet ist«,[66] was sich sehr gut mit dem Ansatz der Integrativen Medizinethik verbinden lässt. Auch die Fachgesellschaften kommen, allerdings aus medizinischer Sicht, zu einer ähnlichen Einschätzung, wenn die Ressourcen zu knapp sind. Dann sollten in der letzten Stufe der Priorisierung die Erfolgsaussichten eines Patienten »im Vergleich zur Erfolgsaussicht der Intensivtherapie für andere Patienten«[67] berücksichtigt werden dürfen.

Wenn also in dieser ex-ante-Triage weitgehend Übereinstimmung besteht, dass die Ärztin die 30-Jährige an das Atemgerät anschließen sollte, so bleibt offen, ob die Gründe ethisch zwingend sind. Andernfalls wäre es ethisch für die Chefärztin zulässig, die 80-Jährige zu retten, beispielsweise weil diese ihre Mutter wäre. Jeder kann sich fragen: Was würde ich in diesem Fall tun, wenn ich an der Stelle der Chefärztin wäre und es um das Leben meiner Mutter ginge?

1.7.1.2 Entscheidungsszenarium 2: Ex-post-Triage

Ethisch noch schwieriger ist die folgende Situation. Eine Chefärztin der Intensivabteilung eines Krankenhauses auf Aletheia hat auf ihrer Station kein einziges freies Bett. Auf der Intensivstation liegt jedoch seit einigen Tagen eine 80-jährige Patientin mit Lungenkrebs im fortgeschrittenen Stadium, die beatmet wird. Wie lange die Patientin überleben wird, ist unklar. Es können Wochen, sogar Monate sein. Alle weiteren Intensivbetten sind mit Coronapatienten belegt und alle Beatmungsgeräte sind im Einsatz. Es wird eine 30-Jährige eingeliefert, die aufgrund des Coronavirus intensivmedizinisch behandelt und an ein Beatmungsgerät angeschlossen werden muss. Die Chefärztin hat zu entscheiden, ob sie die 80-jährige Patientin gegen ihren ausdrücklichen Willen von der Maschine nimmt, um die 30-Jährige zu retten. Diese hat dann eine gute Chance zu überleben. Sie kann

---

[65] DIVI et al. (2020), 8.
[66] Taupitz (2020), 445.
[67] DIVI et al. (2020), 7.

voraussichtlich nach einer Woche aus der Intensivmedizin entlassen werden und so den Platz für den nächsten Patienten freimachen. Die 80-Jährige dagegen wird mit Sicherheit ohne Intensivbehandlung unmittelbar nach Entzug der Maschine sterben. Wie soll die Chefärztin entscheiden und warum sollte sie so entscheiden?

Diese Entscheidungssituation erinnert an ein Szenarium, das bereits vielfältig philosophisch diskutiert wurde und bis heute diskutiert wird.[68] An einem Gleis arbeiten mit lauten Maschinen fünf Arbeiter. Ein Zug nähert sich. Sie können die Männer nicht mehr warnen, aber die Weiche umstellen, sodass der Zug das andere Gleis nimmt. Dadurch wären die Arbeiter gerettet. Allerdings arbeitet auf dem anderen Gleis ebenfalls ein Mann, den der Zug dann überfahren wird, denn auch er ist nicht zu warnen. Stellen Sie die Weiche um?

Geht man von dem Prinzip aus, dass möglichst viele Menschenleben zu retten wären, so scheint in einer solchen Entscheidungssituation das Umstellen der Weiche nicht nur zulässig, sondern sogar ethisch geboten zu sein. Allerdings fragt Thomson dann, ob nicht das Gleiche auch für folgenden analogen Fall gelten würde: Ein Transplantationschirurg hat die Möglichkeit, fünf Menschen das Leben zu retten, die alle ein Organ benötigen, aber dazu muss er eine andere Person A töten, um ihr die Organe zu entnehmen. Geht man von dem Prinzip aus, möglichst viele Menschenleben zu retten, so scheint der Transplantationschirurg richtig zu handeln, wenn er A tötet. Doch so einfach ist die ethische Bewertung nicht.

Was unterscheidet das letztgenannte Entscheidungsszenarium nämlich vom Trolley-Beispiel und vom Entziehen des Beatmungsgeräts? Wer das Beatmungsgerät entzieht oder die Weiche umstellt, handelt zwar aktiv, aber dieses aktive Handeln impliziert keinen direkten Tötungsakt. Dagegen tötet der Explantationseingriff den Menschen in direkter Weise, auch wenn dadurch fünf andere gerettet werden. Dazu kommt: Die Explantation von Organen, die Teil des Menschen sind, verletzt direkt seine körperliche Unversehrtheit, führt direkt zu seinem Tod. Letztgenannter Eingriff ist darum nicht nur nach der Integrativen Medizinethik, sondern auch nach anderen ethischen Ansätzen unzulässig. »Dass auch der (klassische) Utilitarist die Tötung von A in diesem Fall nicht billigen kann, beruht darauf, dass das Tötungsverbot für ihn im Wesentlichen nicht durch die Auswirkungen auf die unmittelbar Betroffenen begründet ist, sondern

---

[68] Vgl. Thomson (1985), 1395.

durch die indirekten Auswirkungen auf andere.«[69] Es ist nur konsequent, dass kein Rechtssystem weltweit eine solche Explantation zulassen würde.

Aber auch der Entzug des Beatmungsgeräts, um dieses einer anderen Person zu geben, ist rechtlich, zumindest in Deutschland – freilich nicht auf Aletheia – eindeutig geregelt, sofern die Person an dem Beatmungsgerät nicht von sich aus auf eine Weiterbeatmung verzichtet: »Objektiv rechtens ist das aktive Beenden einer laufenden, weiterhin indizierten Behandlung zum Zweck der Rettung eines Dritten jedoch nicht. Hier muss an den […] prinzipiellen Imperativ erinnert werden: Auch in Katastrophenzeiten hat der Staat die Fundamente der Rechtsordnung zu sichern.«[70]

Allerdings wird dies von Bettina Schöne-Seifert bezweifelt: »Einen Patienten von vornherein nicht zu beatmen, lässt sich psychisch […] besser ertragen und hinnehmen als das Abstellen eines laufenden Beatmungsgeräts. Und doch hat sich im Medizinrecht und in der Medizinethik längst die Auffassung durchgesetzt, dass beide Formen des Sterbenlassens normativ gleichwertig sind.«[71] Was das Medizinrecht in Deutschland angeht, irrt sie jedoch, denn hier gilt diese Gleichwertigkeit nur für den Fall, dass die betreffende Person *von sich aus* auf lebenserhaltende Maßnahmen verzichtet. Das war der entscheidende Differenzpunkt, den der Bundesgerichtshof (BGH) in seinem bahnbrechenden Urteil aus dem Jahr 2010 festgehalten hat:

> »Die von den Betreuern – […] – geprüfte Einwilligung der Patientin rechtfertigte nicht nur den Behandlungsabbruch durch bloßes Unterlassen weiterer Ernährung, sondern auch ein aktives Tun, das der Beendigung oder Verhinderung einer von ihr nicht oder nicht mehr gewollten Behandlung diente.«[72]

Falls jedoch die Person weiterleben möchte und mithilfe der bereits eingeleiteten lebenserhaltenden Maßnahmen dies auch könnte, bedeutet der Entzug des lebenserhaltenden Beatmungsgeräts, dass diese Person »zum Sterben ausgesondert wird, Opfer einer Tötung«[73] wird, so zumindest die Einschätzung des Rechtswissenschaftlers und langjährigen Ethikratsmitglieds Merkel. Diese Maßnahme ist wohl in den

---

69 Birnbacher (2005), 179.
70 Deutscher Ethikrat (2020), 4.
71 Schöne-Seifert (2020b), 11.
72 BGH, Urteil vom 25. Juni 2010 – 2 StR 454/09.
73 Merkel (2020), 13.

meisten Staaten nicht rechtens und auch nicht mit dem Prinzip der Menschenwürde in Einklang zu bringen. Wenn die Behandlung der 80-Jährigen medizinisch indiziert ist, weil sie nur durch diese Behandlung am Leben bleiben kann und wenn die Patientin nicht von sich aus um eine Therapiezieländerung bittet, ihr das Beatmungsgerät zu entziehen, um dieses einer anderen Person zu geben, verletzt der Entzug des lebenserhaltenden Geräts ihr mit der Würde verbundenes Recht auf Leben. Die 30-Jährige ist leider in der Situation, dass kein Beatmungsgerät, kein Intensivplatz mehr zur Verfügung steht. Sie könnte nur gerettet werden, wenn man der 80-Jährigen die lebenserhaltende Maßnahme entziehen würde. Ein derartiger Entzug gegen den Willen der Betroffenen ist jedoch in einem solchen Fall kein Sterbenlassen, sondern eine Unterlassungshandlung einer Behandlung mit tödlicher Wirkung. Es würde sich, wie auch im Urteil des BGHs argumentativ begründet, nur um ein Sterbenlassen handeln, wenn die Patientin selbst darum gebeten hätte.

Allerdings lässt diese Interpretation des Menschenwürdeprinzips dann auch wenig Spielraum bezüglich des Trolley-Beispiels. Wer die Weiche umstellt, weiß darum, dass dies dazu führt, dass er einen Menschen tötet, der ohne dieses Umstellen nicht gestorben wäre. Handelt er dagegen nicht, so sterben die fünf Arbeiter, weil es eben dieses Unglück gegeben hat. Im ersten Fall verletzt der Handelnde das mit der Menschenwürde verbundene Lebensrecht des einen Arbeiters, im anderen Fall dagegen entscheidet das Schicksal, wofür er keine Verantwortung trägt.

Die Analogie der Entscheidungssituation wird noch klarer, wenn man das medizinische Entscheidungsszenarium leicht verändert. Würde es einen Unterschied machen, wenn es sich statt der 80-Jährigen um eine 30-Jährige handeln würde, die an Lungenkrebs erkrankt ist und mehrere Monate an dem Atemgerät bliebe, wobei eine gewisse Hoffnung auf Heilung besteht? Angenommen, man hätte die Gewissheit, dass man in einem Fall ein Menschenleben, im anderen Fall fünf Menschenleben mit dem einen Beatmungsgerät retten könnte, so können doch Zweifel an der Klarheit der Entscheidung aufkommen: Wer zuerst an der Maschine ist, hat solange einen Anspruch darauf, wie dies medizinisch indiziert ist und er bzw. sie es möchte.

Diese Entscheidung befriedigt nämlich nicht vollkommen, da im Fall der 30-jährigen Covid-19-Patientin mit einer hohen Wahrscheinlichkeit, im Fall des Umstellens der Weiche mit Sicherheit mehr Menschenleben hätten gerettet werden können. Da allen Betroffenen Menschenwürde zukommt, scheint der entscheidende moralische Unterschied also darin zu bestehen, dass das Unterlassen einer Lebensrettung in diesen Situationen weniger Gewicht hat als das aktive Verursachen einer Lebensbeendigung. Handelt es sich also wirklich beim Entzug der Maschine um ein *nicht gerechtfertigtes* Unterlassen einer lebenserhaltenden Maßnahme, also dass eine Behandlung unterbleibt, die hätte durchgeführt werden müssen? Sollte in einer so eklatanten Knappheitssituation wie der beschriebenen (und nur in dieser, das sei noch einmal betont, sind solche Überlegungen ja überhaupt von Belang) der Anspruch auf Lebenserhalt der Lungenkrebserkrankten, die bereits an das Gerät angeschlossen ist, und der Anspruch der Covid-19-Erkrankten ausgehend vom Prinzip der Menschenwürde nicht vielleicht doch als gleichwertig behandelt werden? Haben nicht beide in dieser Situation denselben Anspruch auf Lebensrettung, wie auch im Trolley-Problem alle sechs Betroffenen denselben Anspruch auf Lebensrettung haben? Oder ist vielleicht die Analogie zu dem Trolley-Problem erst erreicht, wenn man davon ausgeht, dass der Arbeiter, der allein am Gleis arbeitet, zugesichert bekam, dass auf diesem Gleis niemals ein Zug fahren wird, während die fünf anderen Arbeiter diese Zusage nicht hatten?[74]

Für eine utilitaristische Medizinethik ist hier – zumindest auf den ersten Blick[75] – die gesollte Entscheidung, die Lungenkrebserkrankte gegen ihren Willen von der Beatmungsmaschine zu nehmen und die 30-jährige Covid-19-Patientin zu retten, denn damit wird ein größerer Nutzen geschaffen, nämlich die Person behandelt, die persönlich größere Erfolgsaussichten hat. Zudem werden voraussichtlich mehr Menschenleben gerettet, da die 30-jährige Covid-19-Patientin eine gute Prognose hat und höchstwahrscheinlich das Beatmungsgerät bald nicht mehr benötigen wird. Auch objektiv-medizinisch wäre eigentlich eine solche Maßnahme (größere Erfolgsaussichten) angemessen. Doch würde bereits der hippokratische Arzt zu einer anderen Entscheidung neigen können, weil die 80-Jährige *seine* Patientin ist und er sich fragen müsste, ob er nicht durch den Entzug des Beatmungsgeräts am Tod dieser Patientin schuldig wird und seinen Eid

[74] Vgl. Thomson (1985), 1411 f., hier leicht verändert.

[75] Vgl. aber die Überlegungen am Ende dieses Unterkapitels, die ähnlich bereits im Zusammenhang des Transplantationsbeispiels von Birnbacher (2005, 179) formuliert wurden.

bricht. Er verletzt das Nichtschadens- und Fürsorgeprinzip, das dieser Patientin gilt, denn sie bekommt bereits eine lebensverlängernde, gewünschte und objektiv-medizinisch indizierte Therapie, auch wenn die Erfolgsaussichten weniger gut sind als bei der Covid-19-Patientin.

Auch religiös-naturrechtlich sprechen gewichtige Gründe dagegen, der Lungenkrebserkrankten die Beatmungsmaschine zu entziehen, um die Covid-19-Patientin zu retten. Da jedes Leben Gott gehört und die betreffende Person zudem ihr Leben nicht für andere hingeben möchte, bedeutet in der Deutung der Weltreligionen der Entzug der lebensrettenden Beatmung eine unzulässige Tötung dieses Menschen.

Auch der Vier-Prinzipien-Ansatz würde in seiner Betonung der Patientenautonomie einen solchen Entzug gegen den Patientenwillen als Verletzung dieses Prinzips verstehen. Zudem wird dieser Patientin gegenüber auch das Nichtschadens- und Fürsorgeprinzip verletzt. Nur im Blick auf das Gerechtigkeitsprinzip wäre eine Abwägung denkbar, die aber im Abwägungsprozess mit den übrigen drei Prinzipien dennoch nicht zur Konsequenz hätte, die Beatmung der an Lungenkrebs erkrankten Patientin einzustellen.

Die Integrative Medizinethik müsste ebenfalls in dieser Situation zum Ergebnis kommen, dass dem mit der Menschenwürde verbundenen Lebens- und Selbstbestimmungsrecht der Patientin am Beatmungsgerät Vorrang einzuräumen ist. Sie hat nur dieses einzige Leben. Selbst wenn es möglicherweise nur noch wenige Wochen dauert, bedeutet doch der Entzug des Beatmungsgeräts ihren sofortigen Tod. Gegen ihren Willen ist dies eine Tötung. Ihr werden ihre letzten Wochen des Lebens genommen. Gerade in der vertragstheoretisch-pragmatischen Begründung der Menschenwürde war deutlich geworden, dass nur deshalb jeder diesem Vertrag zustimmen sollte, weil dieser Vertrag seine notwendigen Handlungsbedingungen schützt. Wenn es aber Situationen gäbe, bei denen diese notwendigen Handlungsbedingungen aktiv entziehbar wären, verlöre der Vertrag seinen Sinn. Die Covid-19-Patientin kommt leider in dieser Situation zu spät. Das letzte Bett ist belegt, die letzte Atemmaschine vergeben. Ihr wird aber nichts genommen. Sie hat zwar ein subjektives Recht auf bestmögliche gesundheitliche Versorgung, aber leider sind in dieser Situation aufgrund knapper Ressourcen nicht hinreichend Intensivbetten und Atemmaschinen verfügbar. Dies ist tragisch und möglicherweise hat sich die Gesellschaft schuldig gemacht, weil sie nicht hinreichend Vorsorge traf. In der konkreten Situation jedoch sollte die Chefärztin nach diesem ethischen Ansatz nicht einem Menschen das Leben nehmen, um das Leben eines anderen Menschen zu erhalten.

Dennoch bleibt die aus Nutzenerwägungen und auch vom Gerechtigkeitsprinzip her mögliche Frage virulent, ob nicht doch möglichst viele Menschenleben gerettet werden sollten, selbst wenn dafür ein Mensch durch Unterlassen sterben wird. Dies war wohl der Grund, warum der Deutsche Ethikrat in seiner Stellungnahme offenlässt, ob eine vergleichbare Entscheidung von Ärztinnen und Ärzten einem Patienten zugunsten eines anderen Patienten, der bessere Chancen hat, das Beatmungsgerät zu entziehen, nicht doch ethisch gerechtfertigt werden könnte, weswegen ein solches Handeln nicht notwendigerweise rechtlich zu sanktionieren wäre. Der Ethikrat spricht in diesem Zusammenhang von einer »entschuldigenden Nachsicht der Rechtsordnung«.[76] Betroffene Ärztinnen und Ärzte haben diese Äußerung des Ethikrats allerdings so kommentiert: »Dass der so handelnde Arzt mit ›einer entschuldigenden Nachsicht der Rechtsordnung‹ rechnen dürfe, ist vielleicht nett gemeint, hat aber auch etwas Zynisches. Klatschen auf dem Balkon, weit weg vom Ort der Verantwortung.«[77] Und sie formulieren nochmals die zentrale Frage: »Ist der eine Tod eine verfassungsrechtliche Tragödie, sind 15 Tote in 100 Konfliktsituationen aber nur Statistik?«

Wären Sie die Chefärztin auf Aletheia, wo das deutsche Recht nicht in Geltung ist, wie würden Sie in einer solchen Situation entscheiden? Würde es für Sie einen Unterschied machen, wenn es sich bei der 30-jährigen Covid-19-Patientin um ihre eigene Schwester oder sogar Tochter handeln würde?

Wer bereit wäre, der an Lungenkrebs erkrankten Patientin das Atemgerät zu entziehen, sollte sich jedoch bewusst sein, dass derartige Entscheidungen Folgeprobleme nach sich ziehen, was selbst überzeugten Utilitaristen zu denken gibt, wie das obige Transplantationsbeispiel zeigte. Wenn jeder Mensch, der eine lebensrettende Behandlung bekommt, fürchten müsste, dass diese abgebrochen wird, weil durch die Behandlung einer anderen Person wohl mehr Menschenleben gerettet werden könnten, so würde dies zu extremen Unsicherheiten führen. Man stelle sich vor: In einem Krankenhaus befindet sich ein neurochirurgisches Team gerade in einer lang-

---

[76] Deutscher Ethikrat (2020), 4.

[77] Schuler et al. (2020), N2. Dort auch das folgende Zitat.

dauernden, schwierigen Operation mit ungewisser Prognose. Es wird nun eine Person mit einer hervorragenden Prognose eingeliefert, sofern sie sofort einen lebensrettenden, neurochirurgischen Eingriff erhält. Auch würde der Eingriff bei dieser Person deutlich schneller vonstattengehen, sodass anschließend ein weiterer Mensch operiert werden könnte. Es würden also mit hoher Wahrscheinlichkeit zwei Menschenleben statt möglicherweise nur dieses eine Menschenleben gerettet werden. Durch den Abbruch der Operation würde jedoch diese Person, die gerade operiert wird, mit Sicherheit sterben. Es ist anzunehmen, dass nur die wenigsten bereit wären, sich ein Gesundheitswesen zu wünschen, in dem derartige Entscheidungen getroffen würden, denn dann hätte niemand, der gerade operiert wird, für sich die Gewissheit, dass seine Operation zu Ende geführt wird. Darum ist die Grenze des Rechts in praktisch allen Staaten, die analoge Handlungen zur ex-post-Triage verbieten, tatsächlich auch pragmatisch gut begründet.

1.7.1.3 Entscheidungsszenarium 3: Ex-ante- oder Ex-post-Triage?

Abschließend ist ein drittes Entscheidungsszenarium zu untersuchen. Wie im ersten Fall hat die Chefärztin der Intensivabteilung eines Krankenhauses auf Aletheia auf ihrer Station noch ein einziges freies Bett zur Verfügung. Ihr wird gemeldet, dass eine 80-jährige Patientin mit Lungenkrebs im fortgeschrittenen Stadium, die beatmet werden muss, um zu überleben, gerade in die Notaufnahme gebracht wurde. Wie lange die Patientin überleben wird, ist unklar. Es können Wochen, sogar Monate sein. Alle weiteren Intensivbetten sind mit Coronapatienten belegt. Alle Beatmungsgeräte sind im Einsatz. Es wird ihr zugleich avisiert, dass eine 30-Jährige auf dem Weg ins Krankenhaus ist, die aufgrund des Coronavirus intensivmedizinisch behandelt und an ein Beatmungsgerät angeschlossen werden muss. Die Chefärztin hat zu entscheiden, ob Sie auf die 30-Jährige wartet und der 80-jährigen Patientin die lebenserhaltende Maßnahme vorenthält, obwohl letztere bereits im Krankenhaus ist. Die 30-Jährige hat eine gute Chance zu überleben. Sie kann voraussichtlich nach einer Woche aus der Intensivmedizin entlassen werden und so den Platz für den nächsten Patienten freimachen. Die 80-Jährige dagegen wird mit hoher Wahrscheinlichkeit das Beatmungsgerät für eine längere Zeit belegen. Wie sollte die Chefärztin entscheiden, warum sollte sie so entscheiden?

Wenn die ethische Bewertung der ersten beiden Entscheidungssituationen, ausgehend vom Prinzip der Menschenwürde und des Lebensschutzes, angemessen war, so ist in diesem Szenarium von zentraler Bedeutung, ob die Entscheidung als ex-ante- oder ex-post-Triage einzuordnen ist. Auch in diesem Zusammenhang mag eine Parallele bei einer Triage-Situation zur Rettung von Schiffbrüchigen helfen. Wenn sich das Rettungsboot einem einzelnen zu Rettendem nähert und dann erfährt, dass mehrere Menschen in entgegengesetzter Richtung und etwas weiter entfernt gerettet werden könnten, so ist es angemessen, wenn die Retter sich zuerst um diese kümmern, nach dem Grundsatz: Es ist besser, mehr Menschenleben zu retten, da allen Menschenwürde in gleicher Weise zukommt. Auch im Blick auf das letzte zu vergebende Beatmungsgerät gilt dann: Es kann der 30-Jährigen vorbehalten bleiben. Dies entspricht zudem dem geltenden Recht, zumindest in Deutschland: »Wartet das medizinische Team dann die Einlieferung der jungen Frau ab und intubiert diese statt des alten Mannes, handelt es rechtlich erlaubt und moralisch wohl richtig.«[78] Allerdings ist auch hier auf die Differenz zwischen Ethik und Recht aufmerksam zu machen. Die Chefärztin würde auch rechtlich erlaubt handeln, wenn sie die 80-Jährige behandeln würde. Ethisch dagegen wäre die Behandlung der 30-Jährigen vorzugswürdig, es sei denn man geht von einer Gerechtigkeitsvorstellung aus, wonach der Person, die zuerst kommt, auch zuerst die Behandlung zusteht, wenn es um eine lebensrettende Behandlung geht und in beiden Fällen hinreichend Erfolgsaussichten bestehen. Diese Gerechtigkeitsvorstellung verabsolutiert jedoch das prozedurale »First-come-first-served«-Prinzip. Es vernachlässigt, dass auch in Hinsicht auf die Gerechtigkeit von erheblicher Bedeutung ist, dass die 30-Jährige mit hoher Wahrscheinlichkeit noch mehr Lebenszeit vor sich hat und zugleich weitere Betroffene gerettet werden könnten.

Neben der Ankunftszeit sollten auch diese Aspekte der Gerechtigkeit berücksichtigt werden, zumal in einem solchen Fall auch die Kriterien von salus, natura und utilitas Berücksichtigung finden. Im Unterschied zum zweiten Entscheidungsszenarium ist die 80-Jährige noch nicht an dem Beatmungsgerät. Sie hat zwar ein Recht auf Leben, doch dieses Recht hat auch die 30-Jährige. Die 30-Jährige der 80-Jährigen vorzuziehen kann zwar nicht aufgrund der Menschenwürde, die beiden zukommt, aber aufgrund anderer Kriterien gut begründet

[78] Merkel (2020), 13.

werden, da diese zusammengenommen gewichtiger sind als das prozedurale »First-come-first-served«-Prinzip.

1.7.1.4 Fazit

Das ex-post-Triage-Szenario ist ethisch deutlich schwieriger zu entscheiden als die anderen beiden Szenarien. Während es bei letztgenannten Szenarien aufgrund ethischer Überlegungen nach allen behandelten medizinethischen Ansätzen nur eine angemessene Entscheidung gab, gehen bei diesem Szenario die Überzeugungen auseinander.

Sollte sich die Chefärztin auf Aletheia grundsätzlich für eine ex-post-Triage zuungunsten der Patientin am Atemgerät entscheiden, dann wären für sie wohl utilitaristische Überlegungen leitend. Sie könnte die Folgeproblematik dadurch umgehen, dass sie davon ausgeht, dass diese Pandemiesituation einmaligen Charakter hat, sodass sich niemand fürchten muss, mitten in der Operation im Stich gelassen zu werden. Würde sie dagegen nur dann die 80-jährige Patientin vom Atemgerät nehmen, wenn die Covid-19-Patientin ihre Tochter oder Schwester wäre, dann erweist sie sich in diesem Handlungsvollzug gerade nicht als Utilitaristin. Sie folgt aber auch sonst keinem der medizinethischen Ansätze. Vielmehr spielt hier die familiäre Bindung die entscheidende Rolle. Man könnte auch sagen: Das Eigeninteresse im weiteren Sinn, also die Sorge um die *eigene* Familie, begründet ihre Entscheidungsfindung.

Man sollte deshalb bei allen ethischen Konflikten nicht unterschätzen, welche Bedeutung das Eigeninteresse hat, weswegen die ordnungsethische Dimension für handhabbare Regeln von so großer Bedeutung ist.

1.7.2 Die ordnungsethische Bedeutung

Die Entscheidungsszenarien können helfen zu verstehen, warum ordnungsethische Überlegungen von so großer Bedeutung sind. In den meisten Staaten würde man deshalb Regelungen bereitstellen, nach denen befangene Personen keine Triageentscheidungen treffen dürfen. In diesem Zusammenhang zeigt sich auch, ob in den einzelnen Staaten der Öffentlichkeitsdiskurs darauf hingewirkt hat, angemessene Regelungen zu finden.

Auch geben ärztliche Gesellschaften oder auch der Staat entsprechende Regeln vor, nach denen zu entscheiden ist. Das klassische Beispiel hierfür sind die Vergaberichtlinien bei Organen. Da diese ein knappes Gut sind und Menschen sterben, die man hätte retten können, wenn genügend Organe verfügbar gewesen wären, entlastet man die Ärzte dadurch, dass Algorithmen vorgeben, wer als Nächster auf der Warteliste das entsprechende Organ bekommt.

Ein wesentlicher Grund für diese Regelung, die auch 2020 nochmals durch den Bundestag mehrheitlich bestätigt wurde, rührt daher, dass ein nicht unbeträchtlicher Teil der Bevölkerung das Ganzhirntodkriterium bezweifelt. Dies führt uns zum nächsten großen Thema, das für Konfliktfälle am Lebensende, aber auch am Lebensanfang von größter Bedeutung ist: Was macht den Menschen zum Menschen? Ab wann und bis wann existiert der Mensch?

2 Anthropologische Grundlagen – Embryonen und Hirntote

Einen Kategorienfehler begeht, wer anthropologische (griechisch: anthropos = Mensch) Fragestellungen mit ethischen Fragestellungen verwechselt. So bestreiten manche Vertreter einer Abtreibungszulässigkeit oder -duldung, dass Ungeborene bis zu einem bestimmten Zeitpunkt überhaupt Menschen sind. Typisch hierfür wären beispielsweise bestimmte muslimische und jüdische Glaubensrepräsentanten. Sie bestreiten also nicht die ethischen Prinzipien von Menschenwürde und Lebensrecht, sondern nur das Lebensrecht von menschlichen Embryonen. Sie haben also eine andere Anthropologie als die entsprechenden Abtreibungsgegner, die davon ausgehen, dass bereits die menschliche Zygote ein Mensch ist. Wenn nun Abtreibungsgegner denjenigen, die bestimmte Formen von Abtreibungen für ethisch zulässig erachten, vorwerfen, sie würden die Prinzipien von Menschenwürde und Lebensrecht missachten, so verwechseln sie den anthropologischen Dissens mit dem ethischen. Am Lebensende gibt es einen vergleichbaren Fehler. Manche, die das Hirntodkriterium bestreiten, behaupten, bei Explantationen würden Sterbende getötet und damit deren Menschenwürde und Lebensrecht verletzt. Nur wenn die Betroffenen explizit darin eingewilligt hätten, könnte eine derartige Organentnahme ethisch zulässig sein. Dies würde allerdings voraussetzen, dass die aktive Sterbehilfe mit Einwilligung der Betroffenen zulässig wäre oder der Akt der Organentnahme als ein Sterbenlassen gedeutet wird.[1] Befürworter des Hirntodkriteriums dagegen halten Hirntote nicht mehr für lebende Menschen. Ihnen kommen nach ihrer Ansicht darum auch keine Menschenwürde und folglich auch kein Recht auf Leben zu. Auch in

[1] Darauf ist bei der Behandlung der Konfliktfälle am Lebensende noch ausführlich einzugehen.

dieser Frage werden also nicht ethische Prinzipien bestritten, sondern anthropologische Annahmen.[2]

Der Streit, wer der Mensch sei, wann seine Existenz beginne und wann sie ende, berührt bei vielen Menschen die Fundamente ihrer jeweiligen religiösen oder weltanschaulichen Grundannahmen. Aus diesem Grund ist es nötig, im Folgenden drei große weltanschauliche Entwürfe schematisiert darzustellen. Sie haben entscheidenden Einfluss darauf, wie anschließend medizinethische Bewertungen am Lebensanfang und Lebensende ausfallen. Zudem haben Vertreter dieser Weltanschauungen in vielen Staaten einen wesentlichen Einfluss auf die jeweilige Gesetzgebung und damit auch auf medizinrechtliche Bestimmungen.

2.1 Substanzanthropologien

2.1.1 Grundlagen

Wenn die achtzigjährige Petra in ihrem Fotoalbum die Bilder aus ihrer Kindheit anschaut, erkennt sie sich darin wieder. »Was für ein komisches Kleid habe ich damals in der ersten Schulklasse getragen«, mag sie denken. Sie identifiziert sich mit dem sechsjährigen Mädchen auf dem Bild. Sie geht unbefangen von einer Identität zwischen diesem Mädchen und sich selbst aus. Dafür hatte die klassische griechische Philosophie den Begriff der Usia geprägt, zu Deutsch: das, was das Sein dieses Menschen ausmacht. Der lateinische Begriff der Substanz, wörtlich: das, was darunter steht, fasst dies zusammen. »Das war ich«, wird Petra sagen. Sie erkennt sich in diesem Kind, das so ganz anders aussieht als sie mit 80 Jahren, wieder.

Dabei gibt es zwei große Interpretationslinien für dieses Wiedererkennen. Platons Sicht des Menschen ist dualistisch. Der Mensch hat eine unvergängliche Seele, genauer einen unvergänglichen Seelenteil, und ist ansonsten vergänglich. Dieser vernünftige Seelenteil ist der eigentliche Mensch. Platon nennt ihn deshalb den inneren Menschen des Menschen, der den Körper wie ein Kutscher die Pferde lenkt.[3] Was also macht die menschliche Existenz aus? Es ist der ver-

---

[2] Vgl. zur Vertiefung für das Folgende die philosophisch herausfordernden Analysen von McMahan (2002) und Parfit (1984).

[3] Vgl. Politeia 589a.

nünftige Seelenteil. Dieser überdauert nach Platon jedoch nicht nur den Tod, sondern war auch bereits vor der irdischen Existenz des konkreten Menschen da. Platon vertritt nämlich eine Reinkarnationslehre. Das jeweilige irdische Leben entscheidet darüber, in welcher Form die nächste Reinkarnation vonstattengehen wird. Selbst Kant geht in seinen erst nach seinem Tod veröffentlichten *Reflexionen* wie Platon von der Präexistenz der menschlichen Seele aus.[4]

Allerdings hat Aristoteles ein nuancierteres Verständnis der Usia entwickelt, das für die Anthropologie der monotheistischen Weltreligionen von großer Bedeutung ist. Aristoteles unterscheidet das Wesen des Menschen in folgender Weise. Das, was sich durch die Zeit durchträgt, was die Identität dieser konkreten Petra ausmacht, nannte er erste Usia. Dagegen bestimmt nach seiner Überzeugung die zweite Usia, die zweite Substanz, das allgemeine Kriterium des Menschseins, also was Petra als Mensch von allem unterscheidet, was nicht Mensch ist, nämlich ihr Menschsein. Dieses Menschsein ist die »Form« ihres Körpers. Was will Aristoteles damit sagen? Er geht ganz praktisch von der Alltagsbeobachtung aus, dass alles, was ist, eine Gestalt hat, die das Materielle formt. Darum heißt diese Konzeption nach ihren Hauptelementen »Hylemorphismus« (griechisch: hyle = Materie, morphé = Form). Was besagt diese Konzeption? Endliche Substanzen bilden eine Einheit aus Materie und Form. Die Materie ohne Form ist reine Möglichkeit. Erst die Form erfüllt und verwirklicht sie. Sie ist zugleich dasjenige, was der jeweiligen Materie ihre raumzeitliche Identität verleiht.[5] Diese hylemorphistische Konzeption wendet Aristoteles auf die menschliche Existenz an. Was den Menschen zum Menschen macht ist sein Menschsein, verstanden als sein *begriffliches* Wesen. Dieses Wesen des Menschen nennt Aristoteles auch seine Geistseele und verdeutlicht dies in folgendem Bild: Wäre das Auge ein Lebewesen, wäre die Sehkraft seine Seele. Daraus folgt, dass

---

[4] Vgl. »Wenn man aus der Natur des erwachsenen Menschen auf dessen ewige Dauer schließen kann, so muss auch der neugeborene Mensch eben dieses hoffen lassen. Also auch der Embryo, das *ovulum* vom *ovulo*. Dieser Anspruch auf die Ewigkeit kann nicht von der zufälligen Verbindung mit dem Körper abhängen; denn diejenige Vollkommenheit, die nicht ohne Verbindung mit körperlichen Dingen entspringen kann, kann auch nicht ohne dieselbe fortdauern. Also haben die menschlichen Seelen ein geistiges Leben auch vor dem Körper gehabt; also kann das tierische Leben nicht über ihr ewiges Schicksal entscheiden« (Reflexion Nr. 4239, in: Kant 2003 [AA XVII], 473).

[5] Vgl. zum Substanzbegriff besonders Aristoteles' Metaphysik 1028aff.

das Lebewesen nur in der Einheit von Leib und Seele existiert, wie auch das Auge nur in der Einheit von Pupille und Sehkraft vorhanden ist.[6] Logisch ergibt sich daraus die Vergänglichkeit der Seele des konkreten Menschen.[7] Da jeder Mensch jedoch durch den Teil der Seele, der von Aristoteles tätiger Geist genannt wird,[8] am Göttlichen teilhat, ist dieser Teil unsterblich. Allerdings ist dieser Teil der Seele nicht individuell zu denken, weswegen die beiden großen muslimischen Ärzte und zugleich Theologen des Goldenen Zeitalters des Islam, Avicenna und Averroes, aufgrund ihrer aristotelischen Überzeugungen unter Häresieverdacht standen.

Der Koran wie auch die jüdische Orthodoxie haben dagegen ebenso wie das Christentum an der Unsterblichkeit des einzelnen Menschen festgehalten, die durch die unsterbliche Seele gesichert ist. Der katholische Theologe Thomas von Aquin (1224–1274) hat diese Konzeption zumindest für die römisch-katholische Kirche systematisiert. Wie bei Aristoteles macht die Geistseele als »Form des Körpers«[9] das Wesen der menschlichen Existenz aus, weshalb der Mensch im Unterschied zu Tieren und Pflanzen eine Person ist. Person ist dabei »die individuelle Substanz einer vernünftigen Natur«.[10] Dieser Personenbegriff ist frei von jeder moralischen Konnotation. Mit der Zuordnung von »individua« zu »substantia« verdeutlicht Thomas, dass es um die eine unteilbare Substanz, die erste Substanz im Sinne

---

[6] »Wenn man also eine allgemeine Bestimmung für jede Art Seele geben soll, ist sie die vorläufige Erfüllung des natürlichen mit Organen ausgestatteten Körpers. Deshalb darf man auch nicht fragen, ob Seele und Körper eins sind, wie auch nicht, ob Wachs und Figur, überhaupt nicht, ob Materie und der aus Materie gebildete Gegenstand. […] Ganz allgemein ist damit ausgesprochen, was die Seele ist: Wesenheit im begrifflichen Sinne« (De anima 412b).

[7] Vgl. De anima 430a.

[8] Vgl. De anima 430a.

[9] ST I q 76 a 1 resp.

[10] »Persona est rationalis naturae individua substantia« (ST I q 29 a 1). Thomas zitiert diese Passage aus Boethius' *Contra Eutychen et Nestorium* in dieser Weise. Moderne Editionen beispielsweise im Meiner-Verlag folgen der Ausgabe von Steward/Rand in der Loeb Classical Library, wo statt »rationalis« »rationabilis« steht. In der Sache macht dies keinen Unterschied. Das klassische Wörterbuch des Lateinischen von Georges behandelt »rationalis« und »rationabilis« als Synonyme. In »rationabilis« sozusagen Potentialität hineinzudenken, entbehrt darum jeder sprachlichen Grundlage. Es wäre aber auch sachlich völliger Unsinn, da Boethius Trinitätsspekulation treibt und den Personenbegriff im Rahmen von Trinitätsspekulationen entfaltet. Gott ist aber reiner Akt (actus purus). Jede Form von Potentialität ist bei Gott ausgeschlossen.

des Aristoteles geht, also beispielsweise diesen konkreten Menschen. Von daher ist es nach Thomas völlig unsinnig, eine individua substantia als teilbar zu verstehen, denn die betreffende Person wird zerstört, wenn sie geteilt wird. Dies ist im Rahmen der vorausgesetzten Ontologie, aber auch für unser Alltagsverständnis völlig selbstverständlich: *Ich* bin unteilbar. Man mag mir ein Bein amputieren usw., aber wer mein Aktzentrum zerstört, zerstört mich.

Dieser Gedanke ist in mehreren Hinsichten zentral. Die Seele ist Formprinzip des Körpers. Ohne den Körper ist die Seele nicht »dieser Mensch da«. Thomas geht darum sogar so weit, ausdrücklich der vom Körper getrennten Seele das individuelle Substanzsein abzusprechen. Sie behält aber die Fähigkeit zu einer neuen Einheit in der Auferweckung.[11]

Dieser thomanische Gedanke entspricht dem biblischen Befund und dem Glauben der drei monotheistischen Weltreligionen an eine *leibliche* Auferstehung, also die Auferstehung des ganzen Menschen. Gleichzeitig betonen alle drei Weltreligionen die Bedeutung der Seele, die den Tod überdauert und die Kontinuität zwischen dem irdischen und dem auferweckten Menschen verbürgt. Vertreter aller drei Weltreligionen gehen auch davon aus, dass diese unsterbliche, individuelle Seele unmittelbar von Gott geschaffen wird und sich nicht den Eltern verdankt. Beispielsweise hat Papst Benedikt XVI. in seiner *Ansprache an die Teilnehmer der Vollversammlung der Päpstlichen Akademie der Wissenschaften* im Jahr 2008 diese Überzeugung ausgesprochen, »dass ›jede Geistseele unmittelbar von Gott geschaffen wird – sie wird nicht von den Eltern ›hervorgebracht‹ – und

[11] »Es steht nämlich fest, dass die Seele natürlicherweise mit dem Körper vereint ist, getrennt von ihm aber ist gegen ihre Natur und akzidentiell. Von daher ist die Seele, des Körpers entkleidet, solange sie ohne Körper ist, unvollkommen. Es ist aber unmöglich, dass jener Zustand, der natürlich und wesentlich ist, begrenzt und praktisch nichts ist, und der Zustand, der gegen die Natur und akzidentiell ist, unbegrenzt dauern sollte, wenn die Seele immer ohne Körper fortdauern würde. […] Es steht fest, dass der Mensch natürlicherweise das Heil für sich selbst ersehnt. Die Seele aber, weil sie ein Teil des menschlichen Körpers ist, ist nicht der ganze Mensch, und meine Seele ist nicht mit mir identisch [anima autem cum sit pars corporis hominis, non est totus homo, et anima mea non est ego]; von daher erlange ich oder irgendein anderer Mensch das Heil dennoch nicht, mag auch die Seele ihr Heil in einem anderen Leben erlangen« (Super I Cor., cap. 15 l, 2). Dieser Text des Thomas findet sich in der Gesamtausgabe von Busa, die im Internet verfügbar ist, hier zitiert nach: http://www.corpusthomisticum.org/c1v.html, eingesehen: 10.09.2020). Vgl. auch Vgl. ST I, q 29 a 1 ad 5.

dass sie unsterblich ist‹ […]. Das weist auf das Besondere der Anthropologie hin und lädt zu einer Untersuchung durch das moderne Denken ein.«[12]

2.1.2 *Debatten um den moralischen Status des Embryos*

Allerdings gibt es einen wesentlichen Dissens, ab wann der Embryo ein Mensch im vollen moralischen Sinn ist. Thomas, jüdische und muslimische Autoritäten gehen von einer Sukzessivbeseelung aus, sodass die Beseelung mit der Geistseele nicht mit dem Zeugungsakt, sondern zu einem späteren Zeitpunkt geschieht. Erst dann ist der Embryo moralisch so zu bewerten wie geborene Menschen. Dagegen nehmen viele Christen und ausdrücklich das römisch-katholische Lehramt eine Simultanbeseelung an, also dass sich die Beseelung bei der Befruchtung ereignet. Bereits ab dem Zygotenstadium ist die Menschenwürde und das Lebensrecht des Embryos anzuerkennen.

Diese Annahme ist vor dem Hintergrund der Beseelungslehre jedoch hoch problematisch, was an drei Überlegungen gezeigt werden kann. Der erste Einwand gegen die Simultanbeseelung findet sich bereits bei Thomas. Er stellt die Frage, ob es Gott wollen könne, dass so viele Menschen so früh zugrunde gehen.[13] Er war sich bereits zu seiner Zeit bewusst, wie viele Schwangerschaften sehr früh enden. Heute geht man davon aus, dass höchstens die Hälfte aller befruchteten Eizellen überhaupt zur Geburt kommt. Allerdings ist dieses Argument nicht durchschlagend, da bis Mitte des 19. Jahrhunderts nur etwa die Hälfte aller geborenen Kinder überhaupt das zweite Lebensjahr überstanden. Es gibt aber sehr wenige, die bestreiten würden, dass Neugeborene anthropologisch bereits Menschen sind.

Dagegen ist eine zweite Überlegung gegen die Annahme einer Simultanbeseelung weitaus überzeugender. Warum sollte eine Beseelung so früh stattfinden können, wenn doch aus einer befruchteten Eizelle noch Mehrlinge werden können? Man stelle sich vor, eine Zygote wäre bereits beseelt. Wenn ein Forscher diese Zygote, nennen wir sie Anna, nach einer künstlichen Befruchtung teilt, also ein Em-

[12] Benedikt XVI. (2008), hier das Konzil von Vienne zitierend.

[13] Vgl. SG II, 2, cap. 89, no. 4f. Thomas redet hier vom männlichen Samen, weil er aufgrund der medizinischen Vorstellungen seiner Zeit ohne Kenntnis der Existenz der Eizelle – modern gesprochen – das gesamte Erbgut im männlichen Samen vermutete.

bryosplitting vornimmt, hat er dann zwei neue beseelte Menschen geschaffen, nennen wir sie Berta und Carla, oder ist Anna geblieben und nur Berta dazugekommen? Aber selbst wenn man diese Annahme machen würde, könnte unser Forscher zu diesem frühen Stadium auch die beiden Zygoten wieder zusammenfügen. Hätte er dann Dora geschaffen oder wäre unsere ursprüngliche Anna wieder da und Bertas Seele wäre wieder entschwunden? Unser Forscher könnte jedoch noch radikaler vorgehen. Er könnte die Zygote in ein Nährmedium legen, sodass es sich zwar zu Stammzellen ausdifferenziert, aber keinen menschlichen Organismus bildet. Hat er dann die beseelte Anna in diesem kontinuierlich verlaufenden Prozess getötet, weil ihre Seele »entschlafen« ist?

Für das Judentum sind Stellen aus der Hebräischen Bibel entscheidend, insbesondere aus der Thora. Danach gilt der Embryo anfangs wie Wasser.[14] Auch der Koran unterscheidet in der 23. Sure verschiedene Stadien. Der Embryo gilt anfangs als »Tropfen«, dann als »Blutklumpen« und »Fleischklumpen«. Erst mit der Einhauchung der Geistseele am 120. Tag nach der Empfängnis ist mit Gewissheit ein Mensch vorhanden. Dies entspricht der Annahme des Aristoteles, die auch Thomas von Aquin aufnimmt, nämlich dass der Embryo erst eine bestimmte Gestalt haben muss, damit davon gesprochen werden kann, dass die Seele für diesen Körper gestaltgebend ist. So spricht Thomas davon, dass die aktive Kraft für die vegetative und sinnliche Seele im männlichen Samen wie eine Art Bauplan[15] vorhanden ist, gerade aber nicht für die Geistseele: »Das Wirken Gottes aber bringt die menschliche [Geist]Seele hervor, auf die die Kraft des Samens lediglich vorbereitet [disponit], die sie aber nicht hervorbringen kann.«[16] Die Beseelung mit der Geistseele, die die vegetative und animalische Seele in sich aufhebt, erfolgt dabei erst, wenn die körperliche Grundlage dafür vorhanden ist.[17] In heutigem Sprachgebrauch

[14] Vgl. Ex 21,22 f.

[15] Vgl. In Metaphysic., lib. 7 l. 8 no 25, vgl. lib. 8 l. 4 no 9.

[16] SG II, 2, cap. 89, no. 15.

[17] Vgl. »Jedoch lässt sich auch nicht sagen, im Samen sei von Anfang an eine ihrem Wesen nach vollendete Seele, deren Tätigkeit allerdings wegen des Fehlens der Organe nicht in Erscheinung träte. Denn da die Seele mit dem Körper als Form vereinigt wird, wird sie nur mit demjenigen Körper vereinigt, dessen Akt sie im eigentlichen Sinn ist. Nun ist ja die Seele ›der Akt des organischen Körpers‹. Vor der Entfaltung der Organe des Körpers ist demnach die Seele im Samen nicht aktuell enthalten, sondern nur der Potenz oder der Kraft nach« (SG II, 2, cap. 89, no. 3; vgl. SG II, 2, cap. 86).

würde man sagen: Beseelung setzt eine körperliche Bedingung der Möglichkeit voraus, die Gehirnbildung, zumindest in ihrer rudimentärsten Form. Die Geistbeseelung findet statt, wenn eine bestimmte körperliche Struktur des Embryos gegeben ist. Erst dann wird er zum Individuum und damit zur menschlichen Person.

In der derzeitigen Diskussion[18] werden drei Argumente debattiert, die eng mit der substanzanthropologischen Konzeption verbunden sind: das Identitäts-, Potentialitäts- und das Vorsichtsargument.

Das Identitätsargument war bereits oben problematisiert worden. Solange eine Zwillingsbildung möglich ist, kann nicht von einer individua substantia gesprochen werden, zumal im Blick auf jede Zygote gilt, dass nur ein Teil der Tochterzellen, die spätere innere Zellmasse als Embryoblast zum späteren Embryo wird, während die anderen Tochterzellen den genidentischen Trophoblasten bilden.

Darum trägt auch ein anderes Argument die Hauptlast im Rahmen einer derartigen Substanzanthropologie, nämlich das sogenannte Potentialitätsargument.

1. Jedem Menschen, der aktual bestimmte Eigenschaften Φ hat, kommt Menschenwürde zu.
2. Jedem menschlichen Lebewesen, das die aktive Potentialität besitzt, diese bestimmten Eigenschaften Φ auszubilden, kommt Menschenwürde zu.
3. Manche frühen menschlichen Embryonen sind menschliche Lebewesen, die die aktive Potentialität besitzen, bestimmte Eigenschaften Φ auszubilden.
4. Also kommt manchen frühen menschlichen Embryonen Menschenwürde zu.

Dieses Argument sieht sich jedoch mindestens zwei Einwänden ausgesetzt. Geht man im Paradigma einer Substanzanthropologie davon aus, dass mit dem Werden der menschlichen Zygote ein neues Sein entstanden ist, dann erscheint folgender Gedankengang des Molekularbiologen und Jesuiten Alonso Bedate folgerichtig:[19] Der mensch-

[18] Vgl. für die deutschsprachige Diskussion Damschen/Schönecker (2002) (Hg.) und Seidel (2010). Das Kontinuumsargument passt nicht zur substanzanthropologischen Debatte, sondern zur Debatte im Rahmen der naturalistischen Konzeption.

[19] Ich folge in der Rekonstruktion der Argumentation Bedates hier Seidel (2010, 155 f.).

liche Embryo verfügt als menschliche Zygote (Phase A) nur über die aktive Potentialität zu einer Morula (Phase B) zu werden, denn sie hat zwar genetische Informationen zur Verfügung, aber es fehlen ihr die meisten anderen Informationen. Nur wenn sie diese letztgenannten empfängt, kann sie als Morula, die die passive Potentialität einer Empfänglichkeit für diese Informationen hat, zu einer Blastozyste (Phase C) werden usw. Erst wenn die meisten Organsysteme angelegt sind, ist die Phase erreicht, in der der Embryo im spezifischen Sinn Mensch ist.[20]

Diese Sichtweise lässt sich gut mit heutigen naturwissenschaftlichen Überlegungen zusammendenken. So betont Seidel: »Erst *nach* Ausbildung eines entsprechenden funktionstüchtigen Neurosystems kann ein Organismus über die ›aktive Potenz‹ zu irgendetwas verfügen; vorher wirken ausschließlich ›materielle Notwendigkeiten‹.«[21] Man darf dies freilich nicht missverstehen, denn auch der frühe Embryo ist keineswegs passiv. Im Gegenteil verhält er sich bereits vor der Einnistung höchst aktiv: Bei der Zellteilung sind Reparaturmechanismen am Werk, durch eigene Kontraktionen gelingt das Schlüpfen aus der zona pellucida usw. Jedoch sind alle diese Aktivitäten eben noch nicht eine aktive Potentialität in dem Sinn, dass man hier davon sprechen kann, dass sich bereits ein Mensch als Mensch entwickelt oder alles, was zusätzlich zu den embryonalen Aktivitäten hinzukommt, nur Umweltbedingungen wären wie beispielsweise Nahrung oder später die Luft. Vielmehr handelt es sich um konstitutive Bedingungen für das Sein des Menschen.

Der zweite Einwand ist praktischer Natur. Der Rechtsphilosoph Merkel[22] hat folgendes Gedankenexperiment vorgeschlagen. Man stelle sich vor, es brennt in einer Klinik, die sowohl eine Neugeborenen- wie eine Fertilisationsabteilung hat. Wen würde man retten, wenn man nur die Wahl hätte, entweder ein Baby oder einen Kühlschrank, in dem sich mehrere hundert befruchtete Eizellen, also frühe menschliche Embryonen befinden, aus dem Brand herauszutragen? Auch hier sagt die Intuition, dass praktisch alle Menschen das Kind retten würden. Ganz allgemein gehen wir in unserem alltäglichen Leben nicht davon aus, dass beispielsweise eine Eichel bereits dasselbe sei wie eine Eiche. Wer eine Eichel verfüttert, die eine aktive Poten-

[20] Vgl. Bedate/Cefalo (1989).
[21] Seidel (2010), 291.
[22] Vgl. Merkel (2002), 151.

tialität hat, sich, in die Erde eingepflanzt, zu einer Eiche entwickeln zu können, wird nicht der Überzeugung sein, er habe gerade eine Eiche vernichtet.

Aber auch das Vorsichtsargument ist problematisch, da Vorsicht ihren Preis hat und zu große Vorsicht ebenfalls schaden kann. Dies lässt sich gut im Rückgriff auf ein verwandtes Problem illustrieren, das mehr als 1500 Jahre von großer Bedeutung war. Damals wurde die Position vertreten, dass bereits der männliche Samen die menschliche Seele übertrage. Damit verband sich die Vorstellung, dass der männliche Samen quasi einen Menschen im Kleinen (homunculus) beinhalte, da die menschliche Seele als das Eigentliche des Menschen verstanden wurde. Begründet wurde diese Position damit, dass analog zum Samen einer Pflanze auch der Samen des Mannes eigentlich die gesamte aktive Potenz in sich trüge, sodass unter idealen Bedingungen daraus ein geborener Mensch werden könne.[23] Darüber hinaus wurde aber auch für diese Position argumentiert, dass man in einer so wichtigen Sache wie dem Umgang mit menschlichem Leben besonders vorsichtig sein müsse und darum davon ausgehen sollte, dass es sich so verhalte. Darum sei jede Vergeudung männlichen Samens als Tötung eines Menschen zu verstehen. Das hatte weitreichende Konsequenzen, beispielsweise in der Bewertung von Selbstbefriedigung. Nicht wenige Menschen sind daran zerbrochen, weil sie glaubten durch derartige Handlungen am Tod von Menschen schuldig zu sein.

Als Ergebnis lässt sich festhalten, dass die Substanzanthropologie keine sichere Angabe machen kann, ab wann die menschliche Existenz beginnt. Weder geben die Religionen, die von einer Beseelung durch Gott ausgehen, eine übereinstimmende Antwort, noch rein säkulare philosophische Überlegungen.

2.1.3 Debatten um den moralischen Status von Ganz- und Teilhirntoten

Für die drei monotheistischen Weltreligionen gilt: »[…] beim Tod wird die Seele vom Leib getrennt. Sie wird am Tag der Auferstehung der Toten wieder mit ihrem Leib vereint werden.«[24] Doch wann ist

[23] Der griechische Begriff »Sperma« bedeutet auch »Sprössling, Kind, Sohn, Abkömmling«.

[24] KKK, Nr. 1005.

der Mensch tot? Wie ist der Tod zu definieren, was sind die Todeskriterien und wie ist er zu diagnostizieren?[25]

Neue medizinische Möglichkeiten haben eine Festlegung auf den Herztod obsolet gemacht. So lebte z. B. Barney Clark, dessen eigenes Herz zu diesem Zeitpunkt irreversibel zerstört war, vier Monate ohne Herz an einer Maschine und in dieser Zeit lachte, sprach und aß er. Derzeit akzeptieren darum die meisten Vertreter des Substanzendualismus neben dem klassischen Kriterium des irreversiblen Herz- und Kreislaufversagens verbunden mit Totenstarre auch das Ganzhirntodkriterium im Sinne des dissoziierten Ganzhirntods. Dabei stirbt das Gehirn ab, das Herz aber schlägt nur dank intensivmedizinischer Maßnahmen noch weiter. Beispielhaft hat der Imam von Jenin in der Dokumentation *Das Herz von Jenin* diese Position zusammengefasst. Auf die Frage, ob man die Organe eines ganzhirntoten Menschen spenden dürfe, antwortete der Imam: »Der Körper beherbergt die Seele, und diese gehört Gott allein und nicht dem Menschen. […] Doch nach dem Tod ist es erlaubt, Organe zu spenden, egal an wen.«[26] Ähnlich sehen dies viele jüdische Rabbiner und christliche Geistliche.

Zudem stimmen alle Religionen darin überein, dass die Lebensgeschichte eines Menschen mit Gott irdisch zu Ende ist, wenn dieser Mensch niemals mehr ein »Ich« sein kann, denn dann hat die Seele diesen Menschen verlassen. Die Narrationen dieser Religionen machen das dauerhafte himmlische Seelenheil von ihren Taten und Einstellungen zu Lebzeiten auf Erden abhängig. Ohne Ichbewusstsein gibt es aber weder ein Handeln noch ein Denken.

Lange Zeit galt der irreversible Ausfall des Herzens, der sogenannte Herztod, als Tod des Menschen. Neue medizinische Möglichkeiten, nämlich Patienten an einer Herz-Lungen-Maschine am Leben zu halten, deren Herz irreversibel zu schlagen aufgehört hat, zeigen jedoch, dass dieses Kriterium so nicht mehr gelten kann. Das Beispiel aus dem *New England Journal of Medicine*[27] von jenen Kindern, deren Herz zu schlagen aufgehört hatte, deren Herzen aber in anderen Kindern wieder zum Schlagen gebracht werden konnten, zeigt eine fundamentale und aufgrund unserer heutigen Kenntnisse neue Schwierigkeit auf. Wenn das lange Zeit gültige Herztodkriterium nicht mehr gültig ist, muss gefragt werden: War bei den Kindern

---

[25] Vgl. dazu die Analysen von Birnbacher (2020).

[26] https://www.youtube.com/watch?v=EI3AUi2lTws, zuletzt eingesehen: 28.09.2020.

[27] Vgl. Boucek et al. (2008) und dazu den Kommentar von Veatch (2008).

tatsächlich die Herz- und Kreislauffunktion irreversibel gestört, oder muss nicht der Verzicht auf den Versuch, die Herzen wieder zum Schlagen zu bringen, als aktive Sterbehilfe zum Zweck einer Explantation verstanden werden? Religiöse Menschen oder Vertreter einer Reinkarnationslehre im Sinne von Platon und auch – möglicherweise – Kant müssten sich fragen, ob in diesem Fall die Seele schon den Körper verlassen hat.

Vertreter einer Beseelungslehre könnten jedoch stattdessen eine Teilhirntodhypothese dergestalt vertreten, dass es genügt, wenn der Teil des Gehirns abgestorben ist, der notwendige Bedingung von Ichbewusstsein ist, durch das sich die Geistseele ausdrückt. Dann wäre nur noch das technische Problem der Grund, auf den Ganzhirntod als Kriterium zurückzugreifen, nämlich nicht exakt bestimmen zu können, welche Teile des Gehirns abgestorben sein müssen, damit das Ichbewusstsein irreversibel verloschen ist.[28]

Den Ganzhirntod als Tod des Menschen festzustellen, ist unproblematisch, wenn er als Folge eines irreversiblen Herz- und Kreislaufversagens verbunden mit der Totenstarre den Tod anzeigt. Er wurde bereits von *Xavier Bichat* (1771–1802) beschrieben. Für die Organentnahme ist der so genannte dissoziierte Ganzhirntod wichtig. Dabei stirbt das Gehirn ab, das Herz aber schlägt dank intensivmedizinischer Maßnahmen noch weiter. Der nach medizinischen Kriterien festgestellte dissoziierte Ganzhirntod wird weltweit von den Ärztevertretungen als Tod des Organismus als Ganzem anerkannt, erstmals 1968 in Deutschland und Frankreich, kurz darauf durch das *Ad Hoc Committee of the Harvard Medical School* auch in den USA. Dies bedeutet: Mit dem Tod des Gehirns als der entscheidenden Integrationsinstanz ist der Mensch als Ganzheit verstorben.

Die Annahme des dissoziierten Ganzhirntods als Tod des Menschen ist jedoch umstritten. So gibt es beispielsweise Vertreter der monotheistischen Weltreligionen, die das Ganzhirntodkriterium bezweifeln. Der jüdische Philosoph Hans Jonas verließ deshalb bereits 1968 das Harvard Committee, als es das Ganzhirntodkriterium als ein Todeskriterium festlegte. Er konnte nicht akzeptieren, dass in einem

---

[28] Eine Ausnahme hiervon ist die Anenzephalie, also das Fehlen des Großhirns bei Neugeborenen, da hier mit Gewissheit kein Ichbewusstsein gegeben sein kann, denn dieses setzt als notwendige Bedingung die Existenz eines Großhirns voraus. In diesem Sinn stünde denjenigen, die eine Seelentheorie vertreten, die Möglichkeit offen, davon auszugehen, dass Anenzephale niemals beseelt gewesen sind.

Leichnam ein Herz schlagen kann und dass dieser physiologische Reaktionen, z. B. Temperaturschwankungen, zeigt. Auch der römisch-katholische Neurologe Shewmon lehnt bis heute dieses Kriterium ab, weil Hirntote noch eine Pubertät durchlaufen können. Ähnlich denken im deutschen Sprachraum Mitglieder des Ethikrats wie der römisch-katholische Jurist Wolfram Höfling. Evangelische Verbände bezweifeln ebenfalls das Ganzhirntodkriterium wie manche Anhänger von Reinkarnationslehren. Sie können sich nicht vorstellen, dass hirntote Schwangere tot sind, wenn sie noch nach Wochen oder sogar Monaten ein gesundes Kind zur Welt bringen.

Hier wird das substanzanthropologische Paradigma unter der Hand durch ein organismisches Paradigma ersetzt. Die Heiligkeit des Lebens hängt nicht mehr von der Existenz einer Geistseele ab, sondern ergibt sich daraus, dass noch ein menschlicher Organismus existiert.

Wenn jedoch ein Ganzhirntoter noch nicht verstorben ist, hat dies wichtige Konsequenzen für die Entnahme von Organen nach Feststellung des Ganzhirntods. Wer nämlich am Ganzhirntodkriterium als maßgeblichem Kriterium zweifelt, muss die Organentnahme entweder ablehnen oder der aktiven Sterbehilfe zu altruistischen Zwecken zustimmen. Nach diesem Verständnis werden nämlich Sterbende, die in die Organspende eingewilligt haben, durch die Organentnahme getötet, um anderen Menschen das Leben zu retten oder ihre Lebensqualität wesentlich zu verbessern.[29]

Allerdings lässt sich im Paradigma einer Substanzanthropologie das Ganzhirntodkriterium und sogar bestimmte Formen des Teilhirntodkriteriums verteidigen. Der Ganzhirntod ist nämlich mit einer inneren Enthauptung vergleichbar. So wie es nicht sinnvoll wäre, einen enthaupteten Menschen als noch lebend zu verstehen, selbst wenn die Medizin imstande wäre, den Restkörper (durch Beatmung etc.) am Leben zu halten, so ist es nicht sinnvoll, Ganzhirntote noch als lebendig anzusehen. Der Mensch ist also *spätestens* dann verstorben, wenn sein ganzes Gehirn abgestorben ist. Allerdings lässt sich die Frage stellen, ob die Seele, wenn eine solche existiert, nicht den Körper bereits dann verlassen haben könnte, wenn derjenige Teil des Gehirns abgestorben ist, der Bewusstsein ermöglicht, ob also nicht die Teilhirntodhypothese angemessen wäre.

---

[29] Singer hat immer wieder, beispielsweise in der Festschrift für Reinhard Merkel (vgl. Singer (2020), 1013 f.), auf diese Konsequenzen hingewiesen.

2.2 Der naturalistische Gegenentwurf

2.2.1 Grundlagen

Während die monotheistischen Weltreligionen von einer unsterblichen Seele ausgehen und Philosophen wie Platon und Kant sogar eine präexistente Seele postulieren, erklärt die naturalistische Position Bewusstsein und Selbstbewusstsein als natürliche Phänomene einer Entwicklung, die mit der Entstehung des Nervensystems beginnt und mit dessen irreversiblen Ende aufhören. Dies hat weitreichende Folgen für die ethischen Positionen in den Debatten um Lebensanfang und Lebensende.

Die Existenz*werdung* eines Menschen zeigt sich nach dieser Sichtweise als ein kontinuierlicher Prozess, der bereits vor der Befruchtung beginnt und mit dem Tod enden wird. Ein menschlicher Organismus entwickelt sich im Normalfall allmählich durch die Ausbildung seiner Gehirnstrukturen im Wechselspiel mit seiner Um- und Mitwelt zu einem selbstbewussten Menschen, der sein Leben gestalten und seine Lebensgeschichte schreiben kann. Es ist dabei empirisch nachweisbar, dass die These, das Genom bestimme die Gehirnstruktur, in dieser allgemeinen Form nicht korrekt sein kann. Der Hauptteil der synaptischen Konfiguration entwickelt sich aufgrund postnataler Erfahrung: »Gut 80 % des Dendritenwachstums findet erst postnatal statt.«[30] Das Genom legt also nur bestimmte Strukturen des Gehirns fest. Seine Informationskapazität reicht aber »auch nicht ansatzweise zur zielgenauen Ausbildung von mehr als 10^{14} Synapsen [aus]. Die Grundverschaltung ist weitgehend eine Eigenleistung des Gehirns […], in die nicht nur genetische, sondern auch epigenetische Momente eingehen.« Eigene Erfahrungen bestimmen in erheblichem Maß die weitere Entwicklung, weshalb beispielsweise eineiige Zwillinge trotz teilweise frappierender Übereinstimmungen in der Gestaltung ihres persönlichen Lebens dennoch ihre je eigenen Charaktereigenschaften ausbilden und ihre je eigene Lebensgeschichte leben.

Während dies unbestritten ist, herrscht unter Naturalisten keine Einigkeit darüber, ob sich letztlich alle Bewusstseinsvollzüge auf ihre physikalische Basis zurückführen lassen oder nicht. Einig ist man sich nur, dass sowohl das menschliche Genom als auch später das Gehirn

---

[30] Seidel (2010), 325. Dort auch das folgende Zitat.

eine notwendige Bedingung für Selbstbewusstsein sind. Die Vorstellung einer Geistseele unabhängig von einer Tätigkeit des Gehirns wird abgelehnt.[31]

2.2.2 *Debatten um den Lebensanfang*

Manche Vertreterinnen und Vertreter einer solchen Anthropologie könnten ganz naturalistisch das Speziesargument vertreten. Jedes Lebewesen, das ein entwicklungsfähiges menschliches Genom besitzt, gehört zur Spezies Mensch und jeder, der zur Spezies Mensch gehört, hat vollen moralischen Status. Der Fehler in diesem Argument besteht im naturalistischen Fehlschluss. Aus einer biologischen Zuordnung wird auf den moralischen Status geschlossen, was aber gerade zu beweisen gewesen wäre. Wir haben es mit einem klassischen Zirkelschluss zu tun.

Dazu kommt die Identitätsproblematik, weil bereits die Zygote zur Spezies Mensch gehört, aber noch nicht als individuelles menschliches Lebewesen existiert. Wer deshalb ab dem Zeitpunkt der Ausbildung des Primitivstreifens mit der Anlage der Neuralplatte von der Existenz eines Menschen spricht, geht analog zur Feststellung des Todes vor. Wie am Lebensende mit der Feststellung des Ganzhirntods *spätestens* der Tod des Menschen festgestellt wird, so könnte man in Analogie dazu sagen, dass auch der Beginn des menschlichen Lebens *frühestens* gegeben ist, wenn sich der Primitivstreifen ausgebildet hat und erste neuronale Tätigkeit nachgewiesen werden kann. Erst ab diesem Zeitpunkt wäre es, wenn überhaupt, begrifflich sinnvoll, von der Existenz *eines* Menschen zu sprechen. Vorher gibt es zwar einen menschlichen, aber keinesfalls einen individuellen Menschen.

Allerdings gibt es auch Vertreterinnen und Vertreter dieser Anthropologie, die einem Embryo vollen moralischen Status erst mit Abschluss der Embryonalperiode nach zwölf Wochen zuerkennen wollen, weil dieser frühestens zu diesem Zeitpunkt bereits Empfindungen zeigen kann. Andere argumentieren für einen späteren Zeitpunkt während der Schwangerschaft, wieder andere wollen die Geburt als entscheidenden Zeitpunkt fixieren. Peter Singer würde sogar noch einen späteren Zeitpunkt für angemessen halten, nämlich dann,

---

31 Vgl. im deutschsprachigen Raum als Vertreter z. B. Wolf Singer, Gerhard Roth und Thomas Metzinger.

wenn sich das menschliche Selbstbewusstsein empirisch zeigt. Auch unter der Annahme eines graduellen Menschwerdungsprozess bleibt ein dezisionistisches Moment, ab wann einem Lebewesen, das von Menschen abstammt, voller moralischer Status zukommt.

In allen Fällen bleibt die Frage bestehen, warum gerade das spezifische Kriterium ausgewählt wurde, sodass die Geburt oder ein anderer Zeitpunkt vorzugswürdig sind. Die Geburt ist zwar in vielen Kulturen der einschneidende Moment – wir feiern unseren Geburtstag und nicht einen irgendwie errechneten Zeugungstag –, und die Rechtsfähigkeit fängt in fast allen Fällen erst mit der Geburt an, aber dennoch zeigen heutige medizinische Möglichkeiten, dass der Mensch schon viel früher auch außerhalb des mütterlichen Uterus lebensfähig ist. Warum sollte also ein Mensch noch keinen vollen moralischen Status haben, nur weil er noch nicht geboren ist? Die Frage rein gesellschaftlich begründen zu wollen, bedeutet wieder einen Rückfall in einen ethischen Relativismus.

Deshalb greifen in der Debatte manche auf das sogenannte Kontinuumsargument zurück, um diesem Relativismus zu entgehen. Man könnte es in folgender Weise zusammenfassen:

1. Ich habe heute vollen moralischen Status.
2. Zwischen mir heute und mir als einer menschlichen Zygote und einem geborenen Menschen gibt es einen kontinuierlichen zeitlichen Zusammenhang.
3. Ich kann nur deshalb ein eigenverantwortliches, selbstbestimmtes Leben führen, weil bereits zu einem Zeitpunkt, an dem meine Weiterexistenz biologisch ungesichert war, diese Existenz geachtet wurde.
4. Also sollte mir bereits als menschlicher Zygote voller moralischer Status zuerkannt werden.
5. Also kommt allen menschlichen Zygoten voller moralischer Status zu.

Problematisch an diesem Argument ist nicht der Schluss von 4. auf 5., den man gut vertragstheoretisch begründen kann. Kurz zusammengefasst: Wenn ich bestreiten würde, dass auch anderen Menschen Menschenwürde zukommt, so könnten diese das auch wiederum mir gegenüber bestreiten. Was also für mich als Zygote galt, gilt auch jetzt für alle Zygoten. Problematisch ist vor allem die 3. Prämisse. Ist Prämisse 3 wahr?

Deskriptiv ist dies der Fall. In dieser Hinsicht ist die Prämisse 3 wahr. Die Prämisse birgt aber eine präskriptive Dimension, die viel weiter reichend ist, als das Argument nahelegt. Ich kann nämlich nicht nur deshalb ein eigenverantwortliches Leben führen, weil ich bereits in den frühen Phasen meiner Existenz nicht vernichtet wurde, sondern auch weil ich überhaupt gezeugt wurde. Hätten meine Eltern zu dem entsprechenden Zeitpunkt verhütet oder gar keinen Geschlechtsverkehr gehabt, hätten sie ein Keuschheitsgelübde abgelegt und gehalten, hätte es mich als eigenverantwortliches Wesen ebenfalls nie gegeben. Es hätte mich auch nicht gegeben, wenn meine Großeltern sich nicht getroffen hätten. Diese Kette lässt sich bis zum frühesten Vorfahren weiterführen. Darum trägt dieses Argument nicht, weil bereits der Vorgang *vor* der Befruchtung kontinuierlich abläuft. Dann hätte aber bereits jeder, der das Zusammensein meiner Eltern verhindert hätte, den weiteren Prozess unmöglich gemacht, an dessen Ende meine Existenz stand.

Der Prozess meiner Existenzwerdung selbst lief also vor, während und nach der Befruchtung ohne Brüche ab. Wir, als erwachsene geborene Menschen, können heute sagen: Wären unsere Eltern zu diesem bestimmten Zeitpunkt nicht zusammen gewesen, würden wir nicht existieren. Bereits die Wahrscheinlichkeit, dass gerade diese eine Samenzelle die Eizelle befruchtete, war geringer als der Hauptgewinn in der Lotterie 6 aus 49. In diesem Sinn kann jeder von uns mit Recht sagen: »Ich habe bereits den Hauptgewinn gezogen. Ich lebe! Wäre an einer anderen Stelle in diesem Prozess, beispielsweise beim Vorgang der Nidation, etwas schiefgelaufen, gäbe es mich heute nicht.« Damit sollte klar geworden sein: Das Kontinuumsargument kann nicht begründen, warum bereits der Zygote voller moralischer Status zukommen sollte. Es kann überhaupt kein Stadium begründen.[32]

Alternativ wird ein anderes Argument herausgehoben, um die Geburt als entscheidende Zäsur auszuweisen, nämlich »der gesellschaftlich individuierende Akt der Aufnahme in den *öffentlichen* Interaktionszusammenhang einer intersubjektiv geteilten Lebens-

---

[32] Seidel (2010, 315) fasst diesen Kenntnisstand zusammen: »In geisteswissenschaftlichen oder medizinischen Argumentationsgängen zur ontologischen Bewertung ontogenetischer Entwicklungsschritte werden häufig punktuelle Ereignisse oder Zäsuren kontinuierlichen Prozessen gegenübergestellt. Solchen Scheinalternativen gegenüber ist wissenschaftlich *prinzipiell* klarzustellen, dass es in der biologischen Wirklichkeit keine nicht-kontinuierlichen Ereignisse oder Diskontinuitäten gibt.«

welt«.[33] Doch lässt sich fragen, ob dieser und der folgenden Aussage von Habermas zuzustimmen ist: »Erst im Augenblick der Lösung aus der Symbiose mit der Mutter tritt das Kind in eine Welt von Personen ein, die ihm *begegnen*, die es anreden und mit ihm sprechen können«.[34] Erkennt doch Habermas selbst an: »Die Eltern sprechen nicht nur über das *in utero* heranwachsende Kind, *in gewisser Weise* kommunizieren sie auch schon mit ihm.«[35] Er hält allerdings diese Art der Kommunikation noch nicht für eine Kommunikation im sozialen Raum der Kommunikationsgemeinschaft. Insofern legt sich im Rahmen einer derartigen Anthropologie nahe, die Geburt als zentral für vollen moralischen Status festzulegen, zwingend ist dies jedoch nicht.

2.2.3 *Debatten um den moralischen Status von Ganz- und Teilhirntoten*

Wer eine naturalistische Anthropologie teilt, definiert den Tod des Menschen als Ende seines Sterbeprozesses. Unbestritten ist danach ein Mensch verstorben, wenn die Totenstarre eingesetzt hat, Totenflecken sichtbar sind und der Fäulnisprozess beginnt. Umstritten ist jedoch, ob bereits das Versagen wesentlicher Teile des Organismus zureicht, um den Menschen als tot anzusehen. Die Todeskaskade vollzieht sich hier in Stufen, von denen jedes Kriterium in Frage kommt, um den Todeszeitpunkt im Sinne der Beendigung des Sterbeprozesses zu bestimmen:

1. Tod von wesentlichen, für das Ich-Bewusstsein notwendigen Teilen des Gehirns (Teilhirntodhypothese),
2. Irreversibler Ausfall sämtlicher Hirnfunktionen (Ganzhirntodhypothese),
3. Organtodhypothese (Tod aller Organe),
4. Gewebetodhypothese (Tod aller Gewebe),
5. Zelltodhypothese (Tod aller Zellen) und damit Tod des ganzen Organismus (Totaltodhypothese).

---

[33] Habermas (2002), 64f.
[34] Ebd., 65.
[35] Ebd., 66.

Wer einen Naturalismus vertritt, sollte im Prinzip kein Problem mit dem Teilhirntodkriterium haben. Wenn die notwendige Bedingung für menschliches Bewusstsein irreversibel erloschen ist, dann ist der Mensch tot. Das Stammhirntodkriterium, das derzeit als Todeszeitpunkt im Vereinigten Königreich gilt, greift aufgrund der Locked-in-Problematik zu kurz. Patienten können analog zu irreversibel im Wachkoma liegenden Patienten nicht mehr kommunizieren, keine Bewusstseinsvollzüge mehr zeigen, sind aber immer noch selbstbewusst. Sie würden also gerade kein gerechtfertigtes Teilhirntodkriterium erfüllen. Anders dagegen Anenzephale, denen das Großhirn als notwendige Bedingung für Bewusstseinsvollzüge fehlt. Sie erfüllen dieses Kriterium.

Die eigentlich schwierige Frage stellt sich, wenn der Naturalist mit der Tatsache der Demenz im Spätstadium konfrontiert wird. Wie ist ein Mensch moralisch zu bewerten, der zwar noch Bewusstseinsvollzüge erlebt, aber dennoch gerade spezifisch menschliche Formen des Bewusstseins nicht mehr zeigen kann? Wäre dann ein solcher Mensch einem vier Monate alten Embryo[36] in seiner kognitiven Fähigkeit vergleichbar? Würden dann die Bewertungen zur Frage des moralischen Status analog gelten? Könnte im Sinne von Singer dann auch diesen Menschen analog zu den Ungeborenen der volle moralische Status abgesprochen werden? Für einen Substanzdualisten stellt sich diese Frage nicht, denn die Seele ist immer noch »forma corporis« in diesem menschlichen Körper, solange der Tod nicht eingetreten ist.

2.3 Die Alternative der Integrativen Medizinethik

2.3.1 Grundlagen

Menschliches Leben ist von Anfang an passiv und aktiv zugleich. Biologische Erkenntnisse legen nahe, dass die menschliche Eizelle sich bereits im Eierstock bereitmacht, bevor sie sich auf »ihre Reise begibt«. Eizelle und Samenzelle vereinigen sich aktiv und passiv zugleich. Noch kann von einem Handeln und Empfangen im Vollsinn

---

[36] Der Begriff »Embryo« wird hier wie im deutschen Recht für alle drei Entwicklungsstufen (Keim bis zur Implantation, Embryo im strengen Sinn bis zum Abschluss der Organogenese, Fötus bis zur Geburt) verwendet.

nicht die Rede sein. Doch zeigt sich bereits, dass das menschliche Sein von Anfang an (wie das Leben überhaupt) passiv und aktiv ist. Der Embryo verdankt seine Existenz einem Zeugungsakt, bei dem er von einer Frau und einem Mann das Erbgut bekommt. Im Verlauf des Befruchtungsvorgangs vereinigt sich dabei das Erbgut einer Samenzelle mit dem Erbgut einer Eizelle. Etwa ab dem 4. Tag der Vereinigung des Erbguts findet eine gemeinsame Genexpression statt. Die Blastozyste heftete sich etwa am fünften oder sechsten Tag nach dem Eisprung an der mütterlichen Uterusschleimhaut an. Dieses Stadium ist biologisch von großer Bedeutung, da nach herrschender entwicklungsbiologischer Meinung erst Positionseffekte der mütterlichen Schleimhaut die korrekte Ausrichtung des Embryoblasten bewirken. Der menschliche Embryo ist überhaupt erst lebensfähig, wenn diese Strukturierung gelingt:

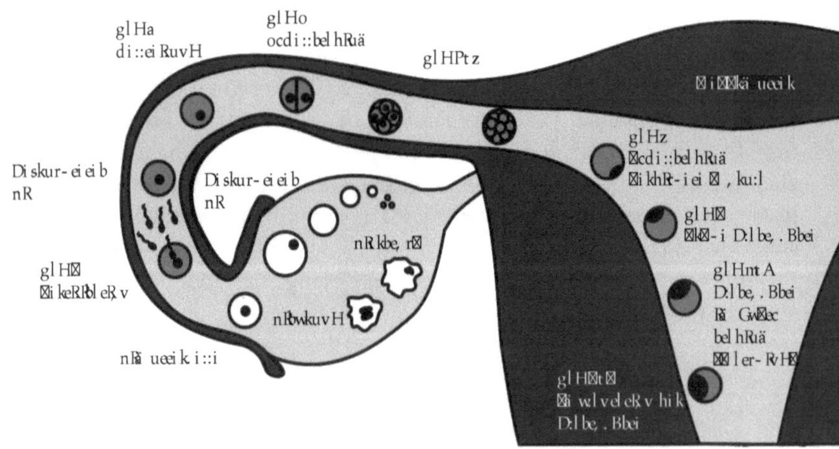

Abbildung 10: Die Entwicklung des frühen Embryos von der Zygote bis zum Blastozystenstadium in vivo, also in der Mutter: Der frühe Embryo durchläuft in den ersten Tagen die Entwicklungsphase von der Zygote hin zur Blastozyste. Dabei wandert er langsam den Eileiter hinab. Wenn die innere Zellmasse der Blastozyste sich von der äußeren Zellmasse, dem Trophoblasten getrennt hat, beginnt die Implantationsphase in den mütterlichen Uterus.[37]

[37] Quelle: Knoepffler (2012a), 53, dort weitere Verweise.

Wenn der menschliche Embryo zu einem Individuum heranreift und sich einnistet, geschehen eine Vielzahl hormonell gesteuerter, physiologischer Prozesse. Die Nidation hat zur Folge, dass sich der Hormonhaushalt der Mutter radikal umstellen muss. Neben einer meist großen Müdigkeit und immer wiederkehrenden Übelkeit entdeckt die Mutter auf einmal Vorlieben für bestimmte Speisen, die sie bis dahin keines Blickes gewürdigt hat. Auch ihr Tagesplan verändert sich aufgrund des heranwachsenden Kindes in ihrem Leib. Nach der Einnistung geht zudem das Stadium, in dem noch eine Zwillingsbildung möglich gewesen wäre, zu Ende. Die Organogenese und die Ausbildung des Nervensystems beginnen. Nach etwa vier Wochen schlägt das Herz. Nach zehn Wochen, was der zwölften Schwangerschaftswoche entspricht (Schwangerschaftswochen werden ab dem ersten Tag der Menstruation gezählt), ist die Organogenese und Gesichtsprofilierung abgeschlossen.

In dieser Zeit gewinnt das Ungeborene auf die werdende Mutter und in vielen Fällen den werdenden Vater einen großen Einfluss, wenn es noch nicht einmal ertastet werden kann. Es beginnt bereits zu diesem frühen Zeitpunkt eine Beziehung. In diesem Sinn ist das Ungeborene bereits in der Welt, ohne auf der Welt zu sein. Zugleich ist das Kind von der Mutter vollständig abhängig. Es empfängt von ihr die Nahrung, die es zum Leben braucht, vor allem die Wärme und Geborgenheit, ohne die es sterben würde. Es empfindet die mütterlichen Gefühlsschwankungen und ist der Mutter und ihrem Ja zu seinem Leben ausgeliefert. Nicht nur Infektionen, sondern sogar Erlebnisse und damit verbundene Gefühle der Mutter hinterlassen Spuren im Genom des Ungeborenen, aber auch in der Entwicklung seiner Hirnstrukturen. Von daher ist es naheliegend zu sagen, dass die Lebensgeschichte eines Menschen bereits deutlich vor der Geburt beginnt.

Auch nach der Geburt bleibt das Kind auf Menschen angewiesen. Ohne emotionale Zuwendung kann es nicht einmal überleben. Wieder ist das Kind empfangend und lebt aus dem Geschenk der Nähe anderer Menschen, lebt von deren Handeln, das sich vielleicht in bestimmten Stunden darauf beschränkt, dem Kind liebevoll zuzulächeln. Gerade darin aber zeigt sich dem Kind die ursprünglichste Weise zu empfangen, nämlich bejaht zu werden. Es spürt, dass es in seiner einmaligen Konkretheit angenommen ist, und erfährt auf diese Weise das Geheimnis von Liebe als Wertschätzung des eigenen Selbst durch einen anderen. Das Kind erlebt auch erste Verletzungen und spürt, dass es nicht alles bekommen kann. Bald empfängt das Kind auch von anderen Menschen Zuwendung und Nähe und spürt zugleich auch deren Grenzen. Es erfährt, was es bedeutet, wenn sich die Sehnsucht nach Liebe nicht gänzlich erfüllt. Es erfährt, dass es in einer Welt ist, die unzulänglich ist.

Umgekehrt erweitert sich der eigene Handlungsspielraum. Das Kind kann zuerst durch zufriedenes Lächeln und Schreien Einfluss nehmen. Sein Rhythmus prägt die Lebensrhythmen der Eltern. Wenn es die ganze Nacht schreit, tun auch diese kein Auge zu. Wenn es zufrieden strahlt, sind auch die Eltern beglückt. Ohne sich dessen bereits ausdrücklich bewusst zu sein, merkt das Kind, dass es lieben, andere bejahen kann. Es merkt auch, dass es begrenzt ist und damit anderen nie alles zu geben vermag, was es selbst möchte oder aber die anderen erwarten. Der Mensch bleibt anderen, aber auch sich selbst etwas schuldig.

Der Mensch erfährt jetzt deutlich den großen Unterschied zwischen seinem Wollen und Tun. Wollen kann er alles Mögliche und sogar Unmögliche, tun kann er nur, was im Bereich des Möglichen ist. Sein Wollen kann er wieder aufgeben und anderes wollen. Was er einmal getan hat, ist dagegen der Freiheit entzogen, ist zu einem realen Faktum geworden, das nicht mehr ungeschehen gemacht werden kann. Der Tod ist dabei die endgültige Grenze unserer irdischen Möglichkeiten.

Die Integrative Medizinethik versteht darum den Menschen, inspiriert von Leibniz (1646–1716) und Whitehead (1861–1947), nicht als eine Substanz in dem Sinn, dass es eine Art ungeschichtlichen Kern gäbe, der sozusagen der Lebensgeschichte zugrunde liegt, eine Seele, die unberührt von der Lebensgeschichte dieselbe bleibt und sozusagen als eigenständige Substanz den Tod überdauert. Vielmehr ist der einzelne Mensch ein Ereignis, das Gesamt seiner Erfahrungen, seiner Geschichte. Das, was den Einzelnen auszeichnet, ist damit nicht wie bei Kant, dass er die Menschheit repräsentiert, sondern das einmalig Besondere und Einzigartige des konkreten Individuums, seine einzigartige Lebensgeschichte, die aber in dem konkreten Menschen leibhaft geworden ist. Das zeigen die Verschaltungen im Gehirn, die äußerlich sichtbaren Falten. Sogar Rückwirkungen auf das Genom lassen sich feststellen.

Was also die Einzigartigkeit und Einmaligkeit des einzelnen konkreten Menschen konstituiert, ist nicht eine abstrakte, allgemeine Wesenheit, das Menschsein, sondern seine konkrete, nicht wiederholbare und darum individuelle Geschichte und Perspektive. Darum hat jeder Mensch seine je eigene Welt. Die einzigartige Geschichte und die einmalige Perspektive machen jeden einzelnen Menschen unverwechselbar und nicht austauschbar. Sie begründen seine Individualität. Mit dem Tod ist diese irdische Geschichte abgeschlossen und diese einmalige Perspektive auf die Welt erloschen.

Ein Beispiel kann dies verdeutlichen. Konrad Adenauer war während der Weimarer Republik Oberbürgermeister von Köln und nach dem Zweiten Weltkrieg erster Kanzler der Bundesrepublik Deutschland. Adenauer wäre eben nicht dieser Adenauer gewesen, wenn er nicht Oberbürgermeister von Köln gewesen wäre. Er wäre aber auch nicht dieser Adenauer geworden, wenn er kinderlos geblieben wäre. Selbst kleine Ereignisse wie eine Tasse Kaffee, die er getrunken hat, haben seine Geschichte verändert. Was Adenauer zu diesem einmaligen Menschen macht ist das Gesamte seiner Geschichte. Adenauer hätte also eine andere Geschichte gehabt, wäre er nicht Oberbürgermeister gewesen, er wäre dann ein »anderer« Mensch gewesen. Jedes Ereignis, jede Entscheidung ist Teil dessen, was wir heute unter »Adenauer« fassen. Deshalb sagte man auch bei bestimmten Handlungen Adenauers: »Das ist typisch Adenauer!« In der Handlung drückt sich diese Einzigartigkeit der Person aus.

Es ist dabei eine weltanschauliche Frage, ob man mit den monotheistischen Weltreligionen der Überzeugung ist, dass dieser Adenauer eine leibliche Auferstehung erfährt, die seine einmalige Existenz in seiner Gesamtheit in Gott bewahrt, oder ob der Tod der endgültige Abschluss seiner persönlichen Geschichte ist, aber in Form objektiver Unsterblichkeit, wie diese von Whitehead gedacht wird, weiter in die Geschichte des Universums hineinwirkt.

Die Behandlung des Kontinuumsarguments hat gezeigt, dass im objektiven Sinn die Geschichte eines Individuums bereits *vor* seiner individuellen Existenz beginnt. Leibniz hat dies so formuliert, dass im konkreten Individuum »sogar die Spuren von allem, was im Universum passiert«,[38] gegeben sind. Whitehead würde Leibniz zustimmen. Es gibt nicht nur eine objektive Unsterblichkeit, sondern eine objektive Ewigkeit des einzelnen Individuums in dem Sinn, dass seine irdische Existenz Ergebnis von Ereignissen ist, die bis zum Ursprung zurückreichen. Welcher moralische Status ist unter dieser Annahme dem menschlichen Embryo zuzuerkennen?

---

[38] Hier zitiert nach Knoepffler (1997), 126.

2.3.2 *Der moralische Status des Embryos*

Die konkrete Existenz und subjektive Geschichte des menschlichen Individuums beginnt, wie oben beschrieben, mit Ausbildung der ersten Gehirnstrukturen und dem Beginn der Beziehung zur Mutter. Davor, beispielsweise im Zygotenstadium, haben wir es in diesem Verständnis noch mit der objektiven Geschichte zu tun, die auch die Geschichte von mehreren menschlichen Existenzen sein kann. In vitro ließe sich die Entwicklung einer Zygote sogar mittels einer Nährflüssigkeit so beeinflussen, dass daraus niemals ein Mensch, sondern nur menschliche Stammzellen werden.

Darum wäre tutioristisch[39] im Rahmen einer Integrativen Medizinethik der früheste Zeitpunkt, einem Embryo vollen moralischen Status zuzuerkennen, das Stadium, in dem die Nidation und die Individuierung abgeschlossen sind und die Entwicklung der ersten Strukturen des Nervensystems geschieht, also etwa um den 14. Tag. In diesem Stadium stellt sich der Hormonhaushalt der Mutter um und es beginnt die Beziehungsgeschichte von Embryo und Mutter. Das bedeutet freilich nicht, dass die Zygote schutzlos sein sollte, insbesondere da beispielsweise genetische Eingriffe in diesem frühen Stadium Auswirkungen auf den später geborenen Menschen haben werden. Lebensbeginn und Lebensende sind eben nicht dasselbe. Vielmehr gibt es eine ethisch relevante Asymmetrie. Am Lebensanfang beginnt ein Prozess der Existenzwerdung, am Lebensende dagegen hört die konkrete irdische Existenz auf. Zudem berücksichtigt die Integrative Medizinethik die Einsicht, dass der Faktor der Zeit für die Beziehungsgeschichte von Bedeutung ist.

2.3.3 *Der moralische Status am Lebensende*

Der Tod stellt das Ende unseres Lebens dar. Mit ihm ist – irdisch gesehen – alles aus. Doch wann ist das Ende *meines* Lebens erreicht? Die Antwort scheint trivial zu sein: Wenn ich tot bin, bin ich tot. Doch was heißt das? Mein Leben endet, wenn ich tot bin, wenn alle

---

[39] Der Tutiorismus (lateinisch: tutus = sicher) besagt, dass von zwei Möglichkeiten die sicherere gewählt werden sollte. Es handelt sich also um eine Vorsichtsargumentation, weil das fälschliche Nicht-Zuerkennen von Menschenwürde in diesem Fall mehr Schaden verursachen würde als das fälschliche Zuerkennen.

meine irdischen Lebensmöglichkeiten ausgeschöpft sind. Ich bin tot, wenn ich mein Leben nicht mehr als meines leben kann. Ich kann mein Leben als meines nicht mehr leben, wenn irreversibel kein Funken von Bewusstsein gegeben ist, der noch irgendwie ein »Ich« zu empfinden vermag. Was dies bedeutet, lässt sich eindrucksvoll zeigen. Der demente Alzheimerpatient in der Spätphase der Erkrankung mag nicht mehr wissen, wo er sich befindet. Er weiß weder seine Geschichte, noch kennt er die Menschen, die ihn umgeben. Doch hat er noch ein Bewusstsein, so dass er Wünsche auszudrücken vermag. Vielleicht kann er nicht mehr »ich« sagen, aber er kann ein »Ich« leben. Der irreversibel Komatöse dagegen kann niemals mehr in dieser Form leben. Er empfindet nichts mehr. Wer irreversibel komatös ist, ist nicht mehr ein »Ich«. Seine eigene Lebensgeschichte ist in der Weise irreversibel beendet. Für diejenigen, die an ein Weiterleben nach dem Tod glauben, ist in diesem Sinn die irdische Existenz des Betreffenden, seine irdische Lebensgeschichte mit Gott, beendet.

Es ist darum angemessen, wenn man sehr vorsichtig sein möchte, den Ganzhirntod als Todeskriterium auszuweisen, auch wenn im Rahmen der Anthropologie der Integrativen Medizinethik auch der Teilhirntod, aufgrund dessen das Bewusstsein irreversibel erloschen ist, bereits den Tod des Menschen bedeutet. Wenn man diese Formen des Teilhirntods identifizieren könnte, wenn man nachweisen könnte, wann die notwendige Bedingung für Bewusstseinsvollzüge endgültig erloschen ist und damit *meine* irdische Lebensgeschichte beendet ist, müsste nicht aus Vorsichtsgründen auf das Ganzhirntodkriterium zurückgegriffen werden.

3 Konfliktfälle am Lebensanfang

Die Festlegung von Konfliktfällen am Lebensanfang hat immer etwas Willkürliches. Unbestritten gehören dazu die embryonale Stammzellforschung, die Präimplantationsdiagnostik und die Abtreibungsfrage. Auch gentechnische Eingriffe in die Keimbahn könnte man zu Konfliktfällen am Lebensanfang zählen. Doch sollen diese gesondert bei der Behandlung gentechnischer Eingriffe behandelt werden. Die Frage der Leihmutterschaft dagegen soll bereits hier behandelt werden, auch wenn sie auch unter die wunscherfüllende Medizin gerechnet werden könnte. Der Grund hierfür ist, dass der Begriff der wunscherfüllenden Medizin in diesem Buch in der Weise gefasst wird, dass er nur medizinische Eingriffe behandelt, bei denen am Menschen Änderungen vorgenommen werden, die auch nach der Geburt Auswirkungen zeigen.

3.1 (Embryonale) Stammzellforschung

Die Stammzellforschung gehört seit Jahren zu den hoffnungsträchtigen Forschungszweigen. In der Grundlagenforschung dient sie zu einem besseren Verständnis, warum bestimmte Krankheiten entstehen. Therapiebezogen gibt es erfolgreiche Anwendungen bei der Behandlung von Leukämie. Darüber hinaus finden erste klinische Studien statt, um beispielsweise Herzmuskelgewebe zu regenerieren, verlorenes Augenlicht wiederzugewinnen oder auch Diabetes zu heilen. Für die Zukunft erhofft man sich darüber hinaus die Entwicklung von Therapien neuronaler Erkrankungen oder auch die Schaffung von Organersatz.[1]

---

[1] Vgl. zu den folgenden Überlegungen Kreß (2015), Slack (2018), Tachibana et al. (2013), Wu et al. (2017).

3.1.1 Grundlagen

Stammzellen sind Zellen, die die Fähigkeit besitzen, sich vielfach und differenziert zu teilen, sodass identische Tochterzellen in gewaltigen Größenordnungen oder unterschiedliche funktionale Zelltypen entstehen können. Dabei lassen sich folgende Typen von Stammzellen unterscheiden:

1. Stammzellen, aus denen noch ein Embryo werden kann, werden toti- bzw. omnipotent (lat.: totus = ganz, omnis = alles, posse = können), weil sich aus ihnen vermutlich noch ein ganzer Organismus entwickeln kann. Derartige Stammzellen können sich zudem in alle Zelltypen des Körpers ausdifferenzieren, von Keimzellen wie der Samenzelle bis hin zu bestimmten neuronalen oder kardialen Zellen.
2. Im eigentlichen Sinn werden als embryonale Stammzellen diejenigen Zellen bezeichnet, die zu einem späteren Zeitpunkt als dem der Morula, also nach dem Achtzellstadium gewonnen werden. Sie sind pluripotent (lat. pluris = mehr), d.h., sie können sich zwar nicht mehr zu einem kompletten Organismus entwickeln, aber zu allen Zelltypen. Aufgrund ihrer Eigenschaften gelten ES-Zellen als Goldstandard für die Forschung.
3. Ebenfalls pluripotent, also in verschiedene Zelltypen differenzierbar, sind die sogenannten induzierten pluripotenten Stammzellen (iPS-Zellen, lat. inducere = hineinführen). Diese Stammzellen, die durch die Reprogrammierung adulter (lat. adultus = alt) Zellen gewonnen werden, haben weitgehend dieselben Eigenschaften wie ES-Zellen nach dem Achtzellstadium, sodass mittlerweile sogar Keimzellen auf diese Weise hergestellt werden können.
4. Darüber hinaus gibt es noch einen dritten Weg, pluripotente Stammzellen zu gewinnen, nämlich durch Klonierung. Dabei wird der Kern einer erwachsenen Körperzelle in eine Eizelle eingebracht, aus der der Kern entfernt wurde. Die sich daraus entwickelnden Blastozysten können dann zur Gewinnung von ES-Zellen genutzt werden.
5. Von den embryonalen Stammzellen sind die adulten Stammzellen (AS-Zellen) zu unterscheiden. Diese sind nur noch multipotent (lat.: multus = viel), können sich also nur in die verschiedenen Zelltypen einer Gewebeart entwickeln. Das bekannteste Beispiel hierfür sind Blutstammzellen im Knochenmark, die zu

roten und weißen Blutzellen, aber auch in Blutplättchen ausdifferenzieren können, und neuronale AS-Zellen, die sich in unterschiedliche Gehirnzelltypen ausdifferenzieren können.

Für Laien lässt sich die Differenz zwischen adulten Stammzellen und iPS- bzw. ES-Zellen so beschreiben: Adulte Stammzellen sind mit Ersatzschauspielern vergleichbar, die im Notfall Rollen in *einem* spezifischen Theaterstück übernehmen, also einen bestimmten Zelltyp im menschlichen Organismus ersetzen können. Dagegen sind iPS- und ES-Zellen mit Ersatzschauspielern vergleichbar, die für *jede* Rolle in *jedem* Theaterstück verfügbar wären, also im Prinzip jeden Zelltyp im menschlichen Organismus ersetzen können.

Der Einsatz adulter Stammzellen ist nach allen ethischen Ansätzen nicht kontrovers, wenn die üblichen Vorsichtsmaßnahmen Berücksichtigung finden. Es darf für Probanden nur ein minimales Risiko bestehen, und bei Heilversuchen hat der erwartete Nutzen deutlich höher zu sein als ein möglicher Schaden. Zudem müssen betroffene Personen dazu ihre Einwilligung gegeben haben.

Für die Verwendung von iPS-Zellen gelten dieselben Vorsichtsmaßnahmen wie beim Gebrauch adulter Stammzellen. Ihre Verwendung ist deshalb in ähnlicher Weise unkontrovers, solange sie nicht so weitgehend reprogrammiert werden, dass sie sich wie embryonale Stammzellen verhalten. Dann stellen sich dieselben ethischen Fragen, die im Blick auf die normalen humanen ES-Zellen diskutiert werden.

Umstritten ist bei den iPS-Zellen übrigens, bis zu welchem Grad sie zur Substitution der Forschung mit embryonalen Stammzellen dienen oder diese sogar vollständig ersetzen könnten. Zwar bieten die iPS-Zellen ein enormes Potential und sind wohl immunologisch beim autologen (griechisch: autos = derselbe) therapeutischen Einsatz ES-Zellen vorzuziehen, da hier der Spender zugleich der Empfänger der Zellen ist, aber es ist nicht davon auszugehen, dass sie in allen Eigenschaften mit ES-Zellen vergleichbar sind.[2] Dies gilt auch in dem Fall, dass man mithilfe des somatischen Zellkerntransfers Stammzellen gewinnt.

[2] Tapia/Schöler (2016).

3.1.2 Der Streitfall von Chimären

Kontrovers dagegen wird diskutiert, inwieweit menschliche Stammzellen in Tierembryonen eingebracht werden dürfen, beispielsweise, um mithilfe dieser Stammzellen in Tieren menschliche Organe heranzuzüchten, also um die Xenotransplantation (griechisch: xenos = fremd) zu einer realistischen Option werden zu lassen. Diese Schaffung von Schweine- bzw. Mauschimären ist ethisch umstritten, weil nicht klar ist, inwieweit dies zu einer Vermenschlichung der entsprechenden Tiere führen könnte. Zwei Grundgüter stehen auf dem Spiel, einerseits das Leben der betroffenen Menschen, die ein Organ benötigen, andererseits die Gefährdung der menschlichen Identität und die Möglichkeit der Schaffung einer neuen Art von Lebewesen. Die Befürchtung ist zwar zumindest vorerst hypothetischer Natur, trotzdem ist es sehr diskussionsbedürftig, welchen moralischen Status Angehörende einer solchen Art hätten und ob ihnen Würde zukäme.

Bereits 2008 hat das britische Unterhaus mit 355 gegen 129 Stimmen die Herstellung von Mischwesen aus entkernten tierischen Eizellen und aus Kernen somatischer Zellen des Menschen bis zum 14. Tag der Entwicklung per Gesetz erlaubt. Diese Mischwesen, in der Presse oft als »Chimären« bezeichnet, obwohl es sich biologisch um Hybride handelt, werden darum korrekt von Fachwissenschaftlern Cybride (cytoplasmatic hybrid embryos) genannt. Chimären im streng biologischen Sinn sind nämlich Mischwesen, die aus der Mischung von Zellen zweier unabhängiger Zygoten entstehen,[3] während Hybride aus der Vereinigung von Ei- und Samenzellen unterschiedlicher Arten entstehen. So hatten bereits in den 80er Jahren britische Reproduktionsmediziner Hamstereizellen mit männlichen Samenzellen befruchtet, um die Penetrationskraft des Samens zu überprüfen und auf diese Weise zu testen, ob eine fehlende Penetration der Grund dafür ist, dass ein Paar keine Kinder bekommt.[4] Während jedoch der Hamster-Mensch-Embryo unmittelbar nach der

---

[3] Es gibt beispielsweise in seltenen Fällen intraspezifische Chimären zwischen zweieiigen menschlichen Zwillingsembryonen, die sich zu einem einzigen Individuum vereinigen, sogenannte Hermaphroditen, wenn der eine Embryo ursprünglich weiblich, der andere männlich war. Davon sind interspezifische Chimären zu unterscheiden, bei denen beispielsweise Schaf- und Ziegenembryonen zu Schiegen vereinigt werden.

[4] Warnock Report (1984), Nr. 12.3.

ersten Zellteilung zugrunde geht, ist beispielsweise für den Kuh-Mensch-Embryo, der aus dem Zellkerntransfer entsteht, ungewiss, welche Lebensmöglichkeiten er besitzt. Darum muss, so sieht es der Gesetzgeber vor, der Embryo auf jeden Fall nach dem 14. Tag vernichtet werden, sollte er denn dieses Entwicklungsstadium erreichen.

Forscher versprechen sich von diesen Cybriden, die zu mehr als 99,9 % menschliches Erbgut enthalten, da nur die mitochondriale DNA der jeweiligen tierischen Eizelle genetisch wirksam ist, weitere Einsichten in die ursprünglichen Prozesse embryonaler Entwicklung, um so Paaren besser helfen zu können, die bisher keine Kinder bekommen konnten. Auch hoffen sie auf die Gewinnung embryonaler Stammzellen, für die keine menschlichen Eizellen mit den bei der Gewinnung verbundenen Risiken nötig sind und bei denen – in ihrer Version – keine menschlichen Embryonen verbraucht werden. Sie erhoffen sich dabei ebenso langfristig therapeutische Fortschritte für Krankheiten wie Alzheimer und Parkinson.

Kritiker dieser neuen Methoden warnen davor, hier würden weitere Spielräume genetischer Manipulation am Menschen oder sogar der Bildung neuer Arten vorbereitet, also der Schaffung von Chimären aus Mensch und Tier, ähnlich der bereits realisierten Schaffung einer Schiege durch Fusion eines Schafembryos mit einem Ziegenembryo.

Dabei sind mehrere Möglichkeiten zu unterscheiden: Bereits heute ist weltweit menschliches Insulin zur Behandlung von Diabetes verfügbar, das aus Bakterien gewonnen wird, die mithilfe menschlicher Gensequenzen gentechnisch verändert wurden. Darüber hinaus gibt es mittlerweile sogar Affen, in die menschliches Erbgut eingebracht wurde. Dagegen gibt es keine transgenen Menschen, also Menschen mit eingeschleustem tierischem Erbgut. Ein weiterer Schritt ist die eingangs erwähnte Möglichkeit der Schaffung von Cybriden. Dazu kommt die Möglichkeit der Schaffung von interspezifischen Mensch-Tier-Chimären oder Mensch-Tier-Hybriden, je nachdem ob bereits eine menschliche Geschlechtszelle mit einer tierischen vereinigt wird (Hybride) oder erst ein menschlicher Embryo mit einem tierischen Embryo (Chimäre), beispielsweise von Primaten und Menschen, vergleichbar dem Maultier (Hybride) und der Schiege (Chimäre).

1982 gelang es erstmals, Humaninsulin durch gentechnisch veränderte Bakterien (Escherichia coli K-12) in großen Mengen herzustellen. Dabei wird aus der menschlichen DNA diejenige Gensequenz, die für die Herstellung von Insulin von entscheidender Bedeutung ist, herausgeschnitten und in das Bakteriumgenom eingebaut. Damit besteht eine praktisch unbeschränkte Möglichkeit zur Herstellung von Humaninsulin für Diabetiker. Dieser gentechnische Durchbruch löste mehrere Konflikte: Für Menschen steht immer genügend Humaninsulin zur Verfügung, und dieses Insulin ist sicherer als das bis dahin verwendete Schweineinsulin (medizinethischer Aspekt). Es werden zudem keine Schweine mehr für die Produktion von Insulin benötigt (tierethischer Aspekt).

Doch bereits in diesem Fall wird die Gattungsgrenze überschritten. In ein nicht-menschliches Erbgut wird eine menschliche Gensequenz eingefügt. Doch ist diese Grenzüberschreitung heute üblicherweise unkontrovers. Das hat gute Gründe, denn sie dient therapeutischen Zwecken, schützt höhere Tiere und vollzieht sich an einem Organismus, der für uns Menschen sehr weit entfernt zu sein scheint und dem keine moralische Schutzwürdigkeit zuerkannt wird.

Doch hat dieser Durchbruch weitere therapeutische Verfahren nach sich gezogen. Sehr kontrovers wurde die sogenannte transgene Onkomaus der Harvard University diskutiert. 1998 wurde in eine Mauslinie ein menschliches Onkogen eingebracht, um an diesem Tiermodell therapeutische Behandlungsmethoden für Krebserkrankungen beim Menschen zu erforschen. Während aus Sicht der Integrativen Medizinethik im Ausgang von Menschenwürde und Menschenrechten gegenüber dieser Herstellung keine Kritik zu äußern, sondern sie aus therapeutischen Gründen sogar zu begrüßen ist, haben manche diese Herstellung mit Berufung auf eine unzulässige Grenzüberschreitung heftig kritisiert. Um das Patent für die Onkomaus wurde intensiv gestritten. Die zuständige Einspruchsabteilung des Europäischen Patentamts hat es schließlich mit Berufung auf die Anstößigkeit für die öffentliche Moral im Jahr 2001 beschränkt, ohne freilich die früher getroffene Entscheidung der Patenterteilung gänzlich aufzuheben.

Von 2002 bis 2005 haben Göttinger Forscher in die Gehirne von Weißbüschelaffen menschliche embryonale Stammzellen, die in neuronale Zellen ausdifferenziert worden waren, implantiert. In den Primatenhirnen befanden sich dann menschliche Nervenzellen. Ziel der Forschung war die Entwicklung von Therapien gegen Parkinson. Der damalige Vorsitzende des Nationalen Ethikrats nannte diese Experimente unakzeptabel, da hier Mischwesen entstünden. Die Forscher betonten dagegen, dass die wenigen menschlichen Zellen wie Sandkörner in einem Ozean seien. Vor dem Hintergrund des Prinzips der Menschenwürde erscheint der therapeutische Ansatz der Forschung diese zu rechtfertigen, denn es geht dabei darum, für Menschen, die an schwerwiegenden Krankheiten leiden, neue therapeutische Wege zu erkunden.

Die neuen Möglichkeiten durch die Genschere CRISPR/Cas9[5] haben gerade im Bereich der Xenotransplantation zu neuen Fortschritten bei der Herstellung von menschenähnlichen Organen in Schweinen geführt. Dabei verstärkt sich die Frage, inwieweit die Schweine dadurch vermenschlicht werden, ob also dieser Weg zulässig ist. Im Rahmen der Forschungen zur Xenotransplantation dürfen beispielsweise in Japan Schweineembryonen, in denen mithilfe menschlicher Stammzellen menschliche Organe herangezüchtet werden, bis zur Geburt gebracht werden.[6] Diese gentechnisch veränderten Schweine sind dabei embryonale Chimären aus Schwein und Mensch. Unter der Annahme, dass die Vermenschlichung sich allerdings nur auf entsprechende Organe bezieht, aber nicht Schweine bewusstseinsmäßig Menschen ähnlich macht, lässt sich diese Form der Chimärenbildung zum Zweck der Lebensrettung von Menschen ethisch nach allen behandelten medizinethischen Ansätzen rechtfertigen. Menschen, die diese Organe erhalten, werden dadurch zu Transplantationschimären. Dennoch besteht auch hier praktisch keine Gefahr, dass derartige Menschen bewusstseinsmäßig oder auch sonst Schweinen ähneln würden. Darum ist ein solcher Chimärismus ebenfalls ethisch vertretbar, wenn sonstige Risiken für Menschen, die tierische Organe bekämen, minimiert werden können. Auch das tierethische Problem des Verbrauchs von empfindungsfähigen Säugetieren zum Zweck der Explantation von Organen, lässt sich gut damit rechtfertigen, dass diese Maßnahme der Lebensrettung von Menschen dient, die ohne neue Organe in absehbarer Zeit aufgrund von Organversagen sterben müssten. Es ist dann tierethisch nur verpflichtend, diese Instrumentalisierung von Tieren möglichst schmerzfrei und nach den Standards, die für die Haltung von Versuchstieren verpflichtend sind, zu gestalten.

---

5 Vgl. dazu den Abschnitt zu CRISPR/Cas9 im Kapitel zu den Herausforderungen des Genome Editing.

6 Vgl. https://www.deutschlandfunk.de/mischwesen-aus-mensch-und-tier-japan-erlaubt-zucht-und.676.de.html?dram:article_id=455211, zuletzt eingesehen: 27.08.2020.

Anders stellt sich die Frage bei der Herstellung von Cybriden, vom britischen Gesetzgeber auch »human admixed embryos« genannt, da in ihnen nur weniger als 0,1 % tierisches Erbgut enthalten ist. Sie entstehen, wie eingangs erwähnt, wenn menschliches Erbgut in die entkernte Eizelle eines nicht-menschlichen Lebewesens eingebracht und dort mittels spezifischer Prozesse dazu gebracht wird, eine embryonale Entwicklung zu durchlaufen. An diesem Experiment ist mehreres von großem ethischem Interesse. Erstmals wird nämlich direkt menschliches Erbgut mit tierischem Erbgut in einen entwicklungsfähigen Prozess gebracht, aus dem praktisch menschliche Embryonen entstehen. Freilich ist hierbei ungeprüft, ob diese Embryonen wirklich dauerhaft lebensfähig wären. Da nach dem britischen Gesetzgeber das Verbot einer Lebenserhaltung über den 14. Tag hinaus gilt, kann diese Frage auch nicht beantwortet werden. Dies gilt analog bereits für »normale« klonierte Embryonen für die Grundlagenforschung mit therapeutischer Zielsetzung, bei denen ebenfalls der 14. Tag als Grenze festgelegt ist.

Befürworter des Verfahrens können damit argumentieren, dass auf diese Weise weibliche menschliche Eizellen für die Grundlagenforschung durch tierische Eizellen ersetzt werden können. Da die Gewinnung von weiblichen menschlichen Eizellen aufgrund der Hyperstimulation immer mit einem Restrisiko für die betreffende Spenderin verbunden ist, stellt das Verfahren einen Schutz der körperlichen Unversehrtheit von Frauen da und entspricht damit den Zielsetzungen der Integrativen Medizinethik. Außerdem erhoffen sich die Befürworter langfristig von dieser Forschung Therapien für kranke Menschen, was ebenfalls einen hohen ethischen Wert darstellt. Freilich ist zum jetzigen Zeitpunkt unklar, ob überhaupt therapeutisch verwertbare Ergebnisse erreicht werden. Allerdings kann diese Unklarheit nicht dazu dienen, deswegen von vornherein die Schutzwürdigkeit der Cybride höher einzuschätzen als die geplante Grundlagenforschung.

Dagegen ließe sich jedoch einwenden, dass hier praktisch menschliche Embryonen, wenn auch mit einer geringen Lebenswahrscheinlichkeit, geschaffen werden, sodass unter der Annahme, ihnen komme Menschenwürde zu, eine verbrauchende Forschung nicht zulässig wäre, denn diese Forschung würde einen solchen Menschen vollständig instrumentalisieren. Wer also dieser Überzeugung ist, kann der Schaffung von Cybriden aus denselben Gründen nicht zustimmen, aus denen er eine verbrauchende Embryonenforschung ablehnen würde. Wenn selbst die technischen Möglichkeiten der Verunmöglichung einer Entwicklung diese Position nicht ins Wanken bringen, könnte er zudem, sozusagen als schwächeres Begleitmotiv, noch erwähnen, dass eventuell mit der Schaffung von induzierten pluripotenten Stammzellen (iPS-Zellen) neue Verfahren vorhanden sind, die ohne einen solchen Verbrauch auskommen. Wenn aber eine ethisch eindeutig unproblematischere Vorgehensweise ähnliche Ergebnisse erwarten lässt, wäre diese notwendigerweise vorzugswürdig.

Ohne bereits die Debatte um die embryonale Stammzellforschung vorwegzunehmen, sei nur angemerkt, dass nach den Überlegungen zum Lebensanfang in einem so frühen Stadium weder eine Cybride noch überhaupt ein menschlicher Embryo bereits ein Mensch im moralischen Sinn sind, weil ihm noch die wesentliche individuelle Grundstruktur eines Menschen (nicht eines menschlichen Organismus!) fehlt. Es verwundert darum nicht, dass das »Mission and Public Affairs Council« der anglikanischen Kirche von England eine vorsichtige Akzeptanz gegenüber der Schaffung von Cybriden aussprach.

Es lässt sich freilich auch eine Ablehnung der Schaffung von Cybriden vorstellen, die argumentiert, dass hier erstmals Embryonen geschaffen werden, bei denen tierische mitochondriale DNA einen wichtigen Einfluss nimmt. Damit werde eine Grenze zwischen Menschen und Tieren überschritten, die wir respektieren sollten. In diesem Zusammenhang gewinnt das Argument mit vorhandenen Alternativen, das eben noch eine reine Zusatzfunktion hatte, eine tragende Bedeutung. Warum sollten wir die Grenze überschreiten, wenn doch genügend Alternativen vorhanden sind (iPS-Zellen, aber auch Stammzellen, die aus überzähligen Embryonen gewonnen werden, usw.)? Dagegen können Befürworter einwenden, dass es überhaupt keine guten Gründe gibt, diese Grenze als Grenze zu bewahren. Warum soll es denn verwerflich sein, Cybriden zu Forschungszwecken zu schaffen, da ja nicht beabsichtigt ist, diese über das Blastozystenstadium hinaus am Leben zu lassen? Es würden also mit Gewissheit keine geborenen Menschen geschädigt. Da umgekehrt keine ethischen Gründe gegen ein Einschleusen von menschlichen Genen in tierisches Erbgut sprechen, warum sollten dann 0,1 % tierischer Gene von einer solchen Bedeutung sein? Angenommen nämlich, es wäre möglich, menschliche Krankheiten durch das Einführen von nichtmenschlichen Genen im Rahmen einer somatischen Gentherapie zu heilen, sollten wir dann eine derartige menschliche Transgenität verbieten? Vor dem Hintergrund des Prinzips der Menschenwürde und dem damit verbundenen subjektiven Recht auf eine gute gesundheitliche Versorgung kann die Antwort wohl nur »nein« lauten: Eine solche Therapie darf nicht verboten, sondern müsste im Gegenteil gefördert werden, denn sie würde Menschen von einer Krankheit befreien oder diese zumindest in ihrer Wirkung eindämmen.

Will man gegen Cybriden darum auf einer anderen Stufe argumentieren, so bietet sich das Slippery-Slope-Argument (englisch für »schiefe Ebene«) an: Cybriden seien nur der Einstieg in die Schaffung von »echten« lebensfähigen Chimären aus Menschen und Tieren. Bernard Williams hat eine derartige Argumentation »the *horrible result* argument« genannt:[7] Danach steht am Anfang etwas ethisch Zulässiges, aber es ist wie auf einer schiefen Ebene: Es gibt kein Halten mehr. Am Ende steht ein Verfahren, das wirklich eine Horrorvision zu erfüllen scheint, in unserem Fall die Schaffung einer primären Mensch-Tier-Chimäre. Freilich ließe sich die Frage stellen, woher man denn wisse, dass es kein Halten gibt, dass wir also nicht Grenzen ziehen können, die nicht überschritten werden dürfen, wenn die Herstellung von Cybriden an sich in Ordnung wäre, aber eben nicht die Grenzüberschreitung hin zur Schaffung »echter« Chimären. Es ließe sich aber viel fundamentaler ansetzen: Ist die Schaffung echter Chimären aus Mensch und Tier wirklich eine Horrorvision?

Eine utilitaristische Medizinethik könnte für die Schaffung echter Chimären in folgender Weise argumentieren. Dadurch könnten wir verstehen lernen, wann Menschen die Fähigkeit zu sprechen und zu kommunizieren erwarben, und könnten eventuell für spätere Epidemien therapeutische Einsichten gewinnen. Der Gesamtnutzen aus der Chimärenentstehung dürfte mögliche individuelle Schäden überwiegen, derartige Forschung also rechtfertigbar sein, selbst wenn bei den Versuchen zur Chimärenbildung einige der Chimären schwere Schädigungen erleiden würden.

Allerdings lässt sich dagegen als Hauptargument, das zugleich den fundamentalen Unterschied zwischen utilitaristischer und an der Menschenwürde orientierter Argumentation verdeutlicht, Folgendes einwenden: Die Unsicherheit der Experimente und der nicht klare Status des neuen Mensch-Schimpanse-Organismus, ob er nämlich Mensch oder Tier ist und ob ihm darum Menschenwürde zukommt, machen derartige Forschungsvorhaben ethisch unzulässig.

[7] Williams (1995), 213.

Einer solchen Chimäre ist nämlich tutioristisch Menschenwürde zuzuerkennen, zumal bereits für die Schimpansen umstritten ist, ob ihnen nicht eine der Menschenwürde vergleichbare Würde zukommt. Wenn ihr aber Menschenwürde zuzuerkennen ist, dann sind Forschungsvorhaben unzulässig, die eine schwerwiegende Bedrohung der körperlichen Unversehrtheit oder sogar des Lebens befürchten lassen.

Dazu kommt eine weitere ethisch relevante Überlegung. Es ist anzunehmen, dass dem neu geschaffenen Mischwesen Fähigkeiten zukommen, die diejenigen eines Schimpansen überschreiten, zugleich aber nicht an die Fähigkeiten normal begabter Menschen heranreichen. Hier könnte man mit Habermas argumentieren: Die Forscherinnen und Forscher, so könnte man seinen Gedankengang an unsere Fragestellung anpassen, »haben ohne Konsensunterstellung allein nach eigenen Präferenzen entschieden, als verfügten sie über eine Sache. Da sich aber die Sache zur Person entwickelt [entwickeln könnte], nimmt der egozentrische Eingriff den Sinn einer kommunikativen Handlung an, die für den Heranwachsenden existentielle Folgen haben *könnte*«,[8] nämlich seine Autonomie im Sinne von Selbstbestimmung einzuschränken. Mit der Einschränkung der Autonomie wird aber wiederum ein wesentliches Grundrecht berührt, nämlich das Recht auf Selbstbestimmung. Es werden Mischwesen geschaffen, so könnte man diese Gedanken aufnehmen, die in die Welt gestellt werden, ohne dass dabei berücksichtigt wird, wie es diesen Mischwesen geht.

Diese Grenzüberschreitung schafft eine neue Gattung aus Menschen und Tieren, deren einzelne »Exemplare« von ihren Fähigkeiten aber mit hoher Wahrscheinlichkeit hinter den Fähigkeiten der »normalen« Menschen zurückbleiben werden – falls sie überhaupt lebensfähig sind. Zwar ist es evolutiv angelegt, dass sich auch Gattungen zu neuen Gattungen weiterentwickeln, wobei freilich die Chimärenbildung aus einem Menschen und einem Schimpansen evolutiv so nicht möglich ist, auch wenn es in der Natur – allerdings nicht auf der Ebene der Wirbeltiere – bei der Phagocytose derartige Vorgänge gibt. In dieser Hinsicht wäre die angedachte Grenzüberschreitung also nicht radikal neu. Neu aber wäre es, dass Menschen sozusagen Mischwesen konstruieren, die gerade abschwächen, was für eine mensch-

---

[8] Habermas (2002), 90. Er hat dieses Argument allerdings im Blick auf die »liberale Eugenik« verwendet.

liche Existenz so bedeutsam ist, nämlich die eigene Lebensgeschichte schreiben zu können und schreiben zu dürfen. Welche Rechte kämen diesen Wesen zu? Käme ihnen ein Lebensrecht und ein Recht auf körperliche Unversehrtheit zu, dann würden derartige Forschungsvorhaben billigend in Kauf nehmen, dass viele dieser Mischwesen bei ihrer Herstellung zugrunde gehen oder schwer geschädigt geboren werden, was unzulässig wäre.

Nicht also aufgrund unbestimmter Gefühle der Ablehnung oder der Gestaltung unheilvoller Szenarien, wie sie bestimmte Unheilpropheten verkünden, sondern aus Vorsichtsgründen ist die Schaffung von Chimären aus Mensch und Schimpanse abzulehnen. Dagegen kann es gute Gründe geben, an Cybriden zu forschen, wenn sie nicht das Potenzial besitzen, sich zu geborenen Lebewesen zu entwickeln. Wenn man darüber hinaus davon ausgeht, dass frühe menschliche Embryonen zwar schützenswert sind, aber moralisch noch nicht als Menschen gelten können, denen Menschenwürde zukommt, kann man, wie in Großbritannien geschehen, auch die dort beantragte Cybridenforschung billigen.

3.1.3 *Der Streitfall des Klonens und der embryonalen Stammzellforschung*

Der somatische Zellkerntransfer zur Gewinnung von Stammzellen, auch Klonierung mit therapeutischer Zielsetzung genannt, hat wie die Verwendung von iPS-Zellen den therapeutischen Vorteil, dass die entstehenden Zellen immunologisch für den Spender verträglich sind, wenn die Zellen von ihm stammen. Abstoßungsreaktionen sind also nicht zu erwarten. Allerdings birgt diese Gewinnung von Stammzellen neben ethischen Fragen, die sich allgemein bei der Forschung mit ES-Zellen stellen (s. u.), eine zentrale Problematik. Dieses Verfahren des Klonierens könnte dazu weiterentwickelt werden, reproduktiv genutzt zu werden, also – vereinfacht gesprochen – zeitversetzt eineiige Zwillinge zu schaffen. Zurzeit sind keine derartigen Versuche am Menschen bekannt. Sie wären hochriskant, wie das Klonen von Tieren zeigt. Nur ein Teil der geklonten Tiere kommt überhaupt bis zur Geburt, und nicht wenige der geborenen Tiere leiden an unterschiedlichen Defekten. Auch aufgrund dieser Risiken besteht bisher der globale Konsens, dass die Anwendung dieses Verfahrens auf den Menschen ethisch nicht vertretbar ist. Selbst wenn die Risiken des Klonierens beherrschbar wären, geht es um die Frage, ob wir eine zukünftige Gesellschaft wollen, in der genetisch identische Nachkommen geschaffen werden könnten. Dabei lautet ein wesentliches Argument gegen das Klonieren, dass es einem Menschen nicht zugemutet werden sollte, dass sein genetisches Muster praktisch von vornherein vollständig vorherbestimmt ist. Hier besteht psychologisch die Gefahr, dass auf diese Menschen Vorerwartungen projiziert werden, wodurch sie in ihrer individuellen Selbstentfaltung stark beeinträchtigt würden.

Die Gewinnung von ES-Zellen führt zum Verbrauch des entsprechenden Embryos. Dies wird sehr kontrovers diskutiert, weil, wie gezeigt, die anthropologische Frage nicht geklärt ist. Wenn bereits dem frühen Embryo Menschenwürde zukäme, dann wäre sein Verbrauch absolut verwerflich. Bis heute gibt es keine Möglichkeit und zeichnet sich noch nicht einmal ansatzweise eine Aussicht ab, die anthropologische Frage endgültig zu entscheiden. Wie im vorigen Kapitel nachgezeichnet, vertreten die drei großen monotheistischen Weltreligionen hier unterschiedliche Überzeugungen, auch wenn sie noch im Mittelalter gemeinsam die Überzeugung teilten, dass der frühe Embryo noch keine menschliche Existenz ist, weil er noch keine Geistseele besitzt. Während Judentum und Islam bis heute in dieser Tradition verwurzelt sind, hat beispielsweise die römisch-katholische Kirche die Überzeugung gewonnen, dass bereits die menschliche Zygote als eine Person anzusehen sei, weshalb ihr Verbrauch in keiner Weise zulässig ist. Selbst der Import von ES-Zellen aus Staaten, in denen diese zu Forschungszwecken verwendet werden dürfen, wird als »Mitwirkung am Bösen« verurteilt. Allerdings gibt es, wie gezeigt, gute Gründe, den frühen Embryo anthropologisch und von daher auch moralisch von geborenen Menschen zu unterscheiden.

Der Verbrauch des Embryos kann darum gerechtfertigt werden, wenn man davon überzeugt ist, dass diesem Embryo noch keine Menschenwürde zukommt. Dann ist eine hochrangige Forschung ethisch zulässig, wenn voraussichtlich nur mithilfe von ES-Zellen der angestrebte Erkenntnisgewinn erreicht werden kann und wenn die Spender der Keimzellen, aus denen der Embryo abstammt, zugestimmt haben. Wer dem Embryo sogar jeden intrinsischen Wert abspricht, könnte praktisch jeden Verbrauch von Embryonen rechtfertigen, sofern die Einwilligung vorliegt. Dabei ist allerdings von überzähligen Embryonen auszugehen. Andernfalls benötigt man Eizellspenderinnen, die sich einem nicht unerheblichen gesundheitlichen Risiko aussetzen müssten. Selbst wenn sie diese freiwillig spendeten, wäre ethisch umstritten, ob dies die oben genannten ethischen Kriterien, insbesondere das Nichtschadensprinzip, hinreichend berücksichtigen würde, es sei denn das Forschungsvorhaben verspricht hochrangige Erfolgs- und Erkenntnisaussichten und kann nicht mit anderen Zellen vorgenommen werden.[9]

Mittlerweile gibt es die Möglichkeit, aus Stammzellen Embryo-Modelle mithilfe des Genome Editing zu entwickeln. Damit fällt das Problem weg, weibliche Eizellen in großer Zahl zu benötigen. Mithilfe dieser Modelle kann die embryonale Entwicklung immer mehr verstanden, die In-vitro-Fertilisation verbessert und Behandlungen für Entwicklungsstörungen entwickelt werden. Neueste Erkenntnisse zeigen, dass die Zellteilung bei frühen Embryonen nicht so starr abläuft wie gedacht. Es entstehen beispielsweise Zellen mit Mutationen, die auch wieder im weiteren Entwicklungsverlauf verschwinden können.[10] Neben der ethischen Frage, ob diese entwicklungsfähigen Embryo-Modelle wie Embryonen behandelt werden sollen, was dann die oben behandelten Fragen nach dem Status des Embryos aufwirft, lautet die eigentliche ethische Frage in diesem Zusammenhang, ob derartige Embryo-Modelle implantiert werden dürfen und möglicherweise bis zur Geburt gebracht werden können. Die dadurch realistisch gewordene Möglichkeit, Unfruchtbarkeit zu behandeln, wird jedoch von den meisten Wissenschaftsverbänden abgelehnt, weil nicht nur die hohen Risiken des Verfahrens dagegensprechen, sondern auch die Überzeugung besteht, dass Menschen nicht auf diese Weise erzeugt werden sollten. Allerdings fehlen bis heute globale Regeln, die Entwicklung von auf diese Weise geschaffene Embryonen zu begrenzen. Die Regel, wonach derartige Embryonen maximal bis zum 14. Tag in vitro entwickelt werden dürfen, gilt nur in einigen Staaten.

Die raschen Fortschritte der Stammzellforschung lassen es des-

---

[9] Zur rechtlichen Lage in Deutschland s. den Exkurs zu Ethikkommissionen.

[10] Das Erbgut einer Zelle kann durch verschiedene Einflüsse Änderungen (lateinisch mutatio = Änderung) erfahren. Mutationen können die Anzahl der Chromosomen betreffen wie bei der Trisomie 21, die Struktur von Chromosomen wie bei Translokationen von Chromosomenabschnitten oder die Nukleotidsequenz einzelner Genabschnitte verändern wie bei Chorea Huntington. Exogene Faktoren wie radioaktive Strahlen oder chemische Substanzen und endogene Faktoren wie zelleigene Replikationsfehler oder DNA-Reparaturfehler können ebenfalls Mutationen verursachen. Für einen vertieften Überblick vgl. das Standardlehrbuch zur Humangenetik von Murken et al. (Hg.) (2017).

halb als eine der dringlichsten Aufgaben erscheinen, globale Regeln festzulegen.[11] In Verbindung mit den neuen technischen Möglichkeiten des Genome Editing mittels CRISPR/Cas9 (s. dort) bietet diese Technik nicht nur ein sehr großes therapeutisches Potential, sondern auch neue reproduktive Möglichkeiten. Die Weltgemeinschaft muss Entscheidungen treffen, welche Grenzen nötig sind, um nicht unser Zusammenleben zu gefährden. Die Forderung nach einem globalen Moratorium für bestimmte Eingriffe mag kurzfristig Zeit für die Entwicklung der Regeln zur Verfügung stellen. Aber ein Moratorium entbindet nicht von der weiterführenden Diskussion über die Bedingungen für eine grundsätzliche Zulässigkeit oder Nichtzulässigkeit bestimmter Eingriffe. Darauf ist bei der Frage nach der Zulässigkeit genetischer Eingriffe noch einmal ausführlich einzugehen.

3.2 Präimplantationsdiagnostik

Bei der genetischen Präimplantationsdiagnostik (international und so auch hier als PGD für preimplantation genetic diagnosis abgekürzt) handelt es sich um ein Verfahren, bei dem entweder im Sechs- bis Zehnzellstadium, manchmal aber auch im Blastozystenstadium, d. h. etwa 48 bis 70 Stunden nach der Zygotenbildung, ein bis zwei Zellen, so genannte Blastomere, aus dem Gesamtverband des frühen menschlichen Embryos entnommen und diagnostiziert werden.[12]

Im Folgenden sollen wesentliche Fallkonstellationen der PGD auf ihre ethische Zulässigkeit hin untersucht werden. Zuvor ist aber auf die ethische Zulässigkeit der In-vitro-Fertilisation als notwendiger Voraussetzung der PGD und einige weitere ethische Probleme einzugehen.

3.2.1 Die In-vitro-Fertilisation (IvF) und weitere Probleme

Eine ethische Bewertung der PGD hängt davon ab, ob die IvF als notwendige Voraussetzung, um eine PGD durchführen zu können, ethisch zulässig ist. Hier sind mehrere Fragestellungen zu unterscheiden.

---

[11] Vgl. Ranisch et al. (2020).

[12] Zur rechtlichen Lage in Deutschland s. den Exkurs zu Ethikkommissionen.

Wer die Überzeugung teilt, dass »die eigentlich menschlichen Werte der Geschlechtlichkeit, die ›erfordern, dass die Zeugung einer menschlichen Person als Frucht des spezifischen ehelichen Aktes der Liebe zwischen den Eheleuten angestrebt werden muss‹«,[13] gewahrt werden müssen, und deshalb eine IvF als intrinsisch schlecht beurteilt, kann von vornherein eine PGD nur als Folge eines intrinsisch schlechten Akts einschätzen, wird also die PGD ablehnen. Die Argumentationsstruktur lässt sich dabei in folgender Weise zusammenfassen:

1. Liebes- und Zeugungsakt gehören von Natur aus zusammen.
2. Der Zeugungsakt ist ein Akt der Natur.
3. Der Liebesakt ist ein besonderer Akt der menschlichen Natur.
4. In der Natur spiegelt sich die innere »Sinnstruktur personal vollzogener Liebe«[11].
5. Die Natur ist also von Gott zum Wohl des Menschen eingerichtet.
6. Also muss der Mensch sich nach der Natur richten.
7. Also darf der Mensch Liebes- und Zeugungsakt nicht künstlich trennen.

Die eigentliche Problematik der Argumentation liegt darin, dass der Naturbegriff in Prämisse 1 mehrdeutig ist, denn der Naturbegriff in Prämisse 2 ist nicht identisch mit dem Naturbegriff in Prämisse 3. Die in Prämisse 2 bestimmte Natur nimmt sehr deutlich auf die biologische Struktur des menschlichen Liebesakts Bezug und verbleibt auf der Ebene des Biologischen, während die in den Prämissen 3 bis 5 bestimmte Natur umfassend die menschliche Natur auch in ihren anthropologischen Bezügen thematisiert. Wer eine derartige Trennung von Zeugungs- und Liebesakt für moralisch zulässig hält, weil unsere menschliche Vernunftnatur es erlaubt, die biologische Natur in Liebe zu transzendieren, kann die IvF als eine Methode verteidigen, um Ehepaaren den Kinderwunsch zu erfüllen.

Allerdings stellt sich ein weiteres Problem. Bei der IvF werden in vielen Ländern mehr Embryonen befruchtet, als implantiert werden.

---

[13] DP, Nr. 12, hier *Donum Vitae* II, B, 4, l.c. 92 zitierend. Vgl. zur Diskussion Knoepffler (2018), 92–107.

[14] So die Weiterführung bei Johannes Paul II. und die Ausdeutung der Autoren der New Natural Theory nach Ernst (2011, 173).

Selbst bei der Implantation ist die Erfolgsquote höchstens ein Drittel. Allerdings belegen wissenschaftliche Studien, dass auch etwa 70 Prozent aller »natürlichen« Konzeptionen, im Fachbegriff aller »Spontankonzeptionen« (im Unterschied zu Konzeptionen mithilfe der IvF), zu keiner Lebendgeburt führen. Etwa 60 Prozent gehen bereits beispielsweise durch Implantationsversagen oder andere Ursachen zugrunde, bevor eine klinische Schwangerschaft manifest wird (so genannter präklinischer Abort), bei weiteren etwa 10 Prozent kommt es zu einer Fehl- oder Totgeburt.[15] Insofern nähert sich die Erfolgsquote in bestimmten Zentren, die zudem oftmals nur einen Embryo implantieren, der natürlichen »Erfolgsquote« an. Darum scheint die IvF nicht notwendig wegen eines möglichen zusätzlichen Embryonenverbrauchs abzulehnen zu sein, selbst wenn man die Überzeugung teilt, dass bereits menschliche Zygoten menschliche Personen sind.

Ein dritter Einwand gegen die IvF lautet, dass die mütterliche Gesundheit durch die Hormonstimulation gefährdet sei. Hier hängt die Beantwortung der Zulässigkeit der IvF davon ab, ob man paternalistisch derartige Eingriffe in die mütterliche Gesundheit verbieten möchte oder ob man es der betreffenden Frau überlässt, selbst zu bestimmen, welche Risiken sie auf sich nehmen will, um ein Kind zu bekommen. Diese dritte Weichenstellung spielt für die PGD insofern eine besondere Rolle, weil ein Spontanabort eines ungeborenen Kindes aufgrund eines genetisch bedingten Absterbens im Mutterleib ein deutlich höheres Risiko für die mütterliche Gesundheit impliziert.

Ein weiterer Einwand lautet, dass die IvF den Vorgang der Zeugung eines Menschen in einer Weise technisiere, dass man davon sprechen könne, hier würde ein Mensch nicht mehr gezeugt, sondern gemacht. Dieses Argument sieht die IvF als einen Dammbruch, dessen Folge eine ganz neue Verfügbarkeit über den Menschen darstelle. Dieses Verfügen über den Menschen jedoch gefährde dessen Autonomie, was sich dann umso mehr an Folgetechniken wie der PGD zeigen würde.[16] Wenn sich das Argument auf die IvF allein bezieht, ist zu entscheiden, ob hier wirklich davon gesprochen werden kann, dass Menschen gemacht werden. Wer diese Überzeugung teilt und das »Machen« von Menschen als verwerflich einschätzt, wird die IvF und damit alle Techniken ablehnen, die die IvF voraussetzen, also

---

[15] Vgl. Griesinger u. a. (2008), 23.
[16] Vgl. z. B. Habermas (2002).

auch die PGD. Wenn es sich aber um ein klassisches Dammbruchargument handelt, so wird bei der Behandlung unterschiedlicher Indikationen bei der PGD zu entscheiden sein, ob man dort Grenzen ziehen kann oder nicht. Kann man nämlich Grenzen benennen und auch festlegen, dann fällt das Dammbruchargument in sich zusammen.

Findet die Entnahme im Sechs- bis Achtzellstadium statt, so ist umstritten, ob die entnommenen Zellen für sich noch totipotent sind, also sich allein zu einem ganzen Embryo entwickeln können. Wäre dies der Fall, dann würde die Diagnostik einen frühen Embryo verbrauchen und wäre damit von vornherein für Vertreter der Position, dass die menschliche Zygote eine Person ist, unzulässig, denn die Diagnostik verbraucht die diagnostizierte Blastomere. Diese Problematik ist nicht gegeben, wenn die Diagnostik im Blastozystenstadium vorgenommen wird. Allerdings ist diese Technik in der Handhabung anspruchsvoller und schwieriger.

3.2.2 *Bewertung wesentlicher Fallkonstellationen*

Die Zielsetzungen bei der PGD können vielfältig sein. Es kann darum gehen, Genveränderungen bei Paaren mit einem hohen Risiko aufzufinden, die vor oder kurz nach der Geburt zum Tod führen. Es kann aber auch um Mutationen gehen, bei denen Dispositionen für schwere, aber nicht sofort tödliche Erkrankungen gegeben sind, die entweder bereits bei der Geburt manifest werden oder auch erst zu einem späteren Zeitpunkt. Man kann die Diagnostik aber auch verwenden, um Normabweichungen zu entdecken, das Geschlecht zu bestimmen, besondere Anlagen aufzufinden oder Geschwisterkinder zu identifizieren, die bestimmte Immunitätsmuster aufweisen, weswegen sie beispielsweise als Knochenmarksspender zur Verfügung stünden.

Die PGD kann auch bei Paaren eingesetzt werden, die kein hohes Risiko haben, sich aber einer IvF unterziehen, weil sie nur auf diesem Weg zu einem Kind kommen können. In solchen Fällen könnte man auf häufiger vorkommende genetische Veränderungen wie bestimmte Trisomien screenen, also ein präimplantatives genetisches Screening durchführen (abgekürzt PGS).

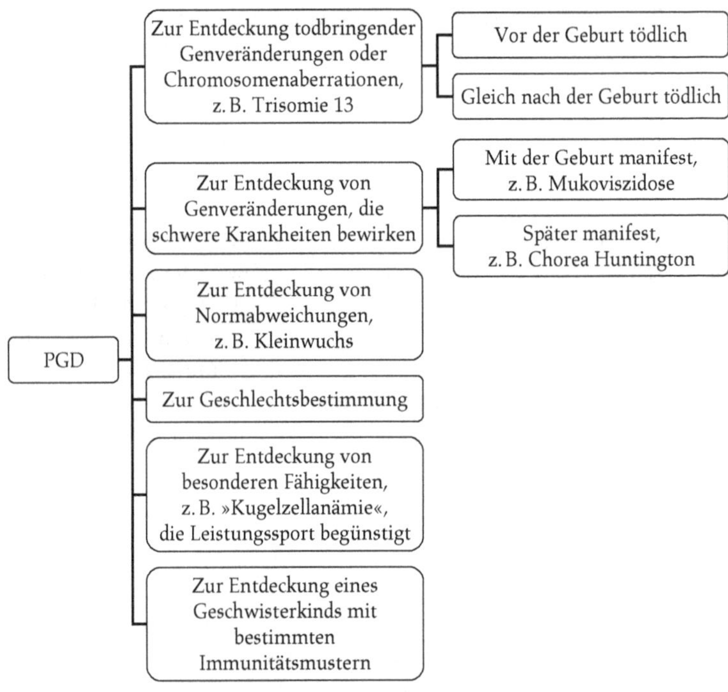

Abbildung 11: Anwendungsmöglichkeiten der PGD

Die PGD kann Verwendung finden, um schwerwiegende genetische Veränderungen bei Embryonen von sogenannten Hochrisikopaaren auszuschließen oder zu diagnostizieren, die vor der Geburt oder kurz danach zum Tod des Kindes führen. In diesem Fall handelt es sich um Elternpaare, die eigentlich keine IvF benötigen.

Wird ein Kind beispielsweise mit einer Trisomie 13 geboren, so bieten die Ärzte den Eltern die passive Sterbehilfe an. Die Kinder bekommen, wenn die Eltern dem zustimmen, danach Nahrung nur auf Verlangen. Es gibt keine Sondenernährung, keine zusätzliche Sauerstoffgabe und keine Verabreichung von Antibiotika bei Infektionen. Es wird auf Operationen oder Wiederbelebungsmaßnahmen verzichtet.

Unter der Voraussetzung, dass diese Form des Sterbenlassens ethisch zulässig ist, wäre auch eine Nicht-Implantation eines menschlichen Embryos mit ähnlichen genetischen Veränderungen ethisch zulässig. Denn die Nicht-Implantation ist keine aktive Tötungshandlung, sondern stellt im Verzicht auf die Implantation eine vergleichbare Form des Sterbenlassens dar. In diesem Fall wäre es nicht die Unzumutbarkeit für die Eltern, weswegen auf eine Implantation verzichtet wird, sondern das Leiden des menschlichen Embryos. Die Eltern wären dann diejenigen, die im Namen des Kindes um diese Nicht-Implantation nach einer PGD bitten würden, also auf diese Weise den mutmaßlichen Willen des Kindes antizipieren, wie es bei Neugeborenen der Fall ist, denen aufgrund schwerer Erkrankungen eine Therapiezieländerung hin zu einem palliativen Sterbenlassen ermöglicht wird, wenn die Eltern darum bitten. Die Nicht-Implantation würde keine Missachtung der unbedingten Menschenwürde darstellen, wenn sie, als Sterbenlassen verstanden, dem antizipativ unterstellten, mutmaßlichen Willen des Kindes Folge leistet, der darin besteht, dass sein Leiden nicht in die Länge gezogen wird.

Dies lässt sich in folgendem Syllogismus darstellen:

1. Ein Sterbenlassen ist ethisch zulässig, wenn der mutmaßliche Wille unterstellt werden kann, dass die Betroffenen diese Sterbehilfe wünschen.
2. Es gibt genetische Veränderungen, die so schwerwiegend sind, dass die Betroffenen vor oder kurz nach der Geburt sterben werden.
3. Dieses Sterben kurz vor oder nach der Geburt ist mit großem Leid für die Feten bzw. Neugeborenen verbunden.
4. Es darf angenommen werden, dass diese nicht möchten, dass ihr Leiden verlängert wird.
5. Sie würden also, so darf angenommen werden, einem Sterbenlassen durch Nicht-Implantation zustimmen.
6. Die Nicht-Implantation von menschlichen Embryonen nach PGD verhindert in derartigen Fällen das entsprechende Leiden.
7. Die Nicht-Implantation von menschlichen Embryonen nach einer PGD kann in diesen Fällen also als ethisch zulässiges Sterbenlassen verstanden werden.

Eine PGD mit einer solchen Zielsetzung hat nichts mit einer Selektion zwischen »lebenswertem« und »lebensunwertem« Leben zu tun, genauso wenig wie ein Sterbenlassen bei mutmaßlicher Einwilligung in diesem Sinn interpretiert werden kann. Sie bedeuten auch keine Gefährdung für den Umgang mit lebensfähigen Menschen mit Beeinträchtigungen. Eine derartig motivierte Nicht-Implantation sollte auch nicht als einer eugenischen Mentalität entspringend missdeutet werden, da es hier um den mutmaßlichen (unterstellten) Willen des kranken Embryos geht.

Was die Würde und das Recht auf Wohlergehen der Mutter betrifft, so gilt: Die PGD ist in den genannten Fällen nicht nur ethisch zulässig, sondern sogar ethisch geboten, sofern es die Mütter wünschen; denn jede Schwangerschaft stellt ein gesundheitliches Risiko dar. Es ist medizinisch und ethisch darum unverantwortlich, Frauen im Rahmen einer IvF-Behandlung wegen Unfruchtbarkeit ohne Entscheidungsmöglichkeit über Implantation oder Nicht-Implantation einer Schwangerschaft auszusetzen, wenn die schwere Schädigung des Kindes ein Sterbenlassen zulässig macht.

Allerdings könnte argumentiert werden, dass eine PGD normalerweise mit einem erhöhten Verbrauch an Embryonen einhergeht und damit deren Lebensschutz nicht ernst genug genommen wird. Wer diese Position teilt, also davon ausgeht, frühe Embryonen seien bereits menschliche Existenzen, wird fordern, möglichst wenige Eizellen für eine PGD zu befruchten.

Manche genetischen Mutationen werden erst nach Jahren oder Jahrzehnten wirksam wie bei der Chorea Huntington. Die genetische Veränderung bewirkt den Ausbruch dieser todbringenden Krankheit im Mittel zwischen dem 35. und 45. Lebensjahr. Andere Mutationen führen zu schweren Krankheiten wie der Mukoviszidose, die aber im Durchschnitt mit einer stetig wachsenden Lebenserwartung abhängig vom medizinischen Fortschritt einhergeht. Zudem ist bei manchen genetischen Veränderungen zwar klar, dass sie Krankheiten oder Beeinträchtigungen auslösen werden, es ist aber nicht abzusehen, wie der Schweregrad ausfallen wird. Dies gilt beispielsweise für die Epidermolysis bullosa. Das davon betroffene Kind verstirbt oft in den ersten Wochen nach der Geburt, weil die Hauterkrankung ähnlich katastrophale Wirkungen zeigt wie starke Verbrennungen. Es gibt aber auch Fälle, in denen die betroffene Person mit dieser Krankheit überleben kann, weil der Schweregrad nicht tödlich ist.

Wer dem frühen Embryo Menschenwürde zuerkennt, wird die PGD in diesen Fällen, die nicht mehr mit der Analogie des Sterbenlassens verbunden sind, für nicht zielführend halten. Wer dagegen davon ausgeht, dass der frühe Embryo noch keine menschliche Person ist, für den kann es gute Gründe geben, auf eine Implantation zu verzichten: Paare haben nur die Möglichkeit, einige wenige Kinder auf die Welt zu bringen. Man sollte es ihnen deshalb gestatten, möglichst Kindern das Leben zu ermöglichen, die nicht bereits von vornherein von schweren Erkrankungen oder Beeinträchtigungen bedroht sind, selbst wenn diese erst später im Leben erfahrbar werden.

In derartigen Fällen spielt es also im Unterschied zu den Fällen, die analog zur passiven Sterbehilfe bzw. zum Sterbenlassen sind, eine entscheidende Rolle, wie man den Status des frühen Embryos versteht. Ist der frühe Embryo nämlich noch keine menschliche Person, gibt es im strengen Sinn keinen Träger einer Krankheit im Sinne eines Subjekts, weshalb es eine moralisch verantwortete Option sein kann, diesen Embryo nach einer PGD nicht zu implantieren, wenn er genetische Veränderungen hat, die schwere Krankheiten mit sich bringen. Diese Entscheidung wäre in gewisser Weise der Entscheidung vergleichbar, auf Kinder zu verzichten, wenn man bestimmte genetische Risiken hat. Aber sie ersetzt dieses Nichtexistenzprinzip für eigene Nachkommen durch eine Bereitschaft zu eigenen Nachkommen, wenn diese nicht schwer geschädigt sind.

Man könnte zudem in diesem Fall eine Analogie zur Praxis der Pränataldiagnostik (PND) in Deutschland ziehen. Hier wird es den Müttern freigestellt, selbst zu entscheiden, ob sie sich zumuten wollen, das von der genetischen Änderung betroffene Kind auszutragen. Wer argumentiert, bei der Abtreibung nach PND handle es sich um eine einmalige Konfliktsituation, die mit einer Nicht-Implantation nach PGD nicht zu vergleichen sei, unterschlägt, dass Mütter, die sich der Belastung mit einer genetischen Disposition bewusst sind, eine PND in den meisten Fällen genau deswegen durchführen lassen. Sie werden oft in der Hoffnung schwanger, dass sich die Ängste nicht bewahrheiten. Vor diesem Hintergrund kann die PGD sehr wohl als antizipierte Form einer derartigen Schwangerschaft verstanden werden.

Dagegen gibt es zumindest für diejenigen, die dem frühen Embryo noch keinen Personenstatus zuerkennen, zwischen einer Nicht-Implantation nach PGD und einer Abtreibung nach PND einen zentralen Unterschied. Im ersten Fall wird es unterlassen, einen menschlichen Embryo zu implantieren, der zu einer Person werden kann, dem aber noch keine Menschenwürde zukommt, sondern nur ein für eine Güterabwägung offener Schutz. Im anderen Fall wird ein ungeborener Mensch, der ein menschliches »Antlitz« trägt, im Mutterleib getötet.

Allerdings gibt es einen weiteren Einwand gegen die Erlaubnis der PGD für diese Fälle. Danach sei die PGD in derartigen Fällen *moralisch* eigentlich zulässig, aber dennoch müsse ein *rechtliches* Verbot der PGD gefordert werden. Die Begründung hierfür ist das Dammbruchargument. Vertreter dieser Position wollen durch ein solches Verbot einen Dammbruch hin zu den Zielen einer PGD verhindern, bei denen die PGD angewendet werden soll, um diejenigen Embryonen aufzufinden, die besondere Eigenschaften haben.

Das Dammbruchargument nimmt dabei folgende Form an:

1. Grundsätzlich ist eine PGD zulässig, wenn sie eingesetzt wird, um Embryonen aufzufinden, die Erbveränderungen haben, die sehr schwerwiegend sind.
2. Die Anwendung der PGD wird sich jedoch nicht auf derartige Fälle einschränken lassen.
3. Die Anwendung der PGD wird dann auch für weniger schwerwiegende genetische Veränderungen eingesetzt.
4. Die Anwendung der PGD wird letztlich auch dafür verwendet werden, um Embryonen aufzufinden, die besondere Eigenschaften haben und damit einer eugenischen und diskriminierenden Mentalität Vorschub leisten.

Die entscheidende Frage lautet darum, ob das Dammbruchargument stimmig ist, ob also diese eugenische Ausweitung und damit verbunden eine diskriminierende Mentalität zu erwarten ist. Als Beleg für das Dammbruchargument wird dabei manchmal angeführt, dass die Pränataldiagnostik bereits dazu geführt hat, dass Kinder abgetrieben werden, die weniger schwerwiegende genetische Veränderungen in sich tragen, z.B. die Disposition für eine Lippen-Kiefer-Gaumenspalte. Die PND lässt sich also nicht auf schwerwiegende Fälle im objektiv-medizinischen Sinn einschränken. Man sollte also diesen Fehler durch eine rechtliche Zulässigkeit der PGD nicht noch verschlimmern.

Allerdings ist der Preis eines solchen Verbots sehr hoch: Man muss nämlich Eltern die Möglichkeit einer PGD verwehren, die trotz der nach Prämisse 1 des Dammbrucharguments aufgrund ihrer genetischen Veranlagung mit den damit verbundenen Risiken im Blick auf die Nachkommen einen moralischen Anspruch auf eine PGD hätten. Die Ansprüche dieser Eltern werden damit zugunsten einer Gemeinwohlüberlegung preisgegeben, obwohl beispielsweise für ein Anwachsen einer diskriminierenden Mentalität jegliche empirische Hinweise fehlen. Dazu kommt: Wenn bestimmte Paare aufgrund ihrer genetischen Disposition auf Kinder *verzichten*, beispielsweise weil sie Überträger einer Mukoviszidosemutation sind, bedeutet dies auch nicht, dass sie damit allen Menschen, die mit dieser Veränderung geboren werden, das Lebensrecht absprechen, sozusagen durch ihre Entscheidung zurufen: »Ihr seid unerwünscht!« Vielmehr wollen sie sich nur selbst nicht die Erfahrungen einer Elternschaft mit Kindern zumuten, die von einer derartigen Veranlagung betroffen sind.

Doch gibt es darüber hinaus noch einen weiteren Grund, warum man dem Dammbruchargument nicht folgen sollte. Eine PGD setzt eine IvF mit allen mit der IvF verbundenen gesundheitlichen Risiken voraus. Warum sollten also Paare diese Diagnostik aus anderen als aus schwerwiegenden Gründen in Anspruch nehmen wollen, wenn der Erfolg nicht geplant werden kann?

Es lässt sich weiter fragen: Rechtfertigen Normabweichungen eine PGD und eine Nicht-Implantation? Bei der Bewertung dieser Konfliktsituation sind die Weichenstellungen einerseits individualethisch sehr ähnlich wie bei der vorausgehenden Konstellation, andererseits aber verstärkt sich die sozialethische Fragestellung, auf welche Gesellschaft wir möglicherweise hinsteuern, wenn diese Indikationen zulässig wären.

Individualethisch bleibt entscheidend, ob man die Überzeugung teilt, der frühe Embryo sei bereits eine menschliche Person, der Menschenwürde zukommt. In diesem Fall verurteilt die Nicht-Implantation eines solchen Embryos diesen zum Tod und ist sittlich verwerflich. Teilt man diese Überzeugung nicht, so hat das Selbstbestimmungsrecht der Mutter Vorrang vor einer Implantationspflicht, da der Embryo nach dieser Position noch keine Person ist. Allerdings lässt sich sozialethisch fragen, ob die gesellschaftlichen Auswirkungen einer solchen Praxis unser Normengefüge, das ganz wesentlich auf einer Nichtdiskriminierung von Menschen mit Normabweichungen basiert, gefährden. Darum ist die elterliche Selbstbestimmung gegen ihre gesellschaftlichen Auswirkungen abzuwägen. Hille Haker ist darum zuzustimmen, dass »ein ethisch gehaltvolles Konzept von Elternschaft [und damit verbunden die Frage der Präimplantationsdiagnostik] [...] als sozialethische zu diskutieren, und gerade nicht in die Privatsphäre individueller Entscheidungsfindung zu verbannen«[17] ist.

Noch radikaler ist die Option, PGD zur Geschlechtsselektion und zum Auffinden von bestimmten Anlagen zu verwenden. Wie bedeut-

[17] Haker (2006), 274.

sam die sozialethische Perspektive ist, zeigt besonders die Möglichkeit, die PGD zu verwenden, um das Geschlecht der Embryonen zu bestimmen, oder diese Diagnostik zu nutzen, um diejenigen Embryonen zu entdecken, die besondere genetische Anlagen tragen. Hier ist es wahrscheinlich, dass die PGD von Eltern eingesetzt wird, um sich den Traum vom »idealen« Kind zumindest ansatzweise zu erfüllen.

Geht man davon aus, dass frühe Embryonen noch keine menschlichen Personen sind, so verschiebt sich das Gewicht der ethischen Bewertung auf die Frage, ob eine Gesellschaft ihren Mitgliedern freistellen will, über das Geschlecht der Kinder und über bestimmte Anlagen selbst zu entscheiden. Dies hat fundamentale Konsequenzen im Verständnis der Elternrolle: Dürfen Eltern unter verschiedenen verfügbaren Embryonen nach eigenem Gutdünken auswählen? Das zentrale Argument, ihnen diese Freiheit nicht einzuräumen, besteht in der Sorge um das Wohl der künftigen Kinder, die durch eine derartige Fremdbestimmung und Vorbestimmung in ihrer eigenen Selbstbestimmung verletzt sein könnten. Auch ist zu fragen, ob durch dieses Auswählen von Kindern mit bestimmten Eigenschaften diejenigen ohne diese Eigenschaften in ihren Lebensmöglichkeiten Diskriminierungen ausgesetzt sein könnten. Damit verbunden ist eine Normänderung in einer derartigen Gesellschaft, die mehr und mehr eine Qualitätskontrolle am Lebensanfang einfordern könnte.

Aus sozialethischen Gründen, nämlich der möglichen Veränderung einer Gesellschaft hin zu einer solchen Qualitätskontrolle bereits am Lebensanfang, gibt es ernst zu nehmende Gründe, die PGD für diese Zielsetzungen nicht zuzulassen.

Ein besonders komplexer und schwieriger Fall soll abschließend thematisiert werden. Im Vereinigten Königreich und auch anderen Ländern sind Fälle dokumentiert, bei denen Eltern die Methoden der PGD einsetzen, um für ein bereits geborenes beispielsweise leukämiekrankes Kind ein Geschwisterkind zu finden, das für das kranke Kind aufgrund seiner Immunitätsmuster als Knochenmarkspender in Frage kommt. In dieser Fallkonstellation erhöht sich die Komplexität, da nicht nur die Frage nach der Menschenwürde der nicht implantierten oder abgetriebenen menschlichen Lebewesen zu berücksichtigen ist, sondern auch die Menschenwürde des kranken Kindes, des zukünftigen Kindes und der Mutter, darüber hinaus aber auch Auswirkungen auf gesellschaftliche Entwicklungen.

Im Unterschied zur gerade besprochenen Ablehnung einer elterlichen Planung ihrer Kinder nach persönlichen Wertmaßstäben sind es nicht individuelle Kriterien, die eine Rolle spielen. Lassen sich medizinische Gründe tatsächlich klar benennen, dann kann diese Form der Anwendung der PGD nicht aus sich heraus als verwerflich gelten, sofern man davon ausgeht, dass der frühe Embryo noch keine menschliche Person ist. Andernfalls ist ein derartiges Verfahren nicht zu rechtfertigen, selbst wenn dadurch einem geborenen Menschen mit einer hohen Wahrscheinlichkeit das Leben gerettet wird.

Geht man davon aus, dass dem frühen Embryo noch kein Personenstatus zukommt, so bleibt dennoch die Frage, ob nicht das durch PGD gefundene Geschwisterkind nach seiner Geburt für das kranke Kind instrumentalisiert und so in seiner Würde verletzt wird. Beispielsweise muss das Kleinkind bei einer Leukämieerkrankung des Geschwisterkinds eine Knochenmarkspende leisten. Jedoch ließe sich annehmen, dass das Kind mutmaßlich bereit wäre, dem kranken Geschwisterkind zu helfen, sodass der Instrumentalisierungsvorwurf ins Leere liefe. Zudem ist eine solche Spende bei Geschwisterkindern, die ohne PGD zur Welt gekommen sind, zulässig, ohne dass hier der Instrumentalisierungsvorwurf eine entscheidende Rolle spielt. Nur wenn der Grund für seine Existenz auch nach der Lebensrettungsmaßnahme Hauptgrund bliebe, also das Kind nicht auch um seiner selbst willen, sondern bloß um des Geschwisterkinds willen angenommen wäre, dann müsste in der Tat eine Missachtung seiner Menschenwürde konstatiert werden. Dies sollte allerdings nicht der Fall sein, sondern es lässt sich vermuten, dass das Kind auch um seiner selbst willen geliebt und angenommen wird.

Aber auch dann bleibt noch die Frage nach gesellschaftlichen Auswirkungen zu bedenken. Da es sich in diesem konkreten Fall nämlich eindeutig um eine Auswahl eines Embryos mit spezifischen Immunitätsmustern handelt, ist das übliche Vorgehen in der Anwendung der PGD umgekehrt: Es wird nicht nach Embryonen gesucht, die eine bestimmte genetische Veranlagung nicht in sich tragen, sondern es sollen gerade Embryonen mit einer bestimmten genetischen Veranlagung für die Implantation gefunden werden. Damit wird also grundlegend die Blickrichtung der PGD verändert: Es geht um das Wohlergehen des Geschwisterkinds.

Aufgrund dieser Überlegungen erscheint eine PGD mit dem Ziel, ein lebensbedrohlich erkranktes Geschwisterkind zu retten, dann vertretbar zu sein, wenn man davon ausgeht, dass der frühe Embryo noch keine Person ist.

3.2.3 *Ergebnis*

Wenn man die Einschätzung teilt, dass die IvF ethisch tolerierbar ist, so kann auch die Präimplantationsdiagnostik bei bestimmten Zielsetzungen gerechtfertigt werden. Sie kann selbst von denjenigen, die frühe Embryonen für Personen halten, in den Fällen akzeptiert werden, in denen die elterliche genetische Disposition (Translokationen usw.) vermuten lässt, dass die auf üblichem Weg gezeugten Kinder bei einer derartigen genetischen Veränderung entweder im Mutterleib absterben oder kurz nach der Geburt versterben würden. Werden nämlich Kinder mit derartig schwerwiegenden genetischen Veränderungen geboren, ist nach praktisch allen ethischen Ansätzen ein Sterbenlassen zulässig. Würde in diesen Fällen auf die Implantation eines derartig genetisch veränderten Embryos verzichtet, so ließe sich dies in analoger Weise als eine Therapiezieländerung hin zu einem Sterbenlassen verstehen. Es müsste in solchen Fällen nur gewährleistet werden, dass die zur Diagnose entnommenen Zellen nicht selbst wieder zu Embryonen heranwachsen können. Die PGD wäre also im Blastozystenstadium durchzuführen.

Unter der Annahme, dass der frühe Embryo zwar schützenswert, aber noch nicht als menschliche Person anzuerkennen ist, kann der Einsatz der PGD darüber hinaus auch in den Fällen gerechtfertigt werden, in denen für die Eltern schwere Belastungen aufgrund einer genetischen Indikation zu erwarten sind. Auch lässt sich eine PGD verteidigen, die dazu dient, Geschwisterkinder mit bestimmten Immunitätsmustern aufzufinden. Dagegen legen Embryonenschutz und auch normlogische Überlegungen nahe, andere Fallkonstellationen für eine PGD, beispielsweise die Geschlechtsselektion, als ethisch unzulässig zu bewerten.

3.3 Leihmutterschaft[18]

Verfahren der modernen Reproduktionsmedizin, wie die In-vitro-Fertilisation (IvF), die Präimplantationsdiagnostik (PGD) oder die Samenspende, werden nicht selten wegen ihrer »Künstlichkeit« kritisiert. Da die Leihmutterschaft immer eine IvF und eine Samenspende,

[18] Nikolai Münch hat wesentlich zu diesem Unterkapitel beigetragen. Vgl. Knoepffler/Münch (2018). Dort auch weitere Belege für die einzelnen Fallbeispiele.

oft auch eine PGD voraussetzt, ist sie also diesen Einwänden ausgesetzt. Darüber hinaus wirft die Leihmutterschaft aber mehrere weitere, ethisch relevante Fragen auf: Darf eine Frau, etwas einfach gesprochen, ihre Gebärmutter für neun Monate »vermieten«? Wird damit nicht eine Grenze überschritten, insbesondere dann, wenn dies gegen Geld geschieht? Zudem wird damit verbunden der Vorwurf erhoben, die Würde der Frau würde in diesem Fall verletzt, da sie als Austrägerin eines fremden Kindes instrumentalisiert und als Objekt behandelt würde. Eine weitere Frage lautet: Wird durch eine Leihmutterschaft nicht die Mutterschaft sozusagen gespalten? Als Mutter wurde bis vor dem Aufkommen der modernen Reproduktionsmedizin diejenige Frau verstanden und anerkannt, welche das Kind ausgetragen und geboren hat. Der familienrechtliche Grundsatz »Pater semper incertus est, mater semper certa est [Der Vater ist immer unsicher, die Mutter ist immer sicher]« spiegelte wider, dass eine Frau, bevor der Reproduktionsmedizin die Möglichkeit der Eizellspende zur Verfügung stand, überhaupt kein anderes Kind gebären konnte als ein genetisch eigenes. Viele der heute praktizierten Formen von Leihmutterschaft heben den eben aufgeführten Rechtsgrundsatz auf. Aufgrund der Eizellspende durch eine andere Frau trägt eine Frau ein Kind aus, dessen genetische Mutter sie nicht ist und dessen soziale Mutter sie nicht sein wird, obwohl sie mit dem Kind schwanger war und es zur Welt brachte. Sie ist mit dem Kind eines anderen Paares schwanger, dient also – buchstäblich – als »Gebärmutter«. Diese Situation von gespaltener Mutterschaft führt zu Konfliktsituationen, von denen einige im Folgenden beschrieben werden.

3.3.1 Drei Fallbeispiele

Fall 1: Baby M[19]

Im Jahr 1985 schloss in New Jersey (USA) Mary Beth Whitehead, eine Frau aus einfachen materiellen Verhältnissen, einen Vertrag mit William Stern, dessen Frau an Multipler Sklerose litt. Sterns Frau fürchtete, ihr Gesundheitszustand würde sich durch eine eigene Schwangerschaft erheblich verschlechtern. Der Vertrag sah vor, dass

[19] Vgl. Haberman, C.: Baby M and the Question of Surrogate Motherhood. In: New York Times 23.03.2014 https://www.nytimes.com/2014/03/24/us/baby-m-and-the-question-of-surrogate-motherhood.html?_r=0, zuletzt eingesehen: 23.04.2020.

Frau Whitehead sich mit dem Sperma von Herrn Stern künstlich befruchten ließ, das Kind austragen und nach der Geburt das Kind, welches als Baby M bekannt werden sollte, unter Verzicht auf ihre Elternrechte den Sterns überlassen sollte. Als Gegenleistung waren vertraglich 10.000 US-Dollar für die Leihmutter vorgesehen. Kurz nach der Geburt aber entschied sich Frau Whitehead, auf das Geld zu verzichten, da sie das geborene Mädchen behalten wollte. William Stern verklagte sie daraufhin. Damit musste sich zum ersten Mal ein US-Gericht mit den rechtlichen Fragen eines Leihmutterschaftsvertrages befassen. Der New Jersey Supreme Court erklärte 1988 den Leihmutterschaftsvertrag und die vorgesehene Zahlung für sittenwidrig, illegal und in gewisser Hinsicht frauenfeindlich.[20] Ungeachtet dessen, sprachen sie den wohlhabenden Sterns das Sorgerecht für Baby M zu, weil dies im Sinne des Wohlergehen des Kindes sei.

Fall 2: Baby Gammy[21]

Im Jahr 2014 erregte der Fall der 21-jährigen thailändischen Leihmutter Pattaramon Chanbua und ihres an Down-Syndrom erkrankten Jungen Gammy weltweites Aufsehen. Die genauen Abläufe mögen im Wirrwarr von Behauptungen und Gegenbehauptungen der beteiligten Personen nicht mehr im Detail zu rekonstruieren sein. Klar jedenfalls ist, dass Chanbua über die Vermittlung einer Agentur einen Leihmutterschaftsvertrag mit dem australischen Ehepaar Wendy und David Farnell, die auf natürlichem Weg kein eigenes Kind haben konnten, einging. Es kam zu einer Zwillings-Schwangerschaft, die mit einer Eizellspende und dem Sperma von Herrn Farnell durch künstliche Befruchtung herbeigeführt wurde. Spät in dieser Schwangerschaft stellte sich heraus, dass der Junge an Trisomie 21 und einem Herzfehler litt. Er wurde mit seiner gesunden Schwester Pipah geboren, die nach der Geburt von den Farnells mit nach Australien genommen wurde, während sie Gammy bei seiner Leihmutter in Thailand ließen. Frau Chanbua gab an, dass sie sich aufgrund ihrer religiösen Überzeugungen einer von den Farnells geforderten Spätabtreibung, die in Thailand ohnehin illegal gewesen wäre, widersetzt hätte. Das australische Ehepaar widersprach dieser Darstellung. Die Leihmutter habe darauf bestanden, den Jungen zu behalten, und habe

---

[20] Mittlerweile ist die Leihmutterschaft in den USA je nach Bundesstaat unterschiedlich geregelt.

[21] Vgl. Whittaker (2016), 113, 122 f.

gedroht andernfalls die Polizei einzuschalten, um auch zu verhindern, dass die Zwillingsschwester Pipah mit den »Wunscheltern« nach Australien könne. Nachdem öffentlich bekannt wurde, dass David Farnell in Australien wegen sexueller Belästigung von Kindern verurteilt worden war, versuchte Chanbua auf rechtlichem Wege das Sorgerecht für Pipah zu erlangen. Ein australisches Gericht lehnte dies jedoch 2016 ab, weil nur ein sehr geringes Risiko bestünde, dass Pipah durch ihren Vater missbraucht werden könne. Allerdings verbot das Gericht, dass David Farnell allein mit dem Kind sei. Auch für die Behauptung, dass die Farnells Gammy in Thailand zurückgelassen hätten, sah das Gericht keine ausreichenden Belege. Gammy lebt weiterhin bei seiner Leihmutter Chanbua in Thailand. Auch in Reaktion auf diesen Fall hat Thailand 2015 die kommerzielle Leihmutterschaft für ausländliche Paare verboten. Berichten zufolge wichen die Leihmutterschaftsagenturen, die bisher in Thailand tätig waren, daraufhin ins benachbarte Kambodscha aus, wo eine gesetzliche Regelung zur Leihmutterschaft bislang fehlt.[22]

Fall 3: Altruistische Leihmutterschaft in Großbritannien[23]
Natalie Smith kann aufgrund einer angeborenen Krankheit auf natürlichem Wege keine Kinder bekommen. Sie wandte sich zusammen mit ihrem Ehemann trotz anfänglicher Skepsis an »Surrogacy UK« (SUK), einer Non-Profit-Organisation, die Veranstaltungen organisiert, auf denen »Wunscheltern« und potenzielle Leihmütter in Kontakt kommen können. Kommerzielle Leihmutterschaft ist in Großbritannien ebenso verboten wie Agenturen, die für Leihmutterschaft werben. Auf einer Veranstaltung von SUK lernten die Smiths Jenny French kennen, eine 28-jährige, verheiratete Krankenschwester, tätig auf einer Hospiz-Station und Mutter von drei Kindern. Sie verstanden sich auf Anhieb blendend und French bot bald darauf an, sich als Leihmutter zur Verfügung zu stellen – die Regeln von SUK sehen vor, dass die Leihmutter in spe dies von sich aus anbieten muss, ebenso wie eine weitere, darauffolgende dreimonatige »Kennenlernpha-

---

[22] Vgl. Haaij, S. (2016): Cambodia proves fertile ground for foreign surrogacy after Thailand ban. In: The Guardian, 19.08.2016 https://www.theguardian.com/global-development/2016/aug/19/cambodia-foreign-surrogacy-thailand-ban, zuletzt eingesehen: 24.04.2020.

[23] Vgl. Gardiner, B. (2015): The kindness of strangers: should surrogates get paid? In: The Guardian, 21.11.2015 https://www.theguardian.com/lifeandstyle/2015/nov/21/surrogacy-in-the-uk, zuletzt eingesehen: 24.04.2020.

se«. Frenchs Motivation, sich als Leihmutter anzubieten, war ihren Angaben zufolge eine altruistische, die von persönlicher Erfahrung gespeist war: Bevor sie ihre drei Kinder gebar, dauerte es mehrere Jahre, inklusive zweier Fehlgeburten und misslungener Versuche der künstlichen Befruchtung. Nachdem sich die beiden Familien einige Monate kannten, setzten sie eine Leihmutterschafts-Vereinbarung auf, in denen Punkte festgehalten wurden, beispielsweise auch unter welchen Umständen eine Abtreibung in Betracht zu ziehen wäre. Zudem wurde vereinbart, welche Ausgaben French von den »Wunscheltern« erstattet werden, z. B. der entstandene Einkommensverlust, Umstandskleidung, medizinische Ausgaben, insgesamt etwa 10.000 bis 15.000 Pfund. Diese Vereinbarung aber war rechtlich nicht bindend. Vor dem Gesetz waren zunächst die Leihmutter French und ihr Ehemann Eltern der nach einer künstlichen Befruchtung mit Embryonen, die von Natalie Smith und ihrem Ehemann stammten, geborenen Zwillinge; das gesetzliche Sorgerecht wurde auf Antrag Wochen nach der Geburt an Natalie Smith und ihren Ehemann übertragen. Während der Schwangerschaft, nach der Geburt und bis heute stehen die Wunscheltern in engem Kontakt mit der Leihmutter und ihrer Familie. French unterhält eine enge Beziehung zu den beiden Mädchen, die sie ausgetragen hat, sie sind für sie wie Nichten. Alle Beteiligten sind bis heute dankbar, wie alles gelaufen ist.

Diese drei unterschiedlich gelagerten Fallbeispiele verdeutlichen, welche komplexen ethischen Fragen sich in Zusammenhang mit der Leihmutterschaft stellen. Implizieren Leihmutterschaftsvereinbarungen eine Herabsetzung oder gar eine Würdeverletzung der jeweiligen Leihmutter – wie es im Richterspruch zum Fall Baby M anklang? Ist dies auch bei altruistisch motivierten und entsprechend persönlich eng gestalteten Leihmutterschaften (Fall 3) zu konstatieren? Werden Leihmütter prinzipiell von materiell besser Gestellten ausgebeutet? Oder ist dies nur bei kommerziellen Leihmutterschaftsverträgen oder bei bestimmten Ausgestaltungen dieser Verträge der Fall? Ist durch Fälle von »gespaltener Mutterschaft« das Kindeswohl gefährdet – wie der deutsche Gesetzgeber in seinem Verbot der Leihmutterschaft unterstellt –, oder wird das Kind selbst zu einer »Handelsware degradiert«[24], wie das OLG Hamm meint? Sollte Leihmutterschaft überhaupt als Vertragsverhältnis betrachtet und dementsprechend ausgestaltet werden? Oder würde aus gegensätzlicher Perspektive ein

[24] In: NJW (1985), 2205 f.

Verbot der Leihmutterschaft die reproduktive Freiheit von Paaren oder die Vertragsfreiheit der Leihmutter in ungerechtfertigter Weise einschränken?

3.3.2 Terminologische Vorklärungen

Es lassen sich vier Aspekte von Mutterschaft differenzieren, die bei einer ›traditionellen‹ Mutterschaft alle für dieselbe Frau gelten:[25]

1. Die genetische Mutter ist diejenige, von der das Kind genetisch abstammt. Sie wird mit dem Sperma des Vaters befruchtet oder spendet ihre Eizellen.
2. Die austragende Mutter ist mit dem Kind schwanger und bringt es mit der Geburt zur Welt.
3. Die soziale Mutter lebt mit dem Kind zusammen und trägt Sorge für seine Erziehung.
4. Die rechtliche Mutter hat das Sorgerecht für das Kind inne.

In der Leihmutterschaft dagegen werden diese vier Elemente der Mutterschaft nicht mehr von einer Frau realisiert. Die Leihmutter trägt zwar das Kind aus, sie wird aber nicht die soziale Mutter des Kindes, das sie zur Welt gebracht hat. Dabei lassen sich zwei Typen von Leihmutterschaft unterscheiden, je nachdem, ob die Leihmutter neben der austragenden Mutterschaft auch die Rolle der genetischen Mutter inne hat: Bei der »klassischen« Form der Leihmutterschaft wird die Leihmutter künstlich mit dem Sperma des zukünftigen sozialen Vaters befruchtet. Die Leihmutter ist so auch die genetische Mutter des Kindes. Wie weit verbreitet diese Form der Leihmutterschaft ist, lässt sich schwierig abschätzen; verlässliche Daten oder Erhebungen existieren nicht. Die zweite Form der Leihmutterschaft besteht darin, dass die Leihmutter nicht die genetische Mutter ist. In diesem Fall wird ein per IvF gezeugter Embryo eingepflanzt. Dieser Embryo kann jeweils mit Eizellen bzw. Sperma der zukünftigen sozialen Mutter bzw. des zukünftigen sozialen Vaters gezeugt worden sein. Sowohl die Eizelle als auch das Sperma können aber auch von einer Spenderin bzw. einem Spender stammen, so dass neben der klassischen Leihmutterschaft vier weitere Formen der Leihmutter-

[25] Zum Folgenden vgl. Bleisch (2012).

schaft denkbar sind, bei der die Leihmutter nur austrägt, aber genetisch nicht mit dem Kind verwandt ist.

1. Die sozialen Eltern sind auch die genetischen Eltern, die Leihmutter trägt nur aus.
2. Der soziale Vater ist zugleich auch der genetische Vater, die genetische Mutter dagegen ist eine Eizellspenderin.
3. Die soziale Mutter ist auch die genetische Mutter, der soziale Vater aber nicht der genetische Vater.
4. Weder die soziale Mutter noch der soziale Vater sind genetisch mit dem Kind verwandt (sondern eine Eizellspenderin und ein Samenspender).

Weiterhin zu differenzieren ist, ob einer Leihmutterschaft eine medizinische Indikation unterliegt, d.h. ob es der intendierten sozialen Mutter aus objektiven medizinischen Gründen physisch nicht möglich ist, ein Kind selbst auszutragen, oder ob dies nicht der Fall ist. Nach Berichten aus den USA steigt die Nachfrage nach Leihmutterschaften ohne medizinische Indikation (»social surrogacy«).[26] Auch der oben beschriebene Fall von Baby M stellt hinsichtlich der medizinischen Indikation einen Grenzfall dar. Dort litt die spätere soziale Mutter unter Multipler Sklerose (MS) und befürchtete, durch eine eigene Schwangerschaft könne sich ihr Gesundheitszustand verschlechtern. Bis in die 50er Jahre rieten Mediziner an MS erkrankten Frauen von einer Schwangerschaft ab. Allerdings war dies 1984 nicht mehr Stand der Forschung.

Nicht nur ist umstritten, ob die Leihmutterschaft nur aufgrund bestimmter Indikationen zugänglich sein sollte, sondern auch, welchem Personenkreis sie, gesetzt sie sei grundsätzlich zulässig, offenstehen sollte. Während sie für heterosexuelle Paare in Frage kommt, wenn es ihnen auf »natürlichem Wege« nicht möglich ist, ein Kind zu zeugen, ist sie für homosexuelle männliche Paare neben einer Adoption die einzige Möglichkeit, ein Kind zu bekommen, und der einzige Weg zu einem Kind, das zumindest von einem der beiden Väter auch genetisch abstammt.

Auch Alleinstehende können den Wunsch hegen und die Notwendigkeit sehen, eine Leihmutterschaft in Anspruch zu nehmen. Während es Stimmen gibt, die hier schnell mit dem Verweis auf das

[26] Vgl. Lewin (2014).

Kindeswohl ablehnen, muss gefragt werden, ob es nicht Alleinstehende gibt, die dies benachteiligen könnte. Wie die obigen Fallbeispiele zeigen, ist ein breites Spektrum an Fallkonstellationen möglich und es ist schwierig, absolute Voraussagen über das vermeintliche Kindeswohl zu treffen, zumal das Vorhandensein eines »klassischen« Beziehungsumfelds kein Garant dafür ist, dass das Kind später glücklich wird.

3.3.3 Bewertung der Fallkonstellationen

Medizinethiken in religiöser und naturrechtlicher Tradition lehnen alle Formen der Leihmutterschaft als unzulässig ab, wenn die sozialen Eltern nicht auch die genetischen Eltern sind. Auch würden manche Vertreter dieser Tradition sogar grundsätzlich die Leihmutterschaft als unnatürlich ablehnen, beispielsweise das römisch-katholische Lehramt, das bereits die Voraussetzung, nämlich die IvF, als unnatürlich verurteilt.[27] Das Lehramt würde bestreiten, dass es ein Recht zur Weitergabe eigener Gene gibt.

Dagegen lässt sich jedoch, selbst wenn man in diesem naturrechtlichen Paradigma verbleibt, argumentieren, dass der Wunsch nach eigenen Kindern zutiefst in die menschliche Natur eingewoben ist. Bereits früheste Menschheitsüberlieferungen wie die Abrahamsgeschichte, aber ebenso eine Fülle von Märchen thematisieren den Wunsch nach eigenen Kindern. Allerdings stellt sich dann die Frage: Inwiefern ist es berechtigt, nur denjenigen an einer Leihmutterschaft beteiligten Personen, die eine genetische Verbindung mit dem künftigen Kind haben, ein starkes Recht zu unterstellen, und andererseits die auch vorhandene Intention zur Erziehung des zukünftigen Kindes, die auch bei einer »Wunschmutter« vorhanden ist, deren Eizellen nicht »benutzt« werden, in den ethischen Überlegungen unberücksichtigt zu lassen? Es ist ja die ungewollte Kinderlosigkeit und ihr Leiden daran, welches in der überwiegenden Zahl der Fälle zu einer Leihmutterschaft motiviert. Von daher könnte man sagen, dass sich selbst aus der Naturrechtsethik kein grundsätzliches Verbot einer Leihmutterschaft ergeben muss, wenn man hier vermeidet, einen biologischen mit einem anthropologischen Naturbegriff gleichzusetzen.

[27] Vgl. 3.2.1.

Wenn man von mit der Menschenwürde verbundenen Selbstbestimmungsrechten im Sinn der Integrativen Medizinethik ausgeht, scheint es auf den ersten Blick nur Gründe zu geben, die Leihmutterschaft in allen Konstellationen zuzulassen, wenn die Freiheit der Leihmutter gewährleistet ist. Einerseits wird die reproduktive Freiheit der Eltern berücksichtigt, andererseits wird auch das Selbstbestimmungsrecht der Leihmutter über den eigenen Körper respektiert.

Was die sozialen Eltern angeht, so könnte man die technologische Entwicklung im Bereich der Fortpflanzungsmedizin als eine stetige Ausweitung reproduktiver Freiheit deuten. Sie eröffnet im Bereich der Fortpflanzung neue Optionen und vergrößert so den Spielraum möglicher reproduktiver Entscheidungen.

Allerdings hat die Integrative Medizinethik in ihrer sozialethischen Dimension immer auch ordnungsethische Fragen im Blick. Sie versteht das Konzept der reproduktiven Autonomie nicht nur als rein individuelles Abwehrrecht gegen staatliche Eingriffe, sondern bedenkt auch psychische und soziale Folgen, die möglicherweise für eine Einschränkung reproduktionsmedizinischer Verfahren sprechen könnten. Gerade im Bereich von Fortpflanzung, Paarbeziehungen, Eltern-Kinder-Verhältnissen und ähnlich gelagerten Bereichen wird nämlich eine rein auf individuelle Rechte abstellende ethische Bewertung dem nicht gerecht, dass auch der Status der Elternschaft, Fragen von Fürsorge und Verantwortung, die körperliche Integrität der Leihmütter, aber auch grundsätzliche gesellschaftliche Fragen, welche Familienformen Gesellschaften für zulässig halten, von großer Bedeutung sind.

So lässt sich zusammenfassend sagen, dass das Konzept von reproduktiver Autonomie ergänzt werden muss. Die Perspektive des zukünftigen Kindes ist ebenso zu berücksichtigen wie jegliche kulturellen, sozialen und familiären Kontexte. Unbestritten ist, dass ein Kinderwunsch existentielle Bedeutung für die Betroffenen hat, weswegen ohne schwerwiegende ethische Gründe der reproduktiven Autonomie der beteiligten Personen Rechnung zu tragen ist. Allerdings erschöpft sich die reproduktive Autonomie nicht in einer individuellen Wahlfreiheit, sondern sie bezieht ihre Bedeutung auch aus dem moralischen Stellenwert von interpersonalen Beziehungen und Eltern-Kind-Verhältnissen.

Aus der Perspektive der künftigen Kinder – so wird oftmals geltend gemacht – sollte Leihmutterschaft aufgrund des Schutzes des

Kindeswohls prinzipiell untersagt werden. So steht etwa hinter dem gesetzlichen Verbot der Eizellspende und der Leihmutterschaft in Deutschland die Vermutung, dass eine »gespaltene Mutterschaft«, wie sie mit den beiden genannten Praktiken einhergeht, das Kindeswohl gefährde.[28] Befürchtet werden eine (auch möglicherweise unbewusste) negative Einstellung der Leihmutter, die die Entwicklung des Embryos stören könnte, und Probleme zwischen der austragenden und sozialen Mutter nach der Geburt, die sich negativ auf das Kind auswirken könnten. Zudem könnte die Identitätsfindung des Kindes durch die gespaltene Mutterschaft beeinträchtigt sein. Allerdings gibt es für die Befürchtungen, das Kindeswohl könne gefährdet sein – und das gilt für alle Kinder, die mithilfe künstlicher Reproduktionstechnologien gezeugt wurden –, keine stichhaltigen empirischen Belege. Bezüglich der Leihmutterschaft zeigen die vorliegenden Studien keinerlei Hinweise darauf, dass das Wohlergehen von Kindern, die im Rahmen einer Leihmutterschaft zur Welt kamen, signifikant von dem »natürlich« gezeugter und geborener Kinder abweicht.[29] Ein prinzipielles Verbot der Leihmutterschaft lässt sich aufgrund einer Gefährdung des Kindeswohls also ethisch nicht rechtfertigen.

Als Argument gegen Leihmutterschaft wird zudem angeführt, sie verletze das betroffene Kind in seiner Menschenwürde. Dieser Einwand bezieht sich in aller Regel auf den Umstand, dass im Rahmen der Leihmutterschaft das Kind von der austragenden Mutter an die sozialen Eltern übergeben wird. Der Einwand lautet hier, dass das Kind zu einer Ware gemacht und damit in seiner Würde verletzt werde. Als Argument gegen Leihmutterschaft per se kann dies nicht überzeugen, man denke etwa an das oben beschriebene dritte Fallbeispiel einer altruistischen Leihmutterschaft. Aber selbst im Falle einer kommerziellen Leihmutterschaft (die ersten beiden Fallbeispiele) ist die Rede von einer Menschenwürdeverletzung des Kindes, nämlich dass das Kind zum bloßen Objekt eines Verkaufsgeschäftes in Analogie zum Sklavenhandel degradiert werde, schlicht falsch. Die Aussage: »Hier herrscht die kalte Logik des Warenhandels. Menschenhandel mit Kindern, die gegen Bezahlung an Bestell-Eltern abgegeben werden, erinnern an Zustände der Sklaverei wie vor 200 Jahren«[30], enthält zwei schwere systematische Fehler: Weder sind

[28] Vgl. Hörnle (2013). Vgl. auch Eberbach (2020).

[29] Vgl. den systematischen Überblick: Söderström-Anttila et al. (2016).

[30] Kummer (2016).

Kinder, egal wer sie austrägt, nach dem Rechtsstatus der entsprechenden Staaten jemals Sklaven, noch wird die Leihmutter für das Kind bezahlt, sondern für ihre Dienstleistung, das Kind auszutragen. Zudem wäre es vollkommen verfehlt, Elternrechte mit Eigentumsrechten zu verwechseln. Es lässt sich damit aus der ethischen Perspektive des Kindes kein prinzipielles Verbot der Leihmutterschaft rechtfertigen, auch wenn umgekehrt kein Anspruch auf eine derartige Zeugung abgeleitet werden kann.

Wie aber steht es mit dem Vorwurf, die Leihmutterschaft verletze die Würde der Leihmutter? Wenn Frauen zur Leihmutterschaft gezwungen werden, dann ist dieser Vorwurf korrekt. So hat es auch unter Rekurs auf das Kantische Instrumentalisierungsverbot bereits der Warnock Report festgehalten.[31]

Doch das eigentliche ethische Problem ist nicht der klare Fall, dass Frauen dazu gezwungen werden, sondern wenn sie dies freiwillig tun. Warum darf eine Frau ihre Arbeitskraft als Raumpflegerin »verkaufen«, nicht jedoch ihren Körper für eine Leihmutterschaft zur Verfügung stellen? Nun kann man einwenden, die Tätigkeit einer Raumpflegerin sei mit der einer Leihmutter nicht zu vergleichen, da bei einer Schwangerschaft eine enge und intime Beziehung mit dem auszutragenden Kind besteht. Die hier ungleich höhere Gefahr einer Beeinträchtigung der körperlichen Integrität nährt den Verdacht einer unzulässigen Instrumentalisierung der Leihmutter – ähnlich wie im Falle von Prostitution oder Organspenden und damit ihrer Würde.[32] Dagegen ließe sich unter Voraussetzung ihrer Freiwilligkeit jedoch einwenden, dass sie in allen genannten Fällen aus freien Stücken das Risiko auf sich nimmt. Unter Berücksichtigung der Bedeutung körperlicher Integrität ist gemäß dem Menschenwürdeverständnis der Integrativen Medizinethik nicht von einer Verletzung der Würde der Leihmutter durch die Leihmutterschaft per se auszugehen, sofern eine qualifizierte Zustimmung der Leihmutter vorliegt, d.h. ihre Selbstbestimmung gewahrt bleibt.

Problematisch können allerdings in diesem Zusammenhang Verträge sein, die das Recht der Leihmutter, selbstbestimmt über Eingriffe in ihren Körper zu entscheiden, einschränken (z.B. hinsichtlich von Abtreibungen, Fruchtwasserpunktion usw.). Weiterhin problematisch können Umstände sein, die verhindern, dass die Voraussetzun-

[31] Vgl. Warnock Report (1984), Nr. 8.17.
[32] Vgl. Bleisch (2015), 329f.

gen für eine qualifizierte Zustimmung der Leihmutter gegeben sind. So muss die Leihmutter zuvor zutreffend und umfassend über die medizinischen Behandlungen, damit verbundene Risiken und andere Regelungen und Vereinbarungen unterrichtet und aufgeklärt werden; ihre Zustimmung muss freiwillig unter Abwesenheit von äußerem Druck oder Zwang erfolgen; und nicht zuletzt muss die Leihmutter auch zustimmungsfähig sein. Während dies in der Praxis in westlichen Industrieländern wie den USA oder Großbritannien kein strukturelles Problem sein mag, legen die wenigen empirischen Daten über Leihmutterschaften in Entwicklungs- und Schwellenländern ein anderes Bild nahe. Zumindest in Indien scheinen Leihmüttern die Verträge, die ihre Rechte und Pflichten festlegen, zum Teil nur in englischer Sprache vorgelegt zu werden. Viele Leihmütter können aber zu wenig Englisch. Zudem sind – je nach Region – annähernd die Hälfte der indischen Leihmütter Analphabeten, weswegen sie, was die Vertragsinhalte angeht, auf mündliche Mitteilungen von Ärzten oder Leihmütteragenturen angewiesen sind, was oft zu einem inadäquaten Informationsstand der Leihmütter zu führen scheint. Insofern scheint es zumindest in der internationalen Praxis der Leihmutterschaft eine nicht zu vernachlässigende Zahl von Fällen zu geben, in denen die Vorbedingungen für eine qualifizierte Zustimmung der Leihmutter nicht gegeben sind und daher ihr Recht auf Selbstbestimmung nicht sinnvoll ausgeübt werden kann.

Dazu kommt ein Argument aus dem Hippokratischen Ethos, das in fast allen medizinethischen Ansätzen berücksichtigt wird, nämlich das Nichtschadensprinzip. Dürfen sich Ärztinnen und Ärzte an Handlungen beteiligen, die für die betreffenden Personen, hier die Leihmütter, ein nicht unerhebliches Risiko bedeuten, aber diesen keinen medizinischen Nutzen bringen? Jede Schwangerschaft birgt Risiken. Das stellt kein ethisches Problem dar, wenn die werdenden Mütter auch das Kind großziehen wollen. Auch dürfte es kein Problem darstellen, wenn jemand aus altruistischen Motiven, beispielsweise eine Frau für ihre Schwester das Kind austrägt. Im Fall der kommerziellen Leihmutterschaft riskiert jedoch ein »fremder« Mensch seine Gesundheit. Hier stellt sich einerseits die klassische ethische Frage einer Güterabwägung (Geld für persönliche Entfaltungsmöglichkeiten versus Gesundheitsrisiken), andererseits die ordnungsethische Frage: Verfestigen Leihmutterschaften Ausbeutungsverhältnisse, wenn arme Frauen ihren Körper für eine Leihmutterschaft verkaufen, um so die eigene Armut zu lindern? Dann würde die Zulässigkeit der Leihmutterschaft dazu führen, dass Notsituationen ausgenützt werden, statt dass Rahmenbedingungen geschaffen werden, sodass sich niemand aufgrund seiner Situation »gezwungen« fühlen könnte, Leihmutter zu werden.

Sofern man zu dem Schluss kommt, dass in Fällen, in denen eine Leihmutter unter existenziell bedrohender Armut leidet, dies (auch) in Verletzungen ihrer Menschenwürde und ihrer Grundrechte seinen Ursprung hat, kann man zu dem Urteil kommen, dass hier die Vorbedingungen für eine qualifizierte Zustimmung nicht gegeben sind. Von diesem Standpunkt aus würde diese Leihmutter zwar nicht durch die Leihmutterschaft an sich in ihrer Würde verletzt, aber von den betreffenden Agenturen und »Wunscheltern« zumindest ausgebeutet, insofern sie die vulnerable Situation der Leihmutter zu ihrem Vorteil ausnutzen.

Unter der Annahme einer qualifizierten Zustimmung der Leihmutter bleibt die Frage, unter welchen Umständen das Nichtschadensprinzip verletzt wird. Hängt dies davon ab, wieviel Geld der Leihmutter bezahlt wird? Die Gefahr einer zu geringen Bezahlung der Leihmütter in finanzieller Hinsicht ist bei internationalen Leihmutterschaften, die in Ländern wie Indien, Thailand oder der Ukraine stattfinden, relativ hoch. Es scheint plausibel, davon auszugehen, dass unter Berufung auf die Menschenwürde bestimmte Mindeststandards einzuhalten sind und darüber hinaus zumindest auch in angemessener Weise »lokale« Standards beachtet werden. Ein solcher Mindeststandard an angemessenen Arbeitsbedingungen scheint zumindest in einigen Fällen in Indien nicht gegeben zu sein, wenn Leihmütter sich auch aus Angst vor sozialer Stigmatisierung eigens angemietete Wohnungen teilen müssen, denen etwa eine annehmbare sanitäre Grundausstattung fehlt. Insofern scheint es bei internationalen Leihmutterschaftsvereinbarungen durchaus Fälle zu geben, bei denen man berechtigterweise von einer ethisch bedenklichen, zu geringen Entlohnung der Leihmütter im hier angelegten Begriffsverständnis sprechen kann.

Darum dürfte das sozialethische Argument zumindest gegen die kommerzielle Leihmutterschaft am meisten Gewicht haben, das Michael Sandel,[33] wenn auch nicht nur im Blick auf die Leihmutterschaft, ausgeführt hat und das auch von Medizinethikern religiöser und naturrechtlicher Provenienz formuliert wird: Sollte man wirklich

[33] Vgl. Sandel (2012).

seinen Körper gegen Geld vermieten dürfen? Sollte es nicht Bereiche geben, die dem Kommerz entzogen bleiben? Verdinglichen wir dadurch nicht soziale Praxen, deren Fluchtpunkt in der Regel ein gelingendes Selbst- und Weltverhältnis sein sollte? Zerstören wir dadurch nicht zentrale Lebensvollzüge und verhindern so das gute Leben in einer Gemeinschaft, da so nach und nach alles käuflich wird und damit alles der Logik des Markts unterworfen wird? Den Varianten dieses vor allem in der angelsächsischen Diskussion vorgetragenen Arguments ist gemein, dass sich die Kritik hier darauf richtet, dass Marktmechanismen – deren Legitimität nicht grundsätzlich in Zweifel gezogen wird – auf soziale Praxen übergreifen, die ursprünglich an anderen, den Marktmechanismen inkompatiblen Werten orientiert waren; dadurch gerieten diese den sozialen Praxen inhärenten Werte ins Hintertreffen, wodurch sich auch die Praxis selbst verändern und »verarmen« würde.

Normen, die bisher die Sphäre von Familie und Fortpflanzung prägten, würden so durch unpersönliche, versachlichte, letztendlich instrumentelle und lediglich das Eigeninteresse vermittelnde Marktbeziehungen abgelöst. Das drücke eine unangemessene und entwertende Beziehung zur Leihmutter aus, die dadurch wirklich auf ihre buchstäbliche Rolle als »Gebärmutter« reduziert werde.[34]

Die Integrative Medizinethik nimmt gerade aufgrund ihrer ordnungsethischen Dimension dieses Argument sehr ernst. Gerade die ersten beiden Fallbeispiele zeigen die Problematik eines solchen Marktverhaltens und deuten gesellschaftliche Verwerfungen an. Darum sollten Leihmutterschaften nicht als Dienstleitungs- oder Arbeitsverhältnis verstanden und dementsprechend geregelt werden, sondern als persönliches Beziehungsgeschehen. Unter einer solchen persönlichen Beziehung wird »eine nahe Beziehung zwischen Menschen« verstanden, »die sich nicht nur als Vertragspartner oder aufgrund einer bestimmten Rolle, die sie füreinander einzunehmen in der Lage sind, sondern auch als Personen schätzen und achten und denen an dieser Verbindung liegt«.[35] Damit soll die Vorstellung einer geteilten Elternschaft, an der »Wunscheltern«, Kinder und auch die Leihmütter teilhaben und qua Elternschaft Verantwortung übernehmen, auch in den praktischen Regelungen leitend werden. So soll verhindert werden, dass die Leihmütter auf ihre Funktion als Gebärmüt-

---

[34] Vgl. Ebd., 177 f.

[35] Bleisch (2012), 17.

ter reduziert und damit das Gesamtgeschehen einer Schwangerschaft verdinglicht wird. Das hat auch zur Konsequenz, dass die Leihmutter in ihrer Mutterrolle, die eine intime Beziehung mit dem Kind impliziert, als Person wertgeschätzt wird. Erst aus dieser Perspektive ließe sich auch die Verantwortung der Leihmutter dem Kind gegenüber adäquat erfassen, die nicht aus dem Vertrag mit den »Wunscheltern« resultiere, sondern ihr durch ihre Rolle innerhalb der geteilten Elternschaft zukomme. Was die praktischen Konsequenzen dieser an der Praxis der Elternschaft und den Beziehungen orientierten Sicht auf Leihmutterschaft angeht, so kommt dies dem eingangs dargelegten dritten Fallbeispiel der Leihmutterschaft in Großbritannien sehr nah. Es wird betont, dass die Leihmutter, sofern sie das wünscht, die Möglichkeit erhalten soll, eine andauernde Beziehung zu den Wunscheltern und dem Kind einzugehen; eine anonyme Leihmutterschaft, bei der sich Leihmutter und »Wunscheltern« nicht einmal kennenlernen, wird abgelehnt, ebenso ein Vertrag, der zur Abgabe des Kindes nach der Geburt zwingt. Allerdings unterscheiden sich die Einschätzungen, ob kommerzielle Leihmutterschaften unter strengen Regelungen diese hohen Standards erfüllen können oder ob allein altruistische Leihmutterschaften erlaubt sein sollten. Unabhängig von dieser Frage soll mithilfe der angedeuteten praktischen Regelungen verhindert werden, dass durch die Konzipierung der Leihmutterschaft als Dienstleistung die skizzierten verdinglichenden Konsequenzen eintreten.

Zusammenfassend lässt sich aus der ethischen Perspektive der Leihmütter kein prinzipielles Verbot der Leihmutterschaft ableiten. Eine pauschale Verletzung der Würde der Leihmütter ließ sich ebenso wenig feststellen wie ihre prinzipielle Ausbeutung oder Verdinglichung (wobei letzteres insbesondere auf die altruistische Form bezogen ist). Wenn man bereit ist, die philosophischen und normativen Voraussetzungen der an der sozialen Praxis der Elternschaft ansetzenden Verdinglichungskritik zu teilen, wird man zu dem Schluss kommen, dass viele praktische Regelungen von Leihmutterschaftsvereinbarungen zu einer Verdinglichung der Leihmütter im Sinne ihrer Reduktion auf ihre Funktion als »Gebärmutter« führen, und darum ein Verbot der kommerziellen Leihmutterschaft für angemessen halten.

3.4 Das Konfliktfeld Abtreibung

In der Bundesrepublik Deutschland ist die Abtreibung mit jährlich ca. 100.000 Fällen, also etwa der Anzahl der Bewohner der Stadt Jena, die dritthäufigste Todesursache für menschliche Lebewesen. Abtreibung ist dabei ein alltägliches Phänomen im Unterschied zur Nicht-Implantation nach einer PGD, die nur einige wenige hundert Paare in Deutschland nachsuchen.

Eine Abtreibung ist eine Tötungshandlung an einem menschlichen Embryo in vivo. Wie bei der Behandlung des moralischen Status ungeborener menschlicher Lebewesen deutlich wurde, ist es jedoch ethisch umstritten, ob diese Tötungshandlung eine menschliche Existenz um ihr Lebensrecht bringt oder ob ein menschliches Lebewesen getötet wird, dem keine Menschenwürde und kein damit verbundenes Recht auf Leben zukommt. Wie eingangs kurz beschrieben, wird dies juristisch von Staat zu Staat unterschiedlich bewertet.

Abtreibungen können Ärztinnen und Ärzte entgegen dem Hippokratischen Ethos unter bestimmten Bedingungen in vielen Staaten straffrei vollziehen, in manchen Staaten wie beispielsweise Indien müssen sie dies sogar, wenn betroffene Frauen darum bitten. Auch die Frauen werden in diesem Fall nicht bestraft. In China besteht aus populationsstrategischen Gründen ein staatlicher Druck auf schwangere Frauen, spätestens ab dem dritten Kind eine Abtreibung vornehmen zu lassen.

Eine Schwangerschaft stellt eine besondere Situation dar: Sie nimmt zutiefst Einfluss auf die physische und psychische Integrität der Frau, die in einer engen körperlichen Verbindung zu ihrem Kind steht. Sie bilden in gewisser Weise eine Einheit. Umgekehrt ist das Kind von der Mutter vollständig abhängig. Es empfängt beispielsweise von ihr die Nahrung, die es zum Leben braucht, ohne die es sterben würde. Deshalb ist auch der Satz richtig, dass ein ungeborenes Kind nicht gegen den Willen der Mutter am Leben gehalten werden kann, es sei denn, man würde Zwangsmaßnahmen einleiten, z. B. eine Einweisung in eine psychiatrische Klinik unter ständiger Beobachtung.

Aus der Richtigkeit des empirischen Satzes, dass ein ungeborenes Kind nicht gegen den Willen der Mutter am Leben gehalten werden kann, kann jedoch gerade nicht auf die Richtigkeit des normativen Satzes geschlossen werden, dass ein ungeborenes Kind nicht gegen den Willen der Mutter am Leben gehalten werden solle. Dies wäre ein klassischer naturalistischer Fehlschluss. Darum ist es sehr wohl möglich, das ungeborene Kind durch gesetzliche Maßnahmen zu schützen. Die Gesetzgeber in den meisten Staaten tragen dem dadurch Rechnung, dass sie es für möglich halten, Fristenregelungen für eine Abtreibung gesetzlich festzuschreiben. Danach ist es bis zu einem gewissen Zeitpunkt erlaubt (oder wird zumindest nicht bestraft), wenn eine Frau sich für eine Abtreibung entscheidet, während es nach diesem Zeitpunkt verboten ist und unter Strafe gestellt wird – und dies, obwohl natürlich auch nach diesem Zeitpunkt der empirische Satz gilt, dass ein ungeborenes Kind nicht gegen den Willen der Mutter am Leben gehalten werden kann.

Ebenfalls von großer Bedeutung ist, dass aus der empirischen Feststellung, dass ein Schwangerschaftskonflikt ein Konflikt besonderer Art sei, eben aufgrund der besonderen körperlichen Einheit von Frau und Kind, *nicht* normativ die Schlussfolgerung gezogen werden kann, damit hätte die Frau eine Verfügungsgewalt über das Kind. Vielmehr sind gerade die unterschiedlichen Fallkonstellationen zu berücksichtigen, bei denen Frauen eine Abtreibung verlangen.

1. Die Schwangerschaft gefährdet das Leben der Mutter.
2. Die Schwangerschaft wurde durch eine Gewalttat (Vergewaltigung) bewirkt.
3. Die Schwangerschaft soll aus anderen Gründen, die die Frau geltend macht, beendet werden.

Davon zu unterscheiden sind Fallkonstellationen, in denen nicht die Frau, sondern eventuell eine Gesellschaft eine Abtreibung nahelegt, z. B. dass die Schwangerschaft populationsstrategische Entscheidungen der betreffenden Gesellschaft gefährdet wie in China.

3.4.1 *Abtreibung wegen Gefährdung des mütterlichen Lebens*

Die vitale Indikation, die man auch die strenge medizinische Indikation nennen kann, ist dann gegeben, wenn das Leben der Mutter auf dem Spiel steht oder ihre Gesundheit in einer sehr ernsten Weise bedroht ist. In diesem Fall handelt es sich um einen klassischen Konflikt zwischen dem Leben der Mutter und dem Leben des Kindes. Wie ist dieser Konflikt zu lösen?

Unter der Voraussetzung, dass dem Ungeborenen keine Menschenwürde zukommt, hat die Mutter das Recht, seine Tötung zu verlangen, um ihr Leben zu retten. Unter dieser Voraussetzung ist sogar zu fragen, ob nicht die aus der Menschenwürde entspringende Pflicht gegen sich selbst diese Tötung verlangt.

Ganz anders verhält es sich, wenn dem Ungeborenen Menschenwürde zukommt. Dann kann es diese Pflicht in keinem Fall mehr geben. Hierbei ist freilich die wichtige Fallunterscheidung zu berücksichtigen, die wir oben beim Lebensanfang aufgestellt hatten:

1. Dem Ungeborenen kommt Menschenwürde zu, weil man überzeugt ist, dass das Ungeborene Mensch ist wie jeder geborene Mensch auch.
2. Aus Vorsichtsgründen wird davon ausgegangen, dass dem Ungeborenen Menschenwürde zukommt.

Wird aus Vorsichtsgründen davon ausgegangen, dass dem Ungeborenen Menschenwürde zukommt, dann kann man zur Lösung so argumentieren:

1. Der Mutter kommt Menschenwürde mit Gewissheit zu.
2. Dem Ungeborenen kommt Menschenwürde nur tutioristisch zu.
3. »Tutioristisch«, also den vorsichtigeren Weg wählend, impliziert, dass dem Ungeborenen Menschenwürde nicht mit Gewissheit zukommt.
4. Das Leben der Mutter kann nur durch die Tötung des Ungeborenen gerettet werden.
5. Die Mutter wünscht ihre Lebensrettung.
6. Also ist das Leben der Mutter zu retten, selbst wenn dabei das Ungeborene getötet werden muss.

Dieser Gedankengang ist in sich stimmig. In diesem Fall kann auch eine erweiterte medizinische Indikation zulässig sein. Wenn nach einer Pränataldiagnostik eine schwerwiegende Erkrankung des Ungeborenen zu befürchten ist und sich die Mutter nicht zutraut, ein solches Kind großzuziehen, ohne dabei für sie unannehmbare eigene gesundheitliche Schäden ertragen zu müssen, kann sie eine Abtreibung verlangen. Allerdings wird dann zu differenzieren sein, bis wann man das Ungeborene nur tutioristisch als menschliche Existenz versteht und ab wann man das Ungeborene bereits mit Gewissheit für einen Menschen hält. Wer beispielsweise mit Habermas die Geburt als entscheidende Zäsur versteht, wird aufgrund dieser Argumentationslinie eine Abtreibung aus medizinischer Indikation in diesem weit gefassten Sinn bis zur Geburt zustimmen können, so wie es auch das bundesdeutsche Strafgesetz vorsieht. Wer dagegen die Grenze dort ziehen würde, wo ein Kind außerhalb des Mutterleibs überleben würde, also nach ca. 22 Schwangerschaftswochen, würde für die erweiterte medizinische Indikation spätestens diesen Zeitraum festlegen. Wer einen noch früheren Zeitpunkt annimmt, würde dementsprechend diesen Zeitpunkt festlegen, um stimmig zu bleiben.

Anders dagegen verhält es sich, wenn man davon überzeugt ist, dass dem Ungeborenen ebenfalls Menschenwürde kategorisch zukommt. In diesem Fall haben wir ein klassisches Dilemma. Es steht Menschenwürde gegen Menschenwürde, Lebensrecht gegen Lebensrecht. Wie ist dieser Konflikt unter der Voraussetzung zu lösen, dass die Mutter wünscht, dass ihr Leben gerettet wird?

Wer den menschlichen Embryo als Bedrohung für das Leben der Mutter mit einem Angreifer gleichsetzt, der, wenn auch ohne es zu wissen, ein Leben bedroht, kann das Dilemma als Nothilfesituation konstruieren. Es gilt dann:

1. Der Mutter kommt unbedingt Menschenwürde zu.
2. Dem Ungeborenen kommt unbedingt Menschenwürde zu.
3. Das Ungeborene bedroht durch seine Existenz das Leben der Mutter.
4. Die Rettung des Lebens der Mutter vor dieser Bedrohung ist einem Handeln aus sog. Nothilfe, also aufgrund eines rechtfertigenden Notstands gleichzusetzen.
5. Also darf man das Leben der Mutter retten, selbst wenn dabei das Ungeborene getötet werden muss.

Der Haupteinwand gegen diesen Gedankengang liegt darin, nicht zu akzeptieren, dass es sich beim Embryo um einen Angreifer handeln kann, also die Nothilfesituation zu bestreiten. Konsequent zu Ende gedacht führt dieser Gedankengang allerdings dazu, dass in seltenen Fällen beide zum Tod verurteilt sind. Wenn nämlich das Ungeborene so schwer durch den Geburtsvorgang geschädigt ist, dass es kurz nach der Geburt sterben wird, würde der Verzicht auf die Lebensrettung der Mutter bedeuten, dass man Mutter und Kind verliert. Religiöse Ethiken wie die römisch-katholische Naturrechtsethik haben lange Zeit auch für diese Fälle keine Kindstötung erlaubt. Mittlerweile haben jedoch die katholischen Bischöfe Deutschlands folgendes Zugeständnis gemacht:

»In seltenen, aber nicht auszuschließenden Fällen stehen sowohl das Leben der Mutter wie auch das Leben des Kindes auf dem Spiel (vitale Indikation). Hier wird die Situation so dramatisch, dass alle Beteiligten vor einem schweren persönlichen Konflikt stehen; hier scheinen auch die ethischen Kategorien über die Unantastbarkeit des Lebens kaum mehr zu greifen. Die ethische Forderung, in einem solchen Fall der Natur ihren Lauf zu lassen und beide, Mutter und Kind, sterben zu lassen, wird allgemein als unmenschlich empfunden. Man wird in diesem extremen Ausnahmefall aber auch das Argument derer beachten, die es ethisch für vertretbar halten, dass von zwei sonst unrettbaren Leben wenigstens eines gerettet werden dürfe, zumal das Ziel der Handlung die Rettung von Leben ist.«[36]

Ohne dies explizit zu schreiben, räumen die Bischöfe damit sogar die ethische Zulässigkeit von Tötungshandlungen ein, dann nämlich, wenn das Leben der Mutter nur dadurch gerettet werden kann, falls wie bei einer Kraniotomie der Schädel des Kindes zertrümmert werden muss, der im Geburtskanal feststeckt, während die Mutter am Verbluten ist.

3.4.2 Abtreibung nach Vergewaltigung

Eine Vergewaltigung stellt eine schwere Verletzung der Menschenwürde der betroffenen vergewaltigten Frau dar. Ist in einem solchen Fall die Tötung des aus dem Akt der Vergewaltigung entstandenen Embryos zu rechtfertigen?

Die Frage ist leicht zu beantworten, wenn dem Ungeborenen keine Menschenwürde zukommt. Dann geht das mit der Menschenwürde verbundene Selbstbestimmungsrecht der Frau, das durch die Vergewaltigung negiert wurde, vor. Sie hat ein Recht, selbst zu bestimmen, ob diese Schwangerschaft fortgesetzt wird oder nicht.

Schwieriger ist es, wenn dem Ungeborenen Menschenwürde kategorisch, also unbedingt, zukommt. In diesem Zusammenhang ist ein von Judith Thomson verfasster, konstruierter Vergleichsfall von großer systematischer Relevanz: Angenommen man wird gekidnappt und bewusstlos geschlagen. Am nächsten Morgen erwacht man und ist mit einem bewusstlosen berühmten Violinisten in ein gemein-

[36] Deutsche Bischofskonferenz (Hg.) (1995), 292.

sames Blutsystem zusammengeschlossen, so dass man mit dem eigenen Blut dafür sorgt, dass der Violinist nicht stirbt. Der Klinikdirektor erklärt: »Die Gesellschaft der Liebhaber klassischer Musik hat Ihnen das angetan. Hätten wir gewusst, dass Sie nicht freiwillig zugestimmt haben, hätten wir dem nie zugestimmt. Jetzt aber sind Sie mit seinem Blutkreislauf verbunden. Doch machen Sie sich keine Sorgen! In etwa neun Monaten wird der Violinist von seiner Krankheit soweit hergestellt sein, dass wir sie wieder voneinander trennen können.«[37]

Die entscheidende Frage lautet: Ist es erlaubt, in einem solchen Fall zu verlangen, von dem Violinisten losgemacht zu werden und ihn damit dem Tod preiszugeben, einem Menschen, dem unzweifelhaft Menschenwürde zukommt und der selbst, so soll die Geschichte weiter gehen, nichts davon wusste, dass der mit seinem Blutkreislauf verbundene Mensch zur Hilfeleistung gezwungen wurde? Wer diese Frage mit einem »Ja« beantwortet, der kann auch einer Abtreibung zustimmen, selbst unter der Voraussetzung, dass dem Embryo Menschenwürde zukommt, zumal der Konflikt auf eine noch erniedrigendere Weise zustande kam als in dem konstruierten Vergleichsfall. Allerdings müsste in diesem Fall, um das Fremdtötungsgebot nicht zu verletzen, die Abtreibung in einer Weise vorgenommen werden, bei der der Embryo nicht direkt getötet wird, analog zur Entfernung eines Eileiters aufgrund einer Eileiterschwangerschaft.

Wer dagegen diese Frage verneint, der steht vor einer weiteren Entscheidung. Er kann den Vergewaltigungsfall als so einzigartigen Konfliktfall verstehen, dass genau in diesem Fall eine Ausnahme möglich ist.[38] Die Frau hätte dann nicht die Pflicht, das Ungeborene am Leben zu halten. Allerdings birgt diese Argumentation ein großes Problem. Sie postuliert, was zu beweisen wäre: Warum rechtfertigt diese einzigartige Konfliktsituation eine Ausnahme mit Tötungsfolgen für ein menschliches Lebewesen, dem Menschenwürde zukommt?

Völlig anders stellt sich die ethische Bewertung dar, wenn beispielsweise dem frühen Embryo bis zur Implantation keine Men-

---

[37] Thomson (1999 [1971], 26).

[38] So könnte er auf die unterschiedliche Intention eines Vergewaltigers im Fall einer Vergewaltigung und im obigen konstruierten Fall, wo die Intention in der Lebensrettung eines Schwerkranken besteht, hinweisen. Er könnte auch andere unterschiedliche situative Umstände als für die Bewertung relevant herausheben.

schenwürde zukommt, nach der Implantation aus Vorsichtsgründen jedoch angenommen wird, dass dem Embryo dann bereits Menschenwürde zukommt. Dann bietet sich bei Vergewaltigung an, eine Frühabtreibung vor der Embryogenese vorzunehmen, wenn die Mutter darum bittet. Ihr Selbstbestimmungsrecht steht in diesem Konfliktfall über dem nicht mehr mit der Menschenwürde verbundenen und darum schwächeren Lebensschutz des menschlichen Keims.

Damit verbunden ist auch eine andere Grenzziehung. Da es die Möglichkeit der Frühabtreibung gibt, kann man eine Abtreibung, die die Tötung eines Menschen zur Folge hat, dem Menschenwürde zukommt, nicht mehr mit dem Selbstbestimmungsrecht der Frau rechtfertigen, es sei denn die Frau wäre in den Tagen nach der Vergewaltigung aufgrund der traumatischen Erfahrung zu keiner verantworteten Entscheidung in der Lage.

3.4.3 *Abtreibung aus anderen Gründen der Frau*

In Deutschland wie auch weltweit werden die meisten Abtreibungen aus anderen Gründen vorgenommen. Oft ist der Fall, dass eine Familie die Familienplanung abgeschlossen hat und den »Unfall« durch eine Abtreibung »reparieren« will. So wird die Mehrzahl der Abtreibungen in vielen Staaten von verheirateten Frauen, oft Frauen, die bereits Kinder haben, gewünscht. Dahinter steht in manchen Fällen die Angst, durch ein weiteres Kind zu verarmen.

Erkennt man dem Embryo, sei es aus Vorsicht, sei es kategorisch, Menschenwürde zu, dann lautet das Argument für die Abtreibung aus anderen Gründen in etwa folgendermaßen:

1. Der Mutter kommt kategorisch Menschenwürde zu.
2. Dem Ungeborenen kommt tutioristisch oder kategorisch Menschenwürde zu.
3. Wenn das Ungeborene durch seine Existenz Lebensziele der Mutter bedroht, dann besteht ein Konfliktfall zwischen dem mit der Menschenwürde verbundenen Selbstbestimmungsrecht der Mutter und dem mit der Menschenwürde verbundenen Lebensrecht des Ungeborenen.
4. Das Ungeborene kann nicht gegen den Willen der Mutter in seiner Existenz bewahrt werden.

5. In einem derartigen Konfliktfall hat die mit der Menschenwürde verbundene Selbstbestimmung der Mutter Vorrang vor dem mit der Menschenwürde verbundenen Lebensrecht des Ungeborenen.
6. Solange das Lebensrecht des Ungeborenen keinen Vorrang hat, ist es erlaubt, das Ungeborene zu töten.
7. Also: Wenn das Ungeborene durch seine Existenz Lebensziele der Mutter bedroht, dann ist es bis zu einer bestimmten Zeit erlaubt, das Ungeborene zu töten.

Dieser Argumentationsgang ist sehr problematisch. Akzeptiert man die zweite Prämisse und versteht man die vierte Prämisse rein empirisch (normativ verstanden, würde sie gerade voraussetzen, was zu beweisen ist), dann ist die fünfte Prämisse der entscheidende Angelpunkt: Wie kann es möglich sein, dass das Selbstbestimmungsrecht der Frau Vorrang vor dem mit der Menschenwürde verbundenen Lebensrecht des Embryos hat?

Wer diese fünfte Prämisse bestreitet, dürfte etwa in folgender Weise argumentieren: Außer im Fall der Vergewaltigung bzw. analog zu interpretierenden Fällen wie dem Ausnutzen von Abhängigkeiten hat jede Frau eine Mitverantwortung für die Schwangerschaft, es sei denn sie wäre so erzogen worden, dass sie nicht weiß, dass beim Verkehr mit dem Partner ein Kind entstehen kann. Es besteht die Option, auf Geschlechtsverkehr zu verzichten bzw. zu verhüten. Unter dieser Rücksicht lässt es sich nicht mehr halten, dass das Selbstbestimmungsrecht der Mutter Vorrang vor dem mit der Menschenwürde verbundenen Lebensrecht des Kindes hat. Im Unterschied zur medizinischen und kriminologischen Indikation hat die Frau zuvor wissen können, worauf sie sich einlässt. Sie hat damit aufgrund der mit ihrer Menschenwürde verbundenen Pflichten gegenüber anderen Menschen Verantwortung für ihr Tun. Die Tötungshandlung an einem Wesen, dem Menschenwürde zukommt, ist deshalb in diesem Fall keine moralisch akzeptable Lösung eines Schwangerschaftskonflikts. Von daher ist es juristisch im Rahmen des deutschen Rechts konsistent, eine derartige Lösung des Schwangerschaftskonflikts rechtswidrig zu nennen, wie es der §218 und das Bundesverfassungsgericht getan haben. Allerdings ist es dann – ethisch gesehen – inkonsistent und in der Argumentation nicht nachvollziehbar, wenn das Bundesverfassungsgericht einerseits davon ausgeht, dass dem Embryo Menschenwürde zukommt und er auch ein subjektives Recht auf Leben hat, andererseits aber folgende für den Gesetzgeber verbindliche

Maßgaben zur »rechtswidrig« genannten Abtreibung aufgestellt hat:[39]

- Der Abtreibungsvertrag zwischen Ärztin/Arzt und Schwangeren, also eine nach Aussagen des Bundesverfassungsgerichts rechtswidrige Tötungshandlung einer grundrechtsgeschützten Person, ist entgegen den §§134, 138 BGB wirksam, wenn die Frau einen Beratungsschein nachweist.
- Jede Nothilfe zugunsten des Ungeborenen, dessen subjektives Recht auf Leben verletzt wird und dem nach dem Bundesverfassungsgerichtsurteil Menschenwürde zukommt, wird verboten.
- Die um eine Abtreibung nachsuchende Frau hat für die Zeit der rechtswidrigen Tötungshandlung einen Anspruch auf Lohnfortzahlung.
- Der Staat wird dazu verpflichtet, »ein ausreichendes und flächendeckendes Angebot sowohl ambulanter als auch stationärer Einrichtungen zur Vornahme von Schwangerschaftsabbrüchen sicherzustellen«.[40]

Allerdings ließe sich der Konflikt zwischen Selbstbestimmungsrecht der Schwangeren und Lebensrecht des Kindes auch in einer anderen Weise deuten. Hierzu kann folgender Vergleichsfall eine intuitive Hinführung geben.[41]

Sie fahren eines Abends auf der Landstraße nach Hause. Es ist ein schöner Abend in der Stadt gewesen. Sie waren mit Freunden im Theater. In der Pause haben Sie extra nur ein halbes Glas Wein getrunken, um nüchtern nach Hause fahren zu können. Außerdem sind Sie ein guter und besonnener Fahrer, Sie sind jetzt lediglich etwas müde. Gerade haben Sie die Stadtgrenze hinter sich gelassen, da fängt es an zu regnen. Trotz der schon recht abgefahrenen Reifenprofile haben Sie den Wagen gut unter Kontrolle. Damit die Fahrt nicht so langweilig ist, dreht Ihr Beifahrer das Radio auf. Sie ertappen sich recht schnell beim Mitsingen. Dann passiert es! In einer Kurve, die durch den Regen doch etwas rutschiger ist, als sie annahmen, ver-

39 Vgl. Merkel (2002), 65.

40 BVerfGE 88, 328f.

41 Ich danke meiner Mitarbeiterin Tina Rudolph für die Ausarbeitung dieses »Falls«, den ich gekürzt und etwas verändert habe.

lieren Sie die Kontrolle über den Wagen und kollidieren mit einem entgegenfahrenden Auto. Sie werden bewusstlos.

Sie wachen am nächsten Morgen im Krankenhaus auf. Es geht Ihnen soweit gut. Sie fühlen sich noch etwas benommen. Neben Ihrem Bett steht eine große Maschine, es sieht so aus, als ströme durch sie eine rote Flüssigkeit. Es ist Ihr Blut! Und die Kabel verschwinden hinter der Maschine und führen zum nächsten Bett. Was bedeutet das?

Die Krankenschwester erklärt es Ihnen. Der Fahrer des Wagens, gegen den Sie gefahren sind, ein Schauspieler, hat schwere Verletzungen erlitten. Er wird ein neues Herz brauchen. Allerdings gibt es momentan keines im Spendenpool und aufgrund von anderen Verletzungen wäre eine Transplantation ohnehin zu gefährlich. In der Klinik würden sie ihn gern an eine ECMO anschließen, aber das funktioniert nicht, weil durch die Folgen des Unfalls seine Blutbildung so sehr eingeschränkt ist, dass er nur unterstützt durch einen anderen Kreislauf stabilisiert werden kann. In der Nacht hat das Klinikteam sehr schnell herausgefunden, dass Sie die gleiche Blutgruppe haben wie »Ihr Opfer«, und man dachte sich, da Sie ja Schuld am Unfall hatten, weil Sie die Kontrolle über ihren Wagen verloren, würden Sie damit schon einverstanden sein.

In den folgenden Tagen wird durch die Diagnostik klarer, welche Verletzungen der Fahrer des anderen Wagens hat und wie lange es dauert, bis ihm eine Operation zuzumuten ist. Neun Monate lang müssen Sie neben ihm im Bett liegen und Ihren Blutkreislauf mit ihm teilen. Sie können sich ansonsten im Zimmer frei bewegen, da die Schläuche sehr lang sind. Sie haben einen kleinen Balkon am Zimmer und können in den ersten Monaten auch ganz gut im Homeoffice arbeiten. Welche Auswirkungen das Ganze auf das weitere Leben haben wird, ist ebenfalls unklar.

Die Grundfrage, die diese Fallgeschichte aufwirft, lautet: Kann diese Handlung von Ihnen verlangt werden? Ist Ihre »Schuld« an dem Unfall so groß, dass sie dafür neun Monate Ihres Lebens und damit verbundene gesundheitliche Risiken und Belastungen ertragen müssen? Überwiegt in diesem Fall das Selbstbestimmungsrecht oder das Lebensrecht der anderen Person? Vermutlich würden die meisten Rechtsgemeinschaften der betreffenden Person die Entscheidung überlassen. Sie würden ihr möglicherweise ins Gewissen reden, den Verletzten zu retten, aber letztlich würde das Selbstbestimmungsrecht überwiegen. Vielleicht würde man ihr eine Zeit zum Überlegen geben, bis zu der sie ihr Ja oder Nein sagen muss.

Die Fallgeschichte verdeutlicht, warum die Frage der Abtreibung selbst dann nicht trivial ist, wenn man dem Embryo Menschenwürde zuerkennt. Sie zeigt aber zugleich auch, dass eine Entscheidung gegen das Austragen einen hohen Preis fordert, nämlich das Leben des Embryos, eines menschlichen Wesens, in dem bereits ein Herz schlägt und das bereits ein menschliches Gesicht hat. Selbst wenn eine Abtreibung ohne direkte Tötung des Embryos vollzogen würde, also das Fremdtötungsgebot nicht verletzt wäre, bleibt die grundlegende Anfrage, wie weitreichend das Lebensrecht in einem solchen Abhängigkeitsverhältnis reichen sollte. Diese Geschichte lässt vielleicht aber auch erahnen, warum das Bundesverfassungsgericht und der Gesetzgeber zu einer Lösung der Abtreibungsproblematik kamen, die so widersprüchlich zu sein schien.[42]

Völlig anders stellt sich die Situation dagegen dar, wenn dem Embryo keine Menschenwürde zukommt. Dann lautet das Argument nämlich:

1. Der Mutter kommt kategorisch Menschenwürde zu.
2. Dem Embryo kommt keine Menschenwürde, aber ein gewisser Lebensschutz zu.
3. Das Ungeborene bedroht durch seine Existenz Lebensziele der Mutter.
4. Das Ungeborene kann nicht gegen den Willen der Mutter in seiner Existenz bewahrt werden.
5. In einem derartigen Konfliktfall hat die Selbstbestimmung der Mutter Vorrang vor dem für eine Güterabwägung offenen Lebensschutz des Embryos.
6. Also darf der Embryo getötet werden, wenn bestimmte Fristen eingehalten werden und möglicherweise eine Beratung stattfand.

Dies ist eine mögliche Begründung beispielsweise für die Fristenregelung in Österreich. Hätte das Bundesverfassungsgericht nicht anders argumentiert, wäre dies auch eine nachvollziehbare Begründung der deutschen Praxis gewesen: Die Beratungsregelung würde dabei dem

[42] Es sei nur angemerkt, dass Jesus von Nazareth in seinen sittlichen Forderungen auf die Abtreibung mit keinem Wort eingeht und die Abtreibungsproblematik im Neuen Testament nicht thematisiert wird. Dabei gab es im römischen Reich zur jesuanischen Zeit und in der Zeit der Abfassung der Schriften des Neuen Testaments neben Abtreibungen sogar Kindsaussetzungen und andere Formen einer postmortalen Kindstötung.

Gut »Lebensschutz des betroffenen Embryos« Rechnung tragen. Zugleich stellt die Beratungsregelung auch einen Schutz für die Mutter selbst dar, weil manche betroffenen Frauen in einer solchen Konfliktsituation unter einem hohen psychischen Druck stehen und in ihrer Selbstbestimmung eingeschränkt sein können, unter anderem auch durch den Druck beispielsweise eines auf eine Abtreibung drängenden Partners.

3.4.4 Abtreibung aus gesellschaftlichen Gründen

Die chinesische Volksrepublik verfolgt seit Jahrzehnten eine Politik, die Bevölkerung möglichst stabil zu halten und ein rasches Anwachsen der Bevölkerung zu vermeiden. Diese Politik ist insofern verantwortungsvoll, als ein nicht kontrolliertes Bevölkerungswachstum oftmals katastrophale Folgen für das betroffene Volk hat. Hungerkatastrophen drohen und damit verbunden die Gefahr, dass die gesellschaftlichen Strukturen zerstört werden.

Im Rahmen dieser Zielvorgabe nimmt die Abtreibung eine populationsstrategisch wichtige Rolle ein. Lange Zeit wurden Frauen, die bereits ein Kind haben, unter Druck gesetzt, einer Tötung des zweiten, noch nicht geborenen Kindes zuzustimmen. Mittlerweile ist diese Regelung gelockert, aber spätestens nach zwei geborenen Kindern wird Druck ausgeübt. Neben finanziellen Einbußen können noch andere Nachteile auf die betreffenden Frauen und ihre Männer warten.

Unter der Voraussetzung, dass dem Ungeborenen Menschenwürde zukommt, ist diese populationsstrategische Methode in keiner Weise zu rechtfertigen. Selbst wenn im anderen Fall möglicherweise Menschen des Hungers sterben könnten, so steht hier doch die Gewissheit der Tötung eines Menschen gegen mögliche Gefährdungen seines Lebens, für die es auch andere Lösungswege geben könnte.

Selbst unter der Voraussetzung, dass dem Ungeborenen keine Menschenwürde zukommt, ist durch ein derartiges staatliches Vorgehen das reproduktive Selbstbestimmungsrecht der betroffenen Eltern verletzt. Allerdings lässt sich unter dieser Annahme fragen, ob das mit der Menschenwürde verbundene Selbstbestimmungsrecht in diesem Fall gegen die mit der Menschenwürde verbundenen Pflichten abgewogen werden kann. Sicherlich handelt unverantwortlich, wer Kinder in die Welt setzt, ohne zumindest eine gewisse Möglichkeit zu haben, diese Kinder vor dem Hungertod zu bewahren. Rechtfertigt dies jedoch bereits einen derart massiven Eingriff in das Reproduktionsverhalten? Ließen sich nicht »mildere« Formen vorstellen, die ohne den Druck auskommen, Schwangerschaftsabbrüche vorzunehmen? Zudem handeln viele Familien nicht verantwortungslos, da sie fähig wären, auch mehr als ein Kind zu ernähren. Sie erfahren darum den Druck umso leidvoller.

Gerade unter der Voraussetzung, dass die Frage, ab wann menschlichen Organismen Menschenwürde zukommt, als nicht gelöst bezeichnet werden muss, und unter der Voraussetzung, dass es zum Selbstbestimmungsrecht der Frau gehört, schwanger werden zu dürfen und zu bleiben, kann darum ein staatliches Programm, das unter bestimmten Bedingungen zur Abtreibung drängt, nicht mit Berufung auf das Prinzip der Menschenwürde gerechtfertigt werden. Es widerspricht diesem vielmehr und lässt sich höchstens utilitaristisch oder kommunitaristisch, also aus Gemeinschaftsgründen, rechtfertigen.

3.4.5 *Fazit*

Auch beim Konfliktfall der Abtreibung spielt eine entscheidende Rolle, in welcher Weise man den Status des Embryos bestimmt. Wer überzeugt ist, dass dem Embryo Menschenwürde zukommt, kann eine Abtreibung ethisch nur rechtfertigen, wenn das Leben der Mutter ernstlich bedroht ist. Und selbst in diesem Fall handelt es sich um eine dilemmatische Situation. Nur wenn Embryonen bis zu einem bestimmten Zeitpunkt keine Menschenwürde zukommt, kann eine Fristenregelung bis zu diesem Zeitpunkt gerechtfertigt werden. Nimmt man dabei ernst, dass Embryonen zumindest ein Lebensschutz zukommt, dann sind zusätzlich Bedingungen zu setzen, beispielsweise eine Beratungsregelung. Zugleich schützen derartige Bedingungen die Mutter vor einer vorschnellen Entscheidung und setzen einem möglichen innerfamiliären Druck ein Gegengewicht entgegen. Darum gilt unter beiden Voraussetzungen:

»Abbruch einer Schwangerschaft ist in jedem Fall ein tief reichender Konflikt. Deswegen kann die ethische Erörterung in keinem Fall in die Richtung gehen, den Schwangerschaftsabbruch in den Rang eines normalen oder der Normalität zuzuführenden Handelns zu erheben. Es gibt in diesem Sinne keine ›positive‹ Lehre vom Schwangerschaftsabbruch zur Begründung für ein Zusammenleben von Frau und Mann mit dem erklärten Ziel, eine auftretende Schwangerschaft in jedem Fall abzubrechen. Geschlechtsverkehr mit dem absichtlichen Kalkül des Schwangerschaftsabbruchs ist nicht zu rechtfertigen. Schwangerschaftsabbruch kann nicht als Inhalt einer frei gewählten und im Grundsatz bejahten Lebenspraxis gelten. Unter dieser Voraussetzung gilt aber auch umgekehrt: Es wird dem Lebenskonflikt, der mit dem ›Schwangerschaftskonflikt‹ verbunden ist, nicht gerecht, wenn dieser Konflikt einfach und ohne jede Differenzierung unter das Tötungsverbot subsumiert und von dort aus normiert wird. Den Schwangerschaftsabbruch schlicht als Mord zu klassifizieren, wird der gestellten ethischen Aufgabe nicht gerecht.«[43]

Gesellschaften müssen zu rechtlichen Regelungen kommen, die diesen sich ausschließenden Positionen möglichst gerecht werden. Die bundesdeutsche Lösung kann als ein solcher Kompromiss verstanden werden. Dieser Kompromiss bleibt freilich umstritten. Wir werden normalerweise keinen Kompromiss dulden, der die Tötung von Menschen, denen Menschenwürde zukommt, billigt, auch wenn wir an dieser Tötung nicht direkt beteiligt sind. Wir haben beispielsweise in Deutschland sogar das Recht zur Nothilfe, wenn ein unschuldiger Mensch getötet wird. Hier kann dann tatsächlich nur der Verweis darauf helfen, dass sich die Schwangerschaftssituation normalen Bewertungsmaßstäben entzieht. Dies konnte die Fallgeschichte nur andeuten.

[43] Rendtorff (1991), 186.

4 Konfliktfälle am Lebensende

Zwei Konfliktfälle am Lebensende sind medizinethisch sehr brisant, die Frage der postmortalen Organgabe und die Sterbehilfe, die zugleich auch zu dem Thema der Behandlungsbeziehung überleitet.

4.1 Die postmortale Organgabe

Jährlich sterben in Deutschland über 1000 Menschen, deren Leben durch eine Organspende potenziell hätte gerettet werden können. Bei weiterer Betrachtung der Statistiken hat unser Land ein deutlich schlechteres Aufkommen an Spenderorganen als viele Länder Europas und der westlichen Welt. Zur Lösung dieses Problems sind in jüngster Zeit bereits Gesetze, beispielsweise zur logistischen Verbesserung der Organspende für die Krankenhäuser, in Kraft gesetzt worden. Als weitere Initiative schlug im September 2018 Gesundheitsminister Spahn vor, auch in Deutschland die Widerspruchsregelung bei der Organspende nach Feststellung des Hirntods einzuführen. Am 5. April 2019 titelte dann die FAZ Woche hierzu: »Spahn will Dein Organ. Soll wirklich jeder Spender werden?« Letztendlich wurde die Widerspruchsregelung im Januar 2020 im Parlament abgelehnt, weil es den Gegnern der Regelung gelungen war, den Eindruck zu vermitteln, als wäre die Widerspruchsregelung faktisch eine Enteignung des eigenen Körpers. Die Covid-19-Regelungen zeigen jedoch, wie weit in Grundrechte Lebender eingegriffen werden kann, ohne dass überhaupt ein Widerspruch möglich ist. Ganze Berufszweige waren faktisch über Monate von einer Art Berufsverbot betroffen. Menschen in Altersheimen und betreuten Wohneinrichtungen durften lange Zeit nicht mehr besucht werden.[1] Selbst Familienfeiern waren über Wochen praktisch nicht mehr möglich. Dies sind nur drei der vielen einschneidenden Einschränkungen und Zumutungen.

[1] Vgl. zu der verfassungsrechtlichen Problematik dieser Maßnahme Hufen (2020a).

4.1.1 *Aufriss der Problematik*

Mehrere beispielhafte Situationen können die Problematik dieser Organknappheit und ihrer Gründe aufzeigen. So warten Patienten nach einem sehr schweren Herzinfarkt auf eine Herztransplantation. Immer wieder wird auf Intensivstationen bei Menschen der Hirntod festgestellt, die weder einer Transplantation widersprochen noch zugestimmt haben. In diesem Fall werden gemäß der in Deutschland gültigen erweiterten Zustimmungsregelung die Angehörigen zu Rate gezogen. In einigen Fällen verweigern die Angehörigen die Einwilligung, in anderen Fällen sind die Angehörigen nicht sofort antreffbar, sodass trotz Feststellung des Hirntods keine Explantation des Herzens aufgrund der gesetzlichen Vorschriften in Ländern mit geltender Einwilligungsregelung möglich ist. Dies bedeutet für manche Patienten, die hätten gerettet werden können, dass sie versterben.

Zu dieser Problematik der Einwilligungsregelung in vielen Ländern kommt ein weiteres ethisches Problem, nämlich der Umgang mit großhirntoten oder anenzephalen Kleinkindern. Dafür gibt es ein Beispiel aus dem Royal Children's Hospital in Melbourne 1991.[2] Dort lagen zeitgleich ein Kind, dessen Großhirn durch einen katastrophalen Kollaps abgestorben war, und ein Kind, dessen Herz nicht mehr funktionierte, das aber ansonsten »gesund« war. Beide Kinder hatten dieselbe Blutgruppe. Die Eltern des teilhirntoten Kindes waren zu einer Transplantation bereit, doch verbot australisches Recht dies, weil das teilhirntote Kind eben nicht als tot, sondern als sterbend verstanden wurde. Folglich verstarben beide Kinder binnen kurzer Zeit und waren dann auch nach den Buchstaben des Gesetzes tot.

Ebenfalls ethisch kontrovers ist ein Beispiel aus den USA. Drei Kindern werden Herzen von drei zuvor schwerstkranken Kindern transplantiert, die zuvor für herztot erklärt worden waren. Die Herausgeber des *New England Journal of Medicine* kommentieren den Vorgang mit den Worten: »Eine Folgerung ist klar. Drei Babys leben jetzt. Wenn diese Transplantationen nicht durchgeführt worden wären, ist es praktisch sicher, dass alle sechs Kinder tot sein würden.«[3] Doch sind diese Kinder, denen die Herzen explantiert wurden, wirklich tot gewesen? Der Ethiker Veatch stellte in derselben Ausgabe des

[2] Vgl. die Darstellung in Singer (1998).

[3] Boucek et al. (2008).

New England Journal of Medicine den terminologischen Widerspruch heraus, wenn er schreibt:

»Man mag es letztlich für akzeptabel halten, entweder die Regel der postmortalen Spende oder die Hirntoddefinition zu verändern. Aber ob es zu diesen Gesetzesänderungen kommt oder nicht, jedes erfolgreich transplantierte Herz kann nicht von einer Person kommen, die aufgrund eines irreversiblen Herzstillstands für tot erklärt wurde.«[4]

Die Kinder können jedenfalls keinen irreversiblen Herzstillstand gehabt haben.

Ebenfalls ethisch kontrovers ist es, dass weltweit Menschen, die ein Organ benötigen, in ihrer Verzweiflung höchst umstrittene Auswege suchen. Bekannt geworden ist der Fall von Organtransplantationen in China, bei denen der Zeitpunkt der Hinrichtung in manchen Fällen auf die entsprechenden Organsuchenden abgestimmt wurde, die bereits vor Ort in speziellen »Transplantationskrankenhäusern« auf die Organe warteten. Im Mai 2005 forderte die World Medical Association bei ihrem 173. WMA-Treffen in Divonne-les-Bains in Frankreich, dass China sofort die Praxis einzustellen habe, Organe von Hingerichteten zu verwenden. Noch 2018 demonstrierten Mitglieder der in China verfolgten Falun Gong in Berlin vor dem Gebäude, in dem die Deutsche Transplantationsgesellschaft ihre damalige Sitzung abhielt, gegen eine derartige chinesische Praxis. Wenn in hinreichender Zahl Organe durch eine postmortale Organgabe zur Verfügung stünden, gäbe es kaum mehr Anreize zu einer derartigen Praxis.

Vier ethisch bedeutsame Fragestellungen bestimmen daher vornehmlich die Diskussion um die postmortale Organgabe: die Festlegung des Todeszeitpunkts, die Form der Einwilligung und die Verteilungskriterien für knappe Organe. Zudem stellt sich die Frage, ob nicht die Alternative der Lebendspende zumindest für paarig angelegte Organe das Problem mildern könnte. Es soll deshalb diese Alternative im Folgenden ebenfalls diskutiert werden.

[4] Veatch (2008).

4.1.2 Das Problem der Todesbestimmung

Das Problem der Todesbestimmung war bereits im dritten Kapitel ausführlich thematisiert worden. Als Ergebnis war für alle drei behandelten Anthropologien festgehalten worden, dass der Ganzhirntod als Tod des Menschen einer inneren Enthauptung entspricht und deshalb trotz gegenteiliger Meinungen der Tod des Menschen als »Ich« und damit als menschlicher Existenz ist. Gegner des Ganzhirntodkriteriums verwechseln schlicht einzelne Merkmale von Leben mit dem Leben menschlicher Existenz. So stirbt menschliches Leben (nicht das menschliche Lebewesen) beispielsweise in Form von Samen- oder anderen Körperzellen erst nach Feststellung des Todes als Folge eines irreversiblen Herz- und Kreislaufversagens verbunden mit der Totenstarre und somit oftmals erst nach einer Erdbestattung ab. Es verwundert darum nicht, dass es einen weltweiten Konsens auf Gesetzesebene gibt, die Organentnahme bei Hirntoten als Organentnahme bei Toten anzuerkennen.

Deutlich umstrittener ist das Teilhirntod- und das Herztodkriterium.[5] Wie oben angemerkt, leidet das Teilhirntodkriterium an diagnostischer Unsicherheit. Dennoch könnte die Anenzephalie im Rahmen einer Integrativen Medizinethik als Todeskriterium anerkannt werden, obwohl dies unserer menschlichen Intuition widerspricht, da wir ein anenzephales Kind als lebendig erleben. Faktisch jedoch ist dieses Kind ohne »Ich« und in diesem Sinn keine menschliche Person, sondern ein Organismus mit einem menschlichen Genom.

Das Herztodkriterium leidet unter der Problematik, dass umstritten ist, wann das Gehirn nach Eintreten des Herztods vollständig erloschen ist, zumindest aber der Teil des Gehirns irreversibel erloschen ist, der die notwendige Bedingung für Bewusstseinsvollzüge und damit für das menschliche »Ich« ist. Die meisten Staaten, die das Herztodkriterium akzeptieren, halten eine Zeitspanne von zehn, manche auch von fünf Minuten für hinreichend. Doch ist eine letzte Klarheit bis heute nicht gegeben, weshalb Vorsicht in dieser Frage verständlich ist. Allerdings lässt sich ethisch das Herztodkriterium rechtfertigen, wenn hinreichend Zeit vergangen ist, sodass das »Ich« erloschen ist, und die Einwilligung der Organspender vorliegt.

---

[5] Vgl. Ave et al. (2016) und Veatch (2008).

4.1.3 *Form der Einwilligung*

Umstritten ist auch, in welcher Form die postmortale Organentnahme eine Einwilligung der Spenderin oder des Spenders voraussetzt. Unproblematisch ist die Einwilligung mittels eines Organspendeausweises, die interessanterweise auch kaum von Gegnerinnen oder Gegnern des Ganzhirntods bestritten wird, obwohl dann das Problem aktiver Sterbehilfe aus altruistischen Gründen, nämlich zum Zweck einer Organtransplantation zur Rettung des Lebens anderer Menschen, auftritt. Bei der *erweiterten Einwilligungslösung* werden bei Verstorbenen ohne Organspendeausweis die Angehörigen oder Nahestehenden nach dessen mutmaßlichen Willen befragt. Auch diese Praxis findet normalerweise allgemeine Zustimmung. Bei der umstrittenen *Widerspruchsregelung* werden Organe dagegen entnommen, sofern Verstorbene dem nicht zu Lebzeiten widersprochen haben. In der Praxis wird normalerweise auf eine Organentnahme auch verzichtet, wenn die Angehörigen die Organentnahme ablehnen (doppelte oder erweiterte Widerspruchsregelung). Dennoch ist diese Regelung in Deutschland 2020 im Gesetzgebungsverfahren gescheitert.

Befürworterinnen und Befürworter der Widerspruchsregelung gehen von der wesentlichen Prämisse aus, dass diese Regelung zu einer größeren Anzahl verfügbarer Organe führen und damit Menschenleben retten würde. Nur mit dieser Prämisse ist für eine derartige Regelung das Kriterium der Zumutbarkeit erfüllt. Hierzu lässt sich sagen:[6] In Deutschland wurde im Jahr 2018 in 498 Fällen vor einer Hirntoddiagnostik die Zustimmung zur Organspende verweigert. In 340 Fällen wurde eine Spende nach erfolgter Hirntoddiagnostik abgelehnt. Bei insgesamt 955 postmortalen Spendern bedeutet dies, dass daneben 838 potenzielle Spender meist durch Ablehnung, in manchen Fällen trotz Einwilligung aufgrund medizinischer Kontraindikationen verloren gingen. In allen Staaten mit einer Widerspruchsregelung gibt es deutlich mehr realisierte Organspenden. Gerade das Deutschland geographisch und kulturell so nahestehende Österreich zeigt dies (mit 24,5 Spenden pro eine Million Einwohner mehr als doppelt so viele Spenden wie Deutschland mit 11,5 pro eine Million im Jahr 2018). Es gibt also mehr als deutliche Anhaltspunkte,

---

[6] Vgl. zu den Zahlen die entsprechenden Seiten auf: https://www.dso.de, zuletzt eingesehen: 26.08.2020.

dass eine Widerspruchsregelung die Zahl der Organspenden anheben würde.

Ein weiterer positiver Aspekt einer Widerspruchsregelung ist die emotionale Entlastung der Angehörigen. Die Ausgangssituation wäre dann nämlich, dass die Organspende die »normale« Vorgehensweise wäre, außer die verstorbene Person oder die Angehörigen an ihrer statt hätten Widerspruch eingelegt. Die Angehörigen können so zusätzlich ihre eigenen Vorstellungen ergründen, jedoch mit größerer Gewissheit, dem Willen des Verstorbenen nicht zuwiderzuhandeln. Im Falle einer erweiterten Einwilligung dagegen fühlen sich die Angehörigen oft mit großer Verantwortung konfrontiert, wenn über die Wünsche und Vorstellungen hinsichtlich der Organspende nie gesprochen wurde und sie allein die Entscheidung treffen müssen, ohne den genauen Willen des Verstorbenen zu kennen. Die Drucksituation ist in den meisten Fällen größer, weil sich die Angehörigen verantwortlicher fühlen.

Auch für Ärzte erleichtert eine Widerspruchsregelung die schwierige Situation des Angehörigengesprächs. Sie sind dann nicht Bittsteller, die in einer solch schweren Situation auch noch möglichst schnell auf eine Entscheidung zur Organspende drängen müssen. Die Zustimmungszahlen in den Angehörigengesprächen belegen den Erfolg: Spanien verzeichnet die niedrigste Rate an Ablehnungen in den Angehörigengesprächen, die dort nämlich trotz der geltenden Widerspruchsregel durchgeführt werden.[7]

Einer solchen Position würde nicht entgegenstehen, dass in Deutschland das Transplantationsgesetz von der Würde des Leichnams spricht. Dass hier der Begriff »Würde« nicht die Menschenwürde im strengen Sinn bezeichnen kann, sondern die mit der Würde verbundenen postmortalen Persönlichkeitsrechte, sollte allein schon begriffslogisch klar sein. Ein Toter kann kein Subjekt und kein Gleicher mehr sein, was die zentralen Bestimmungen der Menschenwürde ausmachen. »Würde des Leichnams« bezeichnet eine relative Würde, den Nachhall der absoluten Menschenwürde. Das ist gemeint, wenn das Bundesverfassungsgericht in seinem »Mephisto-Urteil« davon spricht, dass die Menschenwürde nicht mit dem Tod endet. Ein einfaches Beispiel kann dies verdeutlichen. Wenn zwei Boote auf dem Meer in Seenot geraten und in dem einen Boot ein lebender Mensch ist, im anderen ein goldener Sarg mit einem Ver-

[7] Vgl. Rodríguez-Arias et al. (2010).

storbenen, dann gebietet das Prinzip der Menschenwürde immer und ohne Ausnahme den Lebenden zu retten. Es besteht also ein kategorialer Unterschied zwischen der Würde der Lebenden im strengen Sinn von Menschenwürde und der Würde der Toten als einer kontingenten sozialen Würde. Gerade die katholische Kirche, die aufgrund ihres Glaubens an die Auferweckung des ganzen Menschen lange Zeit die Anatomie verbot, hat andererseits einen anderen Umgang mit Leichenteilen für unproblematisch angesehen. Auch die katholische Tradition, Reliquien, also Körperteile verstorbener Heiliger in Altäre einzufügen und mit den Gebeinen Verstorbener Kirchen auszugestalten, beweist, dass Leichenteile dann verwendet werden dürfen, wenn sie sinnvollen Zielen dienen. Wer beispielsweise in Rom nahe der Piazza Barberini eine Kapuzinergruft besucht, stellt fest, dass diese Krypta komplett mit Knochen einschließlich der Schädel verstorbener Mönche ausgestaltet ist. Damit soll an die Vergänglichkeit menschlichen Lebens auf Erden erinnert werden.

Doch muss man diese katholische Tradition nicht teilen und kann fragen, ob eine Organentnahme nicht als unzulässige Instrumentalisierung eines Leichnams und so als Verletzung seiner Würde verstanden werden sollte, weil hier die Selbstbestimmungsrechte der verstorbenen Person über den Tod hinaus missachtet und der Leichnam der Betroffenen quasi vollständig instrumentalisiert und so als reines Mittel und nicht mehr als Zweck an sich angesehen wird.

Jedoch stellt auch nach kantischem Verständnis und nach deutschem Recht nur die vollständige Instrumentalisierung Lebender eine Verletzung ihrer Menschenwürde dar. Nur bei Lebenden ist eine solche Instrumentalisierung verboten. Ein Beleg hierfür ist die staatsanwaltlich angeordnete Obduktion, bei der eine Instrumentalisierung des Leichnams selbst gegen den Willen des Betroffenen zulässig ist. Dieser Anordnung Folge zu leisten ist *wirklich* eine *Pflicht*, denn hier wird kein Widerspruch geduldet.

Vor diesem Hintergrund könnte man sogar eine Pflicht zur Organgabe nach dem Tod einfordern, wenn man folgende Annahmen teilt:

1. Der Hirntod ist ein hinreichendes Todeskriterium.
2. Nur Lebenden kommt Menschenwürde im vollen Wortsinn zu.
3. Tote haben keine Menschenwürde, auch wenn ihr Körper nicht einfach nur Gegenstand ist, sondern einen Verweisungscharakter auf die einst lebende Person hat.

4. Das Leben von Patienten, die ein Organ benötigen, ist in hohem Maß gefährdet.
   Zwischenkonklusion: Es ist *legitim*, Organe bei Toten zu entnehmen, wenn dadurch Menschenleben gerettet werden können.
5. Die Rettung bedrohten menschlichen Lebens ist mindestens so wichtig wie die Aufklärung von Verbrechen.
6. Die Autopsie einer Leiche ist bei jedem Verdacht auf ein Verbrechen zulässig, auch gegen den ausdrücklichen Willen der Betroffenen.
7. Es besteht die Pflicht, Organe bei Toten zu entnehmen, wenn dadurch Menschenleben gerettet werden können.

Allerdings lehnten bereits sieben der 25 Mitglieder des Deutschen Ethikrats in ihrer Stellungnahme von 2015 die für diesen Syllogismus fundamentale erste Prämisse ab. Wenn aber Hirntote noch nicht verstorben wären, dann käme ihnen Menschenwürde im vollen Sinn zu und damit verbunden das elementare Recht auf den eigenen Körper. Aus dem Grund, dass das Hirntodkriterium trotz seiner großen Plausibilität gesellschaftlich nicht allgemein geteilt wird, lässt sich darum eine Pflicht zur Organgabe nach dem Tod nicht rechtfertigen. Unser Todesverständnis ist zu sehr durch unterschiedliche weltanschauliche und religiöse Sichtweisen mitbestimmt, als dass sich eine Organgabe nach Feststellung des Hirntods für alle verpflichtend machen ließe. So ist beispielsweise in islamisch geprägten Gesellschaften die Bestattung eines möglichst »intakten« Körpers von großer Wichtigkeit. Aufgrund des Organmangels hat deshalb der Iran sogar eine staatlich organisierte kommerzialisierte Nierenlebendspende eingerichtet. Es ist im Iran weniger anstößig, zu Lebzeiten seine Niere zu verkaufen, als sich Nieren nach dem Tod entnehmen zu lassen. Die muslimischen Rechtsschulen sind sich in der Bewertung nicht einig. Während einige die Organspende nach Feststellung des Hirntods ablehnen, empfehlen andere den Gläubigen die Organspende.

Wenn also eine Pflicht zur Organgabe nach Feststellung des Ganzhirntod nicht gefordert werden kann, stellt eine Widerspruchsregelung einen guten Kompromiss dar. Sie kann auf folgende Weise gerechtfertigt werden.

1. Der Hirntod ist nach herrschender Ansicht aller großen Ärzteorganisationen ein hinreichendes Todeskriterium.

2. Das Leben von Patienten, die ein Organ benötigen, ist in hohem Maß gefährdet.
3. Wer einer Organentnahme nicht widersprochen hat, von dem darf Solidarität[8] mit denjenigen angenommen werden, deren Leben durch seine Organe gerettet werden könnten, zumal die Alternative hierzu darin besteht, dass die Organe zersetzt werden oder im Feuer verbrennen.
4. Also ist es zumutbar, von denjenigen, die eine Organentnahme (aus welchen Gründen auch immer) ablehnen, einen expliziten Widerspruch gegen die Organentnahme zu verlangen.

Eine solche Widerspruchsregelung ist einer Entscheidungslösung aus mehreren Gründen vorzuziehen. Für nicht wenige Menschen ist es nämlich eine größere Zumutung, sich mit dem eigenen Tod beschäftigen zu müssen. Eine Widerspruchsregelung ist in diesem Sinn humaner. Sie verlangt vom Einzelnen nicht, im Blick auf seinen Tod Verfügungen abzugeben. So wie der Einzelne nicht gezwungen wird, ein Testament zu verfassen, so sollte er auch nicht gezwungen und gedrängt werden, sich im Blick auf die Organtransplantation entscheiden zu müssen. Vielmehr ist es eine zutiefst menschliche Annahme, dass jemand, der sich nicht geäußert hat, solidarisch mit denjenigen ist, deren Leben bedroht ist. Dies gilt umso mehr, je klarer es vor dem Hintergrund einer Widerspruchsregelung wäre, dass eine Ablehnung der postmortalen Organspende nicht nur legitim ist, sondern ohne Nachteile für die Ablehnenden vollzogen werden kann.

Christen, die in der Bundesrepublik Deutschland immer noch die Mehrheit der Bevölkerung ausmachen, haben einen weiteren guten Grund, ihre Organe zu spenden, denn in der Nachfolge Jesu, der sein Leben nach christlichem Verständnis hingegeben hat, um die Menschheit zu erlösen, muss die Organspende eigentlich als ein selbstverständliches Zeichen von Nächstenliebe verstanden werden.

Man sollte darum davon ausgehen können, dass diejenigen, die nicht ausdrücklich einer Organentnahme zu ihren Lebzeiten widersprochen haben, solidarisch mit denjenigen sind, die Organe bedürfen, zumal die meisten Deutschen einer Organspende positiv gegenüberstehen. Daran ändert auch die Tatsache nichts, dass sie deutlich

[8] Diese Solidarität ist »bezogen auf das Entscheidungssystem […]. Wer für seine Person eine Abneigung gegen die Leichenorganspende hegt, darf ja durchaus der Organentnahme widersprechen« (Putzke/Scheinfeld (2020), 1582).

seltener die organisatorische Hürde nehmen, sich einen Organspendeausweis zuzulegen.[9] Eine Widerspruchsregel trägt diesem Sachverhalt Rechnung.

Allerdings stellt sich ein weiteres Problem im Hinblick auf die Widerspruchsregel. In manchen Fällen kann bereits vor einer Feststellung des Hirntods eine Therapiezieländerung vorgenommen werden, um organprotektiv zu behandeln. In diesen Fällen greift eine Widerspruchsregelung nicht mehr, sondern es wird eine Einwilligung des Betroffenen benötigt, weil nur er selbst darauf verzichten kann, dass die Therapie nicht mehr in erster Linie seinem Wohl dient, sondern dem Wohl derer, die seine Organe benötigen. Diese Problematik gewinnt durch Patientenverfügungen zusätzlich an Gewicht. Wenn nämlich die Patientenverfügung für eine praktisch aussichtslose Situation eine Einstellung intensivmedizinischer Maßnahmen erfordert, andererseits aber organprotektive Maßnahmen intensivmedizinischer Art sind, dann schließt die Patientenverfügung praktisch eine Organspende aus. Eine Widerspruchsregel kann hier nicht greifen. Selbst für den Fall eines positiven Organspendeausweises ist rechtlich umstritten, ob nicht die Patientenverfügung sogar gewichtiger ist als der Ausweis, sodass intensivmedizinische Maßnahmen einzustellen sind.[10] Da die Zahl von Patientenverfügungen zunimmt, die eine Weiterführung intensivmedizinische Maßnahmen für den Fall ablehnen, dass praktisch keine Hoffnung auf Besserung besteht, lässt sich fragen, ob dann überhaupt eine Widerspruchsregelung Menschenleben retten würde. Das aber ist zentrale Voraussetzung, um eine solche Regelung den Einzelnen zumuten zu können, ohne das elementare Persönlichkeitsrecht, über den eigenen Körper zu verfügen, zu verletzen.

---

[9] *Bundeszentrale für gesundheitliche Aufklärung*: Wissen, Einstellung und Verhalten der Allgemeinbevölkerung (14 bis 75 Jahre) zur Organ- und Gewebespende. Bundesweite Repräsentativbefragung 2018 (https://www.organspende-info.de/zahlen-und-fakten/einstellungen-und-wissen.html, zuletzt eingesehen: 24.08.2020).

[10] Vgl. zur Problematik die erschöpfende Dissertation von Schlums (2015).

4.1.4 Verteilungskriterien

Wie Organe verteilt werden sollen, ist umstritten. Für Deutschland hat die Bundesärztekammer unterschiedliche, organspezifische Verteilungskriterien aufgestellt, die nach dem Stand medizinischer Forschung laufend fortgeschrieben werden. Zentrales Kriterium zur Aufnahme auf die Warteliste ist der voraussichtliche Erfolg. Allgemein gelten als Erfolgskriterien:

1. Überleben des Empfängers/der Empfängerin;
2. die längerfristig gesicherte Transplantatfunktion;
3. verbesserte Lebensqualität des Empfängers.

Ausschlussgründe sind darum beispielsweise Alkoholabhängigkeit sowie eine mangelnde Fähigkeit zur »Compliance« (Mitwirkung des Patienten am Gelingen). Im Zusammenhang mit der Alkoholabhängigkeit ist dabei seit längerem umstritten, ob die sechsmonatige Karenzzeit bei einer Lebertransplantation, die wegen Alkoholmissbrauch nötig wurde, ethisch vertretbar ist. Wird doch der betroffenen Person eine »wirksame und potentiell lebensrettende Ressource zumindest temporär vorenthalten«.[11] Die beiden medizinischen Gründe für die Karenzzeit, nämlich dass sich die Leber in dieser Karenzzeit möglicherweise regeneriere oder diese Zeit helfe, eine bessere Prognose für die Erfolgsaussichten zu ermöglichen, können freilich als Rechtfertigung akzeptiert werden. Dazu kommt, dass eine erfolgreiche Alkoholabstinenz einen Indikator für die spätere Compliance der Betroffenen abgibt.

Die umfangreichen Patientendaten liefern im Zusammenhang mit den spezifischen Allokationsbestimmungen für die individuelle Organallokation klare Algorithmen. Dennoch bleiben wesentliche ethische Fragen offen, weil die Ergebnisse in manchen Fällen problematisch sind: Es verstarben im letzten Jahrzehnt mehr als 2000 Menschen allein auf der Lebertransplantationswarteliste von Eurotransplant, von denen möglicherweise einige bei anderen Verteilungsschlüsseln überlebt hätten. Es lässt sich darum immer bestreiten, ob die geltenden Bestimmungen und damit verbundenen klaren Algorithmen ethisch gerechtfertigt sind.

---

[11] Primc (2020), 240.

Ethisch zu diskutieren ist auch der in Deutschland geltende Grundsatz der Lebenswertindifferenz, wonach beispielsweise das Leben der Mutter mit vier unmündigen Kindern nicht über das Leben des achtzigjährigen Alkoholkranken gestellt wird, der seine Compliance nachweisen kann. Zwar verbürgt die Menschenwürde eine grundsätzliche Gleichheit aller Menschen. Es ist aber, wie bereits in der Untersuchung der Entscheidungsszenarien zur Triage bei Covid-19 sichtbar wurde, eine unabgeschlossene Diskussion, ob nicht dennoch das Hilfegebot von einer Bedürftigkeit abhängig sein sollte, die neben dem »Lebenwollen« noch weitere nicht medizinisch indizierte Kriterien berücksichtigt. Von daher ist es nur zu gut zu verstehen, dass in den Allokationsregeln zur Organtransplantation dieses Prinzip der Lebenswertindifferenz beispielsweise dadurch nicht konsequent durchgehalten wird, dass Kinder bevorzugt behandelt werden.

Auch bezüglich der »Compliance« besteht Klärungsbedarf. Wenn beispielsweise in der Bundesrepublik lange Zeit in der Regel alkoholkranken Menschen eine Organtransplantation verwehrt wurde, wenn sie nicht eine halbjährige Abstinenz und Entzugsbehandlung nachweisen konnten, so nahm dies denjenigen Patienten ihre letzte Chance auf Lebensrettung, die das Organ sofort (und eben nicht erst nach sechs Monaten) benötigten. Ebenfalls als mit dem Gleichheitsanspruch unvereinbar ist die Verzerrung der Organverteilung durch einen regionalen Faktor, wenn dieser nicht medizinisch begründet ist.

Darüber hinaus lässt sich fragen, in welcher Form, falls überhaupt, diejenigen bevorzugt werden sollten, die bereits vor ihrem Tod ausdrücklich in die postmortale Organgabe einwilligen. Es sprechen gute Gründe hierfür, eine derartige Solidarität zu honorieren, wie es die israelische Regelung vorsieht. Ein reines Klubmodell, bei dem nur transplantiert wird, wer auch zuvor bereits selbst zur postmortalen Organspende bereit war, ist jedoch abzulehnen: So könnte es jemand beispielsweise aus religiösen Gründen ablehnen müssen, dass ihm als Verstorbenem Organe entnommen werden, ohne dass ihm dagegen seine Religion verbietet, Organe Andersgläubiger anzunehmen, die postmortal von Leichnamen gewonnen wurden. Gerade im vom Islam geprägten Kulturraum ist eine solche Einstellung sehr häufig anzutreffen. Darum erscheint hier die israelische Lösung vorbildhaft zu sein. Sie schließt zwar diejenigen nicht aus, die selbst keine Bereitschaft zu einer Organspende zeigen, aber diejenigen, die bereit sind, erhalten Bonuspunkte, werden also im Entscheidungsfall bevorzugt.

Auch lässt sich fragen, ob derjenige, der bereit ist, ein Organ postmortal zu geben, nicht testamentarisch verfügen könnte, welche Bevölkerungsgruppen er ein- bzw. ausschließen möchte. Eine solche Verfügung würde insbesondere dann diskussionswürdig sein, wenn die postmortale Organgabe als eine Spende verstanden wird, die der Einwilligung des Spenders bedarf. Zwar kann man wie in Deutschland rechtlich festlegen, dass derartige Bestimmungen nicht gültig sind. Die ethische Diskussion ist damit jedoch gerade nicht beendet. Denn warum soll ein Spender nicht bei der Verteilung dessen, was er spendet, mitwirken dürfen? Anders dagegen verhält es sich, wenn die postmortale Organgabe im Sinn einer solidarischen Widerspruchsregelung verstanden wird. Dann wird nämlich nur der Einspruch gegen die Organentnahme toleriert und die Organgabe eben nicht als Spende, sondern eher als pflichtmäßiger solidarischer Akt gedeutet.

Auch lässt sich darüber diskutieren, ob die postmortale Organgabe, wenn sie nicht als Akt der Solidarität verstanden wird, beispielsweise durch ein Beerdigungsgeld in einer gewissen Höhe honoriert werden sollte. Dieses sollte aber nur so hoch sein, dass der Verdacht des Organverkaufs auszuschließen ist. Auf diese Weise könnte ein höherer Anreiz geschaffen werden, das Organaufkommen zu erhöhen.

4.1.5 Alternativen zur postmortalen Organspende

Das unzureichende Aufkommen von postmortalen transplantierbaren Organen verstärkt seit Jahren in vielen Ländern die Nachfrage nach der Lebendspende, die für Nieren und Lebern in Frage kommt. Bei der Lebendspende stellen sich unterschiedliche ethisch relevante Fragen, u.a.:

- das Problem der Selbstschädigung des Spenders einschließlich der Frage des Versicherungsschutzes,
- die mit der Lebendspende unter sich nahestehenden Personen verbundene Frage nach der Freiwilligkeit,
- die Frage nach der Ausweitung des Spenderkreises (Cross-over-Spende, kommerzialisierter Organverkauf).

Seit Jahren steigt die Zahl der Lebendspenden bei Nieren und Leber ständig an. Dabei besteht für die Spender ein beträchtliches Risiko, das für den Leberspender noch deutlich höher als für den Nierenspender ist.[12] Das Risiko für die Spender besteht in beiden Fällen dabei in den üblichen Risiken eines größeren operativen Eingriffs, bei denen als Frühkomplikationen z. B. Blutungen, Wundinfektionen, Thrombosen, Lungenembolien und Lungenentzündungen auftreten. Operationsübliche Spätkomplikationen sind Narbenprobleme. Insgesamt besteht für Nierenspender ein etwa einprozentiges Risiko für schwerwiegende Komplikationen, für Leberspender sogar von etwa fünfzehn Prozent. Das Mortalitätsrisiko liegt für Nierenspender bei ca. 0,05 Prozent. Bei Leberspendern ist es zehnfach höher. Da die Niere paarig angelegt ist, erhöht das Entfernen der einen Niere für Nierenspender zudem das Risiko, später selbst dialysepflichtig zu werden und ein Organ zu benötigen, z. B. wenn die verbleibende Niere einen Tumor entwickeln sollte oder schwer verletzt würde. Bei der Leber ist durch ihre eigene Regenerationskraft kein zusätzliches Spätrisiko mehr vorhanden, wenn die Operation und die anschließende postoperative Phase gut überstanden wurden. Darum widerspricht es dem ärztlichen Berufsethos, welches das Nichtschadensprinzip als ein wesentliches Prinzip beinhaltet, unter normalen Umständen, einem Menschen ein Organ ganz oder teilweise zu entnehmen, ohne dass dieser selbst davon einen gesundheitlichen Nutzen hat. Vor diesem Hintergrund ist es zudem gut verständlich, dass beispielsweise in Deutschland für die Lebendspende eine Subsidiaritätsklausel gilt. Das bedeutet: Solange genügend postmortal entnommene Organe verfügbar sind und auch mit dem Organsuchenden kompatibel sind, sollte keine Lebendspende in Anspruch genommen werden.

Freilich ist die Subsidiaritätsklausel ethisch umstritten. Warum kann ein Mensch nicht freiwillig in eine für ihn riskante »Unternehmung« einwilligen, zumal dann, wenn diese einem anderen Menschen das Leben rettet oder zumindest dessen Leben deutlich verbessert? Schließlich dürfen Menschen z. B. bei Extremsportarten wie der Besteigung des Mount Everest ebenfalls hohe Risiken eingehen. Allerdings besteht ein wichtiger Unterschied zwischen derartigen Risiken und dem Risiko einer Operation darin, dass im letzteren Fall ein direkter Eingriff in die gesundheitliche Verfasstheit vorgenommen wird. Es gibt darum gerade vor dem Hintergrund des ärztlichen Be-

[12] Vgl. Oduncu (2005).

rufsethos die oben genannten guten Gründe für die (paternalistische) Subsidiaritätsklausel bei der Lebendspende. Dies entspricht auch dem Nichtschadensprinzip in seiner Geltung bezüglich des Lebendspenders.

Zudem mildert die Subsidiaritätsregel ein weiteres Problem ab. Die altruistische Lebendspende zwischen sich nahestehenden Personen birgt nämlich eine Schwierigkeit: Wie ist die Freiwilligkeit des Organspenders zu gewährleisten, da der Erwartungsdruck von Organsuchenden, aber auch Verwandten- und Freundeskreis unter Umständen sehr hoch sein kann? Durch die Fortschritte der Immunologie und die durch das Internet faktische Möglichkeit der Cross-over-Spende[13] wird es zunehmend schwieriger aus medizinischen Gründen die Organspende zu verweigern. Die Aufgabe einer Lebendspende-Kommission ist darum nicht zu unterschätzen. Sie hat zu gewährleisten, dass diese Form der Lebendspende freiwillig ist und auch langfristig gut verarbeitet wird. Darum ist dafür zu sorgen, dass die psychologische Nachbetreuung von Spendenden *und* Empfangenden in hohem Umfang gewährleistet wird. Zudem ist zu beachten: Diese Form der Lebendspende lässt sich nur indirekt vor dem Hintergrund des Nichtschadensprinzips im ärztlichen Berufsethos rechtfertigen, nämlich dadurch, dass die Spendenden ausdrücklich darum gebeten haben, weil ihnen die betreffende Person, der sie spenden, wichtig ist. Durch die Spende bekommen diese Personen eine neue Lebensperspektive, was den Spendenden zugutekommt.

Ebenso ist das direkte Verbot der anonymen altruistischen Organspende unter der grundsätzlichen Voraussetzung der ethischen Zulässigkeit der Organlebendspende unmoralisch, wenn die Spendenden nachweislich freiwillig zur Spende bereit sind. Denn auch dieses Verbot schränkt die Möglichkeit ein, einem Menschen das Leben zu retten oder entscheidend zu verbessern. Es ließe sich nur vom Nichtschadensprinzip des ärztlichen Berufsethos gegen diese Form der Lebendspende argumentieren.

Eine andere, freilich äußerst umstrittene Form der Organgabe ist der kommerzialisierte Lebendorganverkauf. Hierbei verkauft der Geber sein Organ an den bedürftigen Empfänger. Er erhält also nicht nur eine mögliche Aufwandsentschädigung wie bei der altruistischen Le-

---

[13] Hierbei spenden Menschen ihr Organ für einen fremden Menschen, wenn dessen nahestehende Person dafür ein Organ spendet, dass dem Verwandten oder Freund des Spenders implantiert werden kann.

bendspende. Diese Form der Lebendgabe ist in den meisten Ländern untersagt. Im Iran dagegen ist diese Form bereits seit Jahrzehnten eine staatlich geförderte Praxis, die entstand, als aufgrund von Sanktionen keine funktionierenden Dialysegeräte mehr zur Verfügung standen. Darüber hinaus gibt es weltweit einen Schwarzmarkt für Organe, weil in nicht wenigen Staaten Menschen eine finanzielle Entschädigung dafür angeboten wird, wenn sie ihre körperliche Unversehrtheit preisgeben.

Die grundsätzliche ethische Entscheidung besteht darin, ob eine kommerzialisierte Lebendspende überhaupt zulässig sein kann. Hier gibt es in den Argumenten gewisse Analogien zum Problemfeld der kommerzialisierten Leihmutterschaft. Ein wichtiges Argument gegen den Verkauf der eigenen Organe ist paternalistisch: Der Organverkauf wird verboten, weil die gesundheitlichen Gefahren für den Organgeber als nicht zulässig eingeschätzt werden. Damit verbunden ist die Vermutung, dass kein Mensch freiwillig seine Organe verkaufen würde, wenn er Alternativen hätte, um zu Geld zu kommen. Der Organhandel nützt damit sozusagen eine Notlage des Gebers aus. Darüber hinaus wird geltend gemacht, dass die kommerzialisierte Lebendorgangabe auch unabhängig davon gegen die Pflichten gegen sich selbst und die guten Sitten verstoße. Zudem kommt erneut das Argument des ärztlichen Berufsethos ins Spiel, das das Nichtschadensprinzip beinhaltet.

Grundsätzlich ist der Paternalismus bestreitbar: Menschen sollten ab einem gewissen Alter frei sein, für ihr Leben selbst zu entscheiden, wie sie es führen wollen, selbst dann, wenn sie sich dadurch selbst schädigen. Das paternalistische Argument gewinnt in dem Maß Überzeugungskraft, in dem der Staat dafür sorgt, dass sich das postmortale Organaufkommen erhöht. Wenn er jedoch einerseits aufgrund der Risiken für gesundheitliche Schäden derjenigen, die ihre Organe verkaufen würden, die kommerzialisierte Organgabe verhindert, andererseits aber seiner Fürsorgepflicht für ein höheres postmortales Organaufkommen nicht nachkommt und so den Tod von Menschen auf der Warteliste in Kauf nimmt, verliert das Argument an Überzeugungskraft. In gewisser Weise ähnlich verhält sich das Argument mit der Notlage: Wenn man unterstellt, dass Menschen aus einer Notlage heraus zu Lebendorgangebern werden, dann muss man sich fragen, inwieweit man der Verantwortung gerecht wird, an dieser Notlage etwas zu ändern. Dem »Anbieter« nur eine Möglichkeit zur Lösung seines Problems zu verbieten, weil diese ihn schädigen würde, ohne zugleich eine andere Lösung anzubieten, erscheint widersprüchlich, wenn der »Anbieter« ohne diese Lösungsmöglichkeit noch größeren Schaden erfährt.

In der ethischen Diskussion der kommerzialisierten Lebendorgangabe ist es darum zentral, ob man beispielsweise wie Kant davon ausgeht, dass mit der Würde des Menschen auch Pflichten gegen sich selbst verbunden sind. Eine wesentliche Pflicht ist dabei die Pflicht, die eigene körperliche Unversehrtheit zu sichern. Auch religiöse Ethiken argumentieren in dieser Weise.

Darüber hinaus spielt eine große Rolle, in welcher Weise das sehr verbreitete Empfinden zu bewerten ist, dass es als unsittlich gilt, Organe zu verkaufen, zu vertreiben oder zu kaufen. An diesem Punkt geht es um tief verwurzelte moralische »Empfindungen«. Auch gewinnt Michael Sandels Anfrage wieder an Bedeutung: Soll alles käuflich sein, was man praktisch zur Ware machen kann?

Ein indirektes Argument gegen die kommerzialisierte Lebendorgangabe lässt sich dem ärztlichen Berufsethos entnehmen. Wer sich Organe entnehmen lassen will, zwingt die Person, die die Operation vornimmt, eine ihrem Berufsethos widersprechende Handlung zu vollziehen.

Grundsätzlich lässt sich sagen: Wer eine solidarische Widerspruchsregelung ablehnt und die Rahmenbedingungen der postmortalen Organgabe so gestaltet, dass das postmortale Organpotential nicht ausgeschöpft wird, arbeitet indirekt einer kommerzialisierten Lebendorgangabe zu. Allen Verboten zum Trotz schaffen genau derartige Rahmenbedingungen Anreize, dass sich ein Organschwarzmarkt etabliert. Wie bei den meisten Schwarzmärkten profitieren dabei am meisten die »Zwischenhändler«. Die Lebendorgangeber, die eigentlich dadurch geschützt werden sollten, werden also auch noch finanziell ausgebeutet und zugleich kriminalisiert.

Noch eine radikalere Frage stellt folgende Sondersituation dar, die auch bereits mehrfach filmisch festgehalten wurde, beispielsweise in dem Film »Sieben Leben«. Darf ein Mensch das Recht haben, sein Herz zielgerichtet für einen anderen Menschen zu spenden, der das Herz benötigt, um zu überleben? Der Spender würde dann sein Leben opfern, um das Leben eines anderen Menschen zu retten. Eine solche Möglichkeit lässt beispielsweise das bundesdeutsche Recht nicht zu.

Diese Fälle berühren eine zentrale Fragestellung, nämlich ob die Zulässigkeit von Tötungshandlungen durch Fremde sozusagen die Schwelle senkt, Tötungshandlungen überhaupt zu vollziehen. Darauf wird anschließend bei der Frage der aktiven Sterbehilfe noch vertieft einzugehen sein.

Darüber hinaus stellt sich grundsätzlich die Frage: Hat das menschliche Leben aus sich heraus eine Heiligkeit, die verbietet, dass man es, aus welchem Grund auch immer, tötet? Dann wäre die Einwilligung eines Menschen in seine Tötung, um das Leben eines anderen Menschen zu retten, moralisch nicht zu rechtfertigen, weil die aktive Tötung eines menschlichen Lebens, nämlich des Vaters, nicht auf einer Stufe mit der Rettung eines sozusagen »natürlich« bedrohten Lebens, nämlich seines Kindes, steht. Religiöse Medizinethiken erlauben aufgrund dessen eine altruistische Lebendspende, die den eigenen Tod bedingt, nicht. Andere Medizinethiken werden die Frage nach den gesellschaftlichen Auswirkungen stellen, also ordnungsethisch überlegen, ob eine derartige Öffnung zu gesellschaftlichen Verwerfungen führt, die nicht gewünscht sind.

Eine weitere Alternative zur postmortalen Organspende ist tierethisch umstritten und derzeit noch immer – trotz CRISPR/Cas9 – in den Kinderschuhen, nämlich die Xenotransplantation. Grundsätzlich gilt in praktisch allen Staaten: Wenn Forschungsvorhaben hochwertig sind, dürfen Tierversuche durchgeführt werden, wenn der vorgeschriebene Tierschutz eingehalten wird. Debatten entzünden sich vor allem an der Frage, ob durch die Veränderung von Schweinen, damit ihre Organe menschenähnlicher werden, auch die Schweine selbst neue Eigenschaften erhalten, die sie vermenschlichen. Dies war bereits im Zusammenhang mit der Frage nach der Chimärenbildung thematisiert worden.

Andere Techniken, die weniger kontrovers sind, stecken ebenfalls noch in den Kinderschuhen, beispielsweise das Züchten von Organersatzgeweben mithilfe von Stammzellen, auch wenn erste Erfolge zur Stärkung geschädigter Herzen oder zum Aufbau von Nierengewebe sowie mithilfe des Einsatzes von 3D-Technologie berichtet werden.[14]

Diese ersten Überlegungen können nur andeuten, wie kompliziert und schwierig das Feld der ethischen Bewertung bestimmter Möglichkeiten von Organtransplantationen geworden ist. Gleichzeitig sollten diese Schwierigkeiten nicht davon ablenken, dass es umgekehrt auch sehr eindeutige Handlungsanweisungen gibt, wenn man

[14] Vgl. Slack (2018), 59 f.

das Prinzip der Menschenwürde und eine grundlegende mitmenschliche Solidarität annimmt.

4.2 Sterbehilfe

Die Debatte um die Sterbehilfe wird sowohl rechtlich wie ethisch vielschichtig geführt. Durch das bahnbrechende Urteil des Bundesverfassungsgerichts im Februar 2020 haben wir in Deutschland mittlerweile *juristisch* Klarheit, dass die Selbstbestimmung sich auch auf den eigenen Tod erstreckt. Darum ist es wichtig, bei der Strukturierung der Sterbehilfe nicht nur die klassischen Unterscheidungen gemäß dem Handeln von Ärztinnen und Ärzten, Pflegekräften und Angehörigen zu berücksichtigen, sondern auch die alternative Strukturierung gemäß dem Patientenwillen. Geht man nämlich vom Patientenwillen aus, dann ist entscheidend, ob die Sterbehilfe auf Wunsch des Patienten bzw. auf dessen mutmaßlichen Wunsch hin, ohne Kenntnis des Patientenwillens oder sogar gegen dessen Willen vorgenommen wird. Es wird also nicht nur die klassische Unterscheidung nach passiver Sterbehilfe bzw. angemessener dem Sterbenlassen, nach indirekter Sterbehilfe, nach Beihilfe zum Suizid und nach aktiver Sterbehilfe vorgenommen.

Inhaltlich bedeutet das: Wer vom Prinzip der Menschenwürde ausgeht, dem stehen zwei Interpretationsmöglichkeiten offen. Wer Menschenwürde in erster Linie mit Rechten verbunden denkt wie das Bundesverfassungsgericht und die Integrative Medizinethik, für den gilt, dass mit der Menschenwürde der Betroffenen in erster Linie ein Recht auf Leben und Selbstbestimmung verbunden ist, aber gerade keine Pflicht, das eigene Leben niemals selbst zu beenden. Es gibt dann auch eine Selbstbestimmung über den eigenen Tod. Damit wären viele Formen der Sterbehilfe zulässig. Wer dagegen die Menschenwürde in der Weise deutet, dass sie auch zum Lebenserhalt verpflichtet, was neben den monotheistischen Weltreligionen auch Philosophen in kantischer Tradition betonen, wird möglicherweise sogar das Befüllen einer Magensonde als verpflichtend ansehen.

4.2.1 Die vielschichtige Debatte

Wir Menschen haben die Gewissheit, sterben zu müssen. Dabei ist der Wunsch nach einem guten Tod (griechisch: Euthanasia) ein ganz natürlicher und verständlicher Wunsch. Bereits in der Antike wurde darüber debattiert, wie ein guter Tod herbeigeführt werden darf, und damit, in welcher Form eine Sterbehilfe moralisch gerechtfertigt ist. Während Hippokrates es beispielsweise ablehnte, dass ein Arzt ein Mittel zur Verfügung stellt, mit dem sich der Patient töten kann, forderte Platon etwa zur gleichen Zeit sogar in manchen Fällen eine aktive Sterbehilfe.

Heutige Debatten kreisen um mehrere Problemfelder. So stellt sich bereits die Frage, was unter passiver Sterbehilfe bzw. unter Sterbenlassen zu verstehen ist. Während der Verzicht auf bestimmte intensivmedizinische Behandlungsmöglichkeiten klar unter den Begriff »passive Sterbehilfe« bzw., korrekter formuliert, »Sterbenlassen« fällt, ist dies im Fall des Abstellens einer Herz-Lungen-Maschine oder des Entfernens einer Magensonde umstritten: Ist dieses Entfernen eine aktive Tötungshandlung oder eine als passive Sterbehilfe/Sterbenlassen zu deutende Handlung im Sinne der Änderung des Therapieziels? So wurde der Wachkomapatientin Terri Schiavo im Frühjahr 2005 in Florida nach jahrelangem Rechtsstreit die Magensonde entfernt. Sogar der damalige Präsident der USA hatte noch kurzfristig ein Gesetz verabschiedet, um die Entfernung zu verhindern, war aber damit gescheitert. Terri Schiavo starb einige Tage später. Ihr Ehemann hatte geltend gemacht, dass die Entfernung der Sonde dem mutmaßlichen Willen der Patientin entspräche. Ihre Eltern dagegen verstanden den Tod ihrer Tochter als Ermordung.

Auch in Deutschland wurde ein ähnlich gelagerter Fall letztinstanzlich durch den BGH 2010 entschieden. Worum ging es dabei? Frau K. teilte ihrer Tochter 2002 mit, dass sie im Fall eines irreversiblen apallischen Syndroms keine Ernährung wünscht. 2002 fiel sie in ein solches Koma. Am 20.12.2007 beendete die Tochter die Nahrungszufuhr, und nachdem die Geschäftsleitung des Pflegeheims von Frau K. diese wieder einleitete, trennte sie aufgrund des anwaltlichen Rats den Schlauch durch. Das Landgericht Fulda sprach zwar die Tochter wegen eines Verbotsirrtums frei, d.h., die Tochter konnte aufgrund des Einholens des anwaltlichen Rats nicht wissen, dass sie eine unzulässige Handlung vollzog, verurteilte den Anwalt aber am 30.04.2009 zu einer neunmonatigen Freiheitsstrafe auf Bewährung.

Der Anwalt legte Einspruch beim BGH ein. Der BGH sprach den Anwalt am 25.06.2010 frei, weil er das Durchtrennen des Schlauchs nicht als aktives Töten, sondern als ein Sterbenlassen deutete.

Dieser Fall zeigt deutlich, wie kontrovers bis in die Beurteilung durch Gerichte hinein das Beenden lebenserhaltender Maßnahmen bei Wachkomapatienten beurteilt wurde. Auch wenn die Debatte in Deutschland für derartige Fälle zumindest auf politischer und rechtlicher Ebene beendet zu sein scheint, so ist das Ringen darum in anderen Staaten noch lange nicht abgeschlossen. In Israel würde man das Beenden von lebenserhaltenden Maßnahmen bei Patienten im Koma oder Wachkoma als aktive Sterbehilfe verbieten. Hier würde man im Unterschied zum BGH das Entfernen der Sonde als eine Handlung verstehen, die zwar im Einklang mit dem Willen des betroffenen Menschen geschähe, sei es, weil eine Patientenverfügung vorliegt, sei es, weil durch Aussagen von anderen Menschen der mutmaßliche Wille eruiert werden kann, die aber dennoch verboten wäre, weil die Handlung maßgeblich zum Tod des betreffenden Menschen führt.

Die Debatte, die den Hintergrund des Urteils des Bundesverfassungsgerichts vom Februar 2020 bildete, ging um die Erlaubtheit der Beihilfe zur Selbsttötung am Lebensende. Wie die heftigen Debatten im deutschen Bundestag gezeigt haben, handelt es sich auch hier um ein vielschichtiges Problem. Die Beihilfe zum Suizid war, wenn der Patient darum bittet, seit der Gesetzgebung vom Dezember 2015 in Deutschland grundsätzlich nicht strafbewehrt. Allerdings verbot das 2020 für nichtig erklärte Gesetz die geschäftsmäßige Beihilfe, wobei geschäftsmäßig entgegen der landläufigen Bedeutung im Recht auch eine auf Wiederholung angelegte Handlung meint, selbst wenn man für diese kein Geld bekommt. Dadurch war faktisch die Beihilfe gerade für Ärztinnen und Ärzte sowie Pflegekräfte, aber auch Apothekerinnen und Apotheker, also gerade die in diesem Fall kompetentesten Personen unmöglich gemacht worden. Die Niederlande dagegen haben das Problem so gelöst, dass Beihilfe zum Suizid eine ärztliche Aufgabe ist. Dagegen gehört nach Schweizer Recht die Beihilfe zum Suizid ausdrücklich nicht zum ärztlichen Aufgabengebiet, ist aber ansonsten erlaubt. Andere Staaten wie Österreich stellen die Beihilfe zum Suizid unter Strafe. Ähnliches lässt sich auch in der Debatte um die aktive Sterbehilfe feststellen. Sowohl ethisch als auch rechtlich werden unterschiedliche Positionen eingenommen.

4.2.2 *Die Bedeutung des Patientenwillens*

Von größter ethischer Bedeutung ist es, welchen Willen der betroffene Patient bzw. die betroffene Patientin geäußert hat oder äußert. So spielt es für jede Form von Sterbehilfe eine große Rolle, ob diese Sterbehilfe mit Einverständnis (freiwillige Sterbehilfe), mit mutmaßlichem Einverständnis (mutmaßlich freiwillige Sterbehilfe), ohne Kenntnis seines Willens (nicht-freiwillige Sterbehilfe) oder sogar gegen den Willen der Betroffenen (unfreiwillige Sterbehilfe) ausgeübt wird.

Eine Sterbehilfe ist freiwillig, wenn derjenige Mensch, der Sterbehilfe erfährt, selbst um diese Form der Sterbehilfe, welcher Art auch immer, in einer Atmosphäre der Zwanglosigkeit und Offenheit bittet. Sie ist mutmaßlich freiwillig, wenn der Patient seinen Willen zum Zeitpunkt der Sterbehilfe nicht mehr ausdrücken kann, aber sich zuvor z. B. durch eine Patientenverfügung klar geäußert hat oder sein mutmaßlicher Wille auf andere Weise herausgefunden werden kann. Sie ist nicht-freiwillig, wenn der betroffene Mensch nicht mehr imstande ist, seinen eigenen Willen zu äußern und kein mutmaßlicher Wille zu eruieren ist. Dies gilt beispielsweise für komatöse und geistig hochgradig beeinträchtigte oder hochgradig demente Menschen, die ihren Willen nicht mehr zu äußern vermögen, keine Patientenverfügung hinterlassen haben und auch sonst nie zu derartigen Fragestellungen Stellung genommen haben. Im Fall von Terri Schiavo beispielsweise bestand der eigentliche Streitpunkt darin, ob ihr Ehemann ihren mutmaßlichen Willen, nämlich sterben zu wollen, korrekt wiedergegeben hatte, oder ob die Eltern mit ihrer Behauptung recht hatten, nämlich dass Terri Schiavo auch im Wachkoma noch hätte weiterleben wollen. In diesem Fall wäre das Entfernen der Magensonde als Sterbehilfe gegen den Willen des Betroffenen zu verstehen. In vergleichbarer Weise wäre es eine Sterbehilfe gegen den Willen des Patienten, wenn eine 80-jährige Covid-19-Patientin gegen ihren Willen vom Atemgerät genommen wird, weil eine jüngere Patientin mit besserer Prognose dieses letzte Gerät benötigt.

Allerdings verkompliziert sich der Sachverhalt der Sterbehilfe dadurch weiter. So kann man die Frage stellen, ob nicht das Überlebensinteresse als eine dem Menschen zentrale Steuerungsinstanz jede Patientenverfügung ungültig macht, die diesem Interesse nicht nachkommt. Außerdem besteht das Problem, ob eine Verfügung noch dem aktuellen Willen des Patienten entspricht, wenn dieser vor einer relativ langen Zeit eine Verfügung gemacht hat, aber in der konkreten Situation diese nicht mehr zeitnahe Verfügung Geltung finden soll. Hier wird in den internationalen Debatten wie auch in Deutschland die Frage aufgeworfen, ob diese »alte« Verfügung dann noch Geltung haben könne, ob beispielsweise im Fall von Terri Schiavo eine mehr als 15 Jahre alte mündliche Äußerung zu ihrem Mann noch als ihr jetziger mutmaßlicher Wille ausgelegt werden kann. Wenn ein Gesetzgeber die Erneuerung der Patientenverfügung nach spätestens fünf Jahren als ein Kriterium festsetzt, ist sie nach mehr als fünf Jahren nicht mehr bindend. Der Patient, der sich ausdrücklich, solange er noch als einwilligungsfähig galt, mit seinem Sterbeprozess auseinandergesetzt hat, hat keine verbindliche Verfügung mehr, wenn er beispielsweise ins Koma fällt. Der aufgrund seiner Erkrankung nicht mehr »mündige«, weil komatöse Mensch, dessen Mund nicht sprechen kann, wird sozusagen nachträglich ein zweites Mal *»ent-mündigt«*, und zwar in Bezug auf die Willensäußerung zu einer Zeit, in der er noch mündig war.

Noch komplizierter wird die Situation, wenn der Wille überhaupt nicht festgestellt werden kann. Wie in den meisten anderen Ländern, so gilt auch in Deutschland:

»Bei Neugeborenen mit schwersten Beeinträchtigungen durch Fehlbildungen oder Stoffwechselstörungen, bei denen keine Aussicht auf Heilung oder Besserung besteht, kann nach hinreichender Diagnostik und im Einvernehmen mit den Eltern eine lebenserhaltende Behandlung, die ausgefallene oder ungenügende Vitalfunktionen ersetzen soll, unterlassen oder nicht weitergeführt werden. Gleiches gilt für extrem unreife Kinder, deren unausweichliches Sterben abzusehen ist, und für Neugeborene, die schwerste Zerstörungen des Gehirns erlitten haben.«[15]

Hier wird antizipativ Kindern unterstellt, dass sie, die Betroffenen, wenn sie sich hätten äußeren können, diese Form passiver Sterbehilfe wünschen würden.

Eine aktive Sterbehilfe bei Neugeborenen im Sterbeprozess ist ethisch dagegen außerordentlich problematisch und beispielsweise in Deutschland wie in fast allen Ländern verboten. Wer diese Form der Sterbehilfe wie beispielsweise Harris in Betracht zieht, argumentiert etwa bezüglich aktiver Sterbehilfe bei Neugeborenen folgendermaßen:[16] Ein schwerstbehindertes Kind, von dem man annehmen

---

[15] BÄK (2011), A348.

[16] Vgl. Harris (1995), 67 ff.

muss, dass es in den nächsten Tagen, Wochen oder Monaten selbst bei intensiver Betreuung wird sterben müssen, wird in vielen Fällen aufgrund der Entscheidung, es sterben zu lassen, nur noch selektiv behandelt. Es werden beispielsweise keine Antibiotika mehr verabreicht. Warum sollten wir das Kind nicht rasch von seiner Krankheit erlösen und ihm eine todbringende Spritze geben, anstatt es aufgrund einer unbehandelten Infektion langsam sterben zu lassen? Sind nicht beide Fälle, die passive Sterbehilfe bei Nicht-Freiwilligkeit und die aktive Sterbehilfe bei Nicht-Freiwilligkeit letztlich identisch? In beiden Fällen stirbt nämlich das Kind. Doch darauf ist zu antworten: Nein, die beiden Fälle sind nicht identisch. Sie sind es aus mehreren Gründen nicht, ganz unabhängig von der Frage der Nicht-Freiwilligkeit, worauf im Rahmen der Behandlung der Frage aktiver Sterbehilfe noch ausführlich einzugehen ist. Hier soll nur der entscheidende Punkt im Blick auf die Nicht-Freiwilligkeit benannt werden, der eine solche Identifikation ausschließt. Das Verbot der aktiven Sterbehilfe bei Nicht-Freiwilligkeit in der Gesellschaft beseitigt ein Angstpotential, selbst einmal aus »gesellschaftlich vereinbarten« Gründen ohne Einwilligung getötet zu werden.

4.2.3 Reichweite von »Passivität« beim Sterbenlassen

Passive Sterbehilfe bzw. Sterbenlassen ist eine Form der Sterbehilfe, bei der das Sterben selbst nicht aktiv ausgelöst oder beschleunigt, sondern nur begleitet wird. Es ist eine Sterbe*hilfe* im Sinne einer Hilfe beim Sterbeprozess, wenn bestimmte Handlungen unterlassen werden, die den Sterbeprozess hätten verlängern können. Als eine derartige Sterbehilfe sind nämlich alle Formen der Sterbehilfe zu verstehen, bei denen auf lebensverlängernde Maßnahmen verzichtet wird (z.B. durch Verzicht der Gabe von Antibiotika, durch Verzicht auf bestimmte intensivmedizinische Maßnahmen usw.). Diese Form der Sterbehilfe ist bei Freiwilligkeit bzw. mutmaßlicher Freiwilligkeit der Betroffenen nach praktisch allen ethischen Ansätzen unproblematisch.

Allerdings ist ethisch umstritten, ob das Abschalten von Maschinen oder das Entfernen einer Magensonde bzw. der Nicht-mehr-Gebrauch der Sonde als Sterbenlassen und damit als passive Sterbehilfe einzuordnen ist. Juristisch ist die Gesetzeslage zumindest für Deutschland geklärt, wenn auf Wunsch der betroffenen Person abgeschaltet oder eine Magensonde entfernt bzw. nicht mehr genutzt wird. Wenn es dem (mutmaßlichen) Willen der betroffenen Person entspricht, so müssen sie nicht nur nicht mehr ernährt oder durch Maschinen am Leben erhalten werden, sie dürfen es sogar nicht mehr. So urteilt der BGH in seinem Urteil vom Juni 2010:

»Das Landgericht ist im Ergebnis zutreffend davon ausgegangen, dass die durch den Kompromiss mit der Heimleitung getroffene Entscheidung zum Unterlassen weiterer künstlicher Ernährung rechtmäßig war und dass die von der Heimleitung angekündigte Wiederaufnahme als rechtswidriger Angriff gegen das Selbstbestimmungsrecht der Patientin gewertet werden konnte.«[17]

Dabei davon zu reden, dass die Patientin durch die Entfernung einer Magensonde qualvoll verhungert sei, ist begrifflich falsch, da ohne Bewusstseins- und Schmerzempfinden keine Qual möglich ist und auch kein subjektives Hungergefühl empfunden werden kann.[18] Aus ärztlicher Sicht lässt sich ein derartiger Behandlungsabbruch zudem auch anders verstehen: Es wird nicht die Behandlung abgebrochen, sondern es ändert sich vielmehr das Therapieziel. So werden oftmals Maschinen abgestellt, gleichzeitig aber palliative Maßnahmen eingeleitet oder verstärkt. Dies entspricht auch den Grundsätzen der Bundesärztekammer zur ärztlichen Sterbebegleitung:

»Unabhängig von anderen Zielen der medizinischen Behandlung hat der Arzt in jedem Fall für eine Basisbetreuung zu sorgen. Dazu gehören u.a. menschenwürdige Unterbringung, Zuwendung, Körperpflege, Lindern von Schmerzen, Atemnot und Übelkeit sowie Stillen von Hunger und Durst«.[19]

Bei aktuell einwilligungsunfähigen Personen ist die in einer Patientenverfügung zum Ausdruck gebrachte Ablehnung einer Behandlung für die Ärztin oder den Arzt bindend, sofern die konkrete Situation derjenigen entspricht, die in der Verfügung beschrieben wurde, und keine Anhaltspunkte für eine nachträgliche Willensänderung erkennbar sind. Dies hat der deutsche Gesetzgeber ausdrücklich in seinem Dritten Betreuungsrechtsänderungsgesetz 2009 bestätigt. Dabei definiert er eine Patientenverfügung wie folgt:

»[Sie ist] eine schriftliche Festlegung eines einwilligungsfähigen Volljährigen für den Fall seiner Einwilligungsunfähigkeit, ob er in bestimmte,

---

[17] BGH: Urteil vom 25. Juni 2010 – 2 StR 454/09.

[18] Vgl. Borasio 2005, 152.

[19] BÄK (2011), A346.

zum Zeitpunkt der Festlegung noch nicht unmittelbar bevorstehende Untersuchungen seines Gesundheitszustands, Heilbehandlungen oder ärztliche Eingriffe einwilligt oder sie untersagt«.[20]

Im Unterschied zu Österreich ist eine derartige Patientenverfügung auch ohne notarielle Bestätigung bindend. Sie ist selbst dann bindend, wenn sie nur mündlich geäußert wurde. Als Folge hiervon hat die Bundesärztekammer in ihren Grundsätzen zur ärztlichen Sterbebegleitung die rechtlichen Vorgaben für die Ärzteschaft konkretisiert:

»Liegt eine Patientenverfügung im Sinne des §1901a Abs. 1 BGB vor (vgl. VI.2), hat der Arzt den Patientenwillen anhand der Patientenverfügung festzustellen. Er soll dabei Angehörige und sonstige Vertrauenspersonen des Patienten einbeziehen, sofern dies ohne Verzögerung möglich ist. Trifft die Patientenverfügung auf die aktuelle Behandlungssituation zu, hat der Arzt den Patienten entsprechend dessen Willen zu behandeln. Die Bestellung eines Betreuers ist hierfür nicht erforderlich.«[21]

Dies bedeutet freilich nicht, dass die Ärztin oder der Arzt beispielsweise dem Wunsch nach aktiver Sterbehilfe nachgeben müsste oder dürfte, da eine Patientenverfügung ungültig ist, die Handlungen verlangt, die gesetzlich untersagt sind.

Handlungstheoretisch erscheint die Zuordnung der Handlung des Abstellens einer lebenserhaltenden Maschine bzw. des Entfernens einer Magensonde als passive Sterbehilfe dennoch problematisch. Die juristische Einordnung in Deutschland, das Durchschneiden des Schlauchs der Magensonde als Unterlassen zu verstehen und unter die passive Sterbehilfe zu subsumieren, kann aber dennoch einen sehr guten Grund angeben:

»Eine nur an den Äußerlichkeiten von Tun oder Unterlassen orientierte Unterscheidung der straflosen Sterbehilfe vom strafbaren Töten des Patienten wird dem sachlichen Unterschied zwischen der auf eine Lebensbeendigung gerichteten Tötung und Verhaltensweisen nicht gerecht, die dem krankheitsbedingten Sterbenlassen mit Einwilligung des Betroffenen seinen Lauf lassen.«[22]

Damit folgte der BGH einer bereits seit langem in Deutschland herrschenden juristischen Meinung. Die Bundesärztekammer hat auf die-

---

[20] §1901a Abs. 1 Satz 1 BGB.
[21] BÄK (2011), A347.
[22] BGH: Urteil vom 25. Juni 2010 – 2 StR 454/09.

ses Urteil rasch reagiert und im Februar 2011 in ihren Grundsätzen ausdrücklich formuliert:

»Ein offensichtlicher Sterbevorgang soll nicht durch lebenserhaltende Therapien künstlich in die Länge gezogen werden. Darüber hinaus darf das Sterben durch Unterlassen, Begrenzen oder Beenden einer begonnenen medizinischen Behandlung ermöglicht werden, wenn dies dem Willen des Patienten entspricht. Dies gilt auch für die künstliche Nahrungs- und Flüssigkeitszufuhr.«[23]

Allerdings ist in Fällen des konkreten Beendens das aktive Element nicht zu leugnen. Die Grenze zwischen Tun und Unterlassen verschwimmt hier, weswegen die Gesetzgebungen mancher Länder derartige Handlungen auch der aktiven Sterbehilfe zurechnen. Aufgrund der großen Ehrfurcht vor dem Leben im jüdischen Glauben zeigt die israelische Gesetzgebung eine besonders große Sensibilität im Umgang mit dem Leben von Sterbenden und lehnt das Entfernen einer Magensonde ab – dies zeigte sehr klar der Umgang mit dem ehemaligen Premier Ariel Scharon. Dies entspricht auch der halachischen Tradition, nach der die notwendigen Bedingungen des menschlichen Lebens (Sauerstoff, Nahrung und Flüssigkeit) keinem Sterbenden vorenthalten werden dürfen. Allerdings besteht eine Diskussion darüber, ob es eine Verpflichtung gibt, eine Magensonde einzusetzen. Die meisten Staaten haben dies so geregelt, dass es diese Verpflichtung nicht gibt, wenn die Zielsetzung darin besteht, Leiden im Sterbeprozess zu verringern, und der Sterbende selbst kein Interesse mehr an diesem Hilfsmittel zeigt. Allerdings hat es beispielsweise der BGH in seinem Urteil aus dem Jahr 2019[24] abgelehnt, es als Schaden anzusehen, wenn jemand mittels einer Magensonde am Leben erhalten wird, obwohl die Person darunter sehr gelitten hatte und Angehörige, in diesem Fall der Sohn, eine Beendigung der Maßnahme, die eine Übertherapie darstellte, forderte. Der Arzt wurde vom Gericht mit der Begründung von einer Schadensersatzklage freigesprochen, dass es sich verböte, menschliches Leben, selbst leidensbehaftetes Weiterleben, als Schaden anzusehen.

---

[23] BÄK 2011, A 346.

[24] BGH, Urteil v. 02.04.2019. VI ZR 13/18. Vgl. dazu den kritischen Kommentar von Hufen (2020b), wonach dieses Urteil nicht berücksichtigt, dass der Arzt durch die Übertherapie das Grundrecht des Patienten auf körperliche Unversehrtheit verletzte. Stattdessen hätte der Arzt das Therapieziel ändern und den Patienten palliativ behandeln müssen.

4.2.4 *Indirekte Sterbehilfe*

Eine Schmerztherapie auf Wunsch des Patienten, die zu einer Verkürzung der Lebenszeit führt, stellt einen typischen Fall indirekter Sterbehilfe dar. Diese Therapieform nimmt zwar eine Verkürzung der Lebenszeit in Kauf, sie wird aber nicht mit diesem Ziel eingesetzt. Sie kann darum nach vielen ethischen Ansätzen mit Berufung auf das Selbstbestimmungsrecht des Patienten nicht nur gebilligt, sondern sogar gefordert werden. Die herrschende juristische Meinung geht sogar davon aus, dass Ärzte sich strafbar machen, wenn sie moribunden Patienten Schmerzmittel verweigern, obwohl diese ausdrücklich darum bitten.

Auch die Bundesärztekammer akzeptiert unter bestimmten Umständen die indirekte Sterbehilfe: »Bei Sterbenden kann die Linderung des Leidens so im Vordergrund stehen, dass eine möglicherweise dadurch bedingte unvermeidbare Lebensverkürzung hingenommen werden darf.«[25]

Freilich kommt die indirekte Sterbehilfe in einem viel geringeren Maß vor, als lange Zeit angenommen. Erkenntnisse in der Palliativmedizin zeigen zudem, »dass Morphin die wirksamste und sicherste Therapie für starke Schmerzen und Atemnot ist und dass es bei korrekter Anwendung nur in weniger als 1 % der Fälle im Sinne einer sog. ›indirekten‹ Sterbehilfe wirkt (die nach der [bundesdeutschen] Rechtsprechung zulässig ist), weil die Medikation in der Regel eher zu einer Verlängerung als zu einer Verkürzung des Lebens führt.«[26] Durch die Covid-19-Pandemie 2020 ist die Frage der indirekten Sterbehilfe an der Grenze zur aktiven Sterbehilfe mit neuer Schärfe sichtbar geworden. Als in Italien und Spanien die Intensivbetten für Patienten mit großer Atemnot nicht ausreichten, durfte man diesen Menschen, die Todesangst litten, Morphium geben, um ihnen ihre Ängste zu nehmen, wohl wissend, dass zugleich das Atemzentrum weiter gedämpft wird. Faktisch führte die Morphiumgabe also in einigen Fällen eventuell auch zum Tod der betreffenden Menschen.

---

[25] BÄK (2011), A347.

[26] Borasio (2005), 152.

4.2.5 Beihilfe zum Suizid

Wie verhält es sich, wenn Menschen in freier Selbstbestimmung darum bitten, ihnen bei einer Selbsttötung zu helfen? In dieser besonders heftig geführten Debatte geht es national wie international darum, ob diese Formen der Sterbehilfe zulässig sein können.

In Deutschland und der Schweiz ist im Unterschied zu Österreich beispielsweise die Beihilfe zum Suizid straffrei, solange sie nicht aus selbstsüchtigen Motiven oder geschäftsmäßig geschieht. Nach heftigen Debatten im deutschen Bundestag wurde im Herbst 2015 folgendes Gesetz verabschiedet:

»§ 217 Geschäftsmäßige Förderung der Selbsttötung
(1) Wer in der Absicht, die Selbsttötung eines anderen zu fördern, diesem hierzu geschäftsmäßig die Gelegenheit gewährt, verschafft oder vermittelt, wird mit Freiheitsstrafe bis zu drei Jahren oder mit Geldstrafe bestraft.
(2) Als Teilnehmer bleibt straffrei, wer selbst nicht geschäftsmäßig handelt und entweder Angehöriger des in Absatz 1 genannten anderen ist oder diesem nahesteht.«

Damit hatte sich der Gesetzesvorschlag durchgesetzt, der *in der Theorie* einen Mittelweg zwischen Strafbewehrtheit der Beihilfe einerseits und Zulässigkeit der Beihilfe gerade auch im Blick auf Ärzteschaft und Sterbehilfeorganisationen andererseits befürwortete. *In der Praxis* jedoch bedeutete das Gesetz zwar weitgehende Rechtssicherheit für Angehörige, dagegen blieb die Beihilfe für Ärzteschaft, Pflegekräfte sowie Apothekerinnen und Apotheker praktisch verboten. Wie sollten sie auch nachweisen, dass ihre Beihilfe einmalig gewesen ist. Damit konnte man ihnen faktisch immer unterstellen, ihre Handlung wäre, wenn ein vergleichbarer Fall sich wiederholen würde, auf Wiederholung angelegt. Man konnte ihnen also immer »Geschäftsmäßigkeit« unterstellen, denn wie sollte eine Ärztin oder ein Arzt, der Beihilfe leistete auf eine Anzeige hin, einem »Staatsanwalt weismachen können, dass er eine solche Hilfe nur einmal im Berufsleben ausgerechnet nur bei einem speziellen Patienten«[27] durchgeführt hat?

Das Bundesverfassungsgericht hat im Februar 2020 dieses Gesetz für nichtig erklärt. Ausdrücklich heißt es im 2. Satz des Urteils: »§ 217 des Strafgesetzbuches in der Fassung des Gesetzes zur Strafbarkeit der geschäftsmäßigen Förderung der Selbsttötung vom 3. De-

[27] Rosenau (2020), 120.

zember 2015 (Bundesgesetzblatt I Seite 2177) […] ist mit dem Grundgesetz unvereinbar und nichtig.«[28]

Wie kam das Gericht zu diesem Urteil? Es kam dazu, weil nach seiner Ansicht das Strafgesetz entgegen seinem Buchstaben faktisch die Beihilfe unmöglich machte. Deshalb lautete der fünfte Leitsatz des Urteils:

»Das Verbot der geschäftsmäßigen Förderung der Selbsttötung in §217 Abs. 1 StGB verengt die Möglichkeiten einer assistierten Selbsttötung in einem solchen Umfang, dass dem Einzelnen faktisch kein Raum zur Wahrnehmung seiner verfassungsrechtlich geschützten Freiheit verbleibt.«

Das Gericht begründete sein Urteil grundlegend bereits in seinem ersten Leitsatz mit dem »Recht auf ein selbstbestimmtes Sterben«. Dieses Recht ist »Ausdruck persönlicher Autonomie« und »umfasst auch die Freiheit, hierfür bei Dritten Hilfe zu suchen und Hilfe, soweit sie angeboten wird, in Anspruch zu nehmen«. Die Bundesverfassungsrichter lassen keinen Zweifel darüber, dass »das Leben die vitale Basis der Menschenwürde« ist. Dennoch beginnt das Urteil in seinem ersten Leitsatz mit den Worten:

»1.a) Das allgemeine Persönlichkeitsrecht (Art 2 Abs. 1 i. V. m. Art. 1 Abs. 1 GG) umfasst als Ausdruck persönlicher Autonomie ein Recht auf selbstbestimmtes Sterben. b) Das Recht auf selbstbestimmtes Sterben schließt die Freiheit ein, sich das Leben zu nehmen.«

Dieses Urteil geht in seinen Konsequenzen weit über die Sterbehilfedebatte hinaus. Jedem Menschen, der in freier Entscheidung aus dem Leben scheiden möchte, darf nach diesem Urteil nicht verwehrt werden, Hilfe bei Dritten zu suchen. Freilich ist dafür die Freiheit dieses Entschlusses der Betroffenen abzusichern. Damit stellt sich das Bundesverfassungsgericht, wie es auch in seinem Urteil bestätigt, ausdrücklich gegen religiöse und weltanschauliche Positionen, die Selbsttötung und damit auch die Beihilfe zur Selbsttötung als unmoralische Akte verbieten wollen. So argumentiert Kant, dass das Leben Bedingung der Möglichkeit für die Zuerkenntnis von Würde ist. Wer also sein eigenes Leben auslöscht, verhält sich selbstwidersprüchlich. Deshalb habe man aufgrund der eigenen Würde die Verpflichtung,

---

[28] BVerfG, Urteil des Zweiten Senats vom 26. Februar 2020, 6. Diese und auch die folgenden Zitate des Bundesverfassungsgerichts finden sich unter: https://www.bundesverfassungsgericht.de/SharedDocs/Entscheidungen/DE/2020/02/rs20200226_2bvr234715.html, zuletzt eingesehen: 26.08.2020.

sein Leben zu erhalten.[29] Dagegen hält das Gericht ausdrücklich fest: »Das Recht, sich selbst zu töten, kann nicht mit der Begründung verneint werden, dass sich der Suizident seiner Würde begibt, weil er mit seinem Leben zugleich die Voraussetzung seiner Selbstbestimmung und damit seine Subjektstellung aufgibt«[30].

Religiöse Ethiken lehnen ausdrücklich die Beihilfe zum Suizid ab, weil bereits die Selbsttötung als schwere Verfehlung gegen den göttlichen Willen verstanden wird. Im Oktober 2019 unterschrieben Vertreter des Vatikans, das Großrabbinat von Jerusalem und eine indonesische muslimische Organisation eine entsprechende Erklärung: »Euthanasie und ärztlich begleiteter Selbstmord sind von Natur aus und als Folge moralisch und religiös falsch und sollten ohne Ausnahme verboten werden.«[31] In ihrem Brief *Samaritanus Bonus* hat die Glaubenskongregation der katholischen Kirche 2020, auch als Reaktion auf die Entscheidung des Bundesverfassungsgerichts, aber auch als Reaktion auf Entscheidungen in anderen Staaten, ausdrücklich betont, dass »diejenigen, die Gesetzen zustimmen, die […] Beihilfe zum Suizid erlauben, Komplizen einer schweren Sünde werden, die andere ausführen werden«.[32] Hintergrund ist die Überzeugung, wonach die Selbsttötung eine schwere Sünde ist.

»Jemand, der sich mit voller Freiheit sein eigenes Leben nimmt, bricht die eigene Beziehung mit Gott und den andern und verleugnet sich als moralisches Subjekt. Beihilfe zum Suizid verschlimmert die Schwere dieser Handlung, weil sie einen anderen in die eigene Verzweiflung einbezieht. Eine andere Person wird verleitet, seinen Willen vom göttlichen Geheimnis verbunden mit der theologischen Tugend der Hoffnung wegzuwenden und so den authentischen Wert des Lebens zu verschmähen und den Bund zu brechen, der die menschliche Familie begründet. Beihilfe zum Suizid ist eine ungerechtfertigte Mitwirkung an einer illegitimen Handlung, die der theologischen Beziehung mit Gott und der sittlichen Beziehung widerspricht, die uns alle miteinander verbindet, die wir das Geschenk des Lebens und die Bedeutung der Existenz teilen.«[33]

---

[29] Vgl. Kant (1968 [1785]), 397f. Dieses Argument wurde auch in der Debatte zum Gesetz von 2015 gebraucht, aber auch von früheren Bundesverfassungsrichtern wie Böckenförde. Auf seinen Beitrag verweist sogar das Gericht, qualifiziert ihn jedoch mit »aus ethisch-moralischer Sicht«.

[30] BVerfG, Urteil des Zweiten Senats vom 26. Februar 2020, Nr. 211.

[31] Hier zitiert nach: https://de.qantara.de/content/juden-christen-und-muslime-gegen-euthanasie-und-suizid-beihilfe, zuletzt eingesehen: 22.09.2020.

[32] SB, Nr. V.1. (eigene Übersetzung).

[33] Ebd., Nr. V.1. (eigene Übersetzung).

Allerdings ist diese religiöse Sicht selbst unter Theologen nicht mehr unumstritten. So verteidigt beispielsweise der Bischof der Hannoverschen Landeskirche Meister, der freilich nicht römisch-katholischer, sondern evangelischer Bischof ist, das Urteil des Bundesverfassungsgerichts, wenn er sagt:

»Als Christ sage ich: Die Gabe Gottes, nämlich mein Leben, hat er in meine Verantwortung gelegt. Diese Verantwortung währt bis zum letzten Atemzug. Und da ich an das ewige Leben glaube, habe ich auch die Rechtfertigung, den Zeitpunkt und die Art und Weise, wie ich sterbe, mitzugestalten.«[34]

Der evangelische Theologe Hartmut Kreß[35] verweist in diesem Zusammenhang darauf, dass das Recht, den Zeitpunkt des eigenen Tods selbst zu bestimmen, bereits in der Aufklärungsphilosophie begründet ist. John Lockes Eigentumstheorie, wonach jeder Mensch ein Recht auf Eigentum hat, wobei Locke allerdings die Überzeugung hatte, dass unser Leben Gott gehört, weswegen er dezidiert die Selbsttötung ablehnte,[36] hatte zur Konsequenz, dass sich die Überzeugung durchsetzen konnte, der Staat dürfe nicht mehr über seine Untertanen verfügen, als wären diese sein Eigentum. Friedrich II. hat 1751 unter Einfluss dieser aufklärerischen Ideen in Preußen die Strafbarkeit von Selbsttötungsversuchen beseitigt und bereits vier Jahre zuvor erlaubt, Menschen, die sich selbst das Leben genommen hatten, ehrenvoll zu bestatten. Auch im gesamten Deutschen Reich war ab 1871 die Selbsttötung bzw. der Versuch hierzu nicht mehr strafbar. Eine Theologie, die sich in diesen Denkrahmen stellt, wird Argumente entwickeln, »die das alte Dogma, Gott sei der Eigentümer des Lebens, relativieren und auch aus binnenreligiösen Motiven die persönliche Entscheidungsfreiheit des Menschen bejahen«.[37]

Auch der katholische Moraltheologe Stephan Goertz scheint das Urteil des Bundesverfassungsgerichts mit christlichen Grundüberzeugungen als kompatibel anzusehen: »Ich bin in gewisser Weise skeptisch, ob das Urteil des Bundesverfassungsgerichts im Kern seines Freiheitsverständnisses wirklich so unchristlich ist«,[38] da »die

[34] https://www.landeskirche-hannovers.de/evlka-de/presse-und-medien/nachrichten/2020/02/2020–02–26_3, zuletzt eingesehen: 18.08.2020.
[35] Vgl. Kreß (2020), 126 f.
[36] Vgl. Dworkin (1993), 195.
[37] Kreß (2020), 130.
[38] Goertz (2020), 27. Dort auch das folgende Zitat.

Debatte um die Gebote christlicher Ethik keine abgeschlossene« ist. Es könnte also nach dieser theologischen Sicht möglicherweise in der Fortentwicklung christlicher und möglicherweise auch jüdischer und muslimischer Ethik selbst religiös gerechtfertigt werden, was das Gericht in juristischer Sprache auf den Punkt bringt:

»Maßgeblich ist der Wille des Grundrechtsträgers, der sich einer Bewertung anhand allgemeiner Wertvorstellungen, religiöser Gebote, gesellschaftlicher Leitbilder für den Umgang mit Leben und Tod oder Überlegungen objektiver Vernünftigkeit entzieht [...]. Die Selbstbestimmung über das eigene Lebensende gehört zum ›ureigensten Bereich der Personalität‹ des Menschen, in dem er frei ist, seine Maßstäbe zu wählen und nach ihnen zu entscheiden [...].«[39]

Wie man dann die Handlung des betreffenden Menschen, in juristischer Sprache: des Grundrechtsträgers, deutet, kann also offenbleiben. Vor dem Hintergrund, dass in manchen Fällen bei sterbenden Krebspatienten eine Schmerztherapie nicht den gewünschten Erfolg hat, kann man darum in diesen Fällen eine Selbsttötung auch als eine Tat der Eigenliebe deuten. Kommt hinzu, dass diese Tat auch für die Nahestehenden eine Erleichterung bringen mag und Ressourcen nicht beansprucht, deren bleibende Verfügbarkeit anderen Menschen zugutekommt, dann kann diese Tat auch als Tat der Nächstenliebe gedeutet werden. Umgekehrt könnte es sein, dass Patienten sich aus derartigen Erwägungen dazu gedrängt fühlen könnten, sich das Leben zu nehmen. Genau dies hat das Gericht ebenfalls im Blick, weil es eine schützende Rahmenordnung anmahnt.

Das Gericht verwirft jedenfalls eine Interpretation der Menschenwürde, wonach diese eine Lebenspflicht enthält,[40] und stärkt das Bewusstsein, dass die Würde Fundament von Grundrechten ist. Dies entspricht dem Menschenwürdeverständnis der Integrativen Medizinethik und lässt sich auch sehr gut mit dem Autonomieprinzip von Beauchamp und Childress verbinden. Obwohl auch utilitaristische Medizinethiken die Beihilfe zur Selbsttötung für zulässig halten, wäre hier die Argumentationslinie eine andere. Es ginge dabei nicht

[39] BVerfG, Urteil des Zweiten Senats vom 26. Februar 2020, Nr. 210.

[40] Philosophen wie Dietmar von der Pfordten (2020, 1042), die sich eingehend mit dem Begriff der Menschenwürde in ihrer Forschung befasst haben, halten fest: »Der Schutz der Menschenwürde kann in ihren typischen Konstellationen weder eine Begründung noch eine Kritik der Tötung auf Verlangen des Sterbenden oder der Beihilfe zu Suizid rechtfertigen.«

darum, dass damit das Selbstbestimmungsrecht gestärkt wird, sondern dadurch der Gesamtnutzen steigt.

Ordnungsethisch entscheidend ist dabei, die Rahmenbedingungen so zu schaffen, dass niemand aus dem Leben gedrängt wird, also *wirklich* die Selbstbestimmung der betroffenen Person entscheidend ist, da es ja um Leben und Tod geht. Dies ist gerade vor dem Hintergrund des Bundesverfassungsgerichtsurteils von großer Bedeutung, weil dieses Urteil nicht nur Schwerkranken, sondern allen Menschen ein mit der Menschenwürde verbundenes Recht auf den eigenen Tod attestiert. Sollte dann eine Ärztin oder ein Arzt auch einem jungen Menschen, der an Liebeskummer leidet und deshalb sterben möchte, Beihilfe zum Suizid leisten? Sollte sie bzw. er dem Wunsch nach Beihilfe Folge leisten, wenn dieser reflektiert von einem 78-Jährigen formuliert wird?[41] Hier wäre im Verständnis der Integrativen Medizinethik sehr sorgfältig darauf zu achten, ob der Wille der Betroffenen sich an ihren momentanen oder an ihren fundamentalen Interessen orientiert, ob der Wille also der wirkliche Wille der betroffenen Person ist oder nur einer momentanen Stimmung entspricht.[42] Ein Beispiel, um zu verstehen, warum ein momentanes Interesse nicht einem fundamentalen Interesse gleichzusetzen ist und warum eine momentane Willensäußerung nicht mit echter Selbstbestimmung identisch sein muss, bietet die Erzählung von Odysseus am Mastbaum. Odysseus lässt sich von den Gefährten fesseln, als sie mit ihrem Schiff das Gebiet der Sirenen durchfahren. Die Gefährten haben ihre Ohren mit Wachs verstopft und den Befehl erhalten, die folgende Zeit keinen Befehl von Odysseus zu befolgen, sondern einfach weiterzufahren. Odysseus lauscht dem verlockenden Gesang dieser gefährlichen Wesen, die jeden Menschen vernichten, der ihrem Ruf nachkommt. Odysseus bittet eindringlich die Gefährten, ihn loszubinden und anzuhalten, doch die Gefährten folgen nicht diesem für Odysseus tödlichen momentanen Wunsch, sondern respektieren seinen fundamentalen Wunsch, den er vor Beginn dieser Etappe benannt hat. Von hier aus wird auch verständlich, warum in der Debatte um die Sterbehilfe von Freiwilligkeit nur dann gesprochen werden kann, wenn sie im fundamentalen Interesse des betroffenen Menschen ist, seinem eigentlichen, dauerhaften Willen entspricht. Frei-

[41] Von Schirach (2020) hat diese Problematik in seinem Theaterstück *Gott* deutlich angesprochen.

[42] Vgl. Dworkin (1993).

lich gibt es eine heftige Diskussion, wann dies der Fall ist, da hier die Gefahr eines wohlmeinenden Paternalismus besteht.

In gewisser Weise hat der wegen seiner Treue zur römischen Kirche hingerichtete Humanist und spätere Lordkanzler Thomas Morus (1473–1535), der 1935 heiliggesprochen wurde, in seinem Werk *Utopia* bereits in Anlehnung an Platon Leitlinien entworfen, die eine Richtung weisen könnten. In vorsichtiger Weise formuliert er dabei seine Aussagen nicht als eigene Aussagen, sondern als Beschreibungen eines Berichterstatters, der eine heidnische Insel besuchte, modern gesprochen, eine Insel, in der die Regelungen weltanschaulich und religiös neutral gehalten sind. Der Berichterstatter, Rafael (hebräisch für Gott heilt), erzählt hierbei:

> »Die Kranken pflegen sie, wie ich sagte, mit großer Hingebung, und sie tun alles, um ihnen die Gesundheit zurückzugeben [...]. Ist aber die Krankheit nicht nur aussichtslos, sondern dazu noch dauernd schmerzhaft und qualvoll, dann geben die Priester und die Behörden dem Patienten zu bedenken, dass er zu allen Verrichtungen unfähig, den Mitmenschen beschwerlich, sich selber lästig, nachgerade ein lebender Leichnam sei, und ermahnen ihn, nicht länger den Todeswurm in seinem Leibe zu füttern. Da das Leben für ihn eine Qual sei, solle er nicht zögern zu sterben [...]. Wer sich dazu überreden lässt, beendet sein Leben entweder durch freiwilligen Verzicht auf Nahrung oder lässt sich betäuben und geht so von hinnen, ohne es zu merken. Gegen seinen Willen aber bringen die Utopier niemanden ums Leben; auch lassen sie es keinem trotz seiner Weigerung, freiwillig aus dem Leben zu scheiden, an irgendeinem Liebesdienst fehlen.«[43]

Der entscheidende Punkt in dieser Darstellung ist die Beschreibung der Rahmenordnung, die verhindert, dass jemand gegen seinen Willen aus dem Leben gedrängt wird. Ob manche der Ideen von Morus heute angemessen wären, braucht nicht diskutiert zu werden. Vielmehr lässt sich eine gute Rahmenordnung vorstellen, die eine Beihilfe zum Suizid »dammbruchsicher« macht. Dazu können folgende Regeln hilfreich sein, die in Anlehnung an Beauchamp/Childress etwa so aussehen könnten:[44]

1. Freiwilligkeit eines einwilligungsfähigen Patienten;
2. eine länger vorhandene, vertrauensvolle Behandlungsbeziehung;

[43] Morus (1981 [1516]), 130 f. (leicht korrigierte Übersetzung).
[44] Vgl. Beauchamp/Childress (2019), 191.

3. eine gemeinsam getroffene Entscheidung (»shared-decision-making«) bei bestmöglicher Information (informed consent);
4. eine Überprüfung des Patientenwillens durch Einbeziehung von Freunden usw.;
5. Aufzeigen von Alternativen;
6. Rückversicherung durch eine interne Beratung mit anderen Kollegen (Zweitmeinung);
7. Überprüfung der Dauerhaftigkeit des Todeswunsches;
8. Unumkehrbares Leiden des Patienten, sei es psychisch oder physisch;
9. Einsatz eines Mittels der Beihilfe, das schmerzfrei und annehmbar ist.

In ähnlicher Weise hat sich auch in Deutschland eine Gruppe von Fachleuten geäußert, die sogar einen Gesetzesvorschlag mit ethischer Begründung vorgelegt hat. Ziele des Vorschlags sind:

- »Respekt vor der Autonomie der Menschen
- Fürsorge durch fachkundige ärztliche Beratung und Begleitung
- Prävention nicht-freiverantwortlicher Suizide
- Vermeidung einer Freigabe der Tötung auf Verlangen
- Rechtssicherheit für alle Beteiligten
- Transparenz durch Dokumentation«.[45]

Es geht darum, dass Ärztinnen und Ärzte aufgrund ihrer Expertise die Freiwilligkeit des Menschen, der sich das Leben nehmen möchte, überprüfen, was durch zwei voneinander unabhängige Personen geschehen muss. Sie werden auch Alternativen zur Selbsttötung aufzeigen. Sollte der Wunsch dennoch weiter bestehen, sind sie auch für die Versorgung mit den entsprechenden Mitteln zuständig und angemessen für ihren Aufwand zu vergüten. In Analogie zur Abtreibung darf niemand zu einer derartigen Beihilfe zur Selbsttötung verpflichtet werden. Dass Ärztinnen und Ärzte sehr geeignet hierfür sind, ohne deshalb dies als eine *spezifische* Aufgabe zu haben, hat der Philosoph Carl Friedrich Gethmann, der zudem Mitglied im Deutschen Ethikrat ist, auf den Punkt gebracht:

---

[45] Vgl. Borasio et al. (2020), 2.

»Die moralische Beurteilung der Beihilfe zur Selbsttötung ergibt sich aus dem allgemeinen Hilfegebot, demgemäß der in Not befindliche Mensch Anspruch auf Hilfe durch seine Mitmenschen hat. Dieser Hilfeanspruch wird selbstverständlich durch die Fähigkeiten und Fertigkeiten des Helfers moderiert. Den Angehörigen der Heilberufe, insbesondere Ärzten, stehen allerdings in der Regel weitergehende Möglichkeiten zur Hilfe zur Verfügung als Angehörigen der Normalbevölkerung. D. h. jedoch nicht, dass die Beihilfe zur Selbsttötung eine spezifisch ärztliche Tätigkeit ist. Allerdings kann niemand, auch nicht ein Arzt, zu einer entsprechenden Hilfeleistung verpflichtet werden, beispielsweise wenn er aus weltanschaulichen Überzeugungen eine tiefe Aversion gegen diese Hilfeleistung hat. Die Beihilfe zur Selbsttötung könne keine ärztliche Leistung sein, läuft daher leer.«[46]

Geht man davon aus, dass die mit der Menschenwürde verbundene Selbstbestimmung einschließlich der Selbstbestimmung über den eigenen Tod zentral ist, so könnte man in Deutschland die Beihilfe zum Suizid gemäß dem Gesetzesvorschlag von Borasio et al. regeln. Man könnte eine Lösung angehen, die dem Umgang mit der Abtreibung ähnelt, wobei hier freilich keine rechtswidrige Handlung vorliegen würde. Dann wäre zur Absicherung der Freiwilligkeit die Beihilfe der Ärzteschaft vorbehalten und könnte als Leistung abgerechnet werden. Freilich wäre damit das hippokratische Ethos in ähnlicher Weise verletzt wie bei der geltenden Abtreibungsregelung.

4.2.6 *Aktive Sterbehilfe*

Im Unterschied zur Beihilfe zum Suizid, bei dem die Tatherrschaft beim Suizidenten liegt, der frei entscheidet, ob er sich mit dem bereitgestellten Mittel das Leben nehmen möchte, vollzieht bei der aktiven Sterbehilfe nicht die sterbewillige Person die Handlung die zum Tod führt, sondern auf ihre Bitten hin eine andere Person. In Deutschland wird aktive Sterbehilfe bei Freiwilligkeit als Tötung auf Verlangen

---

[46] Gethmann (2020), 1059. Vgl. ähnlich das langjährige Mitglied des Deutschen Ethikrats Schöne-Seifert (2020a), 138: »Ärzte, die ihren am Weiterleben verzweifelten Patienten bei einem freiverantwortlichen Suizid helfen wollen, verraten damit weder die Kernziele der Medizin noch ihre wohlverstandenen beruflichen Pflichten, bei deren Festlegung die aus potentiellen Patienten bestehende Gesellschaft maßgeblich mitreden sollte. Und dass die Möglichkeit, mit Ärzten über Suizidwünsche und -hilfe offen zu reden, das Vertrauen zu ihnen stärkt statt schwächt, liegt ebenso auf der Hand, wie es durch empirische Daten aus anderen Ländern bestätigt wird.«

beurteilt und ist grundsätzlich nach §216 StGB strafbar. Jedoch liegt das Strafmaß deutlich unter dem Strafmaß von Totschlag oder Mord, nämlich zwischen sechs Monaten und fünf Jahren. Die deutsche Gesetzespraxis entspricht damit einem weitreichenden internationalen Konsens, aktive Sterbehilfe als strafbewehrte Handlung zu verstehen. Dieser internationale Konsens beginnt aber zu bröckeln, wie die Erlaubnis aktiver Sterbehilfe unter bestimmten Sorgfaltskriterien (z. B. Freiwilligkeit) in den Niederlanden, Belgien und Luxemburg zeigt.

Die wohl schärfste Kritik an dieser Form aktiver Sterbehilfe äußert die Glaubenskongregation der katholischen Kirche in ihrem Brief *Samaritanus Bonus*, wobei sie sich dabei weitgehend auf *Evangelium Vitae* von Papst Johannes Paul II. beruft und diese auch oftmals zitiert. Danach ist »die aktive Sterbehilfe ein *Verbrechen gegen das menschliche Leben*, weil jemand in dieser Handlung direkt wählt, ein unschuldiges menschliches Wesen zu töten. […] Deshalb ist die aktive Sterbehilfe eine intrinsisch schlechte Handlung in jeder Situation und unter allen Umständen.«[47] Als Konsequenz betont die Glaubenskongregation, dass »keine Autorität legitimerweise solch eine Handlung empfehlen oder erlauben kann, weil sie ein Beleidigung der Menschenwürde, ein Verbrechen gegen das Leben und einen Angriff auf die Menschlichkeit darstellt«.[48]

Was ist dazu zu sagen? Theologisch lässt sich fragen, ob es wirklich der Willensrichtung Gottes entspricht, der Barmherzigkeit will und nicht Opfer,[49] wenn Menschen, die sich in einem Sterbeprozess oder einem dauernden nach ihrer Überzeugung unerträglichen Leid befinden und die Tötung wünschen, keinesfalls getötet werden dürfen.

Allerdings erfordert die aktive Sterbehilfe eine Fremdtötung. Diese ist freilich in keiner Weise mit dem verbrecherischen nationalsozialistischen Tötungsprogramm zu verwechseln. Hier ermächtigt sich ein Staat, Menschen, deren Leben er nicht für lebenswert hält, gegen ihren Willen töten zu lassen. Ein solcher Staat verletzt damit nicht nur das Lebensrecht der Betroffenen, fügt deren Angehörigen

---

[47] SB, Nr. V.1. (eigene Übersetzung).

[48] Ebd., ein eigenes Schreiben *Iura et bona* aus dem Jahr 1980 (*AAS* 72 (1980), 546) zitierend. So auch EV, Nr. 72: »Die Gesetze, die […] die aktive Sterbehilfe zulassen und begünstigen, stellen sich nicht nur radikal gegen das Gut des Einzelnen, sondern auch gegen das Gemeinwohl und sind daher ganz und gar ohne glaubwürdige Rechtsgültigkeit.«

[49] Vgl. Mt 12,7.

und Nahestehenden großes Leid zu, sondern kehrt eine wesentliche Aufgabe des Staates in ihr Gegenteil, denn diese staatliche Aufgabe besteht gerade darin, Entwicklungen vorzubeugen, die die Hemmschwelle zu töten senken. Jeder Staat und jede Gesellschaft müssen deshalb klug abwägen, in welcher Form Sterbehilfe zulässig sein kann. In diesem Sinn argumentieren Beauchamp und Childress:

»Regeln in unserem moralischen Regelwerk gegen das aktive oder passive Verursachen des Todes einer anderen Person sind nicht isolierte Fragmente. Sie sind Fäden in einem Regelwerk, das Achtung vor menschlichem Leben unterstützt. Je mehr Fäden wir entfernen, umso schwächer wird das Regelwerk. Wenn wir auf *Verhaltens*änderungen unsere Aufmerksamkeit richten, nicht nur auf Regeln, könnten Verschiebungen in der öffentlichen Handhabung die allgemeine Einstellung zur Achtung vor dem Leben aufweichen. Verbote sind oft sowohl instrumentell als auch symbolisch von Bedeutung, und ihre Aufhebung kann eine Menge von Verhaltensweisen ändern […].«[50]

4.2.7 Fazit

Gesellschaftlich wird in den deutschsprachigen Ländern die Selbsttötung trotz gegenteiliger, meist religiöser Überzeugungen nicht mehr als strafwürdig angesehen. Dagegen genießt das Verbot der Fremdtötung einen sehr hohen Wert. Vor diesem Hintergrund könnte eine Lösung, die auf dem Prinzip der Menschenwürde und damit verbunden der allgemein anerkannten Prinzipien von Recht auf Leben und Recht auf Selbstbestimmung basiert, sich eng an den vorgeschlagenen Gesetzentwurf von Taupitz et al. anlehnen: Die aktive Sterbehilfe sollte weiterhin verboten sein. Die Beihilfe zum Suizid aus nicht selbstsüchtigen Motiven sollte dagegen nicht unter Strafe stehen. Ärzten sollte es erlaubt sein, Beihilfe leisten zu dürfen, ohne dadurch berufsrechtliche Konsequenzen erfahren zu müssen. Es wird auf diese Weise vermieden, dass das Vertrauen in die ärztliche Rolle geschwächt wird, wenn zusätzlich bei einer solchen Regelung Rahmenbedingungen gewahrt bleiben, die folgende Gefahren ausschließen:

[50] Beauchamp/Childress (2019), 187.

1. die Gefahr, dass der Einzelne unter Druck gesetzt und damit in seiner Selbstbestimmung beeinflusst wird;
2. die Gefahr, dass sich für bestimmte Krankheiten Automatismen einspielen;
3. die Gefahr, dass die Möglichkeit im Gesundheitswesen Ressourcen einzusparen sozusagen »Druck von oben« hin zur Beihilfe zum Suizid schleichend bewirken könnte.

Darüber hinaus gebietet der Respekt vor ethischen Überzeugungen, die jede Selbsttötung und auch jede Beihilfe zur Selbsttötung ablehnen, dass jeder das Recht haben muss, die Beihilfe zur Selbsttötung aus Gewissensgründen zu verweigern.

5 Behandlungsbeziehungen

Die Beziehung zwischen ärztlich und pflegerisch Tätigen und ihren Patienten benötigt eine zentrale Grundlage, damit sie gelingen kann: Vertrauen der Patienten.[1] Auch ist die Bedeutung des Vertrauens der Angehörigen von einer nicht zu unterschätzenden Bedeutung.

5.1 Grundlage »Vertrauen«

In Behandlungsbeziehungen wird gern das Ideal benannt, dass »Ärzte und Patienten als Partner«[2] verstanden werden. Als Voraussetzungen einer selbstbestimmten Entscheidung des Patienten wird dabei u. a. benannt: »Der Patient kann ohne Zwang frei entscheiden.«[3] Doch leider beginnt bereits hier die erste Unklarheit: Was heißt »Partnerschaft«? Ärztinnen und Ärzte sind Fachkräfte, Patienten dagegen normalerweise medizinische Laien. Bereits hier haben wir die erste Asymmetrie. Doch damit nicht genug: Ärztin und Arzt sind in ihrer Rolle »Gesunde«, der Patient kommt mit einer Beeinträchtigung seiner Gesundheit. Damit aber steht er, je nach der Schwere der Beeinträchtigung, bereits unter einem gewissen Zwang: Der Wunsch nach Wiederherstellung seiner Gesundheit kann auch aufgrund von Schmerzen sehr groß sein. Wie frei ist damit gerade bei sehr schmerzhaften Beschwerden oder das Leben bedrohenden Krankheiten ein Patient darin, sich zu weigern, eine Patientenaufklärung nicht zu unterschreiben bzw. die vom Arzt oder der Ärztin vorgeschlagene Behandlung abzulehnen? Dazu kommt, dass viele Patientenaufklärungen so umfangreich sind, dass der Patient sie kaum in seinem Zu-

---

[1] Vgl. O'Neill (2002) praktisch philosophisch, Rhodes (2020) medizinethisch und zu praktischen pflegerischen Hintergründen Gaertner et al. (Hg.) (2020).

[2] Wiesemann/Biller-Andorno (2005), 19.

[3] Ebd., 19.

stand wirklich begreifen kann. Mehr und mehr verstärkt sich so der Eindruck, dass die Patientenaufklärung nicht in erster Linie dem informed consent, einer informierten Einwilligung des Patienten, sondern dem rechtlichen Schutz von Ärzteschaft, Pflegepersonal und Krankenhäusern dient.

Die Behandlungsbeziehung vollzieht sich zudem nicht in einem unabhängigen »Raum«. Sie ist vielmehr in eine Fülle von weiteren Bezügen eingebettet: vom existierenden Gesundheitswesen mit seinen Limitierungen und strukturellen Anreizen bis zu den Möglichkeiten und Grenzen vor Ort, der Verfügbarkeit bestimmter medizintechnischer Hilfsmittel, den rechtlichen Rahmenbedingungen, aber auch von religiösen und kulturellen Bedingungen, sowohl was Ärzteschaft und Pflegepersonal als auch was den Patienten angeht. In Deutschland spiegelt sich die Rücksichtnahme darauf beispielsweise darin wider, dass einerseits Ärztinnen und Ärzte nicht dazu gezwungen werden dürfen, an Abtreibungen mitzuwirken, andererseits auch einwilligungsfähige Patienten gegen ihren Willen zu überhaupt keiner Behandlung gezwungen werden können, selbst wenn sie dadurch ihr Leben aufs Spiel setzen.

Diese Beobachtungen führen zum entscheidenden Punkt. Die Behandlungsbeziehung kann nur gelingen, wenn Patienten bei all diesen vielfältigen Faktoren vor allem eines haben: *Vertrauen* in die sie behandelnden Personen. Im Krankenhaus sind dies vornehmlich Ärztinnen und Ärzte sowie Pflegekräfte, bei der ambulanten Behandlung kommen neben diesen noch viele andere im Heilberuf Tätige dazu. Ohne das Vertrauen von Seiten der Patienten kann die Behandlungsbeziehung nicht gelingen. Darum ist es so wichtig, dass dieses Vertrauen nicht enttäuscht wird. Darum scheint bereits seit den Zeiten des Hippokrates die Schweigepflicht des Arztes bzw. der Ärztin eine unkontroverse Forderung zu sein. Sie gilt weithin als wesentliche Bedingung für eine vertrauensvolle Behandlungsbeziehung.

Im Jahr 2018 haben Bundesärztekammer und Kassenärztliche Bundesvereinigung der Digitalisierung im Gesundheitswesen Rechnung getragen und ihre *Hinweise und Empfehlungen zur ärztlichen Schweigepflicht, Datenschutz und Datenverarbeitung in der Arztpraxis* veröffentlicht. Darin wird die Wichtigkeit der Schweigeverpflichtung betont:

»Die ärztliche Schweigepflicht ist von grundlegender Bedeutung für das besondere Vertrauensverhältnis zwischen Arzt und Patient. Ärzte haben über das, was ihnen in ihrer Eigenschaft als Arzt anvertraut oder bekannt geworden ist, zu schweigen. Die ärztliche Schweigepflicht zählt zum Kernbereich der ärztlichen Berufsethik.«[4]

Es hat sogar straf- und berufsrechtliche Konsequenzen, wenn diese Schweigeverpflichtung gebrochen wird:

»Mit der ärztlichen Schweigeverpflichtung korrespondiert das durch § 203 des Strafgesetzbuches (StGB) geschützte Patientengeheimnis, das entsprechende Verstöße des Arztes gegen die Verschwiegenheitspflicht strafrechtlich sanktioniert. Nach § 203 Abs. 1 StGB wird mit Freiheitsstrafe bis zu einem Jahr oder mit Geldstrafe bestraft, wer unbefugt ein fremdes Geheimnis, namentlich ein zum persönlichen Lebensbereich gehörendes Geheimnis, offenbart, das ihm als Arzt anvertraut worden oder sonst bekanntgeworden ist.«[5]

Ähnliche gesetzliche Bestimmungen finden sich in den meisten anderen Staaten. Auch ethisch gibt es, so scheint es, keine Kontroverse. In Wirklichkeit gibt es jedoch eine Fülle von problematischen Situationen.

5.2 Problemfälle mit der »Schweigepflicht«

Wie ist es ethisch zu bewerten (und sollten dementsprechend rechtliche Lösungen aussehen), wenn der Patient eine ansteckende und gefährdende Erkrankung hat, sich aber weigert, andere davor zu schützen? Sind alle ansteckenden Krankheiten gleich zu bewerten? Hier gibt es zumindest rechtlich kein einheitliches weltweites Regelwerk. In Deutschland gibt es eine Fülle von Infektionserkrankungen, die gemeldet werden müssen, beispielsweise Covid-19. Hier gilt eine Meldepflicht. Sie hebelt die Schweigepflicht aus. Andere Erkrankungen wie HIV oder Malaria sind nicht-namentlich zu melden. Die Ärzteschaft bleibt also an die Schweigepflicht gebunden, außer wenn von einer Bedrohung der Gesundheit anderer durch den Betroffenen auszugehen ist, beispielsweise weil dieser trotz HIV-Infektion weiter ungeschützt Geschlechtsverkehr ausübt.

Die Schweigepflicht steht also immer dann auf dem Prüfstand, wenn die Gesundheit oder das Leben anderer Menschen aufgrund der Erkrankung des Patienten in Gefahr sind. Hier kommt es zu einer

4 BÄK/KV (2018), A2. Vgl. auch BÄK (2019), A4 (§ 9 Schweigepflicht).

5 Ebd., A2.

sehr schwierigen Einschätzungsfrage: Darf, ja muss vielleicht die Schweigepflicht gebrochen werden, wenn im Rahmen eines vertraulichen Gesprächs herauskommt, dass der Patient überlegt, einen anderen Menschen zu verletzen? Genügt es, dass der Patient dies überlegt, oder müsste er bereits den festen Vorsatz haben? Genügt der feste Vorsatz oder müsste bereits die Einschätzung vorliegen, dass er diesen Vorsatz auch durchführen kann? Was aber bedeutet die Aufhebung der Schweigepflicht in diesen Fällen? Führt dies nicht zu der nicht gewünschten Folge, dass der Patient sich davor fürchten muss, sich der behandelnden Ärztin bzw. dem behandelnden Arzt zu offenbaren? Der ethische Konflikt besteht zwischen der Bewertung von zwei grundlegenden Werten: Schweigepflicht und damit verbunden dem Wert der unbedingten Vertraulichkeitswahrung auf der einen Seite und dem Rechtsanspruch anderer Menschen auf körperliche Unversehrtheit auf der anderen Seite. Beide Werte sind von sehr hoher Bedeutung. Eine einfache Lösung ist also nicht möglich. Aus der gegenwärtigen Praxis kennen wir darum zwei Konfliktlösungen: Die Gesellschaft bestimmt in engen Grenzen, wann die Schweigepflicht aufhebbar ist (Lösung 1), die Schweigepflicht gilt absolut wie beispielsweise in der katholischen Kirche im Blick auf das Beichtsakrament (Lösung 2). Die weltweite Praxis zeigt, dass die Lösung 1 mit der nicht gewünschten Nebenfolge präferiert wird, die darin besteht, dass Betroffene sich der Schweigepflicht ihres Arztes bzw. ihrer Ärztin nicht wirklich sicher sein können. Wer ärztlichen Rat sucht, weil er sich unwohl fühlt, muss damit rechnen eine meldepflichtige Infektionskrankheit zu haben. Wer dem Psychiater die Wahrheit sagt, muss damit rechnen als gemeingefährlich in die geschlossene Abteilung weggesperrt zu werden. Doch auch Lösung 2 hätte unerwünschte Nebenfolgen: Die absolute Schweigepflicht könnte zur Folge haben, dass sich eine Infektionskrankheit epidemisch ausweitet oder jemand einen Amoklauf durchführt.

Die Schweigepflicht birgt aber noch weitere Schwierigkeiten. Inwieweit sind die Angehörigen miteinzubeziehen, wenn der Patient dies nicht will, aber die Compliance, also die Bereitschaft, den ärztlichen Anweisungen auch nach der Entlassung Folge zu leisten, viel besser abgesichert werden könnte, wenn die für ihn sorgenden Personen davon wüssten? Wie sieht es mit der Erwartungshaltung von Angehörigen aus anderen Kulturkreisen aus? Wie ist damit umzugehen, wenn man spürt, dass der Patient es nicht möchte, dass die Angehörigen über die Krankheit informiert werden? Soll man sich dem

Druck der Angehörigen beugen, wenn die Einwilligung des Patienten sichtbar gezwungen erscheint? Auch hier stehen grundlegende Persönlichkeitsrechte auf dem Spiel. Im Rahmen einer Integrativen Medizinethik hat hier die Patientenselbstbestimmung Vorrang vor kulturellen Gewohnheiten.

Ein weiterer zu nennender Konfliktfall entsteht, wenn der Patient wegen eines Behandlungsfehlers klagt. Dann entbindet beispielsweise das deutsche Recht die Beklagten von ihrer Schweigepflicht. Auch dies hat unerwünschte Nebenfolgen, weil es die Beklagten mehr schützt als die Privatsphäre des Patienten. Doch könnte sich im anderen Fall der Beklagte kaum aussichtsreich zur Wehr setzen.

Ebenfalls ist im Blick auf die ärztliche Schweigepflicht ein spezifischer Konfliktfall dadurch gegeben, dass beispielsweise private Versicherungen oftmals erwarten, dass die betreffenden Personen, die bei ihnen Versicherungsschutz beantragen, ihre Ärztinnen und Ärzte von der Schweigepflicht entbinden. Ähnliches gilt im Rahmen einer Verbeamtung. Auch dies schränkt das Vertrauen in die Schweigepflicht in einem nicht unerheblichen Maß ein und hat den unerwünschten Nebeneffekt, das Personen wichtige Therapien, beispielsweise bei psychischen Erkrankungen, meiden, um nicht eine günstige Versicherungseinstufung oder ihre Verbeamtung zu gefährden.

5.3 Problemfälle bei der »Patientenselbstbestimmung«

5.3.1 Grundlagen: Aufklärungspflicht und das Instrument der Patientenverfügung

Wie die Schweigepflicht scheinen die Patienteneinwilligung und die ärztliche Wahrheitspflicht, die mit der Patientenselbstbestimmung verbunden sind, auf den ersten Blick unproblematisch zu sein. Heißt es doch in der (Muster)Berufsordnung der deutschen Ärzteschaft unter dem Titel *Pflichten gegenüber Patienten*:

»§7 Behandlungsgrundsätze und Verhaltensregeln
1) Jede medizinische Behandlung hat unter Wahrung der Menschenwürde und unter Achtung der Persönlichkeit, des Willens und der Rechte der Patienten, insbesondere des Selbstbestimmungsrechts, zu erfolgen. Das Recht der Patienten, empfohlene Untersuchungs- und Behandlungsmaßnahmen abzulehnen, ist zu respektieren. […]

§8 Aufklärungspflicht
Zur Behandlung bedürfen Ärztinnen und Ärzte der Einwilligung der Patientin oder des Patienten. Der Einwilligung hat grundsätzlich die erforderliche Aufklärung im persönlichen Gespräch vorauszugehen.«[6]

Dazu kommt eine zumindest in Deutschland auf den ersten Blick verbesserte Klarheit im Blick auf die Patientenselbstbestimmung durch die Regelung der Patientenverfügung durch das Gesetz vom Juli 2009.

Die Patientenverfügung ist ein sehr sinnvolles Instrument, um die Patientenselbstbestimmung über die bewusste bzw. vollumfänglich kompetente Lebensphase hinaus zu gewährleisten. Sie erleichtert es den Ärzten und Angehörigen, die Frage zu beantworten, ob der Patient Maximaltherapie möchte oder ob er eher »passive« Sterbebegleitung, also eine Therapiezieländerung hin zu palliativen und pflegerischen Maßnahmen wünscht, z. B. den Verzicht auf eine Magensonde, die Entnahme einer Magensonde usw.

Freilich verbinden sich mit Patientenverfügungen auch gewichtige Probleme: Kaum jemand kann die Phase seiner Erkrankung, für die eigentlich die Verfügung geschrieben ist, so antizipieren, dass die Verfügung genau seinen Fall trifft. Zudem fehlt es an Fachwissen, weswegen manche Verfügungen für das Krankheitsbild unzureichend sind und deshalb oftmals auch nicht den wirklichen Willen des Patienten wiedergeben. Die Verfügung ist also für die Behandelnden in vielen Fällen deutungsoffen. Dazu stellt sich bei dementen Patienten die Frage, ob sie ihre Verfügung überhaupt noch in der Weise aufrecht halten wollen, also beispielsweise wirklich keine Magensonde eingesetzt bekommen möchten. Darum hat die Bundesärztekammer empfohlen, Angehörige und sonstige Vertrauenspersonen miteinzubeziehen.[7]

5.3.2 Grenzen der Aufklärungspflicht?

Neben diesen Schwierigkeiten einer angemessenen Deutung der jeweiligen Patientenverfügung, kann es jedoch bereits dann zu einschneidenden Konflikten kommen, wenn der Patient ansprechbar und bei vollem Bewusstsein ist: Wie soll sich ein Arzt bzw. eine Ärz-

---

[6] BÄK (2019), A3 f.
[7] Vgl. BÄK (2011), A 347.

tin verhalten, der die Patienteneinwilligung zu einer Krebstherapie sehr ernst nimmt, aber zugleich zu Recht befürchtet, dass sich der Patient bei Kenntnis der Diagnose das Leben nehmen wird? Wie soll sich eine Ärztin bzw. ein Arzt verhalten, wenn ein Patient nach einer Krebsdiagnose aufgeklärt wurde, aber die nötige Therapie verweigert? Soll der Versuch gemacht werden, den Patienten für nicht-zurechnungsfähig erklären zu lassen, weil es so scheint, dass dieser die Tragweite seiner Entscheidung, nämlich den sehr wahrscheinlichen Tod, nicht zu erfassen vermag? Hier kommt es zum Konflikt zwischen den Werten der Patientenselbstbestimmung und dem Fürsorgeprinzip. Im Hintergrund steht eine entscheidende Weichenstellung, nämlich zwischen einer hippokratisch am objektiven Patientenwohl (salus) orientierten und damit eher paternalistischen und einem am Selbstbestimmungsrecht (voluntas) orientierten ärztlichen Einstellung.

Paternalismus	*Aufklärung/Wahrhaftigkeit*
Der Arzt bzw. die Ärztin entscheidet, *ob* er dem Patienten die Wahrheit mitteilt (barmherzige Lüge)	Der Arzt, die Ärztin entscheidet, *wie* er dem Patienten die Wahrheit mitteilt (barmherzige Wahrheit)

Tabelle 2: Paternalismus versus Aufklärung/Wahrhaftigkeit

Gerade vor dem Hintergrund, dass mit der Menschenwürde das Recht auf Selbstbestimmung eng verbunden ist, muss nach einem ethischen Ansatz, der von der Menschenwürde ausgeht, im Unterschied zu einem hippokratischen ärztlichen Ethos oder einer utilitaristisch orientierten Medizinethik die Aufklärung vor einer paternalistischen Haltung Vorrang haben, es sei denn der Patient ist wirklich physisch oder psychisch so krank, dass er noch nicht, z. B. als Kleinkind, momentan oder nicht mehr (z. B. hochgradige Demenz) einwilligen kann.

Wie aber ist dann der folgende Fall zu beurteilen?[8] Eine 35-jährige Person kommt zum Routinecheck zu ihrer Hausärztin. Die Person ist übergewichtig, raucht täglich zwei Packungen Zigaretten und trinkt mehrere Bier. Außerdem treibt sie keinen Sport. Die Hausärztin hatte schon bei den letzten Untersuchungen immer wieder den Ratschlag gegeben, den Lebensstil zu ändern, ohne Erfolg. Darf die Ärztin die Untersuchungsergebnisse, die keine Auffälligkeiten zei-

[8] Vgl. Veatch/Guidry-Grimes (2020), 144–146.

gen, außer dass die Blutwerte besser sein könnten, in der Weise erläutern, als ob sie nahelegen würden, der Patient könne bald an Krebs erkranken, wenn er seinen Lebensstil nicht umstellt? In der Sache stimmt es, nämlich dass ein solcher Lebensstil eine Krebserkrankung wahrscheinlicher macht. Jedoch geben die Untersuchungsergebnisse keinen wirklichen Hinweis. Handelt die Ärztin damit im langfristigen Interesse des Patienten oder lügt sie ihn eigentlich an und verletzt das Gebot der Wahrhaftigkeit?

Auch hier gilt es, die Selbstbestimmung des Patienten ernst zu nehmen. Es ist nichts dagegen einzuwenden, wenn die Ärztin mit Nachdruck darauf hinweist, welche Gefahren der Lebensstil birgt. Sie verletzt aber das Gebot der Wahrhaftigkeit, wenn sie die Blutergebnisse in der genannten Weise überinterpretiert und so eine Angst vor einer schweren Erkrankung erzeugt, die von den Ergebnissen nicht gedeckt ist. Sie spielt damit mit den Gefühlen des Patienten.

5.3.3 Problemstellungen im Blick auf psychische Erkrankungen

Es gibt vielfältige Problemstellungen bei psychischen Erkrankungen, die jedoch eine eigene Untersuchung erfordern würden. In diesem Zusammenhang soll nur thematisiert werden, dass in manchen Fällen nicht einmal klar ist, was eine psychische Erkrankung ist. So wurde zu bestimmten Zeiten ein Verhalten als psychische Erkrankung verstanden, das heute unstrittig als gesund und vernünftig einzuschätzen ist: So galten im Jahr 1851 entflohene Sklaven nach dem *New Orleans Medical and Surgical Journal* als psychisch krank. Sie würden an Drapetomanie leiden, also an einem krankhaften Zwang, weglaufen zu müssen. In der Sowjetunion wurden manche Gläubige als psychisch krank diagnostiziert. Sie würden an religiösen Wahnvorstellungen leiden, denn der Glaube an Gott sei längst durch den historisch-dialektischen Materialismus widerlegt. Homosexualität war bis 1973 von der *American Psychiatric Association* als psychische Erkrankung klassifiziert. Selbst die Aufhebung gelang damals nur mit äußerst knapper Mehrheit. Umgekehrt ist bis heute umstritten, ob Menschen, die sich in ihrem Körper unwohl fühlen, weil sie ein Bein stört, psychisch krank sind oder sogar eine Amputation einfordern dürften. Das leitet zu einem weiteren Problem über, nämlich Herausforderungen einer wunscherfüllenden Medizin.

5.3.4 *Herausforderungen wunscherfüllender Medizin*

Wie weit darf eine Patientenselbstbestimmung gehen, wenn fraglich ist, ob der medizinische Eingriff überhaupt erforderlich ist? Der Hippokratische Eid stärkt den Grundgedanken der heutigen Schulmedizin, eine objektive, evidenzbasierte medizinische Versorgung zu gewährleisten. Bis heute bleiben alternative Therapieformen wie die Homöopathie einen Beweis ihrer Wirksamkeit schuldig. Dennoch werden viele derartige Behandlungen bezahlt, weil dies die Patienten wünschen. Dabei ist nichts dagegen zu sagen, wenn Menschen alternative Behandlungsformen nachsuchen, solange sie durch diese nicht gefährdet werden. Derartige Behandlungsmethoden werden nur dann zum Problem, wenn der Anspruch entsteht, sie müssten solidarisch getragen werden. Zudem ist die Frage, ob derartige Behandlungen nicht juristisch unter eine andere Kategorie fallen müssten, nämlich die eines Gewerbes. Letzteres sollte zumindest für Formen wunscherfüllender Medizin gelten, die eindeutig nicht dazu dienen, einen Gesundheitszustand wiederherzustellen, sondern dem Wunsch nach »Verschönerung« folgen, beispielsweise wenn jemand seine Brüste vergrößern lassen möchte. Allerdings sind auch hier die Grenzen fließend. Warum sollte eine Geschlechtsumwandlung solidarisch getragen werden, weil eine Person sich im falschen Geschlecht beheimatet fühlt, aber eine Nasenoperation nicht, obwohl die betreffende Person darunter leidet, wegen ihres »riesigen Zinkens« gehänselt zu werden?

Man könnte sich jedoch vorstellen, dass es möglich ist, Grenzen zwischen medizinisch indizierten und wunscherfüllenden Behandlungen mithilfe von Katalogen festzulegen. Schönheitsoperationen, Anti-Aging-Behandlungen, aber auch viele Formen der Lifestyle-Medizin fielen dann unter den Begriff der wunscherfüllenden Medizin. Auch der ganze Bereich leistungsfördernder Mittel, die bis zum Doping und genetischen Enhancement reichen, fallen in diesen Bereich.

In diesem Fall wäre die grundlegende Frage, ob es sich dann noch um eine Behandlungsbeziehung im strengen medizinischen Sinn handelt oder um eine Beziehung zwischen einem Verkäufer einer Leistung und seinem Kunden. In einem solchen Fall müssten eigentlich ganz andere Regeln gelten. Anbieter wären verpflichtet, gesetzliche Garantieleistungen zu geben. Die Kunden hätten den Anspruch auf Schadensersatz, wenn beispielsweise die Nase nicht dem Vertrag entspricht. Mit dem Hippokratischen Ethos hat eine derartige wunscherfüllende Medizin nichts mehr zu tun. Hier geschieht eine wesentliche Veränderung in Bezug auf die ärztliche Rolle: Aus dem Arzt als »Kümmerer« um die Gesundheit des Patienten wird der Arzt als Dienstleister. Insofern wäre es nur konsequent zu fordern, den Arzt bei Leistungen, die nicht therapeutisch sind, sondern der Wunscherfüllung dienen, »dem Dienstleistungsrecht nach §§ 611 ff. BGB zuzuordnen«,[9] also seine Entlohnung an den Erfolg der Behandlung zu koppeln. Die Integrative Medizinethik rechnet aufgrund ihres Gerechtigkeitsprinzips und vor dem Hintergrund des Nichtschadens- und des Fürsorgeprinzips derartige Eingriffe nicht mehr zum medizinischen, sondern zum gewerblichen Bereich. Ordnungsethisch stellt sich die Frage, wie streng der Staat diesen Markt zu regulieren hat, worauf noch grundsätzlich im Zusammenhang des genetischen Enhancements einzugehen ist.[10]

5.4 Chancen und Risiken der Digitalisierung und genetischen Diagnostik

Auch aufgrund der zunehmenden Digitalisierung und den immer besseren gendiagnostischen Möglichkeiten ergeben sich neue Herausforderungen für die Behandlungsbeziehung.

Mittlerweile sind Datenschutzregelungen so komplex geworden, dass selbst BÄK/KV wegen der Regelungslage im Datenschutzrecht sagen, dass es »hilfreich sein kann, (rechtliche) Beratung in Anspruch zu nehmen«.[11] Gesundheitsdaten waren schon immer besonders schutzbedürftig, wie die hippokratische Schweigeverpflichtung zeigt. Im Zeitalter der Digitalisierung und vor dem Hintergrund immer weiter verbesserter diagnostischer Möglichkeiten sind jedoch zusätzliche Schutzmaßnahmen nötig, die weit über die Einwilligung der Patienten zur Datenspeicherung hinaus gehen. Gerade bei dem Monitoring älterer Personen besteht die Gefahr, dass diese nicht wissen, in welch hohem Maß persönlichste Details ihres Lebens von anderen wahrgenommen werden können.

---

[9] Eberbach (2009), 240.
[10] Vgl. dazu das Kapitel *Herausforderungen im Zeitalter des Genome Editing*.
[11] Ebd., A6.

Auf der anderen Seite geht es auch hier um eine Güterabwägung. So sind viele neue Erkenntnisse nur dadurch zu gewinnen, dass man viele Daten miteinander vergleicht.

»In der Medizin kann z. B. in einem Gewebeschnitt der ›Fingerabdruck‹ von Krebszellen unter normalen Lymphknoten durch maschinelles Lernen erkannt werden. Auch in der Arzneimittelentwicklung kommt maschinelles Lernen mittlerweile zum Einsatz, um die Entwicklungszeit und damit verbundene Kosten drastisch zu senken. IBM Watson for Drug Discovery liest Millionen von Seiten (Big Data mining), um ihre Bedeutung für Forschungsziele (target identification and validation) zu erkennen. In wenigen Monaten wurden so fünf RNA-bindende Proteine RBPs entdeckt, die zuvor nie mit amyotropher Lateralsklerose (ALS) in Verbindung gebracht wurden.«[12]

Wenn also das Schutzniveau zu hoch liegt, wird diese Vorsicht damit bezahlt, dass beispielsweise Krankheitsmuster nicht entdeckt werden können, die Patientengruppen helfen könnten, bessere Therapien zu bekommen. Denn es gibt große Chancen, die mit der Digitalisierung einhergehen:

- Vernetzung von Daten für gruppen- und individualspezifische Therapien;
- Verbesserung von Anamnese und Diagnostik mittels computergesteuerter Systeme nicht-invasiver Diagnostik und Computer-Modellierung für personalisierte Diätinterventionen zur Verbesserung der Gesundheit;
- Globalisierung bester technischer Möglichkeiten (Telemedizin);
- Unterstützung eines selbstbestimmten Lebens, insbesondere für Ältere und für Menschen mit Beeinträchtigungen.

Der Einsatz von Künstlicher Intelligenz (KI) und genetischer Diagnostik kann zudem, z. B. bei Krebserkrankungen, folgende wichtige diagnostische und therapeutische Vorteile ermöglichen:

- Früherkennung;
- eine passgenaue Therapie, da mithilfe von KI-Ansätzen Voraussagen darüber getroffen werden, wie ein Patient voraussichtlich auf eine medikamentöse Krebstherapie (Chemotherapie, Immuntherapie, u. a.) anspricht;

[12] Mainzer (2020), 41.

- Reduktion von Operationen und Verminderung des Rezidivrisikos, wenn Proben »live« untersucht werden können und noch während der OP Feedback kommt, ob Tumorränder krebsfrei sind;
- Vermeidung von unwirksamen oder sogar schädigenden Therapien;
- Vermeidung von unnötigen Behandlungs- und vermeidbaren Nachsorgekosten.

Ältere Menschen können zudem wesentliche Hilfen erhalten, die sie darin unterstützen, ein möglichst gutes Leben zu führen:

- berührungslose, nano-optische Echtzeit-Abbildung von Vitalparametern;
- bildgebende 5D-Sensorik für die Analyse des Befindens und Verhaltens älterer Personen;
- Analyse der Dynamik des Gesichts zur Früherkennung, Diagnose und Therapie von Erkrankungen im Alter;
- optimierte Kommunikation und emotionales Erleben in Abhängigkeit kognitiver Ressourcen;
- Mikrobiomanalyse zur Frühdiagnose alternskorrelierter Erkrankungen;
- präsymptomatische Früherkennung von Parkinson mittels Detektion volatiler Biomarker aus den Talgdrüsen der Haut und der Atemluft.

In einer Güterabwägung sind diese neuen positiven Möglichkeiten gegen die benannte Datenschutzproblematik und weitere Risiken der Digitalisierung und genetischen Diagnostik abzuwägen. So »bedroht« insbesondere die genetische Diagnostik in bestimmten Fällen das Recht auf Nichtwissen, weil aufgrund großer Datenmengen auf gesundheitliche Risiken geschlossen werden kann, die manche Patienten nicht wissen möchten. Bei der genetischen Diagnostik gibt es zudem Situationen, in denen ein Nichtwissen praktisch nicht mehr möglich ist. Wenn beispielsweise beim eigenen Kind eine Veränderung des BRCA-Gens, das für Brustkrebs disponiert, festgestellt wird, weiß man, dass auch die Mutter von dieser Veränderung betroffen ist. Selbst Diagnosen unter Geschwistern verringern faktisch den Raum des Nichtwissens. Andererseits kann dieses Recht auch missbraucht werden, denn wer rechtzeitig über bestimmte Risiken informiert ist, die auch seine Nachkommen treffen können, hat die Möglichkeit, diese davon in Kenntnis zu setzen, damit sie präventiv tätig werden können. Wer sich dieser Möglichkeit verweigert, bleibt Angehörigen dies unter Umständen schuldig.

Zudem bleibt immer das Risiko einer unvollkommenen Technik, also sogenannte Safety- und Security-Issues. Bei bildgebenden Verfahren können Bilder von Systemen falsch interpretiert und darum fälschlich als krebsrelevant oder auch umgekehrt als nicht krebsrelevant missdeutet werden. Kein Computersystem ist absolut sicher, Datenhacking ist immer möglich.

Dazu kommen klassische Probleme jeder Anwendung von KI:

- »blindes Vertrauen« in die KI, weil sie Entscheidungen scheinbar viel besser trifft als man selbst;
- Verlust des Bewusstseins dafür, dass Algorithmen menschlich programmiert sind und interpretiert werden müssen;
- Zunahme des Gewichts »unsichtbarer« statistischer Entscheidungen (z. B. Gefahr der Vermischung von Korrelation vs. Kausalität).

Der Einsatz der Digitalisierung kann zugleich, ähnlich wie heute schon der Einsatz von Fitnesstrackern, dazu führen, dass Menschen sozusagen in einer Dauerdiagnoseschleife sind und so überfordert werden. Das Gefühl, jeden Moment auf die eigene Gesundheit achten zu können, verstärkt den Eindruck dauernder Verantwortung. Ob dies bessere Rahmenbedingungen für ein gutes Leben schafft, ob dies dazu führt, selbstbestimmt die eigene Lebensgeschichte zu schreiben, oder nicht eher dazu führt, fremdbestimmt zu sein, wird die Zukunft zeigen müssen.

6 Medizinische Forschung

Nicht nur die schrecklichen Verbrechen forschender nationalsozialistischer Ärztinnen und Ärzte, sondern auch Vergehen in anderen Ländern haben die Ärzteschaft dazu gebracht, sich in feierlicher Weise zu verpflichten, wichtige moralische Normen bei Forschungsvorhaben einzuhalten. Nicht alle Probanden sind Patienten. Darum fällt die medizinische Forschung nicht unter die Behandlungsbeziehung, sondern verdient gerade vor dem Hintergrund heutiger Revolutionen im gentechnischen Bereich ein eigenes Kapitel, und die Vorschriften guter medizinischer Forschungspraxis sollten für alle Beteiligten, nicht nur für forschende Ärztinnen und Ärzte gelten.[1]

6.1 Der Nürnberger Kodex und die Deklaration von Helsinki

6.1.1 Der Nürnberger Kodex

Bei den Prozessen gegen die Verbrecher des Nazi-Regimes, die ab dem 20. November 1945 in Nürnberg, der Stadt der großen Reichsparteitage, abgehalten wurden, standen auch Ärztinnen und Ärzte vor Gericht, die schwer schädigende, sogar »verbrauchende« Forschung mit Menschen durchgeführt hatten, die das Nazi-Regime als Untermenschen klassifiziert hatte. Manche von ihnen verteidigten sich mit der Aussage, dass einige dieser Experimente nicht ausdrücklich verboten gewesen seien, auch nicht außerhalb des nationalsozialistischen Deutschlands. Dies war der Anlass für die mit der Untersuchung befassten Ärzte Andrew Ivy und Leo Alexander ein Memorandum zu erstellen, unter welchen Bedingungen eine legitime medizinische Forschung erlaubt sein sollte. Dieses Memorandum

[1] Aufgrund der anthropologischen Vorentscheidung, frühe Embryonen noch nicht als menschliche Existenzen zu verstehen, wurde die embryonale Stammzellforschung bereits bei Konfliktfällen am Lebensanfang behandelt.

wurde 1947 zum Nürnberger Kodex weiterentwickelt. Ausdrücklich wurden hier die Freiwilligkeit der Probanden und eine angemessene Risikoabschätzung gefordert. Bis heute gilt für jedes Experiment, was bereits der Kodex ausdrücklich einforderte, nämlich dass Probanden ohne Angabe von Gründen und ohne dass ihnen dadurch ein Schaden entsteht, das Experiment abbrechen können.

Allerdings wurde der Nürnberger Kodex nirgends gesetzlich oder durch Ärztegesellschaften offiziell rezipiert. Er entfaltete dennoch eine gewaltige Wirkungsgeschichte, nämlich dadurch, dass seine wesentlichen Forderungen vom Weltärztebund 1964 in die Deklaration von Helsinki aufgenommen und auf diese Weise für Ärztinnen und Ärzte verbindlich geworden sind.

6.1.2 Die Deklaration von Helsinki

Die Deklaration von Helsinki des Weltärztebundes, die seit 1964 fortgeschrieben wird, ist für Forschungsvorhaben im Bereich der Medizin von sehr großer Bedeutung. In Deutschland beispielsweise ist sie in die Berufsordnung für Ärztinnen und Ärzte eingegangen. Die Deklaration ist aber nicht nur für gesetzliche Vorhaben von Bedeutung, sondern auch medizinethisch von hoher Relevanz. Dies wird bereits dadurch deutlich, dass in ihrem Untertitel als Thema formuliert wird: »Ethische Grundsätze für die medizinische Forschung am Menschen«.[2]

Bereits in der Einführung findet sich eine zentrale Rahmenvorgabe, die die gesamte Deklaration kennzeichnet: Es wird die Pflicht der Ärztinnen und Ärzte benannt, die Gesundheit von Patienten einschließlich der Probanden zu fördern und zu erhalten. Diese Rahmenvorgabe wird dadurch vervollständigt, dass Ärztinnen und Ärzte darauf verpflichtet werden, »die ethischen, rechtlichen und behördlichen Normen und Standards für Forschung am Menschen ihrer eigenen Länder sowie die maßgeblichen internationalen Normen und Standards [zu] berücksichtigen« (Nr. 10). Dabei gilt, dass keine dieser nationalen und internationalen Normen und Standards die in der »Deklaration niedergelegten Bestimmungen zum Schutz von Versuchs-

[2] Die *Deklaration von Helsinki* ist ebenso wie der *Nürnberger Kodex* im Anhang vollständig abgedruckt. Dort finden sich die hier zitierten Stellen in ihrem Zusammenhang.

personen abschwächen und aufheben« darf. Die Deklaration von Helsinki ist also der ethische Mindeststandard für jedwede medizinische Forschung. Darum ist es sinnvoll und erforderlich, dass auch alle anderen an der medizinischen Forschung Beteiligten, man denke hier beispielsweise an Molekularbiologen, aber auch verantwortliche Manager in Pharmaunternehmen, diese Standards übernehmen sollten.

Bereits in der Einführung fällt etwas sehr Wesentliches auf: Mit keinem Wort erwähnt die Deklaration von Helsinki die Forschungsfreiheit. Die Freiheit der Forschung ist nämlich ein mit der Selbstbestimmung verbundenes Recht jedes Menschen. Darüber besteht weltweit Konsens. Diese ethische Norm ist in der Bundesrepublik Deutschland sogar im Art. 5 Abs. 3 GG als Grundrecht normiert worden, das keinen Gesetzesvorbehalt enthält. Es steht zudem in enger Verbindung mit dem Grundrecht auf persönliche Selbstbestimmung nach Art. 2 Abs. 1 GG. Das bedeutet auch: Wer die Forschungsfreiheit begrenzt, hat dafür gewichtige Rechtfertigungsgründe anzugeben. Doch diese Forschungsfreiheit ist nicht Thema der Deklaration. Vielmehr wird die Forschung von vornherein funktionalisiert: Sie steht im Dienst der Patienten, ihrer Interessen, ihrer Gesundheit. Sie verliert damit etwas Entscheidendes, was gerade akademische Forschung immer auch ausgezeichnet hat, eine gewisse Zweckfreiheit. Dies hat eine wichtige Konsequenz. Medizinische Forschungsvorhaben werden dadurch rechenschaftspflichtig, nicht umgekehrt die Begrenzung der Forschungsfreiheit. Im Prinzip ist eine Forschung, selbst wenn sie nur mit sehr geringem Risiko behaftet ist, ausgeschlossen, wenn sie nicht die in der Deklaration genannte Funktionalität enthält. Forschung um der Forschung willen, zweckfrei, aus reiner Neugier, scheint so nicht mehr möglich zu sein. Dies ist eine Einschränkung, die eine Wertsetzung bedeutet und von weitreichender Bedeutung ist. Es scheint eine medizinische Forschung am Menschen nicht mehr zulässig zu sein, wenn damit ausschließlich Grundlagenforschung betrieben wird, die nicht im Dienst der Patienten stehen muss, sondern einfach bestimmte Wirkmechanismen von Substanzen im menschlichen Organismus untersuchen möchte. Dagegen ließe sich entgegnen, dass eine derartige Grundlagenforschung letztlich doch auch dem Menschen dient; denn sie findet statt, um darauf konkretere Vorhaben aufzubauen mit dem Ziel, schlussendlich in eine therapeutische Anwendung zu münden. Allerdings geht bei dieser Verteidigung verloren, dass eine vollkommen zweckfreie Grundlagenforschung damit ausgeschlossen bleibt.

Andererseits bringt diese Einschränkung auch einen großen Zugewinn. Ein Forschungsvorhaben, das nicht den Patientenanliegen und der Gesundheit dient, bleibt Ärztinnen und Ärzten, die sich dem Wohl ihrer Patienten verpflichtet haben, verschlossen. Aufgrund dieser eindeutigen Vorgabe können sich Patienten und Probanden darauf verlassen, dass ihre Gesundheit weiterhin oberstes Gebot des ärztlichen Handelns bleibt.

Eine zweite, mit dem Fehlen des Rechts auf Forschungsfreiheit eng verbundene Grenze der Einführung der Deklaration wird ebenfalls sichtbar. Mit keinem Wort kommt in ihr explizit das Selbstbestimmungsrecht der Patienten und der Versuchsteilnehmer in den Blick. Zwar heißt es in der Präambel ausdrücklich: »Die Deklaration ist als Ganzes zu lesen« – und das Selbstbestimmungsrecht und die Patienteneinwilligung kommen an späteren Stellen vor, aber es fällt dennoch auf, dass von der Selbstbestimmung in diesen ersten Abschnitten nicht die Rede ist. Die Ausrichtung der Deklaration bezieht sich nämlich im Wesentlichen doch auf das forschende Handeln, thematisiert also die Handlungsdimension.

Im mit »Allgemeine Grundsätze« überschriebenen Hauptteil weist die Deklaration in ihrer derzeitigen Fassung ihre ethischen Grundsätze auf. Dabei hat der erste Grundsatz eine zentrale Bedeutung, in dem die klassische hippokratische Forderung, die auch das Genfer Gelöbnis aufnimmt, das hier zitiert wird, zur Geltung kommt: Die Gesundheit des Patienten ist oberstes Gebot. Im zehnten Grundsatz, der in der Fassung von Seoul 2008 noch den Anfang des Abschnitts B ausmachte, wird sehr umgreifend gefordert: »Es ist die Pflicht des Arztes, der sich an medizinischer Forschung beteiligt, das Leben, die Gesundheit, die Würde, die Integrität, das Selbstbestimmungsrecht, die Privatsphäre und die Vertraulichkeit persönlicher Informationen der Versuchsteilnehmer zu schützen.«

Dieser Grundsatz der Deklaration reiht wesentliche Güter und Werte bzw. Rechte aneinander, Leben und Gesundheit als Grundgüter menschlichen Daseins einerseits, Integrität, Selbstbestimmungsrecht, Achtung der Privatsphäre und Vertraulichkeit andererseits. Zwischen diesen Gütern und Werten bzw. Rechten steht die Würde, mit der sowohl die Güter als auch die Werte verbunden sind. Dabei lassen sich die Güter und Werte in gewisser Weise aufeinander beziehen. So expliziert das Gut »Gesundheit« den Lebensschutz, und der Schutz der Privatsphäre und der Vertraulichkeit die Wahrung des Selbstbestimmungsrechts. Allerdings können diese Rechte miteinander in Konflikt geraten. Darf jemand selbstbestimmt ein tödliches Experiment eingehen?

Aus dem Grundsatz lässt sich jedoch die Grundposition der Deklaration erkennen, die eine zweifache Stoßrichtung hat und noch einmal deutlich über das in der Einführung Gesagte hinausgeht: Es geht nicht nur um das Fördern und Erhalten der Gesundheit der Patienten und aller Versuchsteilnehmer, sondern auch um die Wahrung ihres Selbstbestimmungsrechts.

Man kann daran erkennen, wie sehr das mit der Würde des Menschen verbundene Selbstbestimmungsrecht der Patienten (nicht der Forschenden interessanterweise) Eingang in die heutige medizinethische Sichtweise gefunden hat und das paternalistisch orientierte hippokratische Berufsethos aufbricht, das den Nutzen des Patienten vom ärztlichen Vermögen und Kenntnisstand abhängig machte. So lautet der §3 des Eids: »Meine Verordnungen werde ich zum Nutzen des Patienten treffen, nach meinem Vermögen und Urteil.« Dagegen hat jetzt dieses Selbstbestimmungsrecht und mit ihm verbunden die informierte Einwilligung des Patienten, im Fachbegriff der »informed consent«, eine entscheidende Funktion.

Das Würdekonzept der Deklaration fungiert insofern eher als ein Regulativ zwischen den Grundgütern und zentralen Rechten/Werten. Damit zeigt sich, wie sehr die Integrative Medizinethik an die Helsinkideklaration anschlussfähig ist und sich mit diesem weltweiten ärztlichen Konsenspapier verbinden lässt, aber zugleich darüber hinausgeht.

Im Anschluss an diesen fundamentalen Grundsatz des Schutzes von Probanden werden einzelne Grundsätze benannt. Diese reichen von eigentlich unumstrittenen und nicht kontroversen Vorgaben bis hin zu deutungsoffenen Bestimmungen. Nicht kontrovers sind die Forderungen

- nach einer allgemeinen guten wissenschaftlichen Praxis, die für jedes Forschungsvorhaben einschließlich des entsprechenden Tierschutzes gilt;
- einer Rücksicht auf Umweltbelange;
- der Einhaltung der üblichen Vorschriften für Studienprotokolle und ihrer Vorlage bei entsprechenden Kommissionen bzw. der Registrierung in öffentlichen Datenbanken;

- der Auswahl der verantwortlichen Personen für die Durchführung des Forschungsvorhaben, deren Kompetenz außer Zweifel stehen muss und die gute wissenschaftliche Standards befolgen.

Dagegen ist im Blick auf die am Versuch teilnehmenden Personen nicht eindeutig,

- was Einwilligung in den Fällen bedeutet, in denen die betroffenen Probanden selbst nicht, noch nicht oder nicht mehr einwilligungsfähig sind,
- und was genau ein zulässiges Risiko ausmacht.

Die Grundsätze bezüglich Einwilligung und Risiko, die letztlich den Schutz der Versuchsteilnehmer konkretisieren, sind in besonderer Weise in ethischer Hinsicht interessant und verlangen nach einer ausführlicheren Diskussion.

Von besonderer Bedeutung ist dabei die Forderung der Deklaration in Nr. 20, die sich dem Schutz benachteiligter oder vulnerabler Gruppen widmet:

»Medizinische Forschung mit einer benachteiligten oder vulnerablen Gruppe ist nur gerechtfertigt, wenn das Forschungsvorhaben auf die gesundheitlichen Bedürfnisse und Prioritäten dieser Gruppe reagiert und das Forschungsvorhaben nicht an einer nicht-vulnerablen Gruppe durchgeführt werden kann. Zusätzlich sollte diese Gruppe in der Lage sein, aus dem Wissen, den Anwendungen oder Maßnahmen Nutzen zu ziehen, die aus dem Forschungsvorhaben hervorgehen.«

Dieser Grundsatz, für sich allein genommen, würde folgendes historisches Experiment nicht zulassen: Edward Jenner infizierte im Jahr 1796 – nach einer über zwanzigjährigen Beobachtungsperiode – einen achtjährigen Jungen zunächst mit Kuhpockenviren und sechs Wochen später mit Erregern menschlicher Pocken. Jenners medizinische Forschungsarbeiten führten nicht nur zur Entwicklung der Pockenschutzimpfung. Er legte mit seinen Experimenten überhaupt erst den Grundstein für die Methodik der Impfungen. Bis heute weist der Fachbegriff »Vakzin« (lateinisch: vacca = Kuh) darauf hin, dass der erste Impfstoff, eben der Pockenschutzimpfstoff, einer Flüssigkeit entstammte, die Jenner einer Kuhpockenpustel entnahm, die für den Menschen harmlose Kuhpockenviren enthielt. Dieses Forschungsvorhaben reagierte also auf die gesundheitlichen Bedürfnisse und Prioritäten einer Bevölkerungsgruppe, die einem hohen Risiko einer Pockeninfektion ausgesetzt war, denn Jenner war der Überzeugung gewesen, dass der Junge in einer sehr pockengefährdeten Gegend lebte und sich früher oder später infiziert hätte. Außerdem hatte Jenner aufgrund der langjährigen Beobachtungszeit eine begründete hohe Wahrscheinlichkeit auf Erfolg, was sich auch bewahrheiten sollte. Aber er hätte seine Versuche, wenn sie überhaupt aufgrund des Risikos legitim waren, an erwachsenen Probanden durchführen müssen.

Jenner war davon überzeugt, die mit dem Versuch verbunden Risiken angemessen eingeschätzt zu haben. Ob er allerdings auch davon überzeugt war, die mit dem Experiment verbundenen Risiken beherrschen zu können, was ebenfalls gefordert wird, ist sehr zweifelhaft.

Dieses historische Beispiel verdeutlicht damit in sehr klarer Weise, wie deutungsoffen gerade die Grundsätze der Deklaration sind, die sich mit der Nutzen-Risiken-Balance befassen. So formuliert die Deklaration in Nr. 17 explizit:

> »Jedem medizinischen Forschungsvorhaben am Menschen muss eine sorgfältige Abschätzung der voraussehbaren Risiken und Belastungen für die an der Forschung beteiligten Einzelpersonen und Gruppen im Vergleich zu dem voraussichtlichen Nutzen für sie und andere Einzelpersonen oder Gruppen, die von dem untersuchten Zustand betroffen sind, vorangehen.«

Dieser Grundsatz lässt im Prinzip ein Experiment zu, wie Jenner es vollzogen hat, denn unbestreitbar hat er wohl dem Probanden eine gefährliche Pockenerkrankung erspart (individueller Nutzen) sowie den Grundstein für eine Methode gelegt, die nicht nur Hunderte von Millionen von Menschen vor einer Pockenerkrankung bewahrt hat, sondern zudem den Grundstein für alle anderen Impfungen legte. Trotz dieser immens positiven Nutzen-Risiken-Balance würde ein derartiges Experiment heute sicher so nicht mehr durchgeführt werden dürfen, obwohl die Aussagen der Deklaration letztlich interpretationsoffen sind. Es würde nämlich das hohe Risiko vermutlich von keiner heutigen Ethikkommission gebilligt werden. Dennoch müsste aber nicht die Nutzen-Risiko-Balance der eigentliche Grund für die heutige Ablehnung eines derartigen Experiments sein, denn die Deklaration verlangt explizit nur im Falle von nicht einwilligungsfähigen Versuchspersonen, denen ein Vorhaben nicht persönlich nützt, dass sie nur »minimalen Risiken und minimalen Belastungen« ausgesetzt sind.

Für die Deutungsoffenheit der Deklaration in dem Zusammenhang der Bewertung von Nutzen und Risiken ist noch ein weiterer Grundsatz in Nr. 33 ein Beleg, der Forschungsvorhaben davon abhängig macht, dass sie mit den »besten gegenwärtig erwiesenen Maßnahmen verglichen werden« oder aber selbst bei der Existenz einer Standardtherapie Placebos einsetzen dürfen, »wenn die Verwendung eines Placebos aus zwingenden und wissenschaftlich fundierten methodischen Gründen notwendig ist« und die »Patienten, die eine weniger wirksame Maßnahme als die nachweislich beste, ein Placebo oder keine Maßnahme erhalten, keinem zusätzlichen Risiko eines ernsten oder irreversiblen Schadens ausgesetzt werden, welches sich daraus ergibt, dass sie nicht die nachweislich beste Maßnahme erhalten haben«. Die Deutungsoffenheit ist hier auf drei Ebenen gegeben:

1. auf der Ebene der Abschätzung der Risiken: Was sind ernste und irreversible Schäden?
2. auf der Ebene der Methodik: Was sind zwingende und wissenschaftlich fundierte methodische Gründe?
3. auf der Ebene der praktischen Realisierung: Wo kann unter der Bedingung »bester gegenwärtig erwiesener Maßnahmen« noch geforscht werden?

Zu Letztgenanntem ein medizinethisch klassisches Beispiel:[3] In vielen Ländern der Dritten Welt war die Behandlung schwangerer, HIV-infizierter Frauen mit dem ACTG-076-Regime zur Verhinderung der Infektion des Ungeborenen – wie sie in den reichen westlichen Ländern üblich ist – nicht finanzierbar und auch logistisch nicht umsetzbar. Entsprechend wurde in einer Studie eine preiswertere Behandlungsmaßnahme erprobt und ihre Wirksamkeit im Vergleich zu einem Placebo getestet. Das preiswerte Regime erwies sich gegenüber dem Placebo, also gegenüber überhaupt keiner Behandlung, als wirksamer. Doch eigentlich verstößt dieser Versuch gegen die Forderung der Deklaration nach besten gegenwärtig erwiesenen Maßnahmen. Andererseits wäre es aber wünschenswert, zumindest dann, wenn das Geld für die beste Maßnahme fehlt, die zweitbeste durchzuführen.

Kehren wir aber noch einmal zum Beispiel der Entwicklung der Pockenschutzimpfung zurück. Warum würde ein Forschungsvor-

[3] Vgl. Hope (2004), 104–112.

haben wie dasjenige Jenners heute mit Sicherheit so nicht durchgeführt werden dürfen? Dafür spielt ein anderer Grundsatz eine entscheidende Rolle, der von Jenner damals noch nicht in den Blick genommen wurde: der Grundsatz der informierten Einwilligung. Jenner hat bei seinem Forschungsvorhaben zwar im besten ärztlichen Anliegen gehandelt. Er wollte ein Mittel gegen die schreckliche Pockenseuche finden. Er fand es aber nicht für nötig, den betroffenen Jungen oder dessen Erziehungsberechtigte um die Einwilligung zu fragen. Für den Weltärztebund ist diese Einwilligung in Forschungsvorhaben konstitutiv und von so großer Bedeutung, dass ein Drittel der Deklaration mit der Frage der Einwilligung direkt oder indirekt befasst ist. Den Grundgedanken bündelt die Deklaration in dem Grundsatz Nr. 25:

> »Die Teilnahme von einwilligungsfähigen Personen an der medizinischen Forschung muss freiwillig sein. Auch wenn es angemessen sein kann, Angehörige oder führende Persönlichkeiten der jeweiligen Gemeinschaft hinzuziehen, darf keine einwilligungsfähige Person in ein Forschungsvorhaben aufgenommen werden, wenn sie nicht aus freien Stücken einwilligt.«

Dieser Grundsatz wird in den weiteren Bestimmungen der Deklaration ausgeführt und genauer bestimmt. Auch wird dabei auf die Frage eingegangen, wie mit Probanden umzugehen ist, die nicht oder nur beschränkt einwilligungsfähig sind. Diese Überlegungen stellen eine wesentliche Neuerung insofern dar, als hier die Selbstbestimmung des Patienten in den Vordergrund rückt, die im klassischen ärztlichen, an Hippokrates ausgerichteten Ethos noch keine entscheidende Rolle spielte.

6.1.3 Konkretion für Forschungsvorhaben

Ein Beispiel, bei dem es nicht ohne Probanden möglich ist, medizinische Forschung voranzubringen, stellt die Entwicklung neuer Impfstoffe und Medikamente dar. Gerade die Covid-19-Krise hat dafür ein weltweites Bewusstsein geschaffen, weil erstmals praktisch alle großen Medien der Bevölkerung klar machten, wie aufwendig die Herstellung eines nach medizinischen Maßstäben sicheren Impfstoffs ist. Oftmals belaufen sich die Kosten zur Entwicklung eines Impfstoffs oder Medikaments auf einen zehnstelligen Betrag, überschreiten also die Milliardengrenze.

hase	Anzahl	Dauer	Ziel	Methode
	10–15 gesunde Probanden	Wochen	Pharmakokinetik (Gesamtheit der Verstoffwechselung im Körper), Pharmakodynamik (Wirkung auf den Körper) zur Verträglichkeit und Sicherheit	Tests mit subtherapeutischen Dosen
	20–80 Probanden	Wochen–Monate	Pharmakokinetik, Pharmakodynamik zur Verträglichkeit und Sicherheit (kranke oder gesunde Probanden)	Test mit therapeutischen Dosen
	50–200 ausgewählte Patienten	Monate	Proof of Concept der Therapie (IIa) und Dose Finding (IIb) mit Hoffnung auf positive Wirkungen, Nebenwirkungen	Test mit therapeutischen Dosen
I	200–10000 ausgewählte Patienten	Monate–Jahre	Pivotal Study vor (IIIa) und nach (IIIb) Marktzulassung (signifikanter, evidenzbasierter Wirkungsnachweis: Patienten mit definierten Ein- und Ausschlusskriterien)	Test randomisiert kontrolliert
V	Millionen Patienten	Jahre	Studien nach Zulassung (Nebenwirkungen)	Überprüfen im Sinn der Versorgungsforschung

Tabelle 3: Phasen der klinischen Prüfung eines Impfstoffs/Medikaments[4]

Derartige Forschungsvorhaben sind so angelegt, dass die Risiken für Probanden und Patienten (im Heilversuch) möglichst gering sind. Auch wenn die Risiken im Normalfall für gesunde Probanden minimal sein sollen, weshalb eine Vorklärung im Tierversuch erfolgt, gibt es immer wieder auch Versuche mit tödlichem Ausgang. Das erklärt auch, warum Impfstoffe nicht übereilt zur Verfügung gestellt werden dürfen, denn dann wären nicht nur die überschaubare Anzahl von Probanden gefährdet, sondern große Bevölkerungsgruppen, die sich impfen lassen. Gerade die Covid-19-Pandemie hat gezeigt, wie wichtig eine hinreichende Klärung der Gefahren durch einen neuen Impfstoff ist.

Was die Probanden angeht, so ist die Frage, welche Risiken diese eingehen dürfen, bis heute nicht abschließend geklärt. Ebenso wird immer wieder thematisiert, wie es sich mit Vergütungen für die Teilnahme von Forschungsvorhaben verhält, die einerseits die Forschung und damit die Gesundheit aller Menschen potenziell voranbringen, auf der anderen Seite aber die Gefahr bergen, dass gerade finanziell

[4] Vgl. Strametz (2019), 61.

schlecht Gestellte sich aufgrund des finanziellen Drucks einem Risiko aussetzen.

Um diese Risiken möglichst gering zu halten, müssen alle medizinischen Forschungsvorhaben durch klinische Ethikkommissionen überprüft werden. So sind in Deutschland Ärztinnen und Ärzte verpflichtet, Forschungsvorhaben, bei denen Menschen oder menschliches Material verwendet wird, einer Ethikkommission vorzulegen, die nach entsprechendem Landesrecht eingerichtet ist.

Dabei ist allerdings die Verwendung des Begriffs »Ethik« in »Ethikkommission« in gewisser Weise ein Etikettenschwindel. So muss in einer klinischen Ethikkommission keine Person Mitglied sein, die ethische Fachexpertise besitzt. Beispielsweise besteht die klinische Ethikkommission des Universitätsklinikums Jena im Jahr 2020 aus neunzehn Ärztinnen und Ärzten sowie je zwei Personen, die in der Medizintechnik, den Rechtswissenschaften, den Geistes- und Sozialwissenschaften und der Pflege ausgewiesen sind. Sinnvollerweise ist es darum auch nicht eine Aufgabe der Kommission, ethische Fragestellungen zu bearbeiten oder Empfehlungen für ethische Konflikte zu geben. Es handelt sich vielmehr um eine Kommission, die gemäß Medizinproduktegesetz, Arzneimittelgesetz, aufgrund der Berufsordnung der Ärzteschaft und aufgrund hochschulrechtlicher Vorgaben zu entscheiden hat, ob ein Forschungsvorhaben zulässig ist. Zentral geht es um den Schutz der Grundrechte auf Leben, körperliche Unversehrtheit und der Selbstbestimmung einschließlich des Schutzes der Privatsphäre. Die zentrale Frage lautet, ob der erwartete Nutzen des Vorhabens deutlich höher einzuschätzen ist als das mögliche Risiko für die teilnehmenden Probanden, das normalerweise minimal sein sollte. Auch geht es darum zu überprüfen, ob Datenschutzbestimmungen bezüglich personenbezogener Daten und Materialien eingehalten werden oder die verwendeten medizinischen Geräte und Mittel gemäß Medizinprodukte- und Arzneimittelgesetz zulässig sind. Vereinfacht gesprochen handelt es sich um eine Kommission, die grundlegende Rechte und das Wohlergehen von Probanden zu schützen hat. Sie kann Forschungsvorhaben billigen, ablehnen oder Änderungen einfordern. International spricht man deshalb zu Recht nicht von einer Ethikkommission, sondern nennt das Gremium ein Institutional Review Board (IRB). Mittlerweile gibt es auch Ethikkommissionen für andere Wissenschaftszweige. So werden beispielsweise psychologische Forschungsvorhaben geprüft, wenn Versuchspersonen involviert sind.

Exkurs: Vielfalt ethischer Kommissionen im Bereich der Medizin

Von derartigen Kommissionen sind weitere Gremien zu unterscheiden, die in ihrem Namen den Begriff »Ethik« führen. So haben klinische Ethik-Komitees die Aufgabe, Konfliktfälle zu bearbeiten, die ethische Fragen aufwerfen, beispielsweise die Frage, ob in einer Zwillingsschwangerschaft ein intrauterinen Fetozid eines der beiden Zwillinge durchgeführt werden darf, wenn sich dadurch die Wahrscheinlichkeit erhöht, dass der andere Fötus die Schwangerschaft übersteht. Andernfalls dürften wohl beide Föten tot zur Welt kommen. Auch in diesen Komitees sind die Mitglieder meist keine ausgebildeten Ethiker, aber viele haben Fortbildungen durchlaufen, in denen ihnen Entscheidungsgrundlagen vermittelt werden. So hat beispielsweise die Akademie für Ethik in der Medizin ein Curriculum »Ethikberatung im Krankenhaus«[5] veröffentlicht, in dem sie Grundlinien einer ethischen Ausbildung für Mitglieder derartiger Komitees ausführt. Diese sollen befähigt werden,

- »ein ethisches Problem zu erkennen,
- den Prozess der ethischen Entscheidungsfindung zu moderieren und
- praktische Hilfestellung bei der Lösung eines ethischen Problems zu leisten.«[6]

Aber nicht nur klinische Ethikkommissionen befassen sich mit konkreten Forschungsvorhaben und klinische Ethik Komitees mit »verzwickten« klinischen Fällen, sondern auch überregionale Ethikkommissionen haben die Aufgabe, konkrete Fälle zu bewerten. Auch diese Kommissionen sind allerdings dabei eigentlich keine *Ethik*-Kommissionen im Wortsinn, sondern ebenfalls Institutional Review Boards, nur diesmal sind sie überregional eingerichtet worden, damit bestimmte gesetzliche Bestimmungen erfüllt werden. So hat beispielsweise die Zentrale Ethik-Kommission für Stammzellforschung, die aufgrund des Stammzellgesetzes im Jahr 2002 zum ersten Mal berufen wurde, zu prüfen, ob Anträge auf die Einfuhr embryonaler Stammzellen gesetzeskonform sind, sodass ihnen stattzugeben ist. Es handelt sich also um eine im eigentlichen Sinn *juristische* Aufgabe

[5] Vgl. Simon et al. (2005).
[6] Ebd., 322.

nach den Buchstaben des Stammzellgesetzes (StZG), auch wenn die Kommission offiziell die ethische Vertretbarkeit überprüfen soll. Diese ist jedoch rechtlich determiniert. Die Mitglieder der am Robert-Koch-Institut angesiedelten Kommission, die von der Bundesregierung auf gemeinsamen Vorschlag des Bundesministeriums für Gesundheit und des Bundesministeriums für Bildung und Forschung berufen werden, bestehen aus fünf Personen der Fachrichtungen Biologie und Medizin sowie vier Personen der Fachrichtungen Ethik und Theologie. Dazu kommen ebenso viele stellvertretende Mitglieder. Auch hier haben also die Nichtfachleute für Ethik die Mehrheit. Allerdings geht es darum, naturwissenschaftlich-medizinisch zu überprüfen, ob die vorgeschlagenen Forschungsvorhaben mit embryonalen Stammzellen

1. hochrangig genug für den wissenschaftlichen Erkenntnisgewinn sind (§ 5 Nr. 1 StZG),
2. die wissenschaftlichen Ziele vorgeklärt wurden (§ 5 Nr. 2a StZG) und
3. der angestrebte Erkenntnisgewinn nur mithilfe embryonaler Stammzellen möglich ist (§ 5 Nr. 2b StZG).

Sind diese drei Bedingungen erfüllt, ist der Import embryonaler Stammzellen, die vor einem bestimmten Stichtag gewonnen wurden, rechtmäßig, was dabei als »ethisch vertretbar« bezeichnet wird.

Analog zur Differenz von klinischen Forschungsvorhaben und konkreten klinischen Konfliktfällen gibt es auch überregionale Ethik-Kommissionen, die Einzelfälle zu überprüfen haben. So entscheidet beispielsweise die gemeinsame Ethikkommission für Präimplantationsdiagnostik bei der Landesärztekammer Baden-Württemberg der Länder Baden-Württemberg, Hessen, Rheinland-Pfalz, Saarland, Sachsen und Thüringen darüber, ob Anträge auf Durchführung einer Präimplantationsdiagnostik zugelassen werden können. Auch diese Aufgabe ist im Prinzip eine *juristische*, denn die Zulassung ist gemäß den Vorgaben des Embryonenschutzgesetzes (§ 3a ESchG) durch die Kommissionsmitglieder zu erteilen,

1. wenn aufgrund der genetischen Disposition eines oder beider Elternteile das hohe Risiko einer schwerwiegenden Erbkrankheit besteht oder

2. wenn der Embryo so schwer geschädigt ist, dass eine hohe Wahrscheinlichkeit für eine Tod- oder Fehlgeburt besteht.

Darüber hinaus ist der informed consent der Frau und die Durchführung der PGD in einem dafür zugelassenen Zentrum durch einen hierfür qualifizierten Arzt notwendige Bedingung. Auch in diesem Fall geht es nicht eigentlich um fachethische Kompetenz, weswegen die acht Mitglieder der Kommission (jedes Mitglied hat zwei Stellvertreter) zur Hälfte aus medizinischen Fachrichtungen stammen, die eine Nähe zur Humangenetik aufweisen, zwei Mitglieder kommen aus den Fachrichtungen Ethik und Recht, ein Mitglied vertritt eine Organisation, die Patienteninteressen wahrnimmt, und ein Mitglied repräsentiert eine Organisation, die Interessen von Menschen mit Beeinträchtigungen unterstützt. Berufen werden sie auf Vorschlag der einzelnen Länder durch den Vorstand der Landesärztekammer Baden-Württemberg.

Von derartigen Kommissionen ist beispielsweise der Deutsche Ethikrat zu unterscheiden, dessen Aufgabe darin besteht, den gesellschaftlichen Diskurs zu aktuellen ethischen Herausforderungen und Fragestellungen, insbesondere im Bereich der Lebenswissenschaften/Medizin, zu unterstützen und damit auch für den Gesetzgeber wichtige Impulse zu geben, wenn dieser beispielsweise zu entscheiden hat, ob die Impfpflicht bei Masern eingeführt werden soll, wie die Transplantationsgesetzgebung verbessert werden kann und in welcher Weise der assistierte Suizid geregelt werden könnte. Die bis zu 26 Mitglieder (2020 bei der Neubestellung waren es 24) werden je zur Hälfte von der Bundesregierung und vom Bundestag vorgeschlagen und durch den Bundestagspräsidenten berufen. Auch dieses Fachgremium, das um Antworten auf drängende *ethische* Fragestellungen ringt, ist aus den Bereichen der Medizin, Naturwissenschaften, den Rechtswissenschaften, der Philosophie und Theologie besetzt. Die Stellungnahmen dieses Gremiums zeichnen sich normalerweise durch eine hohe Fachkompetenz aus, sodass sie für die medizinethische Arbeit wertvolle Anregungen bieten. Auch einzelne Bundesländer hatten über Jahre Ethikkommissionen in Analogie zum Deutschen Ethikrat eingerichtet, so beispielsweise Bayern von 2001–2018 die Bayerische Bioethik-Kommission, die u. a. Stellungnahmen zur Präimplantationsdiagnostik, zur Sterbehilfe und zur zukünftigen Finanzierung eines solidarischen Gesundheitssystems publizierte.

Daneben gibt es eine Vielzahl von Ethikkommissionen genannte Kommissionen, beispielsweise die Zentrale Ethikkommission bei der Bundesärztekammer, Ethikkommissionen bei Landesärztekammern, Ethikkommissionen zur Lebendspende usw., in denen ebenfalls Fachethiker in der Minderheit sind, weswegen auch hier die Bezeichnung »Ethik« nicht im Sinn einer akademischen Ethikdisziplin missverstanden werden sollte.

Darüber hinaus sind für die medizinische Forschung Tierschutzausschüsse von Bedeutung, da gerade im Bereich der medizinischen Forschung Tierversuche eine wichtige Rolle spielen. Hierzu haben Beauchamp/DeGrazia[7] sechs Prinzipien aufgestellt, die erfüllt sein müssen, damit Tierexperimente gerechtfertigt werden können. Dabei unterscheiden sie drei Prinzipien, die aus anthropologischer Sicht derartige Forschung rechtfertigen (Prinzipien 1–3), und drei Prinzipien, die direkt das Tierwohl (Prinzipien 4–6) betreffen:

1. das Prinzip der Alternativlosigkeit,
2. das Prinzip des erwarteten Nettonutzens,
3. das Prinzip hinreichenden Werts, um Schaden zu rechtfertigen,
4. das Prinzip der Vermeidung unnötigen tierischen Leids,
5. das Prinzip der Berücksichtigung tierischer Grundbedürfnisse und
6. das Prinzip von Obergrenzen für tierisches Leid.

Grundsätzlich gelten zudem die drei »R«:

1. replace, beispielsweise Tierversuche durch Zellkulturen zu ersetzen,
2. reduce, beispielsweise Tierversuche durch Vorklärungen mit Bakterienkulturen zu reduzieren,
3. refine, beispielsweise Tierversuche so zu verbessern, dass Tiere weniger leiden.

In Thüringen leitet der bzw. die Tierschutzbeauftragte den entsprechenden Tierschutzausschuss. Auch hier geht es um die Umsetzung des entsprechenden Tierschutzgesetzes. Es handelt sich also auch in diesem Fall in erster Linie um eine *juristische* Aufgabe. Auch in die-

[7] Vgl. Beauchamp/DeGrazia (2019).

sem Fall müssen weder Tierschutzbeauftragte noch Tierschutzausschussmitglieder ausgewiesene Fachethiker sein.

Das Bundesministerium für Ernährung und Landwirtschaft hat seit 1987 eine Tierschutzkommission als Beratungsgremium nach § 16b des Tierschutzgesetzes. Auch hier sind die Mitglieder meist keine akademisch ausgewiesenen Tierethiker, sondern Vertreter von Verbänden, die sich für den Tierschutz engagieren oder aber auch Interessen derer vertreten, die mit Tieren arbeiten. So ist beispielsweise ein Vertreter des Deutschen Bauernverbands Mitglied in diesem Gremium.

6.2 Konfliktfälle

Gerade durch die Covid-19-Krise hat das Thema klinische Forschung und ihre Sicherheit eine neue Aktualität erhalten. Nicht wenige Menschen sind bereit, sich beträchtlichen gesundheitlichen Risiken auszusetzen, um neue Impfstoffe daraufhin zu überprüfen, ob diese schädliche Nebenwirkungen haben (Phase I Trial).

6.2.1 Der Konfliktfall »Pflicht« auf körperliche Unversehrtheit

Der Konfliktfall, Bereitschaft zum Risiko versus Nichtschadensprinzip im Zusammenhang mit fremdnütziger Forschung, entsteht aus einer Spannung, die sich aus zwei Werten ergibt: Auf der einen Seite das Recht auf Selbstbestimmung und der Wunsch der Forschung, beim Beispiel Covid-19 möglichst rasch einen Impfstoff bereitzustellen, und auf der anderen Seite die objektiv-medizinische Verpflichtung des Nichtschadensprinzips. Darf ein gefährliches Forschungsvorhaben zugelassen werden, bei dem der Einwilligende oder dieses Vorhaben sogar wünschende Proband hohe Risiken eingeht? Wie hoch dürfte ein solches Risiko sein? Einig jedenfalls ist man sich weltweit, dass niemand selbst bei Einwilligung getötet werden darf, damit man an ihm Experimente durchführen kann, die möglicherweise einen sehr hohen Nutzen für viele Menschen haben würden. Hier priorisiert die Weltgemeinschaft den Schutz des Lebens und der körperlichen Unversehrtheit gegenüber dem mit der Menschenwürde verbundenen Recht auf Selbstbestimmung über den eigenen Tod. Dies ist insofern problematisch, als aus einem Abwehrrecht auf Leben und körperliche Unversehrtheit eine Pflicht zum Lebenserhalt bzw. zum Erhalt körperlicher Unversehrtheit wird. Dies entspricht zwar einer christlichen und kantischen Interpretation der Menschenwürde, da hier diese auch mit Pflichten gegen sich selbst verbunden ist, nicht jedoch der Zielsetzung der Menschenrechtserklärung, die mit Rechten verknüpft ist, oder dem deutschen Recht. Das StGB sieht es durchaus vor, dass in Eingriffe gegen die körperliche Unversehrtheit eingewilligt werden kann (vgl. §228 StGB) und schließt nur bestimmte Eingriffe als »sittenwidrig« aus. Eine rechtliche Pflicht zur körperlichen Unversehrtheit lässt sich dem folgend grundsätzlich nicht herleiten.

Andererseits schützt dieses weltweite Verbot einer Forschung mit Todesfolgen für Einwilligungsbereite davor, dass in totalitären oder autoritären Staaten Menschen sich dazu gedrängt fühlen könnten, sich als Probanden für derartige Versuche zur Verfügung zu stellen, beispielsweise um ihre Familien vor politischer Verfolgung zu bewahren.

6.2.2 Fremdnützige Forschung an nicht-einwilligungsfähigen Probanden

Der Grundsatz der Einwilligung wird durch die *Deklaration von Helsinki* dahingehend relativiert, dass auch eine fremdnützige Forschung an vulnerablen nicht-einwilligungsfähigen Probanden in bestimmten Fällen zulässig ist, wenn das Risiko minimal ist und eine gewisse Wahrscheinlichkeit besteht, dass diese Forschung zumindest Mitgliedern der betroffenen Gruppe zugutekommt. Gerade in Deutschland ist dies sehr umstritten. Erstmals trat diese Problematik im Zusammenhang mit der Debatte um das Menschenrechtsübereinkommen zur Biomedizin des Europarats in den Neunzigerjahren ins allgemeine Bewusstsein: die Frage der fremdnützigen Forschung an nicht-einwilligungsfähigen Personen, die in der *Deklaration* unter B 27 zugelassen ist, wenn beabsichtigt wird, »mit der Studie die Gesundheit der Bevölkerungsgruppe zu verbessern, der die potentielle Versuchsperson angehört«. In der Debatte finden sich viele Argumente wieder, die bereits in der klassisch zu nennenden Diskussion dieses Konfliktfalls zwischen dem evangelischen Medizinethiker Paul Ramsey und dem

Jesuiten Richard McCormick Mitte des letzten Jahrhunderts ausgetauscht wurden.[8]

Für Ramsey stellt die ausschließlich fremdnützige Forschung an Kindern und nicht-einwilligungsfähigen Erwachsenen selbst unter der Annahme eines minimalen Risikos eine Missachtung ihrer Würde dar, da sie damit zu einem Objekt medizinischer Forschung gemacht werden. Dieser an Kant angelehnten deontologischen Argumentation widerspricht McCormick: Man könne bei einem minimalen Risiko eine hypothetische Zustimmung der nicht-einwilligungsfähigen Probanden unterstellen. Es darf nämlich davon ausgegangen werden, dass sie, wären sie imstande, eine wohl informierende Aufklärung zu verstehen, an den Versuchen teilnehmen würden, um das Wohlergehen anderer Menschen zu befördern. Während also Ramsey davon ausgeht, dass jede fremdnützige Forschung nicht-einwilligungsfähige Probanden ausschließlich als Versuchs*objekte* verzweckt, unterstellt McCormick diesen die Bereitschaft zu einer Solidarität, sodass sie im eigentlichen Sinn gerade auch moralische Versuchs*subjekte* wären. Sie würden also in den Versuch einwilligen, wenn sie dazu fähig wären, weil man ihnen Moralität im Sinne einer Bereitschaft zur Solidarität unterstellen kann.

Für McCormicks Argumentation und damit auch für die im Menschenrechtsübereinkommen zur Biomedizin eingenommene Position sprechen Erfahrungen aus der Praxis. Dies soll anhand eines Fallbeispiels aufgezeigt werden: Zu Zwecken der medizinischen Grundlagenforschung wurde Probanden mit geistiger Behinderung in einem Forschungsprojekt in den 90er Jahren Blut abgenommen und dieses näher analysiert. Das ursprüngliche Ziel dieser Blutentnahmen war rein fremdnützig. Jedoch fand sich bei der Analyse der Blutproben bei einigen Probanden ein stark erniedrigter Cholesterinspiegel. Es stellt sich heraus, dass diese an einer relativ seltenen angeborenen Stoffwechselstörung litten, die als Smith-Lemli-Opitz-Syndrom (SLO-Syndrom) bezeichnet wird. Ursache dieser Störung sind Mutationen im sog. SLO-Gen. Der Nachweis einer gestörten Cholesterinsynthese bei SLO-Patienten machte erstmals ein gezieltes Eingreifen in den defekten Stoffwechselweg mithilfe einer Diät möglich. Diese kommt heute von der Krankheit betroffenen Kindern und Erwachsenen (auch den ehemaligen Probanden) zugute. Nach Beginn der Behandlung machen viele Kinder deutliche Entwicklungsfort-

[8] Vgl. McCormick (1974, 1976) und Ramsey (1976, 1977).

schritte und nehmen an Gewicht zu. Oft bessern sich auch die Verhaltensauffälligkeiten. Allerdings kann die Erkrankung durch die Diät nicht geheilt werden. Wäre man der Argumentationslogik von Ramsey gefolgt, gäbe es wahrscheinlich bis heute für Menschen, die am SLO-Syndrom leiden, keine therapeutische Hilfe. Insofern ist der entsprechende Grundsatz der Deklaration sinnvoll und nachvollziehbar. Nach dem hier vertretenen medizinethischen Ansatz lassen sich damit zusammenfassend folgende grundlegenden Normen und Werte einer medizinischen Forschung aufstellen:

- die Einwilligung der Probanden, den sogenannten informed consent;
- der besondere Schutz vulnerabler Probanden;
- die sorgfältige Abschätzung der körperlichen und geistigen Risiken und Belastungen für den Probanden im Vergleich zum voraussichtlichen Nutzen für ihn und Andere, wobei als Maßstab die Pflicht des Arztes bzw. der Ärztin gilt, das Leben, die Gesundheit, die Privatsphäre und die Würde der Versuchsperson zu schützen;
- die Einhaltung der gesetzlichen Vorschriften der jeweiligen Länder als Mindeststandard;
- die Durchführung der Forschung gemäß den allgemein anerkannten wissenschaftlichen Grundsätzen.

6.2.3 *Forschungsdefizite*

Gerade vulnerable Gruppen wie Kinder und schwangere Frauen sind dennoch praktisch weitgehend als Probanden ausgeschlossen. Auch andere Bevölkerungsgruppen sind in Forschungsvorhaben nicht hinreichend repräsentiert. So sind nicht wenige Medikamente nicht oder nur unzureichend an Frauen getestet, aber dennoch für sie zugelassen. Bei Kindern reduziert man die Erwachsenendosis. In einem ersten Schritt wäre es ein großes Desiderat, zumindest die Phase V so anzupassen, dass man die verfügbaren Daten zu diesen Gruppen sammelt, die ansonsten bei den jeweiligen Ärztinnen und Ärzten in den Akten ungenutzt schlummern.

Auch wird immer noch zu wenig berücksichtigt, wie viele Medikamente nie zugelassen wurden, weil die Testgruppen zu unterschiedlich waren. So wirken bestimmte Medikamente bei Ostasiaten, nicht jedoch bei Kaukasiern. Noch immer sind Forschungsvorhaben möglicherweise zu breit angelegt.

Auch für seltene Erkrankungen gibt es zu wenig Forschungsanreize. Diese »Orphan Diseases« finden deshalb nicht die nötige Aufmerksamkeit. Möglicherweise müsste hier gezielte staatliche Förderung einspringen, da börsennotierte Pharmaunternehmen allein schon aus Geschäftsinteresse die teure Medikamentenentwicklung nur dann auf sich nehmen können, wenn die Wahrscheinlichkeit hoch genug ist, damit auch Geld (oder zumindest geldwerte Reputation) zu erhalten.

7 Herausforderungen im Zeitalter des Genome Editing

Die Transformation eines bakteriellen Abwehrsystems in ein wirkmächtiges Werkzeug, um gentechnische Eingriffe zu vollziehen, die sog. CRISPR/Cas9-Methode[1], revolutioniert gerade die Molekulargenetik. Gentherapien am Menschen werden dadurch realistisch. Selbst das genetische Enhancement, also die Steigerung menschlicher Fähigkeiten, seien diese physisch, psychisch oder kognitiv, liegt im Bereich des Möglichen.[2]

7.1 Grundlagen

Die Entdeckung der CRISPR/Cas9-Methode 2012 vereinfachte und verbilligte gentechnische Eingriffe nicht nur bei Pflanzen und Tieren in einem nicht für möglich gehaltenen Ausmaß, sondern lässt auch Veränderungen des menschlichen Genoms, das Editieren des menschlichen Genoms, in greifbare Nähe rücken. Dabei versteht man unter dem Genom die Gene als kodierende DNA, die nicht-kodierende DNA sowie die mitochondriale DNA. Da die Gene die Informationseinheiten »für die Bau- und Betriebsanleitung der Zellen«[3] darstellen, sind sie »von zentraler Bedeutung für die Entwicklung, das Wachstum, die Funktion und das Zusammenwirken der verschiedenen Zelltypen«. Alle menschlichen Gene zusammen umfassen ca. 3×10^9 Basenpaare. Das komplette Genom wird über Ei- und Samenzelle

---

[1] CRISPR ist die Abkürzung für Clustered Regularly Interspaced Palindromic Repeats; Cas für CRISPR-associated protein. Meist ist dabei das Cas9 von Bedeutung. Doch die Entwicklung schreitet rasch voran, sodass sich die Methode bald nicht mehr nur auf das Cas9-Protein beschränken dürfte.

[2] Zu den naturwissenschaftlichen und humangenetischen Grundlagen vgl. Hübner (2018) und Müller/Strack (2018). Zur Einschätzung des Genome Editing aus juristischer Sicht vgl. Eberbach (2016). Zur ordnungsethischen Dimension vgl. Ranisch et al. (2020).

[3] Müller/Strack (2018), 12. Dort auch die folgenden Zitate.

weitergegeben. Freilich spielen auch epigenetische Effekte eine nicht zu unterschätzende Rolle, was die Unterschiedlichkeit eineiiger Zwillinge verstehbar macht. Allerdings zeigen solche Zwillinge auch frappierende Ähnlichkeiten, was die Bedeutung des Genoms unterstreicht.

Prinzipiell lässt sich das Verfahren so erklären: Bakterien erkennen Vireninfektionen dadurch, dass sie sich die DNA des entsprechenden Virus merken. Sie speichern die Viren-DNA-Abfolge ab. »Diesen Speicherort mit einem einzigartigen DNA-Muster nennt man CRISPR.«[4] Das Cas-Protein dient als Genschere. Es zerschneidet die Viren-DNA und macht das Virus so replikationsunfähig und damit ungefährlich. Durch CRISPR/Cas9 ist es möglich, gezielt bestimmte Stellen im Genom zu finden, so wie die Suchfunktion eines Textverarbeitungsprogramms bestimmte Textstellen finden kann, um dort Genabschnitte zu entfernen oder Gene aus anderen Quellen einzuführen, so wie es möglich ist, mit dem Ersetzen-Befehl einzelne Buchstaben, aber auch Wörter oder Textstellen zu löschen, zu ersetzen oder zu ergänzen.

Da die Methode einfach und billig sowie bei allen Lebewesen einsetzbar ist, sind den Anwendungsmöglichkeiten von CRISPR/Cas9 in diesem Feld theoretisch keine Grenzen gesetzt.[5] In der Medizin kann die Methode dazu dienen, mithilfe gentechnischer Eingriffe Krankheiten zu heilen, oder aber auch, um präventiv das Erbgut so zu verändern, dass es vor Krankheiten schützt. Auch kann die Technik Verwendung finden, um Normabweichungen wie Kleinwuchs zu korrigieren oder um gewünschte Eigenschaften zu ermöglichen. Im letztgenannten Fall handelt es sich um genetisches Enhancement. Derartige genetische Veränderungen bezeichnet man auch als »Resultatsicht«,[6] weil hier tatsächlich die genetische Veränderung realisiert wird.

---

[4] Anhäuser (2020), 67.

[5] Auf Anwendungen in der Pflanzenzüchtung und auch bei Tieren mit Ausnahme der Xenotransplantation ist hier nicht einzugehen, auch wenn davon auszugehen ist, dass CRISPR/Cas9 dazu beitragen wird, Pflanzen so gentechnisch zu verändern, dass diese pharmakologisch besser nutzbar sein werden.

[6] Schleidgen/Sgodda (2020), 11. Zu Recht kritisieren die Autoren eine prozessuale Auffassung genetischer Veränderung, weil in diesem Fall eine Entität als genetisch verändert gilt, bei der ein »CRISPR-Cas mediierter Eingriff in einer biologischen Entität vollzogen wird, aus dem aber kein Wechsel gensequentieller Eigenschaften der Entität resultiert« (ebd., 11). Dieser Eingriff lässt sich dann auch nicht nachweisen.

Darüber hinaus spielt es eine entscheidende Rolle, ob der Eingriff somatisch vorgenommen wird und damit auf das einzelne Individuum beschränkt bleibt, sofern nicht die Spermien bzw. Eizellen mitbetroffen sind, oder ob der Eingriff auf die Keimbahn zielt, also beispielsweise der frühe Embryo oder Ei- bzw. Samenzellen verändert werden. Im Fall eines Keimbahneingriffs hat dies möglicherweise Auswirkungen auf die Folgegenerationen, da dann die genetische Veränderung nicht auf das betroffene Individuum beschränkt bleiben muss, abhängig davon, ob die Veränderung dominant oder rezessiv ist, ob sie die Geschlechtschromosomen betrifft oder autosomal ist.

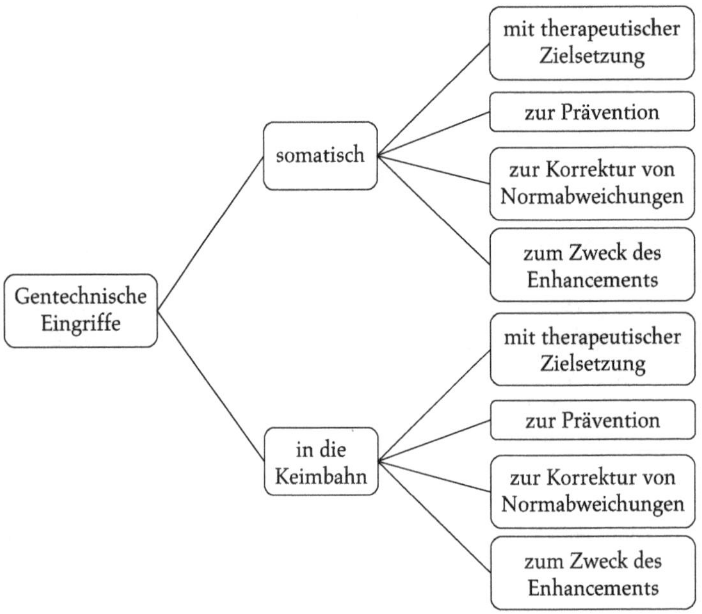

Abbildung 12: Anwendungsmöglichkeiten von CRISPR/Cas9 (eigene Darstellung)

Dabei sind somatische gentechnische Eingriffe zu therapeutischen Zwecken, die in vitro durchgeführt werden, für sich allein genommen ethisch unbedenklich, solange Nichtschadens- und Fürsorgeprinzip hinreichend berücksichtigt werden und die Therapie dem Patientenwillen entspricht. Beispielsweise werden bei der Therapie einer Sichelzellenanämie, einer Bluterkrankung, die schwere Folgen für die

Betroffenen hat, Patienten eigene Blutstammzellen entnommen. Mithilfe von CRISPR/Cas9 wird das die Krankheit verursachende Gen in diesen Zellen repariert. Dem Patienten werden die reparierten Stammzellen injiziert, sodass er idealerweise normale rote Blutzellen ausbildet.

Während ein solches Verfahren im Prinzip, also wenn es funktioniert, wünschenswert ist und ein Verfahren mit ähnlicher Zielsetzung in vivo, wenn das Risiko minimal ist, ebenfalls ethisch unkontrovers ist, stellen sich bei den anderen Formen der Intervention, so bei allen Eingriffen in die Keimbahn und bei allen Eingriffen, die einem Enhancement dienen, zentrale ethische Fragen. Bevor jedoch auf diese Fragen einzugehen ist, soll noch ein Problemfeld benannt werden, das ebenfalls durch die CRISPR/Cas9-Methode eine ganz neue Dimension erfahren und in Zeiten von Covid-19 eine dringliche Relevanz bekommen hat. Es handelt sich um die Möglichkeit, CRISPR/Cas9 zu verwenden, um für den Menschen tödliche Viren künstlich herzustellen. Dieses Problem des Bioterrorismus zu thematisieren ist deshalb von großer Bedeutung, weil Gentechnikgegner die CRISPR/Cas9-Methode als Einfallstor zur Vernichtung der Menschheit interpretieren können.

7.2 Die reale Gefahr des Bioterrorismus mittels CRISPR/Cas9

356 v. Chr. zündete Herostratos den Artemistempel in Ephesos an, um seinen Namen unsterblich zu machen. Die Covid-19-Pandemie könnte der Auslöser für Bioterroristen, aber auch eine ebenso geltungssüchtige Person wie Herostratos sein, durch die Entwicklung eines Supervirus in die Geschichte einzugehen.

Diese Pandemie wirkt wie eine Steilvorlage für all diejenigen Terroristen, denen es darum geht, Angst und Schrecken in einem Maß zu verbreiten, das alles bisher Dagewesene bei weitem übersteigt. Warum ist diese Gefahr real?

Bereits in den Jahren 2012 und 2013 publizierten drei unabhängige Forschergruppen aus den USA, den Niederlanden und China[7] brisante und zugleich bahnbrechende Experimente mit dem Vogelgrippevirus H5N1. Sie konnten zeigen, dass dieses Virus gezielt für

[7] Vgl. Herfst, S. et al. (2012), 1534–1541; Imai, M. et al. (2012), 420–428; Zhang, Y. et al. (2013), 1459–1463.

Frettchen und Meerschweinchen, also Säugetiere, infektiös gemacht werden konnte. Hintergrund des Experiments war, dass in seltenen Fällen dieses Virus auch Menschen infizieren kann. Diese Infektion verläuft dabei meist tödlich. Die Forscher beabsichtigten im Vorgriff auf in der Natur mögliche Mutationen des Virus den Worst-Case vorwegzunehmen. Sie veränderten deshalb das Virus so, dass es für Säugetiere infektiös wurde. Damit lieferten sie den Nachweis, wie wichtig es ist, sich auf derartige Pandemien vorzubereiten. Durch SARS-CoV-2 ist für das Coronavirus weltweite Realität geworden, was im Labor für das Vogelgrippevirus experimentell angedacht worden war.

Dabei hatten diese Experimente eine Schattenseite.[8] Sie wurden als so gefährlich eingeschätzt, dass die Herausgeber von *Science* und *Nature* sich die Frage stellten, ob es überhaupt ethisch vertretbar sei, derartige Forschungen zu publizieren und damit Terroristen Baupläne für eine Terrorwaffe zu liefern. Als jedoch den Herausgebern klargemacht wurde, dass bereits jeder digitale Einreichungsprozess unsicher, also möglicherweise die entsprechenden Artikel bereits digital abgegriffen worden waren, gab es keinen Grund mehr, ihn der Wissenschaftscommunity vorzuenthalten. Kanadische Forscher haben aufgrund dieser Erfahrungen 2017 damit gezögert, ihr Experiment zur Publikation einzureichen. Sie hatten mithilfe der synthetischen Biologie das Pferdepockenvirus, das in der Natur ausgestorben ist, nachgebaut. Die dazu nötigen Abschnitte des Virusgenoms hatten sie bei einer Regensburger Firma bestellt. Die Herstellung eines solchen Virus ist im Prinzip so einfach, dass dafür die Kenntnisse eines Masters in Biologie reichen, auch wenn freilich gerade bei Viren bestimmte Labormöglichkeiten vorliegen müssen.[9] Warum ist diese Herstellung grundsätzlich so leicht möglich?

Unter anderem die Entdeckung der CRISPR/Cas9-Methode 2012 vereinfachte und verbilligte gentechnische Eingriffe in einem nicht für möglich gehaltenen Ausmaß. Die Methode erlaubt es, Genome aller Lebewesen einschließlich der Genome von Viren zu verändern und damit superpotente Viren als biologische Waffen zu schaffen. Aufgrund dessen und weil die Biobausteine, sogenannte Biobrics, leicht zugänglich sind, kann praktisch jeder in ihren Besitz kommen.

---

[8] Vgl. im Folgenden die Stellungnahmen des Deutschen Ethikrats (2014) und der National Academies of Sciences, Engineering and Medicine (2018).

[9] Vgl. Zylka-Menhornd, V. (2017), A2406–2410.

Die Methode ist verhältnismäßig leicht zu lernen; wie gesagt, ein Master in Biowissenschaften dürfte reichen.

Man stelle sich vor, jemand mit hinreichenden biologischen Kenntnissen hat die Überzeugung, die Menschheit sei das Krebsgeschwür des Planeten und gehöre ausgelöscht. Dieser Terrorist könnte eine Pandemie ungekannten Ausmaßes auslösen. Er hätte mit der CRISPR/Cas9 Methode und der synthetischen Biologie Werkzeuge an der Hand, mit denen er noch gefährlichere Viren als das SARS-CoV-2 herstellen könnte. Man stelle sich nur vor, das Virus ließe sich so transformieren, dass es unser Immunsystem genauso wie das HI-Virus austricksen könnte. Das Virus wäre dann tödlich für jeden, weil unser Immunsystem diese Lungenkrankheit nicht würde stoppen können. Dann würden nicht nur einige, sondern alle Menschen, die an Covid-19 erkranken, sterben. Der Menschheit würde ihr Ende drohen. Der Terrorist hätte sein Ziel erreicht.

In gewisser Weise ist die derzeitige Pandemie trotz ihrer furchtbaren Schäden und Belastungen damit auch eine Generalprobe für diesen Katastrophenfall. Allerdings lassen sich sogar zusätzliche Schreckensszenarien vorstellen, z. B. das Einleiten von derartigen Viren über die Wasserkanalisation.

Das eigentliche Problem für den Terroristen bestünde darin, für sich selbst sichere Herstellungsbedingungen zu garantieren, da ansonsten die Gefahr der Selbstansteckung bei der Herstellung sehr hoch wäre. Aber selbst sichere Herstellungsbedingungen würden nicht garantieren, bei Freisetzung des Virus selbst geschützt zu bleiben.

Mehrere Szenarien lassen sich vorstellen, die meist bereits filmisch oder im Roman angedacht worden sind. Wenn dem Terroristen sein eigenes Leben egal ist, besteht die einzige Chance, die Ausbreitung eines Supervirus zu verhindern darin, strengste Hygienemaßnahmen zu ergreifen und einen noch viel extremeren »Lockdown« durchzusetzen. Viele Staaten, die in der Covid-19-Pandemie mit hohen Infektions- und Todeszahlen zu kämpfen hatten, waren schlicht »zu spät dran«. Sie hatten nicht rechtzeitig reagiert. Selbst im Mai 2020 verfügten viele Staaten über keine hinreichende Anzahl von Tests. Zudem waren bestimmte angebotene Tests nicht seriös.

Es lässt sich aber auch ein Terrorist vorstellen, der einen Virus schafft, das keine sichtbare rasche Wirkung zeigt, sondern langfristig zu Schäden führt, sozusagen ein HI-Virus 2.0. Wenn ein solcher Virus unerkannt in die Welt gesetzt wird und diese durchseucht, besteht keine Chance mehr, seine Wirkung zu verhindern. Dan Browns Roman *Inferno* spricht in gewisser Weise diese Bedrohung an. Der Terrorist setzt ein Virus aus, das ein Drittel aller Menschen unfruchtbar macht. Sein Ziel: Verhinderung der Überbevölkerung. Teilt der betreffende Terrorist niemandem seinen Plan mit, erreicht er mit hoher Wahrscheinlichkeit sein Ziel.

Die dritte Variante der Möglichkeiten findet sich im Hollywoodfilm *Mission Impossible II*. In diesem Film geht es einer Pharmafirma darum, ein Virus und zeitgleich das Gegenmittel herzustellen. Ziel ist es, das Virus freizusetzen und anschließend mit dem Gegenmittel ein gigantisches Geschäft zu machen. Allerdings gerät das Virus im Film in die falschen Hände, wodurch die Firma erpressbar wir.

Als vierte Variante ließe sich ein Virus vorstellen, das nur bestimmte Bevölkerungsgruppen eliminiert. Yuval Harari hat in *Homo Deus* beschrieben, wie das Grippevirus und andere Infektionen, die nur für wenige Europäer tödlich waren, die einheimischen Bevölkerungen Lateinamerikas und Hawaiis dramatisch reduzierten. Rassistische Terroristen könnten mit derartiger Zielsetzung ein für bestimmte Gruppen tödliches Virus schaffen, aber auch politische Machthaber könnten derartige Biowaffen gegen Minderheiten im eigenen Land einsetzen, die genetisch im Unterschied zur herrschenden Gruppe für ein solches Virus »empfänglich« wären. Auch zwischen Staaten ließe sich ein solches Virus als Waffe vorstellen, wenn diejenigen, die die Waffe einsetzen, sich sicher wären, das Virus würde nur Menschen befallen, die zum Feind gehören.

Aus ethischer Sicht ist vor dem Hintergrund dieser vielfältigen Bedrohungen aus der jetzigen Pandemie zu lernen, dass alle möglichen Sicherheitsmaßnahmen, im Fachbegriff: Biosecurity-Maßnahmen, ergriffen werden sollten, um jede Form des Bioterrorismus zu vermeiden. Einige wichtige seien hier beispielhaft aufgeführt:

1. Sobald ein derartiges Virus entdeckt ist, muss extrem schnell reagiert werden. Darum sind bessere Frühwarnsysteme bereitzustellen. Sollte es stimmen, dass die ersten Fälle von Covid-19 bereits während der Militärweltspiele im Oktober 2019 in Wuhan auftraten und bereits von hier aus Athleten, ihre Betreuer und Angehörige das Virus in die Welt getragen haben, wäre dies ein Beispiel dafür, wie spät überhaupt die Entdeckung begann.
2. Die bereits bestehenden Regeln zum *Dual Use Research of Concern*, also dass zivile Forschungsvorhaben wie die eingangs zitier-

ten Virusforschungen auch von Dritten für Zwecke missbraucht werden können, die Rechtsgüter wie Gesundheit und Leben verletzen, sind konsequent durchzusetzen. Insbesondere sind riskante Vorhaben so zu dokumentieren, dass das Gefährdungspotential richtig eingeschätzt und verhindert werden kann, dass sich die »Falschen« dieser Forschung bedienen.
3. Ein begleitender, langfristiger, transdisziplinärer Diskurs zwischen Institutionen für Risikokommunikation, Ethikkommissionen, Stakeholdern, Industrie, Medien und Politik ist zu institutionalisieren.[10]
4. Vorhaltungsbestimmungen für medizinische Güter wie Schutzmasken, Schutzkleidung, Antibiotika usw. sowie eine Dezentralisierung der Produktion wichtiger Arzneimittel ist nötig, um Abhängigkeiten bei lebenswichtigen Gütern zu verringern, und darüber hinaus, um im Ernstfall einen globalen Überbietungswettbewerb zu vermeiden.

Der Schutz vor Bioterrorismus ist von großer Bedeutung. Während die Maßnahmen zum sicheren Umgang mit hochriskanten Technologien in Laboren, die Biosafety, gut geregelt ist, fehlt für die Biosecurity immer noch eine politische Rahmenordnung, die einerseits die Gefahren eines Bioterrorismus eindämmt und andererseits eine weltweite Überwachung vermeidet.

7.3 Ethische Konfliktfelder bei gentechnischen Eingriffen

Während bioterroristische Anschläge mithilfe von CRISPR/Cas9 derzeit hypothetischer Natur sind, haben Keimbahnexperimente am Menschen mithilfe dieser Methode gezeigt, dass andere Herausforderungen für die Menschheit bereits Realität geworden sind.

7.3.1 Keimbahneingriffe zur Verhinderung schwerer Krankheiten

CRISPR/Cas9-Keimbahninterventionen bei Embryonen, selbst zur Korrektur genetischer Veränderungen, die zu schweren Erbkrankheiten führen, lassen sich zum jetzigen Zeitpunkt nicht rechtfertigen.

[10] Vgl. Dickmann, P. (2017), A2408.

Die Debatten um die Experimente von He Jiankui, der freilich keine Erbkrankheiten ausschalten wollte, haben gezeigt, dass es einen weitgehenden Konsens unter den Wissenschaftlern gibt. Derartige Experimente sind viel zu riskant. Zudem steht in den meisten Fällen eine deutlich sicherere Methode zur Verfügung, nämlich die Präimplantationsdiagnostik (PGD). Allerdings wird hier nicht der Embryo mit der genetischen Veranlagung für die Krankheit implantiert, sondern ein anderer Embryo, der diese Disposition nicht hat. Wie bei der Behandlung ethischer Fragen der PGD bereits klar wurde, kann es zwei gute Gründe geben, auf die PGD zurückzugreifen. Erstens ist es anthropologisch sehr sinnvoll, den frühen Embryo nicht als menschliche Existenz zu verstehen. Zweitens wäre in dem Fall einer Disposition für eine schwere Erbkrankheit die Nicht-Implantation selbst dann gerechtfertigt, wenn der Embryo ein Lebensrecht hätte. Diese Nicht-Implantation wäre nämlich strukturell einem Sterbenlassen vergleichbar, entspräche einem Sterbenlassen nach der Geburt mit Einwilligung der Eltern. Der implantierte Embryo wäre in keiner Weise »technisch« verändert worden. Es hätte einfach bessere Startchancen als sein nicht identisches Geschwisterkind mit dem Handikap einer schweren Erkrankung bzw. der Veranlagung für eine schwere Erkrankung.

Was wäre jedoch der Fall, wenn Keimbahninterventionen medizinisch sicher wären und sogar ein Embryonenverbrauch ausgeschlossen werden könnte? Wer frühe Embryonen bereits für menschliche Existenzen hält, denen Menschenwürde zukommt, müsste in der Theorie[11] eine derartige genetische Intervention jeder Form der PGD vorziehen, wenn hierbei nur der betreffende Embryo verändert würde. In diesem Fall wäre es im Prinzip nämlich nicht nötig, einen Embryo zu verwerfen, wenn er genetisch auffällig ist. Vielmehr könnte, vorausgesetzt dies wäre in dem konkreten Fall möglich und sicher zu bewerkstelligen, beispielsweise die Genmutation eines Embryos korrigiert werden, die ansonsten zu seinem Absterben führen oder das Leben des mit dieser Mutation geborenen Menschen sehr einschränken würde.

[11] In der Praxis ist freilich davon auszugehen, dass die Genomeditierung nicht hundertprozentig funktioniert, weswegen man die PGD benötigen würde, um das Resultat zu überprüfen. Es ist also auch in diesem Fall ein Embryonenverbrauch wahrscheinlich. Die Experimente des chinesischen Forschers He Jiankui, die Ende 2018 veröffentlicht wurden, haben verdeutlicht, in welch hohem Maß zum Zweck einer keimbahntherapeutischen Anwendung Embryonen verbraucht werden mussten.

Allerdings gibt es für diese Fälle einen weiteren Einwand gegen die Erlaubnis einer Keimbahntherapie. Danach müsse diese Technik, die in derartigen Fällen *moralisch* eigentlich zulässig wäre, dennoch *rechtlich* verboten werden. Die Begründung hierfür ist das Dammbruchargument. Vertreter dieser Position wollen durch ein solches Verbot einen Dammbruch hin zu den Zielen verhindern, bei denen die Anwendung von CRISPR/Cas9 zu therapeutischen Zwecken das Einfallstor zum genetischen Enhancement bildet.

Das Dammbruchargument nimmt dabei folgende Form an:

1. Grundsätzlich ist eine Keimbahntherapie zulässig, wenn sie eingesetzt wird, um bei Embryonen Erbveränderungen, die sehr schwerwiegend sind, zu korrigieren.
2. Die Anwendung der Techniken wird sich jedoch nicht auf derartige Fälle einschränken lassen.
3. CRISPR/Cas9 wird dann auch für weniger schwerwiegende genetische Veränderungen zur Anwendung kommen.
4. Schließlich werden die Techniken genutzt werden, sei es, um Embryonen aufzufinden, die besondere Eigenschaften haben, sei es, um Embryonen so zu verändern, dass sie besondere Eigenschaften bekommen.
5. Damit wird einer eugenischen und diskriminierenden Mentalität Vorschub geleistet.
6. Es ist aber unzulässig, eine derartige Mentalität zu befördern.
   Konklusion: Also ist der Einsatz dieser Techniken am Menschen zu verbieten.

Doch ist dieses Dammbruchargument stimmig? Sind also diese eugenische Ausweitung und eine diskriminierende Mentalität zu erwarten? Vor allem aber: Ist der Preis eines solchen Verbots einer Keimbahnintervention mit therapeutischer Zielsetzung angemessen? Man muss nämlich Eltern die Möglichkeit von CRISPR/Cas9 verwehren, die trotz der nach Prämisse 1 und Prämisse 2 des Dammbrucharguments aufgrund ihrer genetischen Veranlagung ein moralisches Erlaubnisrecht auf eine Anwendung von CRISPR/Cas9 hätten. Das Recht dieser Eltern wird damit zugunsten zweifelhafter Gemeinwohlüberlegungen preisgegeben. Auch der Deutsche Ethikrat hat das Dammbruchargument explizit zurückgewiesen.

»In allen ihren Varianten zeigt sich jedoch, dass Dammbruchargumente von starken Unterstellungen leben, die sich in der unterstellten Allgemeinheit nicht einlösen lassen. Dammbruchargumente sind somit in Bezug auf die Intervention in die Keimbahn nicht triftig, um eine moralische Verwerflichkeit der Keimbahnintervention zu rechtfertigen. Ihre argumentative Kraft hängt wesentlich von der Interpretation des Folgeverhältnisses der zur Debatte stehenden Handlungen ab.«[12]

Eine Ablehnung des Dammbrucharguments bedeutet allerdings nicht, dass damit auch die Frage, welche Formen von genetischen Eingriffen verboten sein sollten, aufzugeben wäre. Das berechtigte Anliegen, das im Dammbruchargument »unglücklich« zur Sprache kommt, gilt es zu berücksichtigen: Wo sollten die Grenzen für gentechnische Eingriffe gezogen werden?

7.3.2 Eingriffe zur Prävention von Krankheiten und bei Normabweichungen

Im November 2018 überraschte der chinesische Forscher He Jiankui die Wissenschaftscommunity kurz vor ihrem zweiten Internationalen Treffen zum »Human Genome Editing« in Hong Kong mit der Nachricht einer erfolgreichen Keimbahnintervention bei Zwillingen. Er sorgte dabei für einen weltweiten Aufschrei in den Medien. Mittlerweile wurde He Jiankui offiziell wegen Missachtung der in China geltenden Forschungsregeln zu einer mehrjährigen Haftstrafe verurteilt.

Welchen gentechnischen Eingriff hatte He Jiankui vorgenommen? Er hatte zweieiige Zwillinge im frühen Embryonalstadium mithilfe von CRISPR/Cas9 gentechnisch so verändert, dass sie sich nicht mit dem HI-Virus anstecken konnten. Da ihr leiblicher Vater HIV-positiv war, gab es für seine Kinder ein gewisses Risiko für eine Ansteckung. Die Eltern hatten dem Experiment zugestimmt. Warum also dieser Aufschrei? Die Scientific Community kritisierte zu Recht das nicht kalkulierbare Risiko für die betroffenen Mädchen. Zum Zeitpunkt des Experiments war die Methode nicht ausgereift genug, um nicht erwünschte Folgen auszuschließen. So schneidet die Genschere nicht immer nur an den gewünschten Stellen, sondern auch an anderen Stellen, mit nicht vorhersehbaren Folgen. Zudem kann die

[12] Deutscher Ethikrat (2019a), 143 f.

Änderung eines Genabschnitts im gesamten Genom Folgen haben, die nicht erwartet, nicht beabsichtigt und nicht erwünscht sind. So geht die vorgenommene Δ32-Mutation des *CCR5*-Gens beispielsweise mit einer zusätzlichen Anfälligkeit für Influenza-Viren einher.[13] Auch sind weitere Off-Target-Effekte dieser Mutation zu erwarten. Dazu kommt: Aus der publizierten Dokumentation der Experimente geht zudem hervor, dass nicht wirklich sicher ist, ob die Experimente das gewünschte Ergebnis gebracht haben. Zumindest für einen Zwilling ist dies fast ausgeschlossen.

Wie bereits die PGD vor der Implantation der Embryonen zeigte, traten unterschiedliche Gen-Editierungen ein, die bei beiden Mädchen noch dazu heterozygot vorlagen. Bei einem der zwei Mädchen wurden beide Allele editiert. Auf einem Allel ergab sich die Einfügung eines Nukleotids, auf dem anderen Allel die Deletion von vier Nukleotiden.[14] Beide Editierungen dürften zu einer Verschiebung des Leserasters und zur Ausbildung eines dysfunktionalen Proteins führen. Bei dem anderen Mädchen wurde nur ein Allel editiert. Bei diesem Allel ergab sich eine Deletion von 15 Nukleotiden,[15] womit nur fünf aufeinanderfolgende Aminosäuren im CCR5-Protein nicht exprimiert würden. Zudem sind Lulu und Nana vermutlich genetische Mosaike mit Blick auf das *CCR5*-Gen. Bei einem der beiden Embryonen lag außerdem eine Off-Target-Veränderung vor, die in eine intergene Region fiel. Sie wurde von He und Kollegen nicht als schädlich erachtet, was aber erst die weitere Entwicklung der Zwillinge zeigen wird.

Da He Jiankui die Ethikkommission getäuscht und sich weiterer Vergehen gegen die gute wissenschaftliche Praxis schuldig gemacht hatte, ist sein Forschungsvorhaben nach praktisch allen medizinethischen Ansätzen nicht vertretbar. Dies gilt gerade auch medizinisch-technisch vor dem Hintergrund täglich neuer Erkenntnisse darüber, wie sehr sich die Gene im Genom gegenseitig beeinflussen, sodass deutsche Fachakademien und die Deutsche Forschungsgemeinschaft sogar von einem »Konzert der Gene«[16] sprechen, lassen

---

[13] Vgl. Falcon et al. (2015). In der Fachwissenschaft wird dafür der Begriff der antagonistischen Pleiotropie (griechisch: pleion = mehr, tropé = Wendung) eines Gens gebraucht. Der Begriff stammt ursprünglich aus der Pharmakologie und bezeichnet dort die Mehrfachwirkung von Medikamenten.

[14] Vgl. Ryder (2018), 355–357.

[15] Vgl. ebd.

[16] Nationale Akademie der Wissenschaften Leopoldina et al. (2015), 11.

erkennen, wie voreilig und damit wie unverantwortbar seine Experimente waren.

Darüber hinaus ist der Zweck der Experimente umstritten. Bereits die Prämisse, eine derartige Prävention sei ein hochrangiges Ziel, kann in Frage gestellt werden. Wenn nämlich das Risiko, sich mit HIV zu infizieren, selbst in der betreffenden Familienkonstellation sehr gering ist und selbst im schlechtesten Fall einer Ansteckung ein gutes Behandlungsregime möglich ist, kann ein derartig aufwendiges Verfahren nicht gerechtfertigt werden. Zudem lässt sich der Zweck des Experiments, anders als von He Jiankui behauptet, dahingehend kritisieren, dass die Bedeutung eines (partiellen) *CCR5*-Knockouts noch nicht genug verstanden sei, um ein solches Experiment zu verantworten.[17] Auch ist das Verfahren so wenig erprobt, dass eine klinische Keimbahnintervention zu diesem Zeitpunkt nach dem Konsens der wichtigsten Wissenschaftsgesellschaften nicht durchgeführt werden sollte.

Zudem gibt es großen Zweifel am Handlungserfolg des Eingriffs, da das Ausmaß einer möglichen Resistenz gegenüber HIV-1 durch die editierten Allele kaum prognostizierbar ist, wie oben gezeigt wurde. Darüber hinaus ist nicht auszuschließen, dass das Verfahren als Nebenwirkung so das Gedächtnis enhancen könnte, was weitere ethische Debatten nach sich zieht.[18]

Wie aber wäre ein solcher Eingriff zu bewerten, wenn die Methode ausgereift und ein hinreichendes Verständnis der gegenseitigen Abhängigkeit der Gene und ihre Effekte erreicht wäre? Sollte dann die Möglichkeit bestehen, CRISPR/Cas9 zur Prävention gegen bestimmte Infektionen einzusetzen? Für die somatische Genprävention sprechen viele gute Gründe. Angenommen, es gäbe mithilfe von CRISPR/Cas9 eine Möglichkeit, sich genetisch gegen Covid-19 zu immunisieren, und das Risiko eines solchen *somatischen* Eingriffs wäre gering, so ließe sich sogar vorstellen, dass ein derartiger Eingriff von Staats wegen vorgeschrieben, also diese Form der genetischen »Impfpflicht« eingefordert würde.

Ethisch problematischer ist eine solche »Impfung« bereits im Keimbahnstadium. Selbst wenn die Methode an sich ungefährlich wäre, bliebe die Frage, ob diese Genveränderung nicht im Gesamt-

---

[17] Vgl. Ishii (2017), 49.

[18] Vgl. Zhou et al. (2016). Auf die Zulässigkeit des Enhancements als eigene Fragestellung ist im folgenden Abschnitt einzugehen.

genom Folgen hat, die sich erst zu einem späteren Zeitpunkt zeigen würden. Im Unterschied zur *somatischen* Prävention ist die Keimbahnprävention nicht in gleicher Weise reversibel und sie betrifft auch die Folgegenerationen. Wäre sie allerdings risikoarm und reversibel, dann gäbe es keinen Grund, derartige Eingriffe zu verbieten.[19]

Bei Normabweichungen wie Kleinwuchs verschärft sich die Problematik dadurch, dass sich die Frage stellen lässt, wer die Normen vorgibt. Menschen in Südindien sind im Durchschnitt deutlich kleiner als der durchschnittliche Deutsche. Wenn ein deutsches Kind kleinwüchsig ist, kann es mithilfe der Krankenkasse eine Hormontherapie finanziert bekommen, um so dem Wachstum nachzuhelfen. Kleinwüchsigkeit wird hier als Krankheit verstanden, selbst wenn die betreffende Person ohne diese Therapie 1,50 m an Größe erreicht hätte, was in manchen Teilen der Erde ganz normal ist. Ab wann ist Kleinwüchsigkeit als eine Krankheit oder Behinderung zu behandeln? Ab wann gilt ein kleinwüchsiger Mensch also als nicht mehr ganz gesund? Wieder wird hier das Dämmerlicht der Begrifflichkeit deutlich, das unser Verständnis von Gesundheit in manchen Fällen beleuchtet. Pädiatrisch gibt es zwar Tabellen mit Perzentilen im Längenwachstum. Hier wird eine Abweichung über oder unterhalb der Perzentilenkurven als Gesundheitsstörung definiert, doch dies sind eben Setzungen. Abzugrenzen ist dies von der Erkrankung der Kleinwüchsigkeit, die auch mit Knochendeformitäten einhergeht.

Es bleibt also die Frage: Wer darf hier die Norm bestimmen? Diese Problematik leitet bereits zum viel diskutierten Konfliktfall über, nämlich ob genetisches Enhancement zulässig sein sollte.

7.3.3 *Eingriffe mit dem Ziel des genetischen Enhancements*

Unter dem Begriff »genetisches Enhancement« ist jede physiologische, kognitive und verhaltensmäßige Verbesserung des Menschen mithilfe gentechnischer Methoden zu verstehen, die eindeutig über therapeutische Maßnahmen einschließlich von Eingriffen zur Prävention von Krankheiten oder zum Verhindern von Normabweichungen hinausgeht. Allerdings stellt sich bereits hier ein erstes Problem, das eng mit der Problematik der Normabweichung verbunden ist. Das englische Wort »enhancement« ist rein lexikalisch synonym

[19] Vgl. Eberbach (2017), 93 ff.

mit »improvement«, bedeutet also eine wie auch immer geartete Verbesserung. Rein praktisch wäre eine derartige Verbesserung beispielsweise die Steigerung der Gedächtnisleistung. Bereits 1999 ist dies bei Mäusen mittels eines gentechnischen Eingriffs gelungen.[20]

Das Enhancement lässt sich differenzieren, je nachdem, ob es somatisch ist und von der betreffenden Person für sich selbst gewünscht wird oder ob es ein Enhancement der Keimbahn oder der noch nichteinwilligungsfähigen Kinder ist, sodass diese nach elterlichen Plänen oder gar gesellschaftlichen Vorstellungen »umgemodelt« werden. Ein Entscheidungsbaum, allein in Bezug auf diese verschiedenen Weisen der Einwilligung, müsste also die folgenden grundlegenden Differenzierungen berücksichtigen.

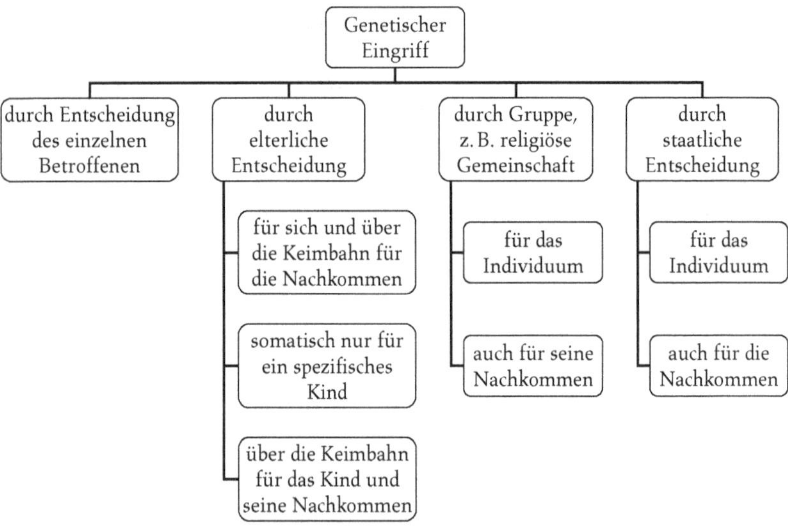

Abbildung 13: Genetisches Enhancement und Freiwilligkeit

In ersten Fall handelt es sich um Entscheidungen, die nur das Individuum betreffen. Im zweiten Fall betreffen die Entscheidungen entweder bei einem Keimbahneingriff nicht nur das Individuum selbst, sondern auch seine Nachkommen. Entscheiden die Eltern für ihr Kind, so handelt es sich bei einem somatischen Geneingriff nur um

[20] Tang et al. (1999).

ein Enhancement des spezifischen Kindes, bei einem Keimbahneingriff sind dagegen auch die Nachkommen betroffen. Entscheiden Gruppen, beispielsweise Familienverbände oder religiöse Gemeinschaften, für ihre Mitglieder, so wird die Freiheit weiter eingeschränkt. Es ließe sich aber im Sinn von Platons Eugenikprogramm oder in Analogie zur staatlichen chinesischen Reproduktionspolitik auch vorstellen, dass ein Staat bestimmte Vorgaben macht, um seine Bevölkerung zu enhancen.

Wenn das mit der Menschenwürde verbundene Selbstbestimmungsrecht des Einzelnen ernst genommen wird, so ist es unzulässig, wenn ein Staat oder eine Gruppe Mitgliedern der Gruppe oder Staatsangehörigen vorschreiben dürfte, ihr Erbgut im Sinne der von der Gruppe oder vom Staat gewünschten Weise zu verbessern.

Dagegen scheint es auf den ersten Blick keine Gründe zu geben, warum ein somatisches genetisches Enhancement verboten werden sollte. Wer das Risiko einer solchen Behandlung eingehen möchte, sollte selbst abschätzen dürfen, ob ihm die genetische Veränderung ein derartiges Risiko wert ist. Allerdings kennen wir aus anderen Bereichen auch Freiheitsbeschränkungen: So sind bestimmte Drogen wegen ihrer Risiken verboten. Auch das Autofahren ohne Anlegen des Sicherheitsgurts wird bestraft.

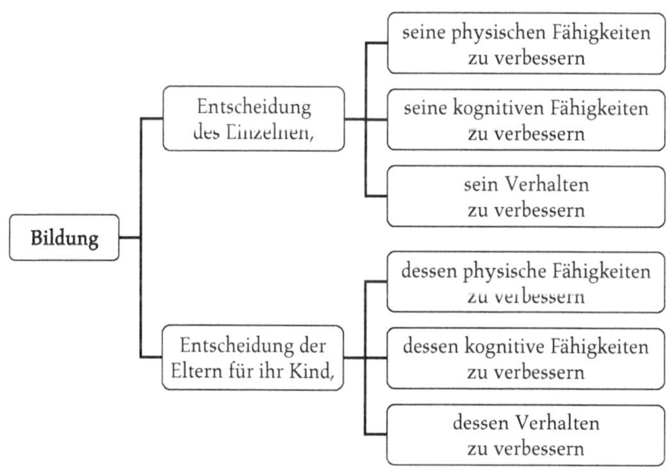

Abbildung 14: Vergleich mit Bildung

Angenommen jedoch, das Risiko wäre akzeptabel, so könnte als Verbotsgrund angeführt werden: Das Enhancement verändert die Wettbewerbssituation und führt dazu, dass diejenigen, die sich enhancen, gegenüber den Übrigen im Vorteil sein könnten. Im Sport ist aus diesem Grund Doping verboten. Allerdings gibt es auch eine andere mögliche Sichtweise, wenn man genetisches Enhancement mit Bildungsmöglichkeiten vergleicht.

Man könnte fragen, ob Gerechtigkeitsüberlegungen wirklich dazu führen dürfen, dass wir Menschen ein somatisches Enhancement verbieten, aber andererseits zulassen, dass sie sich für teures Geld beispielsweise ein MBA-Studium kaufen können. Allerdings ließe sich hier im Unterschied zum Studium anführen, dass ein derartiger Eingriff nochmals eine neue Eingriffstiefe einnimmt und aufgrund der Wettbewerbssituation möglicherweise dazu führt, dass Menschen sich zu derartigen Eingriffen gezwungen fühlen, weil die Angst vorhanden ist, sonst nicht die gleichen Chancen zu haben. Hier scheinen Ähnlichkeiten zur Debatte um das Dopen im Sport nicht von der Hand zu weisen zu sein. Analog ließe sich auch vorstellen, dass nur bestimmte Formen somatischen Enhancements erlaubt sein dürften. Andererseits gibt es ein weiteres Beispiel, das noch besser mit einer somatischen Genbehandlung vergleichbar zu sein scheint, nämlich Schönheitsoperationen. Diese ließen sich dann auch mit Gerechtigkeitsüberlegungen einerseits und Gefährdungsgründen für andere ›Stakeholder‹ andererseits verbinden, wenn man das somatische Genenhancement verbieten wollte. Eine Schauspielerin könnte mit guten Gründen sagen, dass die Schönheitsoperation ihrer Konkurrentin einen Wettbewerbsvorteil um eine Rolle ergeben würde, es sei denn, sie unterziehe sich auch einer solchen Operation.

Letztlich ist es eine anthropologische Frage, wie wir uns als Menschen verstehen, und damit verbunden, ob und wenn ja, in welchem Umfang wir derartige somatische Genbehandlungen ohne therapeutischen Nutzen zulassen wollen. Ein »leveling down«, also eine Gerechtigkeitsvorstellung, dass man nur dann etwas bekommen darf, wenn es alle bekommen können, verletzt das grundlegende, mit der Menschenwürde verbundene Selbstbestimmungsrecht, sich entfalten zu dürfen.

Diese Problematik stellt sich noch radikaler, wenn es nicht nur darum geht, ein Individuum genetisch zu verändern, sondern in die Keimbahn einzugreifen, sodass der Eingriff auch auf die Folgegenerationen vererbt werden kann.

Das theologische Argument, wonach es menschlicher Hochmut, menschliche Hybris wäre, derartiges zu tun, weil man dann Gott spielen würde, setzt voraus, bereits zu wissen, wann wir Gottes Rolle einnehmen. Zudem unterstellt es ein Wissen, was im Rahmen der göttlichen Schöpfung zulässig und was unzulässig ist. Darum ist dieses Argument wenig überzeugend.

Was die Risikofolgenabschätzung im Blick auf die Sicherheit des Verfahrens angeht, so war darauf bereits in der Behandlung des Falles von He Jiankui eingegangen worden. Wenn man davon ausginge, der Eingriff wäre hinreichend risikoarm, so lassen sich zwei zentrale Fragen der Debatte in folgender Weise zusammenfassen:

1. Wird der Mensch durch derartige Verfahren nicht zu einem technisch konstruierten Objekt, also zu einer Art Produktionsgut, über das verfügt wurde und dem so seine natürliche Selbstbestimmung genommen wurde?
2. Wird durch genetisches Enhancement die menschliche Klassengesellschaft nicht noch einmal radikal vertieft, da jetzt nicht mehr nur Begabungen, Berufe, Herkunft unseren Platz in der Gesellschaft wesentlich bestimmen, sondern möglicherweise bestimmte neue genetisch eingebrachte Eigenschaften zu einem Unterschied führen: hier die nicht veränderten, dort die genetisch enhancten und damit besseren Menschen?

Im ersten Fall hängt die Antwort entscheidend davon ab, wie man folgende Frage beantwortet: Ist es moralisch verfehlt, den Menschen genetisch zu verändern, unabhängig davon, ob dies seine Freiheitsspielräume erweitert oder nicht? Anders formuliert: Gibt es eine Grenze im Blick auf menschliches Reproduktionsverhalten, deren Überschreiten intrinsisch schlecht ist, selbst wenn die Folgen gut wären? Habermas hat die Problematik in folgender Weise auf den Punkt gebracht:

»Je rücksichtsloser nun die Intervention durch die Zusammensetzung des *menschlichen* Genoms hindurchgreift, umso mehr gleicht sich der klinische Stil des Umgangs an den biotechnischen Stil des Eingriffs an und verwirrt die intuitive Unterscheidung zwischen Gewachsenem und Gemachtem, Subjektivem und Objektivem – bis hinein in den Selbstbezug der Person zu ihrer leiblichen Existenz. […] Mit den humangenetischen Eingriffen schlägt Naturbeherrschung in einen Akt der Selbstbemächtigung um, der unser gattungsethisches Selbstverständnis verändert – und notwendige Bedingungen für autonome Lebensführung und ein universalistisches Verständnis von Moral berühren *könnte.*«[21]

Dies gilt insbesondere dann, wenn durch die Änderung der Keimbahn die Kinder sozusagen von den Eltern programmiert werden.

»Die Eltern haben ohne Konsensunterstellung allein nach eigenen Präferenzen entschieden, als verfügten sie über eine Sache. Da sich aber die Sache zur Person entwickelt, nimmt der egozentrische Eingriff den Sinn einer kommunikativen Handlung an, die für den Heranwachsenden existentielle Folgen haben *könnte.*«[22]

Wenn dieses Enhancement eine wirkliche Verbesserung darstellt, dann erscheint die Kritik verfehlt zu sein, hier werde ein Mensch in seiner Autonomie eingeschränkt oder gar versklavt, wie es Habermas nahelegt, denn wirkliche Verbesserungen erweitern den Freiheits- und Handlungsspielraum von Menschen. Gerade eine derartige Erweiterung entspricht aber den Menschenrechten, die wesentlich Freiheitsrechte sind.

Natürlich ist immer vorstellbar, dass ein Mensch sich über erweiterte Handlungsmöglichkeiten beschwert, und natürlich weiß niemand, ob das Leben für einen Menschen ohne diese »objektive« Verbesserung in der konkreten Situation nicht hätte »subjektiv« besser verlaufen können. Doch dies ist ein sogenanntes Totschlagsargument, da dann kein Mensch mehr geboren werden dürfte. Es gibt nämlich immer Menschen, die mit den ihnen durch das Leben gegebenen Freiheitsspielräumen nicht fertig werden und sich wünschen, lieber nie geboren worden zu sein.

Die zweite Frage berührt die Dimension des Vorsichtsarguments, nämlich einer Folgeneinschätzung einer prospektiv neuen technologischen Möglichkeit, die über eine Risikofolgenabschätzung des Verfahrens und seiner Sicherheit für die Anwender hinausgeht. In diesem Fall entscheidet sich sehr viel daran, ob man der Überzeugung ist, ob ein mögliches Zukunftsszenario, das der israelische Historiker Yuval Noah Harari in *Homo Deus*[23] thematisiert hat, Wirklichkeit werden darf, nämlich die Schaffung einer transhumanen Rasse. Diese würde mit uns heutigen Menschen vielleicht weniger gemeinsam haben, als wir mit Bonobos oder Gorillas.

---

[21] Habermas (2002), 85.

[22] Ebd., 90.

[23] Harari (2018).

Die entscheidende Frage lautet darum: Wollen und sollen wir uns als Weltgemeinschaft auf diesen Weg machen? Wer utilitaristisch argumentiert und in einer Nutzenrechnung davon ausgeht, dass Enhancement und das Schaffen transhumaner Personen insgesamt die Glückssumme der größtmöglichen Zahl steigern, muss konsequenterweise einen solchen Schritt einfordern. Aber auch wer von einer Ethik des guten Lebens ausgeht, könnte zu einem ähnlichen Ergebnis kommen, sofern er das Enhancement umfassend denkt, also davon ausgeht, dass die enhancten Personen, diese transhumanen Wesen, gegenüber uns Heutigen nicht physisch, sondern auch psychisch und im Blick auf die Intelligenz besser sein werden. Wer so argumentiert, könnte sich beispielsweise auf Platon als einen Vertreter der griechischen Philosophie, die das gute Leben zum Ziel hat, berufen. Platon selbst hat nämlich bereits im 4. Jahrhundert v. C. ein Staatsprogramm zu Verbesserung des Menschen, also ein klassisches Eugenikprogramm in seinem Hauptwerk *Politeia* entwickelt, in dem er die Züchtung von besonderen Menschen als Ideal formuliert.[24]

Wer weder im Sinne des Utilitarismus Enhancement für ethisch geboten hält[25] noch umgekehrt kategorisch ablehnt, wird Grenzen bestimmen müssen, welche Eingriffe wünschenswert, welche zulässig und welche abzulehnen sind. Drei Fallbetrachtungen können dies exemplarisch verdeutlichen. Für die folgenden fiktiven Fallbetrachtungen wird dabei zur Vereinfachung der Bewertung unterstellt, dass die Verfahren eine wirkliche Verbesserung für die betroffenen Menschen mit sich bringen und zugleich praktisch sicher sein werden.

Zu diesem Zweck möchte ich drei fiktive Fallbeispiele eines genetischen Enhancements des Menschen, die heute und soweit ich sehe auch in der näheren Zukunft keineswegs vorgenommen werden, ethisch bewerten. Das erste Fallbeispiel betrifft das physiologische, das zweite das kognitive und das dritte das verhaltensbezogene genetische Enhancement. Dazu kommt ein Fallbeispiel aus dem Bereich des Sports, das schon viel näher an der Realität ist.

Angenommen, es wäre ohne Nebenwirkungen möglich, die genetische Konstitution unserer Augen in einer Weise zu verbessern, dass wir wie Katzen im Dunkeln sehen könnten und zugleich den Scharfblick des Adlers hätten. Wir würden gleichzeitig jedoch keinerlei Einbußen erleben, was das normale Sehen angeht, so dass wir bei-

[24] Vgl. Politeia 458d-460c.
[25] Vgl. Harris (2007), 19 ff.

spielsweises lesen und schreiben könnten wie bisher. Gibt es dann Gründe gegen eine solche Änderung der menschlichen genetischen Konstitution?

Beginnen wir mit dem ersten Fall, in dem die Änderung der genetischen Konstitution nur den Einzelnen betrifft, also die Verbesserung der Sehkraft durch ein somatisches genetisches Enhancement erreicht wird. Ein Einwand könnte lauten, dass dies die Unterscheidung zwischen »Gewachsenem« und »Gemachtem« aufhebe. Doch hatte Habermas dies mit der Anfrage nach der Selbstbestimmung verbunden. Die Änderung unserer Sehkraft würde aber Freiheits- und Handlungsspielräume erweitern, nicht einengen. Wie Rastermikroskope und Fernrohre unsere Möglichkeiten, etwas zu sehen, verbessern, wie der Einsatz von Spezialbrillen in bestimmten Bereichen, z. B. um gegen die Sonne und ihre UV-Strahlen zu schützen, neue Spielräume schafft, so würde eine derartige Verbesserung auch den Einzelnen besser stellen. Man könnte nun freilich fragen, ob diese Verbesserung nicht die Nebenwirkung hat, Dinge zu sehen, die man eigentlich nicht hat sehen wollen. In einem solchen Fall muss der Einzelne für sich entscheiden, ob eine derartige »objektive« Verbesserung für ihn »subjektiv« wirklich eine Verbesserung darstellt. Wenn nicht, sollte er logischerweise auf ein derartiges Enhancement verzichten.

Wird freilich ganz allgemein damit argumentiert, dies sei unnatürlich, so muss gefragt werden, was der Bewertungsmaßstab dafür ist, denn »Natürlichkeit« ist ein sehr deutungsoffener Begriff. Wie »natürlich« ist der Gebrauch einer Sonnenbrille, die zugleich gegen UV-Strahlen schützt? Wie »natürlich« ist das heutige kulturell durchformte Leben? Selbst wenn man einen klaren Begriff von Natürlichkeit hätte, warum sollte diese nicht überboten werden dürfen? Gemäß dem vorausgesetzten ethischen Bezugsrahmen jedenfalls wäre eine solche genetische Verbesserung zulässig, da der Mensch neue Freiheits- und Handlungsspielräume gewinnt und keinen Schaden nimmt.

Aber, so könnte man fragen: Wird hier nicht die Gerechtigkeitsfrage berührt, da offen ist, ob sich alle Menschen eine solche genetische Verbesserung werden leisten können? Auch ist zu überdenken, ob ein Mensch Schaden nimmt, wenn ein anderer Mensch besser sieht. Was bedeutet es konkret, wenn ein genetisch verbesserter Mensch Aufgaben übernehmen kann, für die man zuvor mechanische Hilfsmittel, z. B. ein Nachtsichtgerät benötigte? Sicherlich hätte er bei einer Bewerbung um einen Nachtwachdienst Vorteile gegenüber dem nicht genetisch veränderten Menschen. Eine Lösung dieser Problematik – hier freilich nur im Sinne einer ersten Andeutung – könnte über eine allgemeine solidarisch bezahlte genetische Verbesserungsmöglichkeit laufen, die ähnlich wie im Bereich des Bildungswesens allen gleiche Zugangschancen gibt.

Was aber ist mit denjenigen, die eine genetische Verbesserung ablehnen? Sie haben dazu ein gutes Recht im Sinne ihrer Selbstbestimmung, aber sie müssen analog zu denen, die nicht bereit sind, bestimmte Bildungsmöglichkeiten in Anspruch zu nehmen, auf entsprechende Gestaltungsspielräume verzichten, die dieses genetische Enhancement gegeben hätte. Sogar der vielleicht bedeutendste Gerechtigkeitstheoretiker des 20. Jahrhunderts, John Rawls, behauptet: »[…] es liegt im Interesse jedes Einzelnen, bessere natürliche Gaben mitzubekommen. Das hilft ihm bei der Verfolgung seines bevorzugten Lebensplanes. Im Urzustand also möchten die Menschen ihren Nachkommen die besten Erbeigenschaften mitgeben.«[26] Freilich könnte man einwenden, dass Rawls von besseren *natürlichen* Gaben spricht, also gerade nicht von einem genetischen Enhancement. Doch ließe sich dieser bereits 1971 formulierte Satz auch in der Weise interpretieren, dass wir, sofern wir imstande sind, unseren Nachkommen bessere Eigenschaften mitzugeben, dies auch tun können, denn es entspricht unserem Wunsch.

Herausfordernder stellt sich dagegen die Frage einer genetischen Verbesserung der Sehkraft, wenn es um die Möglichkeit der Keimbahnbehandlung geht. Doch warum sollte hier nicht die mutmaßliche Einwilligung des Kindes vorausgesetzt werden, da doch diese Änderung neue Chancen der Selbstbestimmung ermöglicht? Es ließe sich auch denken, dass die Gentechnik in der Weise vorangekommen wäre, dass die Kinder später die Möglichkeit hätten, die genetische Verbesserung rückgängig zu machen, wenn sie dies denn wollten. Aber angenommen, dies wäre nicht der Fall, so bleibt entscheidend: Wenn die Verbesserung der Sehkraft als eine nicht schadende Verbesserung verstanden werden kann, so erweitert dies die Selbstbestimmungsmöglichkeiten des Menschen. Dies darf als sein Interesse unterstellt werden und darum wäre auch eine Keimbahnbehandlung in einem solchen Fall unter den gemachten Voraussetzungen wünschenswert.

Aus dem Wünschenswerten ergibt sich dabei keine moralische

[26] Rawls (2002 [1971]), 129.

Verpflichtung zu einem derartigen genetischen Enhancement im Blick auf die Kinder. Zudem kann jemand, der für sich das genetische Enhancement ablehnt, auch annehmen, dass auch seine Nachkommen ein derartiges Enhancement ablehnen würden. Außerdem steht den Nachkommen die Möglichkeit einer somatischen Genbehandlung offen.

Was aber könnte ein Grund für die Ablehnung eines risikofreien genetischen Enhancements sein? Eine Überlegung, die hierzu führen könnte, könnte lauten: Das eigentliche Ziel des Menschen ist keine physiologische Perfektion, sondern spirituelle Erfüllung, Annahme des Lebens mit all seinen schönen Seiten, aber auch seinen Widrigkeiten. Darum darf es gerade vor dem Hintergrund eines mit dem Prinzip der Menschenwürde verbundenen Rechts auf Selbstbestimmung niemals zur Verpflichtung werden, sich oder die eigenen Kinder genetisch verbessern zu müssen.

Neben physiologischen sind auch kognitive Verbesserungen mittels der Gentechnik vorstellbar, beispielsweise zur Verbesserung der Gedächtnisleistung. Im Unterschied zur Verbesserung der Sehkraft gibt es in diesem Bereich bereits sehr interessante Tierexperimente, das Kurzzeitgedächtnis genetisch zu verbessern. Da auch hier unterstellt wird, dass diese Verbesserung positive Auswirkungen hat, so kann auch gegen eine derartige genetische Verbesserung, sei es somatisch oder sei es über die Keimbahn, kein Argument gefunden werden. Denn auch hier darf unterstellt werden, dass die Kinder mutmaßlich diese Erweiterung ihrer Gedächtnismöglichkeiten befürworten würden. Wer derartige Eingriffe ablehnt, könnte für ein derartiges Verbot in folgender Weise argumentieren. Auch wenn eine Verbesserung des Kurzzeitgedächtnisses direkt vorteilhaft ist, weil man sich eben vieles besser merken kann, so ändert es doch zugleich in einem noch umfassenderen Maß als eine physiologische Veränderung die Persönlichkeit der betreffenden Person. Dies ist ein so weitreichender Eingriff, dass Eltern dies nicht für ihre Kinder entscheiden sollten. Freilich lässt sich auf diesen Einwand erwidern: Aus welchen Gründen sollte die kognitive Verbesserung der Kurzzeitgedächtnisleistung negative Folgen für den Betroffenen haben? Ist es nicht viel eher zu vermuten, dass der betreffende Mensch auch mit seiner Persönlichkeit davon profitiert? Reicht bereits der Gedanke einer möglichen Persönlichkeitsänderung aus, um einen solchen Keimbahneingriff, der, wie mehrfach gesagt, derzeit kontrafaktisch als sicher angenommen wird, zu verbieten? Unter der Annahme, dass das genetische Enhancement des Kurzzeitgedächtnisses eine Verbesserung darstellt, die dem Einzelnen größere Freiheits- und Handlungsspielräume eröffnet, kann die Integrative Medizinethik ein Verbot nicht rechtfertigen. Allerdings könnte es sein, dass dann auch größere Anforderungen an einen solchen enhancten Menschen gestellt werden. Die höheren Erwartungen könnten dann die Verbesserung nicht nur egalisieren, sondern sogar zu einer zusätzlichen Belastung werden. Mit diesem Gegenargument ließe sich freilich auch das Medizinstudium hinterfragen, da es ebenfalls dazu führen kann, dass an die angehenden Ärztinnen und Ärzte höhere Erwartungen gestellt werden, als wenn sie sich für den Beruf des Facility-Managers entschieden hätten.

Viel schwieriger zu bewerten sind mittels Gentechnik ermöglichte Verhaltensänderungen. Denn es stellt sich grundsätzlich die Frage, ob bei Verhaltensänderungen, die nicht therapeutisch zu verstehen sind, tatsächlich Verbesserungen möglich sind. So hat bereits Ende des letzten Jahrhunderts eine Arbeitsgruppe unter Federführung des damaligen Präsidenten der Deutschen Forschungsgemeinschaft geurteilt:

> »Diese Anthropotechnik, diese gentechnische Verfeinerung und Herstellung des Menschen, wäre ein maßloses Unterfangen, denn wo sollten wir in unserer pluralistischen Welt die Maßstäbe gewinnen, wann ein derartiger Eingriff zulässig sein könnte und wann nicht. Im geltenden Recht gibt es die Kategorie der mutmaßlichen Einwilligung. Wie ließe sich jedoch bei derartigen Eingriffen sicherstellen, dass sie auch von den kommenden Generationen gewollt wären? Es steht in keiner Weise fest, welche Form von Intelligenz oder sozialen Verhaltensmustern in Zukunft vorteilhaft wäre. Es gäbe für solche Eingriffe keine allgemein und wissenschaftlich ausweisbaren Gründe und Kriterien. Eine Wissenschaft, die sich derartigen Zielen widmen würde, machte den Wissenschaftler tendenziell zum übermenschlichen Konstrukteur des Menschen.«[27]

Doch lässt sich entgegen diesem Urteil feststellen: Es gibt Verhaltensweisen wie beispielsweise pädophiles Verhalten, die allgemein abgelehnt werden, weil sie Kindern großes Leid zufügen und sie in ihrer weiteren Entwicklung schädigen. Ein genetisches Enhancement, das eine solche Verhaltensweise so verändern würde, dass keine pädophilen Vergehen mehr begangen würden, stellt eine eindeutige Verbesserung dar. Zwar ist zum jetzigen Zeitpunkt in keiner Weise klar, ob und wenn ja, in welchem Umfang pädophiles Verhalten genetisch be-

---

[27] Winnacker et al. (2002), 62 f.

dingt ist. Außerdem ist davon auszugehen, dass gerade Verhaltensweisen nicht genetisch monokausal verursacht werden. Aber es geht hier nicht um die naturwissenschaftlichen Fragen, sondern um die prinzipielle ethische Frage: Angenommen man könnte mittels eines gentechnischen Keimbahneingriffs eine pädophile Verhaltensweise so verändern, dass die betroffenen Menschen, aber auch ihre Nachkommen sich sozial besser in die Gesellschaft einfügen können und niemals (mehr) pädophiles Verhalten zeigen und damit Kindern in dieser Hinsicht schaden werden, ist dann ein derartiges genetisches Enhancement vor dem Hintergrund des Prinzips der Menschenwürde nicht zumindest dringend nahegelegt, wenn nicht sogar geboten? Es wäre also ein »Codex der Anthropotechniken«[28] zu formulieren.

Dies ist freilich eine sehr mühsame Aufgabe, viel schwieriger als ein einfaches »Nein«, aber auch ein einfaches verantwortungsloses »Laissez-faire«. Es ist nämlich ein Codex der zulässigen und der nicht-zulässigen Anthropotechniken in mühsamer und sorgfältiger Kleinarbeit zu erarbeiten und gesellschaftlich zu implementieren. Dieser Codex hat dabei Maß am Prinzip der Menschenwürde und den damit verbundenen Menschenrechten zu nehmen. Entscheidend wird dabei sein, ob der Mensch durch die Möglichkeiten, die ein genetischer Eingriff zur Veränderung von Physiologie, Kognition oder Verhalten im Einzelfall bieten könnte, Handlungs- und Freiheitsspielräume gewinnt oder nicht. Nur wenn er Handlungs- und Freiheitsspielräume gewinnt, sind derartige genetische Eingriffe wirkliche Verbesserungen, also genetisches Enhancement. Dieses sollte weder geboten noch verboten sein, sondern dem Einzelnen zur eigenen Entscheidung für sich, aber auch für seine Nachkommen überlassen werden.

Theoretisch lässt sich also die Kontroverse noch vertiefen und eine noch viel weitergehendere Kontroverse vorstellen, deren Hauptpositionen dann in folgender Weise aufschlüsselbar wären (vgl. Abb. 15, S. 275).

Bioliberale verstehen die Menschenwürde als Entwurfsvermögen. Der Einzelne darf seine eigene Lebensgeschichte schreiben, darf selbst den Plan seines Lebens entwerfen und verfolgen. Aus diesem Grund ist ein Enhancement in bestimmten Grenzen zulässig.

[28] Sloterdijk (1999), 44f.

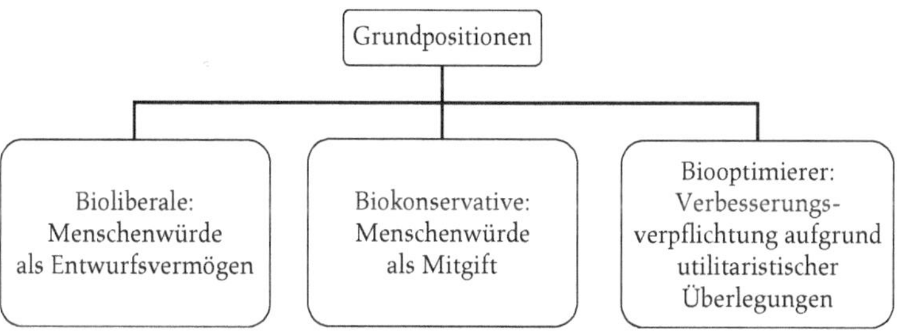

Abbildung 15: Grundpositionen

Biokonservative dagegen verstehen die Menschenwürde als eine Mitgift, eine Gabe, die sich an bestimmte Maßgaben einer »natürlichen« Ordnung zu halten hat. Das Enhancement wird dabei als Überschreiten einer »natürlichen« Grenze verstanden, die die Differenz von »Gewordenem« und »Gemachten« nicht berücksichtigt.

Biooptimierer sind nochmals radikaler als Bioliberale, da wir aufgrund ihrer Überzeugung, dass das Enhancement das Glück der größtmöglichen Zahl befördert, sogar die Pflicht haben, die Gentechnik zu diesem Zweck einzusetzen.

8 Gerechtigkeit im Gesundheitswesen

Nicht nur die Möglichkeiten gentechnischer Eingriffe, die sich nicht alle werden leisten können, wirft wesentliche Gerechtigkeitsfragen für ein Gesundheitswesen auf. Dies ist bereits heute der Fall. So brachte Novartis 2019 ein mithilfe der Gentechnik hergestelltes, neues Präparat unter dem Namen Zolgensma zur Therapie Spinaler Muskelatrophie bei Kleinkindern auf dem Markt. Es ist so teuer, dass eine Injektion, die allerdings nicht wiederholt werden muss, rund zwei Millionen Dollar kostet, ein Betrag, den – weltweit gesehen – nicht viele staatliche und private Versicherungen übernehmen können und übernehmen wollen.

8.1 Forderungen der Weltgesundheitsorganisation (WHO) und ihre Grenzen

1945 formulierten die Vereinten Nationen ihre Charta, in der das Prinzip der Menschenwürde zentrale Bedeutung einnimmt. Daran anschließend hat sich die WHO eine Verfassung mit sehr weitreichenden Forderungen gegeben: »Der Besitz des höchstmöglichen Gesundheitsstandards bildet eines der fundamentalen Rechte jedes Menschen ohne Unterschied der Rasse, der Religion, der politischer Anschauung und der wirtschaftlichen oder sozialen Stellung.«[1] Dabei wird Gesundheit definiert als »ein Zustand des vollständigen körperlichen, geistigen und sozialen Wohlergehens und nicht nur das Fehlen von Krankheit oder Gebrechen«.

[1] Hier zitiert nach: https://www.admin.ch/opc/de/classified-compilation/19460131/201405080000/0.810.1.pdf, zuletzt eingesehen: 11.10.2020.

8.1.1 *Der umstrittene Gesundheitsbegriff*

Gesundheit als Zustand vollständigen körperlichen, geistigen und sozialen Wohlergehens zu verstehen, hat eine sehr weitreichende Konsequenz: Kein Mensch auf dieser Erde ist danach wirklich gesund, denn wer könnte von sich behaupten, ein vollständiges körperliches, geistiges und soziales Wohlergehen zu realisieren. Bereits der Begriff der Vollständigkeit legt ein Ideal nahe, das von vornherein nicht erreichbar zu sein scheint. Dass dies in der Verfassung der Weltgesundheitsorganisation den Ausgangspunkt bildet, macht es praktisch unmöglich, damit verbundene Rechtsansprüche festlegen zu können. Was nämlich nicht realisierbar ist, kann auch nicht eingefordert werden. Der alte moralphilosophische Grundsatz »ultra posse, nemo tenetur« (Jenseits des Möglichen gibt es keine moralische Verpflichtung) sei hier deshalb in Erinnerung gebracht.

Darüber hinaus ist die Gleichsetzung von Gesundheit mit Wohlbefinden problematisch. Wohlbefinden ist zumeist subjektiv konnotiert. Das hat zur Folge, dass damit Gesundheit, subjektiv verstanden, jeweils im individuellen Rahmen interpretiert werden muss. Ein solches subjektives Verständnis aber ist als Grundlage für ein Gesundheitssystem nicht geeignet, weil dadurch Anreize gegeben werden, sich möglichst viele, subjektiv für das Wohlbefinden sinnvolle Behandlungen bezahlen zu lassen. Zugleich wächst die Versuchung, auch selbst immer höhere subjektive Ansprüche zu stellen, wenn andere sich zusätzliche Leistungen bezahlen lassen. Dieses Problem ließ sich in der Bundesrepublik der 70er Jahre konkret erfahren. Zu dieser Zeit kam in Mode, sich eine Kur zu gönnen. Je mehr Personen eine Kur in Anspruch nahmen, umso mehr wuchs die Nachfrage. Ebenso problematisch ist die starke Einbindung des Sozialen: Auch wenn bestimmte Krankheiten durch soziale Umstände konkret beeinflusst sind, besteht hier die Gefahr, soziale Probleme zu medikalisieren. Die weite Gesundheitsdefinition der WHO birgt damit die Gefahr, dass soziale Ungleichheiten entpolitisiert und zu »Krankheiten« umdefiniert werden. Sie könnte auch als Einladung zu einem weitreichenden gentechnischen Enhancement verstanden werden.

Darum ist es sinnvoller, einen derart umfassenden und zugleich utopischen, weil von niemandem zu erreichenden, Gesundheitsbegriff aufzugeben und sich vom Gegenteil der Gesundheit, nämlich der Krankheit, der Frage zu nähern, worin eine gute und gerechte medizinische Versorgung bestehen kann. Doch auch der Krankheitsbegriff ist nicht eindeutig. Um diese Problematik besser zu verstehen, hilft ein Blick auf englischsprachige Unterscheidungen. Hier differenziert man zwischen

- *disease* im Sinn einer objektiven funktionalen Störung, z.B. Infektionskrankheiten, bzw. einer funktionellen Störung wie einem Herzinfarkt;
- *illness* als subjektives Empfinden von Kranksein (auch Empfinden von Lethargie);
- *sickness* im Sinn von Übelkeit;
- *disorder* als objektive funktionale Abnormalität, z.B. Taubstummsein;
- *impairment*, verstanden als Beeinträchtigungen durch eine genetische Veränderung wie im Fall einer Trisomie 21, wobei hier die Zuordnung zusätzlich umstritten ist.

Darüber hinaus hat sich durchgesetzt, mit dem Begriff »medical condition« einen Überbegriff für alle betreffenden Begriffe zu finden.

Bereits die physische Krankheit ist noch weiter zu bestimmen. Ist jemand bereits krank, wenn er selbst Überträger von Krankheiten ist, jedoch selbst keine Symptome zeigt, z.B. Covid-19-Überträger ist, ohne Krankheitssymptome zu zeigen? Gilt jemand als physisch krank, wenn bestimmte Werte objektiv-medizinisch abnormal sind, sich die betreffende Person aber gesund fühlt?

Noch schwieriger verhält es sich im Hinblick auf den Begriff psychischer Erkrankungen. Ein Beispiel mag dies erläutern. In Anlehnung an Victor Frankl[2] lassen sich Eigenschaften identifizieren, die für eine Person nachteilig sind und nicht nur das psychische Wohlergehen der betreffenden Person beeinträchtigen, sondern auch andere Menschen, Unternehmen und Institutionen, die von Entscheidungen einer solchen Person betroffen sind, schädigen können: Angst (Gegenpol: Souveränität), Aufgeregtheit (Gegenpol: Ausgeglichenheit), Maßlosigkeit (Gegenpol: Augenmaß), Engstirnigkeit (Gegenpol: Offenheit), Eifersucht/Neid (Gegenpol: Gönnen können), Argwohn (Gegenpol: Vertrauen), Theatralik/Eitelkeit (Gegenpol: Authentizität) und zentral Sinndissonanz (Gegenpol: Sinnerfülltheit). Dies ist freilich nur eine Möglichkeit, bestimmte psychische bzw. charakterliche Schwächen auszumachen, die zur vollständigen

---

[2] Vgl. Frankl (2014).

psychischen Gesundheit fehlen, ohne bereits manifest als psychische Erkrankungen wie eine Depression oder Neurose erkennbar zu sein.

Auch hier wird man nach der WHO-Definition wohl schließen müssen: Ein Mensch, der zu Ängstlichkeit oder Aufgeregtheit oder einer anderen der gerade aufgelisteten Eigenschaften neigt, kann nicht als psychisch vollständig gesund gelten. Wenn er selbst darunter leidet, ist er dann subjektiv gesehen psychisch krank? Ist er damit vielleicht sogar bereits evidenzbasiert psychisch krank?

Wenn nach der WHO zum Gesundsein das vollständige soziale Wohlergehen zählt, ließe sich fragen, ob dann bereits als krank zu gelten hat, wer kein vollständiges soziales Wohlergehen erfährt. Ein Beispiel genügt, um die Problematik zu verdeutlichen: Angenommen, die meisten Bürger dieser Welt hätten so viel Vermögen, dass sie sich leisten könnten, was man sich heute in Deutschland leisten kann, wenn man 500.000 Euro im Jahr verdient. Allerdings gibt es auch eine Gruppe von Menschen, denen »nur« 400.000 Euro im Jahr zur Verfügung stehen. Ist dann deren soziales Wohlergehen *vollständig*? Um diese Frage zu beantworten, hängt so viel vom jeweiligen Vorverständnis des Antwortenden ab, dass eine allgemein gültige Antwort mit Sicherheit nicht möglich sein wird. Intuitiv würden zwar die meisten davon ausgehen, dass auch 400.000 Euro zum vollständigen sozialen Wohlergehen reichen würden, aber eben nicht alle. Auch könnte man sich fragen, ob nicht bereits das soziale Wohlergehen beeinträchtigt ist, wenn beispielsweise zu Hause ein ständig nörgelnder Partner das Leben erschwert.

8.1.2 Die Forderung eines höchstmöglichen Gesundheitsstandards als Utopie

In der Formulierung des subjektiven Rechts auf einen Gesundheitsstandard genügt der WHO nicht ein angemessener oder ein hoher Gesundheitsstandard. Vielmehr muss es der höchstmögliche Gesundheitsstandard für alle sein. Doch ist das »höchstmöglich« nicht das Problem, da es auch nicht-utopisch darum geht, dass alle Menschen die bestmögliche Behandlung erfahren sollten. Das eigentliche Problem entsteht vielmehr dadurch, dass es nach der WHO-Sprechweise um den höchstmöglichen Standard im Hinblick auf vollständiges physisches, psychisches und soziales Wohlergehen geht. Gerade neue technische Möglichkeiten wie die Präimplantationsdiagnostik müssten genutzt werden, sofern sie an einem derartigen Wohlergehen mitwirken können. Medizinethiker wie Julian Savulescu haben vor diesem Hintergrund einen perfektionistischen Imperativ aufgestellt: Wir haben die Pflicht, mithilfe gendiagnostischer Techniken wie der Präimplantationsdiagnostik dafür zu sorgen, dass unsere Nachkommen möglichst gute, dem vollständigen Wohlergehen (vollständiger Gesundheit im Sinne der WHO) förderliche Anlagen bekommen. Wir sollten deshalb mithilfe der Diagnostik genau diese Nachkommen auswählen. Doch Savulescu und mit ihm andere Ethiker gehen noch einen Schritt weiter. Sie fordern darüber hinaus das *Enhancement,* also die Verbesserung der menschlichen Genanlagen mithilfe neuer gentechnischer Möglichkeiten genau mit den Gründen, dass dadurch unser Wohlergehen wesentlich befördert würde,[3] eine Forderung, die, wie im vorigen Kapitel gezeigt, höchst umstritten ist. Ein solcher ethischer Perfektionismus entspricht darum nicht einer Integrativen Medizinethik. Er setzt den Einzelnen unter Druck, da er seine Handlungen an einem Maßstab messen müsste, der oftmals als überfordernd empfunden würde. Wenn subjektives Wohlbefinden von der sozialen Situation abhängt und genetische Veränderungen vorgenommen werden, um gesellschaftliches Wohlbefinden eines Individuums zu erzeugen, dann werden auch auf diese Weise soziale Probleme entpolitisiert und »medikalisiert«, also Medizinern übergeben. Vielmehr geht die Integrative Medizinethik davon aus, dass auch ein unglücklicher Mensch gesund sein kann. Zudem lässt sich Vollkommenheit in einer Welt in stetigem Wandel mit immer wechselnden sozialen Erwartungen mithilfe genetischer Verbesserung nicht erreichen und bleibt ebenfalls eine utopische Zielsetzung. Es gibt keine Vollkommenheit in einer unvollkommenen Welt, weil ihr das Maß für Vollkommenheit fehlt.

Es soll darum im Folgenden nicht um Utopien des perfekten Menschen gehen. Vielmehr zeigt die Realität, dass sechzig Jahre nach der Erstellung der WHO-Verfassung immer noch in vielen Staaten der Erde nicht einmal eine Grundversorgung für die Krankheiten vorhanden ist, die lebensbedrohlich sind. Vor diesem Hintergrund ist die Zielsetzung der WHO, den höchstmöglichen Gesundheitszustand zu verwirklichen, wobei Gesundheit vollständiges körperliches, seelisches und soziales Wohlergehen bedeutet, sozusagen als Horizont menschlicher Sehnsucht sinnvoll, in der Realität aber eine Utopie.

---

[3] Vgl. Savulescu/Bostrom (Hg.) (2013).

Aber das bedeutet nicht, dass diese Utopie nicht anregen kann, sich weitreichende Ziele zu setzen.

Auch wenn der Gesundheitsbegriff also interpretationsoffen ist, hindert dies nicht daran zu versuchen, diesen Begriff genauer zu bestimmen und sich damit verbunden zu fragen, wie eine gerechte menschendienliche medizinische Versorgung aussehen sollte.

8.2 Gesundheit, medizinische Versorgung und Gerechtigkeit

8.2.1 Ein realistischerer Gesundheitsbegriff

Was ist eigentlich mit »gesund« gemeint? Im Rahmen medizinischer Sachkenntnis sind dies empirisch erhebbare und beschreibbare Parameter, die eine physische und psychische Funktionalität erkennen lassen. In vielen Fällen ist damit die Frage bereits entschieden, ob jemand als gesund zu verstehen ist oder nicht, beispielsweise bei einem schweren Herzinfarkt. In anderen Fällen jedoch ist diese Frage gerade nicht entschieden, wie etwa die Auseinandersetzung um eine Beurteilung der Veranlagung zur Homosexualität zeigt, die beispielsweise erst 1973 aus dem Krankheitsregister des »Diagnostic and Statistical Manual of Mental Disorders« der »American Psychiatric Association« gestrichen wurde. Nach katholischer, jüdischer und muslimischer Lehrmeinung handelt es sich aber immer noch um eine Veranlagung, der nachzugeben als eine schwere Sünde verstanden wird. Mehr als siebzig Staaten stellen noch 2020 homosexuelle Beziehungen unter konsentierenden Erwachsenen unter Strafe. Hier zeigt sich, in welch hohem Maß eine gruppenspezifische, aber auch die individuell-subjektive Konstruktionstätigkeit mitbestimmt, was als Funktionalität bzw. Nicht-Funktionalität gelten soll oder was sogar eine möglicherweise krankhafte und zugleich kriminelle Veranlagung ist.

Dennoch bedeutet diese Konstruktionstätigkeit eben gerade nicht, dass »gesund« einer reinen Konstruktion entspringt. Wie wir imstande sind, Tag und Nacht auseinanderzuhalten, so können wir auch recht gut unterscheiden, was wir unter Gesundheit und unter Krankheit verstehen. Jeder, der beispielsweise schon einmal einen schweren Bandscheibenvorfall hatte, kann dies bestätigen. Er ist krank. Allerdings sollte man auch hier das Prinzip der sich selbst skalierenden Analogskala beachten, d.h.: Wer nie krank war und jetzt eine Erkältung hat, fühlt sich selbst möglicherweise schwer krank, gemessen an den eigenen Erfahrungen. Wer ein schweres chronisches Leiden (z.B. eine dialysepflichtige Niereninsuffizienz) hat, wird eine Erkältung als leichte Abweichung zum Normalzustand empfinden. Krank sein scheint darum meistens mit subjektiver Wahrnehmung verbunden zu sein. Nur schwere Erkrankungen und offensichtliche Funktionseinschränkungen (etwa ein gebrochener Arm) sind auch objektiv *einer* Erkrankungsschwere zuzuordnen.

Darum gibt es, im übertragenen Sinn, Zeiten der Dämmerung, von denen es nicht einfach ist zu sagen, ob betreffende Menschen als gesund oder krank anzusehen sind, beispielsweise eine leichte Erkältung. Selbst ein betroffener Mensch weiß manchmal nicht, ob er noch gesund oder schon krank ist. Ist eine leichte Erkältung schon so etwas wie »Krankheit« oder bin ich eigentlich doch noch gesund genug, sodass ich zur Arbeit gehen sollte?

Die neuen Möglichkeiten der Gendiagnostik lassen zudem mehr und mehr erkennen, wie sehr jeder Einzelne von uns für bestimmte Krankheiten veranlagt ist. Dennoch gilt ein Mensch so lange als gesund, solange diese genetische Grundlage noch nicht die betreffende Krankheit hat ausbrechen lassen. Hierfür ist der klassische Unterschied zwischen einem bereits eingetretenen Ereignis, also einer Erkrankung, dem Ausbruch einer Krankheit und einem Ereignis, das mit einer bestimmten Wahrscheinlichkeit oder sogar mit Sicherheit eintreffen wird, aber eben noch nicht eingetroffen ist, wofür also ein Mensch genetisch disponiert ist, von zentraler Bedeutung. Wie aber ist dann diese genetische Disposition einzuordnen?

Wie steht es darüber hinaus mit genetisch bedingten Dysfunktionalitäten, die den meisten Menschen als Beeinträchtigungen erscheinen, bei denen sich aber manche Betroffene als gesund bezeichnen würden? Man denke an den Fall in den USA, bei dem ein lesbisches Taubstummenpaar die Präimplantationsdiagnostik (PGD) mit der Zielsetzung verwenden ließ, ein taubstummes Kind zu bekommen, und damit 2001 auch erfolgreich war. Hier zeigen sich erneut die Grenzen dessen, wie unterschiedlich »Gesundheit« verstanden wird. Die Begründung des Paares lautete nämlich, dass sie dem Kind die Möglichkeit geben wollen, die wertvollen Erfahrungen der Gemeinschaft taubstummer Menschen zu teilen und so zu einem besonderen Lebensstil befähigt zu werden. Hier wird eine üblicherweise als Behinderung verstandene Einschränkung, nämlich nicht in »normaler« Weise hören und sprechen zu können, als eine Chance ausgelegt. Im Fall des Taubstummseins dürfte dennoch für die meisten Menschen der Begriff einer »Beeinträchtigung« angemessen sein, weil mit dem Nichthören- und Nichtsprechenkönnen zusätzliche Gefährdungen und Schwierigkeiten einhergehen. Wie aber ist ein Mensch einzuschätzen, der in einem Bereich eine phantastische Begabung zeigt, beispielsweise ein großartiger Schachspieler ist, aber im normalen Leben ohne fremde Hilfe nicht »funktionieren« kann, weil er autistisch ist?

Auch ein philosophisches und theologisches Verständnis von Gesundheit, das mit dem Namen von Sören Kierkegaard assoziiert werden kann, hilft für einen realistischen Gesundheitsbegriff nicht weiter. Kierkegaard spricht davon, dass jeder Mensch die »Krankheit zum Tode« hat. Die theologische Antwort des Christentums auf diese philosophische Frage, dass wir alle in der Weise an einem Mangel an Gesundheit leiden, dass wir einmal auf dieser Erde werden sterben müssen, besteht darin, uns Jesus Christus als den Heiland zu verkünden, der das Heilmittel der Unsterblichkeit (griechisch: *pharmakon athanasias*) in der Einsetzung des Abendmahls gegeben hat. Mithilfe dieser Medizin kann dann sogar die Krankheit zum Tode überwunden und die gemäß dieser Deutung eigentliche und wahre Gesundheit erlangt werden.

Diese Deutung, die tatsächlich auf theologischer Ebene die Idealnorm von Gesundheit als vollständiges physisches, psychisches und soziales Wohlergehen einholt, zeigt erneut den utopischen Charakter bestimmter Definitionen von Krankheit und Gesundheit.

Sinnvoller scheint es darum zu sein, sich auf ein sehr einfaches und hilfreiches Kriterium für die Bestimmung von Gesundheit und ihrem Gegenbegriff »Krankheit« zu besinnen, nämlich Krankheit im Sinn von Dysfunktionalität zu verstehen. Hierbei geht es darum, dass Krankheiten messbar sind, dass sie mit dem Ausfall von Funktionen verbunden sind, die für ein »normales« Leben verlangt werden. Dieser auch als »pathogenetisch« verstandene Krankheitsbegriff macht Krankheit messbar, insofern man sich auf Normalitätsbedingungen einigt. Folgt man dieser Zuordnung, dann gilt als gesund, wer im Rahmen bester heutiger medizinischer Wissenschaft keine Behandlung einer Erkrankung benötigt, weil er im definierten Sinn »normal funktioniert«.[4] Was als Dysfunktionalität anerkannt wird, wird durch

[4] Allerdings bergen derartige Festlegungen trotz der Möglichkeit, sie beständig anzupassen, bleibende Probleme. Normalität kann leicht im Sinne eines sozial er-

die medizinische Wissenschaft festgelegt. Als gesund in diesem Sinn gilt dann andersherum, wer keine Dysfunktionalität hat, die nach dem besten Stand der medizinischen Wissenschaft als solche anerkannt ist. Anders gesagt: International sollte die Ärzteschaft eine Liste von Krankheiten aufstellen, die nach Ansicht der Fachleute einen Anspruch auf Behandlung erfordern. Diese Liste sollte der Mindeststandard sein. National könnte sich die jeweilige Ärzteschaft auf eine Liste einigen, die über den Mindeststandard hinausgehen kann, aber nicht hinausgehen muss. Eine derartige Lösung sollte jährlich überprüft und dem jeweilig besten und neuesten Forschungsstand angepasst werden. Diese Lösung entspricht zudem weitgehend dem Vorgehen in vielen Staaten. Definitorisch haben wir es dann mit einer extensionalen, realitätsbezogenen Definition zu tun: Eine Krankheit ist dann gegeben, wenn sie auf einer von Fachleuten festgelegten Liste aufgeführt wird. Diese Liste ist nicht willkürlich, sondern vom jeweiligen medizinischen Kenntnisstand abhängig.[5]

Dieses extensionale und immer neu zu überdenkende Verständnis von Krankheit ist dabei mit einer Sicht auf Gesundheit verbunden, die man am besten dadurch gewährleistet, dass man begreift, wie Krankheiten entstehen (Pathogenese) und wie man die entstandenen Krankheiten »reparieren« bzw. im Sinn klassischer Präventionsmaßnahmen vermeiden kann, beispielsweise indem man Süßigkeiten meidet, wenn man zu Diabetes Typ II neigt. Dieses pathogenetische Verständnis könnte durch eine salutogenetische Sicht ergänzt werden, worunter die Förderung der Gesundheitskompetenzen zu verstehen ist. Der Fokus wird auf Maßnahmen gelegt, die der Gesund-

---

wünschten Verhaltens bestimmt werden, sodass beispielsweise unerwünschte Formen medikamentös behandelt werden. Wie ist beispielsweise das Ruhigstellen von älteren Menschen mit Sedativa einzuschätzen? Auch bestimmte Formen der Prävention sind an dieses Normalitätsverständnis gebunden und nicht unproblematisch. Es bleibt grundsätzlich die Herausforderung, wie mit bestimmten Einschränkungen umzugehen ist, die nur in bestimmten gesellschaftlichen Kontexten problematisch sind. Eine Lese-Rechtschreib-Schwäche ist in einer Jäger-und-Sammler-Gesellschaft keine Dysfunktionalität, heutzutage schon. Der bereits angesprochene Kleinwuchs, der im Grenzbereich bei z. B. 1,45 m liegt, wäre in manchen Gesellschaften nicht dysfunktional.

[5] In Deutschland gibt es, neben der ICD für Krankheiten, auch für Behandlungen eine derartige Liste, den Katalog der Kassenärztlichen Vereinigung EBM (Einheitlicher Bewertungsmaßstab: http://www.kbv.de/html/online-ebm.php, zuletzt eingesehen: 28.08.2020).

heit dienlich sind, beispielsweise mithilfe von »Achtsamkeit«[6] Erkrankungen vorzubeugen.

8.2.2 »Bestmögliche« medizinische Versorgung

Die Forderung der WHO: »Den höchstmöglichen Gesundheitsstandard zu genießen, ist eines der fundamentalen Rechte jedes Menschen unabhängig von Rasse, Religion, politischer Einstellung, ökonomischem oder sozialem Rang«, sollte also in dem Sinn verstanden werden, dass es um die unter den geltenden Bedingungen angemessene gesundheitliche Versorgung geht.

Akzeptiert man diese Forderung, so stellt sich die Frage, wie eine bestmögliche Versorgung mit den entsprechenden medizinischen Leistungen zu gewährleisten ist. Diese Frage lässt sich nur beantworten, wenn eine Entscheidung gefällt ist, welche Ansprüche auf derartige Leistungen bestehen. Die Antwort kann man rein faktisch mit Bezug auf das jeweilig geltende Recht der einzelnen Staaten geben. Doch damit verliert man die eigentliche Herausforderung aus dem Blick: Welche gesetzlichen Regelungen sind ethisch angemessen, sei es international, sei es national?

Wie bereits bei der Darstellung der Integrativen Medizinethik deutlich wurde, hat jeder aufgrund seiner Würde ein subjektives Recht auf bestmögliche medizinische Versorgung. Dieses Recht ließ sich mithilfe einer Gerechtigkeitsvorstellung verteidigen, die in Anlehnung an Höffe als transzendentaler Tausch bezeichnet wurde. Der Tausch ist transzendental, weil für jeden eine angemessene medizinische Versorgung notwendige Handlungsbedingung ist, weil jeder von Krankheiten bedroht ist und darum medizinische Hilfe benötigt. Es ist ein Tausch, weil selbst gesunde Menschen profitieren. Sie müssen nicht in Sorge sein, dass Kranke in ihrer Not Eigentumsrechte verletzten, um ihre medizinische Versorgung bezahlen zu können. Andererseits können Gesunde Krankheit antizipieren und deshalb beruhigt sein, dass auch sie solidarisch mitgetragen werden, wenn dieser Fall eintritt.

---

[6] Vgl. Albrecht (2015).

8.2.3 Gerechtigkeit als Recht auf subsidiäre Solidarität im Gemeinschaftsbezug

Bereits im Zusammenhang mit der Darstellung des Ansatzes der Integrativen Medizinethik hatte sich erwiesen, dass, was die Abwehrrechte auf Leben, körperliche Unversehrtheit und Selbstbestimmung angeht, Gerechtigkeit im Gesundheitswesen strikt egalitär zu denken ist, freilich im Sinn der Ceteris-paribus-Klausel (also unter sonst gleichen Bedingungen).

Auch war mit Bezug auf die Gerechtigkeitsgrundsätze von Rawls deutlich geworden, dass jeder die subjektiven Rechte darauf hat, dass

1. Risiken, die die Existenz bedrohen, solidarisch getragen werden, seien diese Risiken lebensbedrohlich im eigentlichen Sinn oder lebensbedrohlich in finanzieller Hinsicht;
2. dem Einzelnen möglichst viel Entscheidungsfreiheit in der Wahl der übrigen Absicherung von Gesundheitsleistungen zugestanden wird, was Transparenz im Blick auf die Behandlungsoptionen impliziert.

Diese Konzeption einer Gerechtigkeit im Gesundheitswesen ist nicht mit anderen Gerechtigkeitskonzeptionen zu verwechseln, die jede für sich eine gewisse Attraktivität hat.

8.2.3.1 Das egalitäre Konzept bestmöglicher medizinischer Versorgung

Wer davon ausgeht, dass im Blick auf das subjektive Recht auf angemessene medizinische Versorgung das Gleichheitsprinzip gelten soll, wird verlangen: Jeder Mensch sollte unter sonst gleichen Bedingungen (ceteris paribus) die gleichen Ansprüche auf medizinische Versorgungsleistungen haben, und zwar weltweit. Unsere Regelungen und Institutionen sollten in der Weise gestaltet sein, dass dies ermöglicht wird.

Auf den ersten Blick scheint dieses Gerechtigkeitsverständnis das einzig faire zu sein. Jeder Mensch sollte die gleichen Zugangsmöglichkeiten zur medizinischen Versorgung erhalten, idealerweise zur bestmöglichen Versorgung. So jedenfalls ließe sich die WHO interpretieren, ohne dabei ihren zu weitgehenden Gesundheitsbegriff im Sinne vollständigen Wohlbefindens zu übernehmen. Philosophisch begründen ließe sich dieses Verständnis mit folgendem Gedankenexperiment: Wenn wir, sozusagen noch bevor wir überhaupt je krank wären, in einem Zustand wären, in dem wir nicht wüssten, welche Krankheiten uns treffen, würden wir Institutionen wählen, die gewährleisten, dass wir, was die medizinische Versorgung angeht, allen anderen Menschen gleichgestellt sind oder doch zumindest, wenn wir am schlechtesten gestellt sind, eine für uns bestmögliche gesundheitliche Versorgung bekämen.[7]

Allerdings wäre dieses Verständnis von Egalität wohl überstrapaziert, wenn man alle gesundheitlichen Präventionsmaßnahmen einschließen würde. Jeder weiß, dass ein großer Geländewagen bei einem Unfall für die Passagiere sicherer ist als ein Kleinwagen.

Schon schwieriger zu entscheiden ist die Frage, ob die Erreichbarkeit von medizinischen Leistungen unter das egalitäre Konzept fallen muss. Bricht sich doch eine derartige Forderung an der Realität. Wer in einer Großstadt wohnt, kann das nächstgelegene Krankenhaus leichter erreichen als derjenige, der in einer Almhütte wohnt. Bei einem Herzinfarkt kann das entscheidend sein. Wer ein egalitäres subjektives Recht auf Erreichbarkeit fordert, müsste entweder ungeheure Mittel in die medizinische Infrastruktur investieren oder die Freiheit des Einzelnen beschränken, also verbieten, sich beispielsweise vom nächstliegenden Krankenhaus um eine bestimmte Distanz zu entfernen, oder umgekehrt demjenigen, der sich einen eigenen Leibarzt leisten kann, eine solche Möglichkeit verwehren. Selbst dann ist derjenige besser gestellt, der im Krankenhaus auf Station einen Herzinfarkt bekommt, als derjenige, der dieses Schicksal daheim erleidet. Ein egalitäres subjektives Recht auf Erreichbarkeit kann es nicht geben. Hier gilt »ultra posse, nemo tenetur«: Eine unerfüllbare Forderung kann nicht moralisch oder rechtlich verbindlich sein.

Andererseits würden die Gerechtigkeitsgrundsätze im Prinzip für existenzbedrohende Erkrankungen fordern: Jeder hat Anspruch darauf, in einem internationalen Rettungsnetzplan berücksichtigt zu werden, der Versorgung binnen einer bestimmten Zeit (Hilfsfrist) sicherstellt. Auf der Almhütte gelingt dies mithilfe von Rettungshubschraubern, in der Großstadt mithilfe des Notarztes und Rettungswagens, bei der Küstenwache evtl. mithilfe von Schnellbooten usw.

---

[7] Diese Überlegung ist Rawls' Konstruktion nachempfunden, auch wenn Rawls selbst für seine Theorie der Gerechtigkeit gerade das Gesundheitswesen explizit nicht aufgenommen hat und auch nicht Institutionen fordern würde, bei denen alle gleichbehandelt würden.

In diesem Sinn kann der bestmögliche Standard flächendeckender Rettungspläne gefordert werden. Dieser Standard ist egalitär, da alle in ihrem Anspruch gleich berücksichtigt werden – nicht in ihrer faktischen Form der Versorgung.

Was aber ist von einem egalitären Gerechtigkeitsverständnis zu halten, das sich nur auf die medizinischen Leistungen im engeren Sinn bezieht? Jeder hat die gleichen Chancen, einen Termin zu bekommen. Jeder hat die gleichen Chancen bei gleicher Krankheit, wenn das Übrige gleich ist, die gleiche Behandlung zu bekommen. Hier gilt dann: Wer zuerst den Termin ausgemacht hat, sollte Vorrang haben, weil jeder die gleiche Möglichkeit gehabt hätte, als Erster den betreffenden Termin auszumachen. Auch könnte man meinen, dass jeder im Wartezimmer warten muss, was bei eingeschobenen Notfällen in manchen Fällen auch Stunden dauern kann. Aber selbst dies ist auf den zweiten Blick ungerecht. Die Kanzlerin der Bundesrepublik hat normalerweise eine ganz andere Fülle an Verpflichtungen als jemand, der in Rente gegangen ist. Soll sie dann auch stundenlang auf die Behandlung warten müssen?

Doch zu diesem egalitären Verständnis gibt es darüber hinaus mehrere grundsätzliche Anfragen. Die erste Anfrage geht auf die Reichweite der Egalität: Angenommen wir würden weltweit ein transnationales egalitäres Gesundheitssystem einführen, dann würde sich zwar für viele Menschen die gesundheitliche Versorgung dramatisch verbessern, für einige Menschen jedoch wegen der begrenzten Mittel im System verringern, vermutlich insbesondere in den Staaten mit hoch entwickelten Gesundheitssystemen. Wenn wir weltweit nicht einmal absolute Armut für knapp eine Milliarde Menschen verhindern können, erscheint es utopisch, eine gesundheitliche Versorgung weltweit zu gewährleisten, die bundesdeutschen Standards entspricht. Dieses Ziel entspricht aber auch nicht den beiden Gerechtigkeitsgrundsätzen, weil der Anspruch auf bestmögliche medizinische Versorgung einerseits eine Sicherung vor existenzbedrohenden Risiken solidarisch erfordert, aber andererseits gerade möglichst große Freiräume für eigene Entscheidungen zu einer darüber hinausgehenden medizinischen Versorgung eröffnen soll.

Egalität im Gesundheitswesen hat aber noch eine weitere weitreichende Konsequenz, wenn man diese ernst nimmt. Manche Menschen können sich die renommiertesten Ärzte leisten, um die nach objektiv-medizinischem Stand bestmögliche Behandlung zu bekommen. Dies ist der Masse selbst in den hoch entwickelten Staaten verwehrt. Gerade die begehrtesten Krankenhäuser und die begehrtesten Ärztinnen und Ärzte können sich nur wenige leisten. In Deutschland gilt beispielsweise bei Krebserkrankungen das Universitätsklinikum Heidelberg als eine hervorragende Adresse. Dennoch können dort nicht alle Krebspatienten eine Behandlung einfordern. Aber selbst unter der Annahme, dass jeder das gleiche Recht auf Behandlung in Heidelberg hätte, weil die Behandlung solidarisch finanziert wird, so wären die betreffenden Krankenhäuser und Ärzte in Kürze für eine lange Zeit ausgebucht. Man könnte sich hier freilich eine Lotterie vorstellen, die der Gerechtigkeit Genüge tut. Damit allerdings entzieht man umgekehrt den Krankenhäusern und der Ärzteschaft die Möglichkeit, selbst mitzubestimmen, wen man behandeln will. Gerechtigkeit wird gegen Freiheitsspielräume ausgespielt. Umgekehrt scheint es aber ebenfalls keine faire Lösung zu sein, wenn in elitären Gesundheitsversorgungssystemen nur besonders Begüterte Zugang zu den Behandlungszentren haben, die als die besten gelten.

Darüber hinaus würde dieses egalitäre Verständnis bestmöglicher medizinischer Versorgung auch Zuteilungslösungen erfordern, wenn bestimmte Medikamente nicht hinreichend verfügbar sind, z. B. weil sie – unter Annahme eines gedeckelten Systems – zu teuer sind. Erneut könnte damit verbunden sein, Freiheitsspielräume, diesmal von Pharmakonzernen einzuschränken. Allerdings lässt sich dann absehen, dass die Unternehmen aus der Forschung für bestimmte Medikamente aussteigen werden, weil sie damit ein Minusgeschäft machen würden. Zum Konflikt »Gerechtigkeit versus Freiheit« kommt damit das Problem, dass »Experimentierspielräume« verloren gehen. Da medizinisches Wissen und Formen der Weiterentwicklung von Gesundheitssystemen diese Räume benötigen, könnte es sogar geboten sein, für derartige Fälle auf strikte Egalität zu verzichten, zumal es durchaus sinnvoll ist, gewisse Verfahren noch nicht flächenmäßig anzubieten, wenn etwa die Risikoprognose noch nicht niedrig genug ist.

Die Beschränkung von Freiheitsspielräumen betrifft aber nicht nur Unternehmen, Krankenhäuser und die Ärzteschaft, sondern gerade die Patienten selbst. Wer radikal Egalität im Sinn substanzieller Gleichheit von Verteilungsergebnissen verlangt, wird nicht zulassen dürfen, dass sich Patienten zusätzlich bestimmte medizinische Leistungen kaufen, die nicht in gleicher Weise allen zur Verfügung gestellt werden können oder durch Los bei Knappheit zukommen. Es wäre also nicht erlaubt, sich ein sehr teures Medikament selbst zu kaufen, wenn man bei der Lotterie Pech gehabt hat. Auch dürfte man sich nicht eine Ärztin bzw. Arzt aussuchen, wenn diese im egalitären System bereits per Lotterie andere Patienten zugelost bekamen.

Zusammenfassend lässt sich festhalten: Wer bestmögliche medizinische Versorgung in diesem Sinn egalitär versteht und im umfassenden Sinn für alle Menschen fordert, muss Freiheitsspielräume einschränken. Allein das Verbot bestimmter Leistungen im eigenen Staat ist nicht gleichbedeutend damit, dass man diese Leistungen nicht auf anderen Wegen bekommen kann, solange beispielsweise ein Grundrecht auf Freizügigkeit eingeräumt wird. Damit kann jeder, der möchte, diese Leistungen weltweit nachfragen. Außerdem müsste notwendigerweise eine derartige Lösung zu einer Absenkung von medizinischen Leistungen in Ländern mit sehr guten Gesundheitssystemen führen, wenn die Egalität weltweit in Geltung wäre. Dieses Problem wirft zugleich die Frage auf, ob ein derartiges Verständnis medizinischer Versorgung überhaupt durchsetzbar ist, also eine realistische Möglichkeit ist.

8.2.3.2 Das bedürfnisorientierte Konzept bestmöglicher medizinischer Versorgung

Ein bedürfnisorientiertes Konzept bestmöglicher medizinischer Versorgung entgeht der Problematik des egalitären Verständnisses, dass alle die gleiche medizinische Versorgung bekommen müssen. Vielmehr sind nur die konkreten subjektiven Bedürfnisse auf eine medizinische Versorgung zu erfüllen. Nicht jeder hat das Bedürfnis, die objektiv beste medizinische Versorgung zu bekommen, wenn die Erkrankung einfach zu behandeln ist oder wenn er dafür eine große Reise auf sich nehmen müsste. Vermutlich möchte jedoch wohl jeder Mensch die subjektiv bestmögliche Behandlung. Aber diese kann auch in alternativen Methoden bestehen und nicht darin, beispielsweise die evidenzbasiert wirkmächtigsten Medikamente zu erhalten. Ein derartiges Verständnis einer gerechten medizinischen Versorgung käme bald an ihre Grenzen; und in absehbarer Zeit könnte die Solidargemeinschaft wohl auch nicht für die Bedürfnisse aller aufkommen. Damit bietet auch dieses alternative Verständnis, für sich allein genommen, keine derzeit realisierbare Lösung an.

Dazu kommt noch ein weiterer entscheidender Nachteil. Subjektive Bedürfnisse können problematisch sein: Warum soll die Solidargemeinschaft Behandlungen bezahlen, die nicht evidenzbasiert sind, also z. B. homöopathische Behandlungen? Noch drastischer stellt sich das Problem, wenn jemand verlangt, ihm solle das Bein amputiert werden, weil es ihn stört. Sollte eine solche Operation solidarisch finanziert werden? Sollte die Solidargemeinschaft zahlen, wenn ein lesbisches Paar, bei denen beide Frauen taubstumm sind, eine Präimplantationsdiagnostik verlangen, damit ihr Kind auch taubstumm sein wird? Darüber hinaus können subjektive Bedürfnisse sehr schwierig eingrenzbar sein: Kann jemand in einer depressiven Verstimmung verlangen, zur Aufhellung seiner Gemütslage vier Wochen auf Hawaii finanziert zu bekommen?

Diese Beispiele mögen genügen, um zu verstehen, warum ein rein bedürfnisorientiertes Konzept bestmöglicher medizinischer Versorgung keine Lösung bietet.

8.2.3.3 Das meritokratische Konzept bestmöglicher medizinischer Versorgung

Mancher mag Verständnis dafür haben, dass es einen Anspruch auf medizinische Leistungen nach der besonderen Bedeutung bzw. den Leistungen einer entsprechenden Person geben sollte, beispielsweise die Bundeskanzlerin einen Anspruch auf eine umfassendere medizinische Versorgung hätte als eine einfache Arbeiterin, diese einen weitergehenden Anspruch als eine arbeitslose Frau, diese einen weitergehenden als ein Ausländer, der sich zufällig im Land aufhält. Dieses meritokratische (lateinisch: meritus = Verdienst, griechisch: kratein = herrschen) Verständnis, bei dem in diesem konkreten Beispiel beruflicher Verdienst und Staatsangehörigkeit der betreffenden Person von zentraler Bedeutung sind, widerspricht jedoch fundamental dem mit der Menschenwürde verbundenen subjektiven Recht auf angemessene gesundheitliche Versorgung für alle Menschen.

Auch nicht anders verhält es sich, wenn man »meritokratisch« in der Weise bestimmt, dass sich jemand die bestmögliche Behandlung dadurch verdient, dass er eine bestimmte Versicherung auf eine Leistung abschließt. Wer dies tut, hat ein Anrecht auf die versicherten Leistungen, wer nicht, eben nicht. Gerade die amerikanische Tea-Party-Bewegung speiste ihren Widerstand gegen Obamas Gesundheitsreform aus der Überzeugung, dass jeder selbst für seine Gesundheitsvorsorge verantwortlich ist. Darum halten viele aus ihrer Anhängerschaft es auch für gerechtfertigt, wenn Personen je nach ihrem individuellen Risiko versichert werden. Das bedeutet freilich, dass jemand, der bereits von Geburt an eine schlechte gesundheitliche Prognose hat, in einem solchen meritokratischen Markt eine sehr hohe Versicherungsprämie zahlen muss. Damit aber verletzt eine solche Forderung das Prinzip der Solidarität gerade mit den Schwächeren.

Allerdings ließe sich dann zumindest fragen, ob nicht diejenigen, die finanziell gut genug dastehen, sodass sie sich die hohen Prämien leisten können, dies auch tun sollten, um dem Subsidiaritätsprinzip zu genügen. In ähnlicher Richtung wird Eigenverantwortung eingefordert, wenn selbstverschuldete Schädigungen der Gesundheit den Versicherungsbeitrag erhöhen oder umgekehrt Gesundheitsprävention und ein gesunder Lebensstil diesen Betrag senken sollten. Hier stellt sich die Frage, wie man Abgrenzungen vornehmen kann. So kann jemand, der ein zu hohes oder zu niedriges Gewicht hat, leicht identifiziert werden, aber was als zu hohes oder zu niedriges Gewicht eingeschätzt wird, hängt von der jeweiligen Forschungslage ab. Verbindliche medizinische Vorgaben sind in nicht wenigen Fällen zeitabhängig und möglicherweise nicht einmal gesundheitsdienlich. Auch wird die Freiheit der Einzelnen, ihr Leben nach eigenen Vorstellungen zu gestalten, durch derartige Vorgaben erheblich eingeschränkt. Darüber hinaus lassen sich bestimmte riskante Lebensstile (Fettleibigkeit, Rauchen, erhöhter Alkoholkonsum, Skifahren) leichter identifizieren als andere (nächtelange Computerspiele).

Zudem ist damit ein fundamentales Problem verbunden. Wer keine oder nur in begrenztem Maß Beiträge zahlen kann, behält nach dem Verständnis des mit der Menschenwürde verbundenen subjektiven Rechts auf angemessene medizinische Versorgung den Anspruch auf eine derartige Versorgung. Damit aber werden diejenigen bestraft, die einerseits durch höhere Beiträge die schlechter Gestellten solidarisch mittragen, andererseits aber selbst nochmals eine Erhöhung der Beiträge bekommen, wenn sie sich bestimmten gesundheitlichen Risiken aussetzen.

8.2.3.4 Das Fairnesskonzept angemessener medizinischer Versorgung

Während im Sinne von Gerechtigkeit als Egalität eine medizinische Versorgung allen in gleicher Weise zur Verfügung stehen sollte, wenn keine medizinischen Gründe anderes verlangen, fordert ein bedürfnisorientiertes Verständnis von Gerechtigkeit medizinische Leistungen gemäß dem Patientenwillen, ein bedarfsorientiertes gemäß medizinischer Expertise ein. Dagegen steht ein meritokratisches Konzept von Gerechtigkeit, wonach gemäß eigenen Verdiensten, wie auch immer diese verstanden werden, Gesundheitsleistungen zuzuteilen sind.

Ein Fairnesskonzept angemessener medizinischer Versorgung hat im Vergleich zu den genannten Konzepten ein bescheideneres Ziel. Wie bereits bei der Darstellung des Ansatzes der Integrativen Medizinethik ausführlich begründet, sollen diejenigen, die leistungsstärker sind, diejenigen Menschen unterstützen, die sich ansonsten keine oder keine hinreichende medizinische Versorgung leisten könnten, aber nur soweit diese Versorgung neben dem Prinzip der Solidarität auch dem Prinzip der Subsidiarität Rechnung trägt.

Was heißt das konkret? Leistungsstärke besagt, dass jemand nicht nur aus eigener Kraft für seine medizinische Versorgung Sorge tragen kann, sondern auch durch seine Beiträge weniger leistungsstarke Personen solidarisch zu unterstützen vermag. Diese erhalten dadurch selbst dann eine solidarische medizinische Versorgung, wenn sie dafür nicht selbst Versicherungsbeiträge zahlen könnten bzw. weniger einzahlen als andere. Sinnvollerweise könnte man jedoch *indirekt* ein meritokratisches Element einbauen. Analog zur Tabak- und Alkoholsteuer ließe sich vorstellen, dass auch andere Produkte, die in größeren Mengen der Gesundheit schaden wie Zucker bzw. Softdrinks, oder Produkte, deren Gebrauch mit Unfällen verbunden sein kann wie Skier, mit einem höheren Steuersatz versehen werden. Auch diejenigen, die wenig oder gar nichts in eine Krankenversicherung einzahlen, würden so auf indirekte Weise an der Solidarität beteiligt werden, sei es durch den Verzicht auf bestimmte Produkte, sei es durch die mit dem Kauf verbundene Steuerabgabe. Andererseits ist auch hier zu fragen, ob diese indirekte Beschränkung individueller Freiheit, die insbesondere die finanziell ärmeren Menschen trifft, sinnvoll ist oder ob nicht erneut die Frage nach derzeitigen Gesundheitsvorstellungen, die möglicherweise auch wieder überholt sein können, zur Vorsicht mahnen sollte, Menschen in ihrer Freiheit indirekt zu beschneiden.

Hintergrund dafür sind folgende Überlegungen: Ein Gesundheitssystem ist so verwoben mit ökonomischen Zusammenhängen, dass es unsinnig wäre zu meinen, man könne dieses System von wirtschaftlichen Überlegungen fernhalten. Vielmehr geht es darum zu begreifen, dass auch das Gesundheitswesen wie auch die Wirtschaft nur Subsysteme des politischen Gesamtsystems sind. Alle Beteiligten an dem Regelfindungsdiskurs zur Ausgestaltung eines Gesundheitssystems haben dafür zu sorgen, dass darin das moralische Ideal von

Gerechtigkeit als Fairness realisiert wird. Ein derartiges Konzept schließt ganz wesentlich das Recht auf Selbstbestimmung der Patienten ein.[8]

Das Verständnis einer angemessenen medizinischen Versorgung verzichtet jedoch auf die nicht realisierbare Forderung, alle müssten die gleiche medizinische Versorgung bekommen, wenn sie eine gleiche Erkrankung haben. Es versucht aber, den eigentlichen Zielpunkt des egalitären Gerechtigkeitsverständnisses im Blick zu behalten: den Anspruch auf eine faire Chance zu haben, die bestmögliche medizinische Versorgung zu bekommen, um das eigene Leben möglichst gut gestalten zu können.

Alle Menschen haben also den gleichen Anspruch, angemessen gesundheitlich versorgt zu werden. Gerechtigkeit im Gesundheitswesen wird dabei nur dann realisiert werden können, wenn man sie als ein Mitgetragensein des Einzelnen durch die Gemeinschaft versteht, das auf der Regelebene implementiert ist, und zwar in dem Sinn, dass jeder in *bestmöglicher* Weise Gesundheitsleistungen empfängt. »In bestmöglicher Weise« soll dabei heißen, dass das System so ausgestaltet wird, dass die Regeln des Systems transparent sind und Risiken, die die Existenz bedrohen, solidarisch getragen werden – seien diese Risiken lebensbedrohlich im eigentlichen Sinn oder lebensbedrohlich in finanzieller Hinsicht. Allerdings heißt »angemessen« hier nicht, dass alle das Gleiche bekommen. Vielmehr kann der Einzelne durch Zusatzversicherungen zusätzliche Leistungen kaufen. Nicht jeder kann den bedeutendsten Krebsspezialisten aufsuchen, aber jeder kann *einen* Krebsspezialisten zurate ziehen, wenn er diesen benötigt. Gerade damit wird dem mit der Menschenwürde verbundenen Recht auf gesundheitliche Versorgung und auf Selbstbestimmung Rechnung getragen. Dieses Verständnis von Gerechtigkeit integriert also das Recht auf gesundheitliche Versorgung und das Recht auf Selbstbestimmung: Ich entscheide, was ich über die Grundsicherung hinaus versichern möchte, also Chefarztbehandlung oder die Behandlung in bestimmten Spezialkliniken. Darüber hinaus ist dieses Verständnis ordnungsethisch, weil es eine Lösung für das Problem

[8] Vgl. Daniels (2008), der Rawls in überzeugender Weise für Gerechtigkeitsfragen im Gesundheitswesen fruchtbar gemacht und dessen Überlegungen die hier dargelegte Gerechtigkeitsvorstellung inspiriert hat.

von Eigeninteresse und gesellschaftlichen Interessen mithilfe der Regelebene, also der Rahmen*ordnung* bietet.[9]

Auf der Regelebene integriert es Eigeninteresse und gesellschaftliche Interessen, sodass Ärzteschaft, Pflegekräfte, Patienten usw. ihr eigenes Interesse verfolgen können und zugleich damit gesellschaftliche Interessen befördern. Es wird also nicht auf der Handlungsebene der Heroismus verlangt, gegen eigene Interessen zu verstoßen, weil auf der Regelebene dafür Sorge getragen ist, dass alle eine faire Chance haben, bestmögliche gesundheitliche Leistungen zu bekommen, und dass die im Gesundheitswesen tätigen Personen fair entlohnt werden und faire Arbeitsbedingungen haben.

8.3 Rahmenbedingungen einer weltweiten medizinischen Versorgung

Die derzeitige Situation auf unserem Planeten ist weit von einer Realisierung einer so verstandenen Gerechtigkeit im Gesundheitswesen entfernt.

8.3.1 Herausforderungen einer globalen Gerechtigkeit medizinischer Versorgung

Trotz anders lautender internationaler Konventionen, der Grundüberzeugungen der großen Weltreligionen und den Beteuerungen vieler Entscheidungsträger sind mehrere Milliarden Menschen auf dieser Erde von einer grundlegenden Absicherung gegen die existenzbedrohenden gesundheitlichen Risiken ausgeschlossen. Der Umgang mit der Malaria ist ein konkretes Beispiel hierfür. Während beispielsweise ein deutscher Tourist, der sich mit der Malaria infiziert hat, nach der Rückkehr alle erdenklichen medizinischen Leistungen im Rahmen der Krankenversicherung beanspruchen kann, hat die einheimische Bevölkerung, die sich nur um den Verlust der Heimat und meist auch der eingeübten Lebensweisen aus Malariagebieten zurückziehen könnte, oftmals eine schlechte medizinische Versorgung. Dementsprechend hoch ist die Todesrate. Manche Universitäts-

[9] Vgl. dazu die Überlegungen im Abschnitt *Das Gerechtigkeitsprinzip und seine ordnungsethische Dimension* (1.5.3).

klinik in westlichen Ländern verfügt über ein höheres Budget, als bestimmten subsaharischen Staaten insgesamt an Geld für das nationale Gesundheitswesen zur Verfügung steht. Anders gesprochen: Bisher gilt ein nationales Solidarprinzip für gesetzliche Kassen. Die Solidarität endet an unseren Staatsgrenzen. Grenzüberschreitend besteht dagegen ein Anreiz, Fachkräfte aus wirtschaftlich schwächeren Ländern in Kliniken und Praxen reicherer Länder zu beschäftigen, obwohl sie in ihren eigenen Ländern dringend gebraucht würden. Sie verlassen aber ihre Heimat, weil sie in den reicheren Ländern für sich bessere persönliche Chancen sehen. Das Grundproblem besteht auf der Makroebene also darin, dass die Solidarität nationalisiert wird und der einzelne Mensch nicht im Sinne Kants als Weltbürger und Weltbürgerin verstanden wird, der aus Gerechtigkeitsüberlegungen einen Anspruch auf eine Sicherung seiner existenzbedrohenden Risiken hat. Spieltheoretisch gesprochen besteht ein Anreiz, nationale vor übernationale Interessen zu stellen. Es ist immer die dominante Strategie im Sinne ökonomischer Rationalität, ins nationale Gesundheitssystem Leistungen einzubringen, nicht aber übernational tätig zu sein. Zwar gibt es Programme im Rahmen der Entwicklungshilfe und auch private Hilfen, vornehmlich durch NGOs wie »Ärzte ohne Grenzen« und private Stiftungen, dennoch sind wir international weit von der Realisierung der beiden Gerechtigkeitsgrundsätze entfernt. Sehr überzeugend lässt sich dies an folgender Graphik ablesen, die zeigt, wie sehr sich die Lebenserwartung auf unserem Planeten in ausgewählten Staaten unterscheidet, auch wenn dafür nicht nur die Unterschiede in der gesundheitlichen Versorgung, sondern auch viele weitere sozioökonomische Faktoren eine Rolle spielen.

Staat	**Lebenserwartung bei der Geburt derzeit**	**Lebenserwartung derzeit für neugeborene Jungen**	**Lebenserwartung derzeit für neugeborene Mädchen**	**Lebenserwartung bei der Geburt im Jahr 2000**
Japan	84,2	81,1	87,1	81,3
Schweiz	83,9	81,2	85,2	79,8
Australien	82,9	81,0	84,8	79,6
Italien	82,8	80,5	84,9	79,6
Israel	82,3	80,3	84,2	78,3
Österreich	81,9	79,4	84,2	78,4

Staat	Lebens-erwartung bei der Geburt derzeit	Lebens-erwartung derzeit für neugeborene Jungen	Lebens-erwartung derzeit für neugeborene Mädchen	Lebens-erwartung bei der Geburt im Jahr 2000
UK	81,4	79,7	83,2	77,9
Deutschland	81,0	78,7	83,3	78,1
Kuba	79,0	76,8	81,3	76,6
USA	78,5	76,0	81,0	76,9
China	76,4	75,0	77,9	72,1
Brasilien	75,1	71,4	78,9	69,9
Russland	71,9	66,4	77,2	65,0
Indien	68,6	67,4	70,3	62,5
Afghanistan	62,7	61,0	64,5	55,9
Sierra Leone	53,1	52,5	53,8	39,8

Tabelle 4: Lebenserwartung in ausgewählten Staaten[10]

8.3.2 Ein Lösungsangebot

Im Sinne eines mit der Menschenwürde verbundenen »Weltbürgerrechts«[11] auf eine gesundheitliche Versorgung sind jedoch die nötigen Minimalstandards zu realisieren, auf die alle weltweit ein subjektives Recht haben sollten. Der Grundgedanke der WHO nach bestmöglicher medizinischer Versorgung wird in der Integrativen Medizinethik aufgenommen, ohne dabei von dem utopischen Gesundheitsbegriff der WHO auszugehen. Es geht nicht um die Sicherung eines vollständigen physischen, psychischen und sozialen Wohlergehens. Vielmehr würde dies konkret bedeuten, dass wir eine internationale Absicherung, zumindest eine Grundversorgung, für die existenzbedrohenden Risiken benötigen. Dies wäre eine realistische Umsetzung bestmöglicher medizinischer Versorgung zum jetzigen Zeit-

[10] Vgl. https://www.who.int/data/gho/data/countries, zuletzt eingesehen: 28.08.2020.

[11] Diesen Begriff hat Benhabib (2006) in die internationale gesundheitliche Debatte eingeführt.

punkt. Dabei gilt: Existenzbedrohend sind Krankheiten, die entweder das Leben der Person bedrohen oder aber deren Behandlung so kostspielig ist, dass sie die betreffende Person finanziell ruinieren würde, wenn sie diese Behandlung selbst bezahlen müsste. Im Rahmen einer Gerechtigkeitskonzeption, die Rawls' Gerechtigkeitsgrundsätze modifiziert, lässt sich gut beschreiben, wie ein solches globales Gesundheitssystem auszusehen hätte.

Der *erste Grundsatz* lautet:

1. Ungleichheiten im Gesundheitswesen sind so zu gestalten, dass (a) die die Existenz bedrohenden (gesundheitlichen und finanziellen) Risiken solidarisch-global getragen werden, sofern nationale Gesundheitswesen damit überfordert sind, (b) eine relative Chancengleichheit bei der Versicherung von Gesundheitsgefahren besteht und (c) vernünftigerweise zu erwarten ist, dass Ungleichheiten zwischen den verschiedenen nationalen Gesundheitssystemen, aber auch im Rahmen nationaler Gesundheitssysteme diese Minimalstandards nicht gefährden.

Dieser Grundsatz verdient einige erläuternde Bemerkungen. Der Rechtsanspruch auf gesundheitliche Versorgung wird als Recht zur Absicherung existenzbedrohender Krankheiten und Beeinträchtigungen in einem egalitaristischen Sinn (a) verstanden. Jede Weltbürgerin und jeder Weltbürger hat im Rahmen einer solidarischen Absicherung das gleiche Recht auf die Leistungen, die benötigt werden, um entsprechenden Krankheiten vorzubeugen bzw. diese zu behandeln. In diesem Sinne kann allgemein auch von einem subjektiven Recht auf Solidarität gesprochen werden.

Diese Solidarität sichert zwei gefährdete Güter: Sie sichert die Betroffenen davor, durch die Kosten in der eigenen Existenz bedroht zu werden, und sie bietet solidarisch Leistungen, damit die existenziell bedrohte physische oder psychische Existenz möglichst geschützt wird, auch wenn natürlich ein Behandlungserfolg nicht garantiert werden kann. Ein wesentliches Charakteristikum einer solchen Grundabsicherung ist ihre Unbedingtheit, d.h., sie wird unabhängig von Geschlecht, Gruppenzugehörigkeit, Religion, politischer Einstellung usw. gewährt.

Darüber hinaus sollte gemäß (b) gewährleistet werden, dass Betroffene prinzipiell Zugang zu bestimmten Versicherungsleistungen haben, die für weniger bedrohliche Erkrankungen und Beeinträchtigungen notwendig sind. Wie dies ausgestaltet werden kann, hängt freilich von den jeweiligen nationalen Möglichkeiten ab, ist also relativ zu diesen. Ob hier eine globale Ordnung sinnvoll ist, bedarf weiterer Erörterung. In diesem Zusammenhang ist der *zweite Grundsatz* von großer Bedeutung:

2. Das Gesundheitssystem sollte möglichst viel Entscheidungsfreiheit in der Wahl der Leistungen zulassen.

Dieser Grundsatz ist von der Überzeugung getragen, dass wir Menschen aufgrund dem mit der Menschenwürde verbundenen Selbstbestimmungsrecht im Blick auf unsere Gesundheitsvorsorge und im Blick auf die Behandlung unserer Erkrankungen möglichst viel Freiheit haben sollten. Er ist ebenfalls von der Überzeugung getragen, dass auch die einzelnen Staaten möglichst viel Freiheit in der Ausgestaltung ihrer Gesundheitsvorsorge und Krankenversorgung haben sollten. Hier gilt ganz wesentlich das Prinzip der Subsidiarität. Es wäre ein falsch verstandener Paternalismus, die Freiheit des Einzelnen und auch die Freiheit von Staaten in ein allgemeines Korsett zwingen zu wollen. Die Bedeutung der Freiheit gerade im sensiblen und persönlichen Bereich des Umgangs mit Gesundheit und Krankheit sollte immer neu betont werden. Das mit der Menschenwürde verbundene Recht auf Selbstbestimmung impliziert auch das Recht auf Lebensentwürfe, die objektiv gesehen nicht ideal sind und wohl kaum dem vollständigen physischen, psychischen oder sozialen Wohlergehen dienen, beispielsweise ein Lebensentwurf, den Rauchen, durchzechte oder auch durcharbeitete Nächte und andere Formen nichtidealer Gesundheitsfürsorge wesentlich prägen.

Dieses Freiheitsverständnis erlaubt, was einen selbst angeht, aber auch was die eigene Familie, die eigene Region, das eigene Land angeht, jeweils Abstufungen vorzunehmen. Konkret auf die Herausforderung eines gerechten Gesundheitswesens angewendet, heißt dies, dass die Solidarität abgestuft sein darf, außer es handelt sich um Erkrankungen und Beeinträchtigungen, die die Existenz bedrohen. Ich darf für mich und meine Familie größere Anstrengungen unternehmen, damit wir im Notfall versorgt werden, als für Bürgerinnen und Bürger in meinem Staat. Für diese gelten wiederum größere Solidaritätspflichten als im Blick auf diejenigen Menschen, die in anderen Staaten leben, da man mit Hobbes den eigenen Staat im Sinn einer

Großfamilie auffassen kann.[12] Ein derartiges Verständnis von Gerechtigkeit im Gesundheitswesen und bestmöglicher medizinischer Versorgung nimmt die beiden Gerechtigkeitsgrundsätze und die damit verbundenen Prinzipien von Solidarität und Subsidiarität ernst.

Eine globale Lösung im Sinne der Integrativen Medizinethik ließe sich möglicherweise dergestalt umsetzen: Einzelne Staaten übernehmen Patenschaften für andere Staaten im Bereich gesundheitlicher Versorgung. So wäre es denkbar, dass der deutsche Steuerzahler eine medizinische Entwicklungshilfe finanziert, die praktisch in einer Art Patenschaft einem oder mehreren Staaten zugutekommt, die sich dadurch ein besseres und leistungsfähigeres Gesundheitssystem aufbauen können. Diese Patenschaft ist nicht paternalistisch zu denken, sondern wird vertraglich mit dem bzw. den Partnerstaaten in einer Weise ausgehandelt, dass die Partner bei der Ausgestaltung gleichberechtigt verhandeln. Dabei tragen die Vertragspartner sowohl dem Prinzip der Solidarität (Unterstützung durch das leistungsstärkere Deutschland) als auch dem Prinzip der Subsidiarität (Eigenanstrengung des betreffenden Partnerstaats) Rechnung.

8.3.3 Konkretion am Beispiel einer gerechten Verteilung eines Impfstoffs

In Zeiten der Covid-19-Pandemie müsste sich eine derartige Lösung des globalen Gerechtigkeitsproblems bezüglich medizinischer Versorgung dadurch bewähren, dass ein Impfstoff, sofern er verfügbar ist, global gerecht verteilt wird.

Ausgehend von dem Grundsatz, nach dem die Existenz bedrohenden Risiken global solidarisch getragen werden sollten, wäre es eindeutig verfehlt, wenn einzelne Staaten ihren Bürgerinnen und Bürgern absolute Priorität einräumen würden. Gerade wenn Personen in bestimmten Staaten aufgrund fehlender medizinischer Infrastruktur (kaum Intensivbetten, kaum Atemgeräte) besonders schlecht gestellt sind, ist eine Solidarität mit diesen von höchster Priorität und entspricht auch der Gerechtigkeitsvorstellung, wie sie die Integrative Medizinethik vertritt. In sehr großer Nähe zu dieser Medizinethik haben Emanuel et al. im September 2020 in der Fach-

---

[12] Vgl. Hobbes (1999 [1651]), 118.

zeitschrift *Science* ein »Fair Priority Model«[13] vorgeschlagen. Dabei unterscheiden sie drei Dimensionen von Schaden:

1. Schadensreversibilität,
2. Schadenshöhe,
3. Schadensausgleich.

Der Tod von Personen stellt den höchsten Schaden da, denn er ist zugleich irreversibel und nicht ausgleichbar. Aber auch Folgeschäden einer überstandenen Erkrankung sowie die Schäden durch Bildungsdefizite und wirtschaftliche Schäden sind oft sehr hoch und kaum auszugleichen.

Aus diesen Gründen empfehlen Emanuel et al. folgende Maßnahmen einer Priorisierung, also keine Rationierung oder Rationalisierung. Geht man nämlich, ähnlich wie die Integrative Medizinethik, vom Prinzip der Menschenwürde und dem damit verbundenen Verständnis von Gerechtigkeit als Fairness und den beiden Gerechtigkeitsgrundsätzen als ethischem Bezugsrahmen aus, so darf es für lebensbedrohliche Krankheiten keine Rationierung, sehr wohl jedoch eine Priorisierung geben. Was heißt dies und wie sind diese beiden Begriffe von der Rationalisierung zu unterscheiden?[14]

»Rationalisierung« ist eine ethisch gebotene und sinnvolle Form, vor dem Hintergrund einer Knappheitssituation eine möglichst effiziente und effektive Therapie zu wählen und so kostbare Ressourcen zu sparen, ohne dass sich dadurch für die Betroffenen ein Verzicht auf notwendige bzw. evidenzbasiert nützliche Leistungen ergibt. Allerdings ist die Rationalisierung in dieser Knappheitssituation nicht anwendbar.

»Rationierung« bezeichnet im Unterschied zur Rationalisierung gerade medizinisch notwendige oder zumindest evidenzbasiert nützliche Leistungen, die aus Knappheitsgründen nicht allen zugeteilt werden, obwohl die Betroffenen im Prinzip den gleichen Anspruch auf die Leistung hätten. Dieser Rationierungsbegriff ist nicht mit einem klassisch-ökonomischen Rationierungsbegriff zu verwechseln, wonach jeder Einzelne entscheidet, wofür er seine begrenzten Ressourcen einsetzt, oder in einer anderen Fassung, wonach der Staat entscheidet, wofür er seine begrenzten Ressourcen einsetzt.

---

[13] Die folgenden Überlegungen sind wesentlich von Emanuel et al. (2020) beeinflusst.

[14] Vgl. Deutscher Ethikrat (2011).

»Priorisierung« bedeutet im Unterschied zur Rationierung, dass bestimmte Behandlungsregimes nach bewusst gewählten Kriterien hierarchisiert, also in eine bestimmte Reihenfolge gebracht werden, d. h., bestimmte Behandlungsregimes werden anderen Behandlungsregimes vorgezogen. Hier wird nicht ein Behandlungsregime rationiert, also nur manchen zugeteilt, obwohl auch andere den gleichen Anspruch hätten, sondern die Priorisierung behandelt alle vergleichbaren Betroffenen gleich, d. h., die Behandlungsmaßnahmen sind für alle »gleichen« Fälle gleich. Es ist dieses Konzept von Priorisierung, das auch Emanuel et al. zugrunde legen.

Sie schlagen deshalb vor, in folgender Weise zu priorisieren. In der ersten Phase sind diejenigen zu priorisieren, also zu impfen, die noch viele Lebensjahre vor sich haben, wovon gerade die ärmeren Länder, die einen hohen Anteil junger Menschen haben, profitieren würden. Dafür legen sie die Matrix der »Standard Expected Years of Life Lost (SEYLL)«, also den Standard der zu erwartenden verlorenen Jahre, an. Dieser Vorzug der Jungen vor den Alten, diese Form der Altersdiskriminierung, ist nur zu rechtfertigen, wenn man, wie in den Covid-19-Szenarien im ersten Kapitel des Buchs, ihn gerade nicht in der Weise versteht, dass Älteren ihre Würde abgesprochen wird, sondern dass bei knappen Mitteln diejenigen als Erste in den Genuss dieser Mittel kommen sollten, die ceteris paribus davon den größten Nutzen, hier Lebensjahre, haben dürften. In der zweiten Verteilungsphase sollten die Impfstoffe so genutzt werden, dass davon auszugehen ist, dass die geimpften Kohorten dafür sorgen, dass das Bruttosozialprodukt ihres Landes steigt. Es geht Emanuel et al. dabei vor allem darum, dass dabei gerade die Ärmsten der Armen profitieren. Erst in der dritten Phase sollten diejenigen Staaten priorisiert werden, die höhere Übertragungsraten haben.

Im Unterschied zu diesem Vorschlag erlaubt die Gerechtigkeitsvorstellung der Integrativen Medizinethik jedoch, dass die einzelnen Staaten aufgrund der Verantwortung für ihre Bürgerinnen und Bürger dennoch versuchen, möglichst allen, die den Impfstoff benötigen, diesen zur Verfügung zu stellen. Allerdings sollten reichere Staaten unter Knappheitsbedingungen eine so weitgehende Solidarität mit ärmeren Staaten zeigen, dass auch diese hinreichend Impfstoff für diejenigen bekommen, deren Existenz bedroht ist. So könnten gerade reichere Staaten möglicherweise auf alternative Maßnahmen zur Impfung ausweichen, um Ansteckungen zu vermeiden, die in ärmeren Staaten entweder nicht durchsetzbar oder für die Betroffenen,

z. B. Tagelöhner, katastrophale wirtschaftliche und damit existenzielle Folgen haben.

Phasen der Verteilung	Hauptziel	Kriterien	Vorrang	Priorisierung
Phase 1	Reduktion von vorzeitigem Tod	Verhinderung SEYLL	Vorrang für die, die am meisten Lebenszeit verlieren würden, Gleichheit aller Menschen in dieser Hinsicht	Priorität der Staaten, die mehr SEYLL je Impfstoffdosis retten würden
Phase 2	Reduktion von ernsten wirtschaftlichen und sozialen Schäden	Reduktion absoluter Armut Verhinderung eines fallenden BIP	Vorrang für die Ärmsten der Armen	Priorität der Staaten, die mehr Armut, Verluste beim BIP und Verluste von SEYLL ohne den Impfstoff erleiden würden
Phase 3	Beendigung der Übertragung von Covid-19	Ranking der Übertragungsraten	Vorrang für die am schlechtesten Gestellten	Priorität für die Staaten, die die höchsten Übertragungsraten haben

Tabelle 5: Gerechte Verteilung eines Impfstoffs (nach Emanuel et al. (2020))

8.4 Angemessene medizinische Versorgung im deutschen Gesundheitssystem?

Das bundesdeutsche Gesundheitssystem ist dafür bekannt, »im internationalen Vergleich über einen der umfangreichsten Leistungskataloge und eines der quantitativ höchsten Versorgungsniveaus«[15] zu verfügen. Für dieses System sollten nach den Prinzipien der Integrativen Medizinethik ebenfalls die beiden Gerechtigkeitsgrundsätze für eine bestmögliche medizinische Versorgung gelten. Als solidarisches Minimum sind die existenzbedrohenden Risiken gemeinsam zu tragen. Die Entscheidungsfreiheit in der Wahl der Leistungen, die wiederum Transparenz voraussetzt, sollte möglichst weitreichend sein.

[15] Busse et al. (2013), VII. Vgl. auch Steinhauser et al. (2015), 33–71.

8.4.1 Aktuelle Versorgungssituation in Deutschland

Beginnen wir mit den formalen Gegebenheiten. Gesetze im Blick auf das Gesundheitswesen werden in Deutschland in der Regel auf Bundesebene im Rahmen der Gewaltenteilung zwischen Bund und Ländern durch ihre Gesetzgebungskompetenz getroffen und im Sozialgesetzbuch (SGB) V festgesetzt. Dabei wird zwischen privaten Krankenkassen (PKV), die ihre eigene Selbstverwaltung haben, und den gesetzlichen Kassen (GKV) unterschieden. Für letztgenannte gilt:

»Detaillierte Regulierungen und konkrete Umsetzungen obliegen meist den Selbstverwaltungspartnern der Ausgabenträger und Leistungserbringer, deren wichtigstes gemeinsames Beschlussgremium der Gemeinsame Bundesausschuss (G-BA) ist. In der gemeinsamen Selbstverwaltung haben Krankenkassen und GKV-Spitzenverband sowie die Kassenärztlichen Vereinigungen (KVen) und Kassenzahnärztlichen Vereinigungen den Status von Körperschaften öffentlichen Rechts. Sie bilden die Selbstverwaltungsstrukturen, die für die Finanzierung und Erbringung von GKV-Leistungen innerhalb des gesetzlichen Rahmens verantwortlich sind.«[16]

Die Vergütung der Leistungsbringer ist dabei komplex. Was die ambulante Krankenversorgung angeht, haben GKV-Patienten zwar freie Arztwahl, aber nur dann ein Anrecht auf Kostenerstattung, wenn sie zu Ärztinnen und Ärzten gehen, die eine kassenärztliche Zulassung haben, und wenn sie Leistungen in Anspruch nehmen, die von der Kasse übernommen werden. Privatpatienten dagegen können auch Ärztinnen und Ärzte aufsuchen, die nur privat liquidieren. Der GKV-Patient darf individuelle Gesundheitsleistungen (IGeL) zusätzlich zur Kassenbehandlung nachfragen. Die Kasse übernimmt in diesem Fall die Kosten für die Regelbehandlung und der Patient muss lediglich die IGeL bezahlen. Im Bereich des Zahnersatzes sind Höchstbeträge festgelegt, die durch die Kasse getragen werden. Wünscht der Patient eine Versorgung, die über dem zu zahlenden Höchstbetrag der Kassen liegt, muss er nur die Kostendifferenz bezahlen. Je nach Kasse kann es aber auch geschehen, dass bestimmte Behandlungen nicht als Kassenleistung anerkannt werden. In diesem Fall wird privat liquidiert und der Patient muss die Rechnung vollständig übernehmen, z. B. gemäß KZV in Thüringen bei einer Wurzelbehandlungen der an den Zahn 35 angrenzenden Zähne nach distal, also 36, 37, 38, denn es gilt: »Die Wurzelbehandlung ist keine

[16] Ebd., VIIf.

Vertragsleistung, da die Zahnreihe bereits durch den fehlenden Zahn 35 unterbrochen wurde. Somit kein Erhalt einer geschlossenen Zahnreihe.«[17] Der Privatpatient hat ebenfalls abhängig von den Versicherungsleistungen die Möglichkeit, derartige Leistungen nachzufragen und muss entsprechend seiner Versicherung möglicherweise Eigenleistungen aufbringen.

Im stationären Bereich (Krankenhäuser) gilt eine duale Finanzierung, wonach die Investitionskosten mit Steuermitteln, die laufenden Kosten, nämlich Personal und Sachmittel, über die Beiträge der Kassen bzw. (Zu-)Zahlungen der Patienten bezahlt werden. »Die Finanzierung der laufenden Ausgaben ist Gegenstand der Verhandlungen zwischen einzelnen Krankenhäusern und den Krankenkassen und erfolgt seit 2004 überwiegend über Fallpauschalen«[18], wobei diese innerhalb eines Bundeslandes einen einheitlichen Basisfallwert haben. Die Behandlung von Privatpatienten wird dagegen privat liquidiert.

Anders als bei der GKV ist bei Erstattung innovativer Leistungen bei der PKV keine explizite Genehmigung durch den G-BA nötig. Der Versicherungsumfang wird vertraglich zwischen dem Versicherten und seiner PKV vereinbart und kann nachträglich weder vom Gesetzgeber noch durch das Versicherungsunternehmen selbst reduziert werden. Ausschlaggebend für den Versicherungsumfang ist damit das vom Versicherten gewählte Leistungsvolumen.

Die Vergütung stationärer Leistungen erfolgt in der Regel ebenfalls über das Kostenerstattungsprinzip, wobei auch eine Direktabrechnung der Krankenhäuser mit der PKV möglich ist. Es wird ebenfalls das DRG-System verwendet, sodass die obigen Ausführungen hier genauso zutreffen.

Warum aber gibt es überhaupt diese Differenzierung in GKV und PKV? Das bundesdeutsche Gesundheitswesen ist bis heute von der bismarckschen Sozialversicherungsgesetzgebung des ausgehenden 19. Jahrhunderts geprägt. Insbesondere geht darauf zurück, dass bis heute die Beamten weitgehend nicht in den gesetzlichen Kassen versichert sind, sondern aufgrund der staatlichen Beihilfe veranlasst werden, sich privat zu versichern. Ursprünglich ging es dabei darum, die Arbeiter solidarisch durch entsprechende Kassen und die Beamten durch eine staatliche Beihilfe abzusichern. Die Absicherung der Ar-

---

[17] Hier zitiert nach www.spitta.de/fileadmin/tt_news/spitta/praxisbriefe/PB0605.pdf, zum Datum 28.09.2020 in Geltung.

[18] Busse et al. 2013, IX.

beiterschaft hat sich hin zu den heutigen gesetzlichen Krankenkassen entwickelt: mit Sachleistungsprinzip, kostenfreier Familienmitversicherung, Beitragsbemessung als Prozentsatz des Arbeitseinkommens, Freiheit in der Wahl der Kasse, Begrenzung der Versicherungspflicht durch die Jahreseinkommensentgeltgrenze, Finanzierung der Leistungen durch das Umlageverfahren und Anknüpfung des Versicherungsstatus an ein Beschäftigungsverhältnis, sofern ein solches besteht.

Die Unterstützung der Beamten folgt bis heute dem Alimentationsprinzip. Das Beamtenverhältnis ist ein besonderes Treueverhältnis. Der Beamte ist eng an seinen Dienstherrn gebunden (z. B. kein Streikrecht). Dafür ist der Dienstherr zur angemessenen Alimentation verpflichtet, die dem Beamten ermöglicht, sich ganz seinem Dienst zu widmen, ohne Angst, finanziell bedürftig zu werden. Deshalb ist auch die Versorgung im Krankheitsfall Teil dieser Alimentation, also ohne eigene Beitragsleistung bis zu einem gewissen Grad (zwischen 50–80 %) und auch nur in einem festgelegten Rahmen, sodass sie ihre darüber hinausgehenden Risiken durch eine private Versicherung abzudecken haben. Allerdings führt diese Regelung dazu, dass Beamtinnen und Beamte mit ihren Angehörigen die Hälfte aller privat versicherten Patienten ausmachen, weil sie sich faktisch deutlich schlechter stellen, wenn sie sich freiwillig gesetzlich versichern, da sie in den meisten Bundesländern bisher 100 Prozent der Kosten tragen müssen, weil sie jeden Beihilfeanspruch verlieren. Erst seit kurzem bieten einige Bundesländer einen Arbeitgeberanteil an und erhöhen damit die Wahlmöglichkeit.

Darüber hinaus dürfen sich diejenigen privat versichern, die über der Jahreseinkommensentgeltgrenze liegen oder selbstständig sind. Diese Bevölkerungsgruppe, die bis 2009 keiner Krankenversicherungspflicht unterlag, muss seitdem, wenn sie in Deutschland ihren Wohnsitz hat, entweder gesetzlich oder privat krankenversichert sein.

In Zahlen bedeutet das: Ende 2018[19] waren 88,09 % der Versicherten gesetzlich und 10,52 % privat versichert. Von den privat Versicherten waren etwa die Hälfte (5,29 %) Beihilfeempfänger. Dazu kamen 1,38 % Sonstige.

---

[19] Vgl. https://www.gkv-spitzenverband.de/gkv_spitzenverband/presse/zahlen_und_grafiken/zahlen_und_grafiken.jsp, amtliche Statistik zum 01. 12. 2018, zuletzt eingesehen: 28. 09. 2020.

»Eine der größten Herausforderungen«, so halten Busse et al. fest, »ist zweifellos die Zweiteilung zwischen GKV und PKV mit ihren unterschiedlichen Risikopools und den Ungleichheiten in Finanzierung, Zugang und Versorgung«.[20] Die Vergütung ambulanter Leistungen erfolgt bei privat Versicherten nach der Gebührenordnung der Ärzte (GOÄ). Der PKV-Versicherte tritt dabei häufig in Vorleistung und reicht die vom Arzt bzw. der Ärztin an ihn gestellte Rechnung zur Erstattung bei seiner PKV ein (Kostenerstattungsprinzip). Unter Gerechtigkeitsaspekten ist es problematisch, dass hier durch das Kostenerstattungsprinzip für dieselben Leistungen bei privat Versicherten andere Beträge eingefordert werden als bei gesetzlich Versicherten. Dieses in der EU einmalige System stellt eine wesentliche Herausforderung für eine angemessene medizinische Versorgung in Deutschland dar, der wir abschließend im Rahmen von Überlegungen zur Weiterentwicklung des deutschen Gesundheitswesens nachgehen wollen. Diese Regelung ist nach keinem der behandelten medizinethischen Ansätze zu rechtfertigen. Sie verletzt nicht nur das Verständnis von Gerechtigkeit als Fairness, sondern auch den Grundgedanken des mit der Menschenwürde verbundenen Selbstbestimmungsrechts und Gleichheitsgebots. Während der Großteil der Bevölkerung keine Wahl hat, sich gesetzlich oder privat zu versichern, hat der reichere Teil, der über der Bemessungsgrenze liegt, die Wahl, sich nicht an der solidarischen Versicherung zu beteiligen. Beamtinnen und Beamte, die aufgrund ihrer Gesundheitsprüfung vor der Verbeamtung gute gesundheitliche Risiken haben, haben einen hohen Anreiz, sich privat zu versichern, wenn sie nicht für weniger Leistung teilweise das Doppelte zahlen müssen. Die relativ gute Kostenabdeckung der Beamtinnen und Beamten ist dabei Teil des oben genannten Alimentationsprinzips: Dafür dass sie sich dem Dienstherrn in besonderer Weise verpflichten, werden sie im Krankheitsfall auch in besonderer Weise von ihm beschützt. Aber faktisch wird ihnen in den meisten Bundesländern praktisch keine Wahl gelassen, es sei denn sie möchten finanzielle Nachteile haben.

Dazu kommt: Dadurch, dass für gleiche Behandlungen, je nachdem, ob jemand privat oder gesetzlich versichert ist, unterschiedliche Preise erlaubt sind, werden auf der Handlungsebene Anreize gesetzt, die hervorragende Ärztinnen und Ärzte verleiten können, nicht die wichtigsten medizinischen Felder zu bedienen, z. B. die Krebstherapie,

[20] Busse et al. (2013), XII.

sondern in lukrative Felder abzuwandern, z. B. Radiologie und Schönheitschirurgie. Auch wird der Fehlanreiz befördert, die MRT beispielsweise für nicht wirklich existentiell gefährdete Privatpatienten zu reservieren und deshalb gesetzlich Versicherte auf wichtige Untersuchungen länger warten zu lassen usw. Vor diesem Hintergrund ist selbst aus utilitaristischen Erwägungen, die oftmals zur Verteidigung der beiden Systeme ins Feld geführt werden, weil private Krankenkassen Innovationen ermöglichen würden usw., die Zweiteilung des Systems nicht angemessen.

Auch wenn die Systemfrage wichtig ist, besteht die wohl größte Herausforderung für eine bestmögliche medizinische Versorgung in Deutschland jedoch darin, dass unsere Ressourcen, die wir dem Gesundheitssystem zur Verfügung stellen können, begrenzt sind. Dies hat die Covid-19-Krise allen in einem bisher nicht gekannten Ausmaß vor Augen geführt. Jahrelang gab es nämlich Anreize, Intensivbetten aus Kostengründen einzusparen. In der Krise zeigte sich, wie notwendig Reserven sein können. Die Anreize der Politik zur Teilökonomisierung des Gesundheitswesens hatten ihren wesentlichen Grund darin, die Kosten nicht zu sehr steigen zu lassen. Dies ist ein berechtigtes Anliegen. Das Geld, was im Gesundheitswesen ausgegeben wird, kann beispielsweise nicht in die Bildung investiert werden. Auch dies zeigt die Covid-19-Krise: Die Maßnahmen zum Schutz der Gesundheit haben große Verwerfungen in anderen Bereichen zur Folge, deren Ausmaß noch nicht abgeschätzt werden kann. Zudem zeigt die Krise selbst in Deutschland, dass Priorisierungen unabdinglich sind. Nicht jeder, der einen Covid-19-Test machen lassen möchte, bekommt eine Möglichkeit dazu. Hier wird beispielsweise nach Dringlichkeit und dem von der entsprechenden Person ausgehenden Ansteckungspotential priorisiert.

Vor diesem Hintergrund ist es von großer Bedeutung, einerseits einen Blick auf die mit der Teilökonomisierung verbundenen Herausforderungen zu werfen und andererseits die Frage der Priorisierung zu behandeln, wenn die Mittel nicht für alle ausreichen.

8.4.2 Herausforderungen der Teilökonomisierung

8.4.2.1 Teilökonomisierung in der Behandlungsbeziehung

Intuitiv würde man erwarten, dass Menschen, die als Ärztinnen und Ärzte oder als Pflegekräfte tätig sind, sich gerade nicht eigeninteressiert, sondern altruistisch verhalten. Ebenfalls sind in Deutschland viele Menschen davon überzeugt, dass im Prinzip jeder Mensch daran interessiert ist, möglichst gesund zu sein. Vor diesem Hintergrund geht man davon aus, dass im Blick auf gesundheitliche Versorgung Gerechtigkeit darin besteht, dass jeder eine gleich gute Behandlung bekommen sollte (gestritten würde dann nur noch, ob es eine an den Bedürfnissen der Patienten oder am objektiv-medizinischen Bedarf orientierte Behandlung sein sollte), unabhängig von seinem gesellschaftlichen Status und seinen finanziellen Möglichkeiten.

Diesen Intuitionen entspricht die Sehnsucht, wir Menschen sollten uns solidarisch, altruistisch und liebevoll verhalten und einander gerecht behandeln, also wichtige Güter fair miteinander teilen. Doch übersehen nicht wenige derjenigen, die auf der Handlungsebene Solidarität, Altruismus und einen liebevollen Umgang einfordern, dass wir uns heute in systemischen Zusammenhängen befinden, in der bei der Regelsetzung darauf zu achten ist, dass nicht Eigeninteresse und gesellschaftliche Erwartungen in einen Konflikt geraten und die Bereitschaft zum Altruismus ausgebeutet wird. In heutigen Gesellschaften ist es also von großer Bedeutung, eine neue Perspektive einzunehmen: Wie kann ich die Regeln in einer Gesellschaft so finden und implementieren, dass wir ein menschendienliches Gesundheitssystem haben, selbst wenn alle Menschen nur eigeninteressiert wären (umso besser dann, wenn sie es nicht sind!)?

Interessanterweise war man sich dessen bereits in der Antike bewusst. So beginnt der Hippokratische Eid nach der Eidesformel nicht damit, dass die angehenden Ärzte alles zum Wohl ihrer Patienten tun und Schaden von ihnen fernhalten sollen. Vielmehr sichert der ärztliche Lehrer als erste Forderung an seine Schüler sein Eigeninteresse ab, indem er von seinen Schülern u. a. verlangt, mit ihm den Lebensunterhalt zu teilen und ihn bei einer Notlage mitzuversorgen.

Wenn Ärztinnen und Ärzte sowie Pflegekräfte auf die Straße gehen, um für sich bessere Löhne und Arbeitsbedingungen, z. B. angemessene Arbeitszeiten, auszuhandeln, ist dies dann zwar eigeninteressiert, aber dennoch völlig in Ordnung. Fachsprachlich gesprochen: Eine ärztliche »Effizienzorientierung« kann durchaus allokationsgerecht sein, wenn das Eigeninteresse instrumentalisiert werden kann, etwa wenn die knappe ärztliche Zeit angemessen alloziert wird, statt zu verlangen, unbezahlte Überstunden zu leisten.

Auch wird vor diesem Hintergrund folgendes Beispiel nicht Empörung, sondern Verständnis auslösen.[21] In Deutschland verdoppelte sich innerhalb eines Jahres (1995 auf 1996) die Zahl der einfachen Vestibularisprüfungen, bei denen überprüft wird, ob jemand in bestimmter Umgebung Schwindelanfälle bekommt, nachdem durch die Erhöhung der Punktzahl die Vergütung deutlich stieg, um dann auf diesem hohen Niveau zu verharren. In genauen Zahlen:

- Bis 1995 konnten für eine vollständige Gleichgewichtsdiagnostik 250 Punkte berechnet werden (12,50 DM), ab 1996 waren 1250 Punkte möglich (62,50 DM).
- Es erfolgte innerhalb nur eines Jahres eine Zunahme der Schwindeldiagnostik (im Fachbegriff: einfache Vestibularisprüfung) um fast 100 % von ca. 60 Fällen je Praxis auf knapp 120 Fällen je Praxis (Bundesland Thüringen).

Es ist im Eigeninteresse der Ärzteschaft, aber auch ihrer Patienten, die eine möglichst große Sicherheit wünschen, möglichst viele Leistungen für sich aus dem System zu erhalten. Darum ist es so wichtig, Regeln so aufzustellen, dass man vom Eigeninteresse der betroffenen Ärztinnen und Ärzte und Patienten ausgeht, nicht einfach davon, dass sie nur das jeweils Nötige tun bzw. einfordern werden.

Allerdings könnte man einwenden: Die Frage aus Sicht der Patienten ist doch, ob die Untersuchung medizinisch sinnvoll ist. Eine nicht sinnvolle Untersuchung ist auch nicht im Eigeninteresse des Patienten. Sicherheit mag ein Argument sein, aber damit allein könnte man alle Untersuchungen rechtfertigen. Man muss ja auch das Komplikationsrisiko, den Zeitaufwand etc. berücksichtigen. Könnte also nicht vor der Erhöhung der Punktezahl (implizit) rationiert worden sein? Selbst wenn man Letzteres unterstellt, erklärt dies nicht die drastische Erhöhung der Fallzahlen, die auch in den folgenden Jahren in dieser Höhe verblieben. Diese lässt sich vielmehr damit er-

[21] Der damalige Präsident der Thüringer Landesärztekammer und Klinikchef der HNO-Klinik in Jena, Eggert Beleites (1998), hat dies in einer allein schon begrifflich höchst anregenden Weise unter dem Titel »Differentialdiagnose Schwindel« beschrieben.

klären, dass es ein breites Spektrum gibt, was als »sinnvoll« zu gelten hat. Hier tendieren nicht wenige Patienten dazu, möglichst viel Sicherheit zu erhalten. Das zeigt die große Macht der behandelnden Ärztinnen und Ärzte, denn sie können ihre Patienten hier wesentlich beeinflussen.

Der moralische Appell, Ärztinnen und Ärzte sollten nur das Nötige anbieten, Patienten nur das Nötige nachfragen, ignoriert die Anreizsituation, die im Folgenden genauer beschrieben werden soll.[22] Aus Sicht der Leistungsanbieter kann eine höhere Punktezahl für die Leistung dazu führen, dass das Angebot dieser Leistung ausgedehnt wird, eben weil ein Anreiz gesetzt wird, auch dann die Diagnostik anzubieten, wenn diese abrechnungstechnisch zulässig, aber nicht wirklich nötig ist. Unter der Annahme, dass das Budget gedeckelt ist, führt die Leistungsausdehnung zu einem fallenden Punktwert. Auf diese Weise resultiert aus individuell rationalem Verhalten der betreffenden Ärztinnen und Ärzte eine nicht intendierte negative Folgewirkung für dieselben: Sie schädigen sich also in gewisser Weise durch die Leistungsausdehnung selbst, da nunmehr die Vergütung für den einzelnen Punkt, also der Punktwert, abfällt. Dabei würden sich alle besser stellen, wenn wirklich nur nötige Schwindeldiagnostiken durchgeführt würden. Spieltheoretisch ist es jedoch eine dominante Strategie, auch unnötige Diagnostiken anzubieten, denn wenn der betreffende Arzt A die Diagnostik anbietet, Ärztin B aber nur die wirklich nötigen, dann bekommt A mehr von dem Budget. Wenn aber B auch unnötig diagnostiziert, so verliert B wenigstens nicht so viel. Allerdings landen damit beide notwendigerweise in der Konstellation, dass sie bei gedeckeltem Budget mittelfristig nicht mehr verdienen als zuvor, aber mehr Arbeit investiert haben. Damit stellen sie sich schlechter, als wenn sie nur nötige Verstibularisprüfungen durchgeführt hätten. Sie werden dann als einen möglichen Ausweg nach gewinnträchtigeren Möglichkeiten suchen.

[22] Vereinfachend wird hier methodisch so getan, als ob nur zwei Akteure auf der Anbieterseite im Spiel sind. In Wirklichkeit handelt es sich um sehr viele Akteure, wodurch sich der große kollektive Schaden der Ressourcenverschwendung erklärt. Daumann (2011, 2013) hat ähnliche Strukturen ausführlich für den Bereich der Sportökonomie, insbesondere Gefangenendilemmata beim Doping im Sport beschrieben. Ihm verdanke ich die folgenden mathematischen Ausführungen.

	Arzt A führt unnötige Vestibularisprüfung durch	*Arzt A führt diese unnötige Prüfung nicht durch*
Ärztin B führt unnötige Vestibularisprüfung durch	Arzt A und Ärztin B bekommen Leistung bezahlt, aber die Budgetierung stellt sie langfristig nicht besser	Ärztin B verdient mehr
Ärztin B führt diese unnötige Prüfung nicht durch	Arzt A verdient mehr	Arzt A und Ärztin B verlieren langfristig kein Geld, aber sparen Zeit

Tabelle 6: Angebotsseite

Die Auszahlungsmatrix der folgenden Tabelle kann den Sachverhalt verdeutlichen. Gehen wir vereinfachend davon aus, dass zwei Praxen (A und B) existieren und pro Praxis medizinisch sinnvoll 60 Vestibularisprüfungen angeboten werden sollten. Die Kapazitäten ermöglichen aber die Ausdehnung bis auf 120 Prüfungen pro Praxis. Pro Vestibularisprüfung sollen 1250 Punkte vergeben werden. Das gesamte Budget, das für beide zur Verfügung steht, betrage 7.500 €.[23] Nehmen wir zudem an, dass jedem der beiden pro Prüfung 15 € an Kosten entstehen. Wenn nun beide nur die 60 medizinisch sinnvollen Prüfungen durchführen, beträgt der Punktwert – andere Leistungen sollen hier einfach einmal vernachlässigt werden:

$$PW_{120} = \frac{7.500\,€}{120*1250} = 0,05\ \frac{€}{Punkt}$$

Damit hat der Arzt bzw. die Ärztin pro erbrachter Vestibularisprüfung einen Gewinn von:

$$g(PW_{120}) = \left(0,05\ \frac{€}{Punkt} * 1250\right) - 15\ € = 47,50\ €$$

Der Gesamtgewinn des Arztes bzw. der Ärztin beträgt bei Erbringung von 60 Prüfungen dann 2.850 €. Dehnt nun Arzt A seine Leistungen auf 120 Prüfungen aus, während Ärztin B bei den medizinisch indizierten 60 Prüfungen bleibt, fällt der Punktwert entsprechen ab:

$$PW_{180} = \frac{7.500\,€}{180*1250} = 0,033\ \frac{€}{Punkt}$$

23 Das Fallbeispiel stammt zwar aus der Vor-Euro-Zeit, die Berechnung ist jedoch in Euro, um die grundsätzliche Aktualität des Beispiels zu unterstreichen.

Damit verändert sich auch der Gewinn, den der Arzt pro erbrachter Vestibularisprüfung erzielt:

$$g(PW_{180}) = \left(0,033\ \frac{€}{Punkt} * 1250\right) – 15\ € = 26,67\ €$$

Für Arzt A ergibt sich dann ein Gesamtgewinn von

$$G_A(PW_{120}) = 26,67\ € * 120 = 3200,40\ €$$

Ärztin B erzielt dann nur noch einen Gewinn von

$$G_B(PW_{120}) = 26,67\ € * 60 = 1600,20\ €$$

Umgekehrt ergibt sich dann freilich für Arzt A ein Gewinn von 1600,20 € und für Ärztin B ein Gewinn von 3200,40 €, wenn beide die Rollen vertauschen.

Wenn nun beide nicht nur die medizinisch indizierten Leistungen anbieten, sondern jeweils 120 Prüfungen erbringen, fällt der Punktwert noch weiter:

$$PW_{240} = \frac{7.500\ €}{240 * 1250} = 0,025\ \frac{€}{Punkt}$$

Damit ergibt sich ein Gewinn pro erbrachter Vestibularisprüfung von

$$g(PW_{240}) = \left(0,025\ \frac{€}{Punkt} * 1250\right) – 15\ € = 16,25\ €$$

Jeder erzielt dann mit seinen Vestibularisprüfungen nur noch einen Gesamtgewinn von

$$G_{A/B}(PW_{240}) = 16,25\ € * 120 = 1950,00\ €$$

Damit erhalten wir die folgende Auszahlungsmatrix. Die Werte des Arztes A bzw. der Ärztin B sind dabei in *kursiv* gehalten.

	Arzt A führt unnötige Vestibularisprüfung durch	*Arzt A führt diese unnötige Prüfung nicht durch*
Ärztin B führt unnötige Vestibularisprüfung durch	1950,00 € *1950,00 €*	1600,20 € *3200,40 €*
Ärztin B führt diese unnötige Prüfung nicht durch	3200,40 € *1600,20 €*	2800,50 € *2800,50 €*

Tabelle 7: Auszahlungsmatrix der Angebotsseite

Anhand der Auszahlungsmatrix wird Folgendes deutlich: Versetzen wir uns einmal in die Lage des Arztes A.

1. Geht er davon aus, dass Ärztin B 60 Prüfungen durchführt, so erhält A, wenn er selbst 60 durchführt, einen Gewinn von 2800,50 €. Wenn A aber die Anzahl auf 120 steigert, erhält er einen Gewinn von 3200,40 €. Es ist also für ihn sinnvoll, in diesem Fall die Anzahl auf 120 zu erhöhen.
2. Geht er davon aus, dass B 120 Prüfungen durchführt, dann erhält er für seine 60 nur noch 1600,20 €. Bietet er allerdings 120 Prüfungen an, dann kann er einen Gewinn von 1950,00 € realisieren. Auch in diesem Fall ist es für A besser, 120 Prüfungen durchzuführen.

Das Gleiche lässt sich nun in unserem einfachen Beispiel für Ärztin B zeigen; auch sie wird – egal was A tut – 120 Prüfungen durchführen. Wir haben es also mit einer suboptimalen Lösung zu tun, da sich beide besserstellen würden, wenn sie jeweils nur die medizinisch indizierten Prüfungen, also jeweils 60 Prüfungen, durchführen würden.

Die Nachfrageseite setzt dem Anreiz des Arztes bzw. der Ärztin, die Leistungen auszudehnen, im Falle eines vollständigen Sachleistungsprinzips keinen Widerstand entgegen, zumal für den Nachfrager die Inanspruchnahme zusätzlicher Leistungen keine zusätzlichen *direkten* Ausgaben nach sich zieht und die Inanspruchnahme zusätzlicher Leistungen vielleicht sogar einen Zusatznutzen vermuten lässt. Häufig ist die Notwendigkeit einer diagnostischen oder therapeutischen Maßnahme im Herrscherwissen des behandelnden Arztes bzw. der Ärztin und kann vom Patienten nicht beurteilt werden. Umso leichter ist es dann, den Patienten zu veranlassen, mehr Leistungen nachzufragen.

Lassen Sie uns das ebenfalls anhand einer Auszahlungsmatrix verdeutlichen. Nehmen wir an, der Patient A hat aus der Inanspruchnahme einer beliebigen medizinischen Leistung einen Nutzen im Gegenwert von 100 €. Sein Krankenversicherungsbeitrag betrage ebenfalls 100 €. Nun hat er die Möglichkeit, eine zusätzliche Leistung in Anspruch zu nehmen, die ihm aber, da sie medizinisch nicht unbedingt indiziert ist, nur noch einen Nutzen von zusätzlich 50 € bringt. Wenn nun alle anderen Patienten im Krankenversicherungssystem derartige Zusatzleistungen in Anspruch nähmen, dann erhöhte sich der Krankenversicherungsbeitrag auf 200 €. Damit findet sich der Patient A der folgenden Auszahlungsmatrix gegenüber:

Andere Patienten *Patient A*	**Nimmt nur medizinisch indizierte Leistungen in Anspruch**	**Nimmt darüber hinaus Leistungen in Anspruch**
Nimmt nur medizinisch indizierte Leistungen in Anspruch	*(100 – 100) =* ***0***	*(100 – 200) =* ***–100***
Nimmt darüber hinaus Leistungen in Anspruch	*(150 – 100) =* ***50***	*(150 – 200) =* ***–50***

Tabelle 8: Auszahlungsmatrix der Nachfrageseite

Was wird nun der Patient A tun? Geht er davon aus, dass alle anderen Patienten sich mit der Inanspruchnahme der medizinisch indizierten Leistungen bescheiden, dann stellt er sich besser, wenn er darüber hinaus noch weitere Leistungen in Anspruch nimmt (50 > 0). Wenn er aber davon ausgeht, dass die anderen Patienten ebenfalls zusätzliche Leistungen in Anspruch nehmen (sie sind ja in der gleichen Entscheidungssituation wie er), dann ist es für ihn ebenfalls sinnvoll, zusätzliche Leistungen in Anspruch zu nehmen (–50 > –100). Da man davon ausgehen kann, dass sich alle Patienten in einem derartigen Setting so verhalten, wird das Ergebnis sein, dass die Patienten ein verstärktes Leistungsangebot der Ärzte also eher begrüßen und gerne darauf zugreifen, obgleich sich die Patienten insgesamt besser stellen würden, wenn sie nur die medizinisch induzierten Leistungen in Anspruch nähmen (0 > –50).[24] Zudem kann dies zu einem Verhalten führen, das die Versicherungswirtschaft mit dem Begriff »moral hazard« bezeichnet. Wenn ich weiß, dass meine Versicherung meinen Schaden übernimmt, so bin ich verführt, nicht mehr so genau aufzupassen. Wenn eine medizinische Versorgung kostenlos ist, so besteht die Verführungssituation, nicht so genau darauf zu achten, was

[24] Allerdings dürfte es für Patienten deutlich schwieriger sein, einzuschätzen, ob eine Untersuchung nötig ist oder nicht. Gerade in der defensiv ausgerichteten Medizin gibt es verstärkt Anreize, im Übermaß abzusichern. Gigerenzer (2013) beschreibt dieses defensive Verhalten sehr anschaulich am Beispiel der Anreizsituation zur Verwendung von Computertomographien.

die von mir in Anspruch genommenen Leistungen realiter kosten, da ich diese nicht selbst tragen muss.

Die Möglichkeit, derartige Anreizsituationen auf Nachfragerseite durch Praxisgebühren etwas zu reduzieren, ist nicht langfristig verfolgt worden. Dabei hat eine groß angelegte empirische Studie, die so genannte *Rand-Studie,*[25] bereits in den achtziger Jahren zu einem hochinteressanten Ergebnis geführt. Bei diesem größten wissenschaftlichen Krankenversicherungsexperiment mit 5.809 Teilnehmern unter 65 Jahren, einer Teilnahmedauer zwischen drei und fünf Jahren in vier Städten und zwei ländlichen Regionen wurde überprüft, inwieweit eine Selbstbeteiligung in Höhe von

- 0 %, 25 %, 50 %, 95 % bei allen Leistungen,
- 95 % außerhalb der Krankenversorgung,
- bei einer haushaltsbezogenen Einkommensgrenze von 5 %, 10 % oder 15 % des jährlichen Einkommens als maximale Selbstbeteiligung

Auswirkungen auf die Nachfrage von Gesundheitsleistungen hat. Das Ergebnis lautete:

Selbst-beteiligung	Arzt-besuche	Krankenhaus-aufnahmen	ambulante Kosten	Krankenhaus-kosten	Gesamt-kosten
0 %	100	100	100	100	100
25 %	73	82	76	91	85
50 %	67	72	66	110	90
95 %	60	77	60	77	69

Indexwerte, Vollversicherung = 100

Tabelle 9: Nachfrage von Gesundheitsleistungen

Auch wenn man Ergebnisse einer einzigen Studie im Rahmen eines einzigen Gesundheitssystems, dem der USA, nicht einfach verallgemeinern kann, so legt es zumindest nahe, dass bereits eine 25-prozentige Selbstbeteiligung zu einer signifikant geringeren Inanspruchnahme von Behandlungen führen kann. Allerdings zeigen die

[25] Vgl. Manning et al. (1987). Ich danke Kollegen Hartmann von der Medizinischen Fakultät der Friedrich-Schiller-Universität Jena, der mir seine Zusammenfassung der Studie zur Verfügung gestellt hat. Vgl. auch Frank (2013), insbesondere 237–239.

Ergebnisse auch, dass bei einer fünfzigprozentigen Eigenbeteiligung eine Neigung besteht, sogar teurere Krankenhausaufenthalte in Anspruch zu nehmen, als dies der Fall gewesen wäre, wenn alle Kosten erstattet worden wären. Bei einer fast vollständigen Eigenbeteiligung wird zudem das Krankenhaus häufiger aufgesucht als im Fall einer fünfzigprozentigen Eigenbeteiligung.

Während man aber den Weg von Selbstbeteiligungen mit wenigen Ausnahmen, z. B. Brillen, Zahnersatz, nicht weiter beschritten hat, ist man den Weg gegangen, den einzelnen Ärztinnen und Ärzten nur ein bestimmtes Kontingent an Leistungen zuzubilligen. Wer mehr Leistungen erbringt, verdient nichts mehr daran. Als Folge schließen manche Praxen bereits vor Quartalsende und öffnen erst wieder im darauffolgenden, nun wieder »rechnungstauglichen« Quartal. Also scheint auch dieser Weg nicht wirklich zweckdienlich zu sein.

Wie aber könnte dann eine Lösung aussehen, um diese Dilemmastrukturen aufzubrechen, um also dafür zu sorgen, dass das benötigte Produkt im besten Preis-Leistungs-Verhältnis angeboten wird? Wie müsste diese Lösung aussehen, damit sowohl von Anbieterseite (Ärzteschaft) als auch von Nachfragerseite (Patienten) ein Anreiz besteht, von sich aus sparsam mit Gesundheitsleistungen umzugehen? Um diese Fragen zu beantworten, soll in einem ersten Schritt »ex negativo« argumentiert werden, also eine verfehlte Lösungsstrategie beschrieben werden. Diese besteht in einer Teilökonomisierung des Systems.

8.4.2.2 Teilökonomisierung in der Krankenhauspraxis

Ein Beispiel, wie hier Krankenhausleitungen reagieren, zeigt folgender Dialog zwischen kaufmännischem Direktor und einem Klinikdirektor und Chefarzt.[26] Der kaufmännische Direktor äußert sich dabei in folgender Weise: »Die wirtschaftliche Situation des Krankenhauses ist ernst. Bitte steigern Sie den Erlös ihrer Abteilung um 5 %. Leider müssen die Sachmittel um 2 % reduziert werden. Leider müssen im Personalbudget eine Arzt- und zwei Pflegekräftestellen gestrichen werden.« Auf den Protest des Chefarztes reagiert der kaufmännische Direktor mit der Bemerkung: »Sie schaffen das schon. Ach ja: Bei Nichterreichung der Vorgaben muss leider Ihr variabler Gehaltsanteil gekürzt werden.«

---

[26] Ich gebe hier die Erfahrungen eines Klinikdirektors wieder, der nicht näher genannt werden möchte.

Es ist selbstverständlich, dass derartige Forderungen sich nur kurzfristig rechnen können, es sei denn, bisher hätte man die vorhandenen Ressourcen nicht bestmöglich genutzt. Diese Forderungen haben deshalb nichts mit Ökonomisierung zu tun, denn sie sind gerade nicht ökonomisch. Sie führen nicht zum besten Preis-Leistungs-Verhältnis, sondern zu unerwünschten Folgen, u.a. mehr Fehlern, da weniger Personal mehr leisten soll – was nicht geht, wenn das Personal bereits an der Leistungsgrenze gewesen ist. Sie entspringt einem verfehlten Denkansatz. Dass derartige Forderungen aufgestellt werden, verdanken wir einem Diskursversagen und einer verfehlten Regelsetzung.

8.4.2.3 Teilökonomisierung im Umgang mit DRGs

Ein anderes Beispiel zeigt sich im Umgang mit DRGs (diagnosis-related-groups). Dabei werden nicht die real entstandenen Kosten eines Falls abgerechnet, sondern es wird der für die Behandlung im Vorjahr ermittelte Durchschnittsaufwand für die Abrechnung zugrunde gelegt. Damit besteht der Anreiz, den Durchschnittsaufwand möglichst zu unterschreiten, beispielsweise zu vermeiden, dass DRGs zwischen zwei Abteilungen gesplittet werden, um möglichst viel Ertrag zu generieren. Ein klassisches Fallbeispiel, ein Splitting zwischen Chirurgie und Innerer Abteilung zu vermeiden, indem man den Fall später wieder aufnimmt, um mehr abrechnen zu können, sei im Folgenden beschrieben:[27]

Eine 41-jährige Bäckerei-Fachverkäuferin wird als Notfall mit kolikartigen Oberbauchschmerzen in die Innere Medizin eingeliefert. Nach zweitägiger Diagnostik wird ursächlich ein symptomatisches Gallensteinleiden diagnostiziert. Die Oberbauchkoliken waren durch einen Steinabgang entstanden. Eine konservative Akuttherapie mittels Schmerzmitteln und Spasmolytika verläuft erfolgreich. Die Patientin wird im Anschluss beschwerdefrei konsiliarisch in der Chirurgie vorgestellt. Dabei wird in Übereinstimmung mit den Leitlinien die Indikation zur früh-elektiven, also planbaren Gallenblasenentfernung gestellt. Mit Einverständnis der Patientin wird die sofortige Übernahme und Operation am Folgetag angeboten. Die noch behandlungsführende Abteilung für Innere Medizin lehnt jedoch ab und schlägt stattdessen vor, die mittlerweile beschwerdefreie Patientin zunächst zu entlassen und in sechs Wochen zur Operation wieder auf-

[27] Das Fallbeispiel wird weitgehend wörtlich wiedergegeben nach Rosch (2008).

zunehmen. Nur so vermeide man eine Teilung der DRG-Ziffer zwischen Innerer Medizin und Chirurgie und könne stattdessen den Erlös für beide beteiligten Kliniken maximieren; denn um aus einem Fall zwei Fälle bei gleicher Diagnose zu machen und somit zweimal mittels DRG abrechnen zu können, müssen zwischen den Behandlungsräumen mindestens 30 Tage liegen. Zudem widerspreche dieses Vorgehen auch nicht den medizinischen Leitlinien, die ja nur allgemein und ohne Zeitvorgabe eine früh-elektive Entfernung der Gallenblase empfehlen würden.

Durch die geltenden Rahmenbedingungen besteht ein finanzieller Anreiz, möglichst hohe Einnahmen zu generieren. Ärzte bzw. Krankenhäuser als institutionelle Akteure geraten ins Spannungsverhältnis zwischen medizinischer und ökonomischer »Indikationsstellung«. Unter der Annahme, die Behandlungsqualität des zu behandelnden Patienten dürfe das betriebswirtschaftliche Eigennutzeninteresse eines Krankenhauses oder eines Arztes bzw. der Ärztin nicht beeinträchtigen, zeigt das Fallbeispiel, dass ein Honorierungssystem, das »neutral« wirkt, leider nur in seltenen Fällen dies auch ist. Insofern bleibt aus der gesundheitsökonomischen Theorie das Spannungsfeld zwischen objektiv-medizinisch indizierter Vorgehensweise und ökonomisch indizierter Vorgehensweise in unterschiedlicher Intensität bestehen.

Was die Ärztinnen und Ärzte angeht, widerspricht ein derartiges Aufteilen in zwei DRGs dem traditionellen hippokratischen Berufsethos, wonach die zentrale Aufgabe des Arztes bzw. der Ärztin darin besteht, sich objektiv-medizinisch um das Wohl des Patienten zu kümmern und dabei alles zu tun, um von ihm Schaden abzuwehren (das Prinzip des »nil nocere«), in diesem Fall den Zeitraum zwischen Vorfall und OP nicht unnötig zu strecken und damit das Risiko für die Patientin zu belassen, in diesem Zeitraum erneut eine Oberbauchkolik zu durchleiden. Im konkreten Fall sind rein betriebswirtschaftliche Interessen leitend, die insgesamt – volkswirtschaftlich gesehen – negative Folgen haben, aber dem eigenen Krankenhaus nutzen. Sie haben insgesamt volkswirtschaftlich (ökonomisch) negative Folgen, da das unnötige Aufteilen in zwei DRGs künstlich die Ausgaben im Gesundheitssystem nach oben treibt, also gerade nicht effizient mit vorhandenen Ressourcen umgeht. Im Blick auf die Kostenkalkulation der einzelnen Abteilungen im Krankenhaus dagegen ist das Aufteilen in zwei DRGs die betriebswirtschaftlich (teilökonomisch) gebotene Strategie.

Ein solches Vorgehen dient also nicht der angemessenen medizinischen Versorgung. Es verletzt das Selbstbestimmungsrecht der Patientin, denn der Arzt hätte der Patientin zumindest transparent darlegen müssen, warum die eigentlich schon geplante Operation verschoben wird. Vermutlich wird er sie stattdessen damit vertrösten, dass es in ihrem eigenen Interesse wäre, wenn noch gewartet wird. Wenn man für eine bestmögliche Behandlung neben diesem Autonomieprinzip die weiteren Prinzipien von Beauchamp/Childress zugrunde legt, dann wird hier möglicherweise auch das Nichtschadensprinzip (»principle of non maleficence«) verletzt: Geht man davon aus, dass eine Gallenkolik in den nächsten Wochen möglich ist, so bedeutet das spätere Entfernen ein zusätzliches, wenn auch kontrollierbares Risiko. Damit wird nicht gewährleistet, der Patientin eine möglichst gute Fürsorge und Behandlung zu geben (»principle of beneficence«). Das Gerechtigkeitsprinzip (»principle of justice«) im Sinne von Beauchamp/Childress wird nicht berücksichtigt, weil das Krankenhaus dem System mehr Ressourcen entzieht, als ursprünglich für die Behandlung angemessen wäre.

Fassen wir die Überlegungen zusammen: Gemäß den geltenden Regeln haben sich alle Beteiligten wohl formal korrekt verhalten, denn rechtlich dürfte das Vorgehen nicht verboten sein, auch wenn es medizinethisch nicht einwandfrei ist, der Patientin den eigentlichen Grund der Verschiebung des OP-Termins nicht offenzulegen. Es ist wohl nicht strafbewehrt, um den Erlös zu maximieren, die 41-jährige Patientin nach der Beendigung der Kolik nicht sofort zu operieren. Allerdings wird damit der eigentliche Sinn der DRG-Regel aus finanziellen Gründen umgangen und der Patientin ein späterer Termin gegeben, ohne dass sie die wahren Gründe der Verschiebung des Operationstermins erfahren hat. Ihr wird zugemutet, nochmals einige Wochen mit der Befürchtung einer weiteren Kolik und den damit verbundenen Schmerzen leben zu müssen. Vermutlich wird man sie mit dem medizinischen Hinweis beruhigen, dass die Verschiebung medizinisch sinnvoll ist, damit die Entzündung vollständig abklingen kann. Allerdings ließe sich fragen, ob die Patientin dennoch die Möglichkeit hätte, gerichtlich gegen die Klinik bzw. den behandelnden Arzt vorzugehen, wenn sie vor der verschobenen Operation eine erneute Kolik erleiden würde. Nach dem ärztlichen Berufsethos ist nämlich solch eine Entscheidung nicht die bestmögliche, nach den geltenden Regeln aber die derzeit von den Anreizstrukturen her wohl in den meisten derartigen Fällen präferierte Vorgehensweise. Diese

Situation zeigt geradezu typisch auf, wie Fehlanreize ein suboptimales Verhalten hervorrufen. Das betreffende Krankenhaus bzw. seine Abteilungen stellen sich dadurch kurzfristig besser. Langfristig wird sich jedoch eine derartige Strategie nicht auszahlen, weil damit zu rechnen ist, dass alle diesen Trick anwenden, sodass am Ende kein Krankenhaus dadurch Vorteile hat, wenn man davon ausgeht, dass das Budget insgesamt gedeckelt ist. Die Patientin wird schlechter gestellt, weil die sofortige Entfernung der Gallenblase für sie jede Angst vor neuen Komplikationen genommen und ihr den zusätzlichen Aufwand erspart hätte, der sich aus der späteren Behandlung ergibt. Insbesondere wird sie als Person nicht ernst genommen, denn ihr werden die wahren Gründe für die Verschiebung der Operation nicht zur Kenntnis gebracht. Die Ärzte werden schlechter gestellt, weil sie nicht nach medizinischen, sondern betriebswirtschaftlichen Kriterien die Behandlung zeitlich festlegen. In diesem Sinn befördern derzeitige Regeln ein Verhalten, dass nicht nur der Integrativen und der Medizinethik von Beauchamp/Childress sowie dem Hippokratischen Eid widerspricht, sondern auch von utilitaristischen Medizinethiken als moralisch verfehlt einzuschätzen wäre.

Die bisherige Praxis zahlt darüber hinaus einen zusätzlichen hohen Preis. Sobald die Bäckerei-Fachverkäuferin nämlich erfährt, dass ihre Operation nicht um ihretwillen verschoben wurde, sondern aus dem Grund, den DRG-Ertrag zu maximieren, wird sie sich betrogen fühlen und Ärztinnen und Ärzten weniger oder nicht mehr vertrauen. Wie soll sie auch beurteilen können, ob eine empfohlene Therapie oder der Einsatz eines Medikaments um ihretwillen empfohlen wird oder aus einer Gewinnerzielungsabsicht des betreffenden Arztes, der betreffenden Ärztin bzw. des betreffenden Krankenhauses? Diese Absicht kann auch dadurch realisiert werden, dass bei den Kosten für Arzneimittel gespart wird. Geradezu paradigmatisch hierfür ist die Debatte um den Einsatz von Biosimilars.

8.4.2.4 Teilökonomisierung durch den Einsatz von Biosimilars

Biosimilars sind Nachahmerpräparate von biotechnologisch erzeugten Arzneimitteln, Biologika genannt, deren Patentschutz ausgelaufen ist. Sie sind ein biologisches Medizinprodukt, das eine Version der aktiven Substanz eines bereits zugelassen biologischen Referenzprodukts enthält. Sie werden nur als solche anerkannt, wenn eine hohe Ähnlichkeit zu dem bereits zugelassenen Originalpräparat im Hinblick auf Qualität, Sicherheit und Effektivität nachgewiesen ist.

Da Biosimilars im Unterschied zu Generika nur Ähnlichkeit versprechen, birgt ihr Einsatz ein mögliches höheres Risiko, da nur für eine Anwendung der Proof of Concept, also die prinzipielle Wirksamkeit des Medikaments, zu leisten ist. Für eine ethische Bewertung spielt darüber hinaus auch eine Rolle, welcher Druck von Seiten der Hersteller der Originalpräparate, aber auch der Hersteller von Biosimilars und derjenigen, die am Einsatz dieser Medikamente aus Kostengründen interessiert sind, wie z. B. Krankenkassen, auf Ärztinnen und Ärzte aufgebaut wird. Biosimilars ermöglichen andererseits jedoch signifikante Kostensenkungen, was ethisch ebenfalls bedeutsam ist. Es handelt sich ethisch um eine klassische Güterabwägung. Dabei sind unterschiedliche Interessen im Spiel, von Ärzteschaft und Patienten, Herstellern von Biologika und Herstellern von Biosimilars, Krankenkassen und Politik.

Die zentrale Frage lautet: Dienen Biosimilars eher dem Ziel einer angemessenen medizinischen Versorgung als die Originalarzneimittel oder eher nicht? Diese Frage wirkt auf den ersten Blick rhetorisch, denn es sollte dasjenige Mittel, dessen Wirkung umfassend geprüft wurde, höherwertiger sein als ein ihm ähnliches Mittel, dessen Proof of Concept nur im wichtigsten Fall geprüft wurde, aber gerade nicht für alle zugelassenen Fälle. Wenn die Gesundheit des Patienten das oberste Anliegen ist, scheint klar zu sein, dass das Originalarzneimittel eine größere Sicherheit verspricht als ein Biosimilar, das im Unterschied zu Generika nur Ähnlichkeit und nicht Gleichheit mit dem Originalprodukt verspricht.

Doch auf den zweiten Blick ist die Entscheidung nicht mehr so einfach, denn die hohen Preise der Originalarzneimittel kosten Ressourcen im Gesundheitswesen, die an anderer Stelle fehlen. Es ist also abzuwägen, ob der Verlust an geprüfter Sicherheit durch den Zusatznutzen aufgewogen wird, Ressourcen für andere medizinische Versorgungsmöglichkeiten zur Verfügung zu haben. Wer Ressourcen bei Medikamenten spart, um diese für mehr Ärzte und Pflegekräfte einzusetzen, wird also möglicherweise auf diese Weise seinen Patienten mehr nutzen.

Der Blickwinkel lässt sich aber noch einmal verändern, wenn man auf die beteiligten Interessengruppen schaut: Was die Patienten angeht, so haben diese ein zweifaches Interesse: Einerseits wollen sie die bestmögliche Behandlung, andererseits möchten sie möglichst geringe Versicherungsbeiträge.

Was die Ärzteschaft angeht, so möchte diese ihren Patienten die bestmögliche Behandlung zur Verfügung stellen. Dazu gehören die besten Medikamente, aber auch hinreichende Zeitbudgets für die Behandlung der Patienten, also genügend Personal. Dies dient auch ihrem eigenen Interesse, da sie damit zufriedenere Patienten und weniger persönliche Arbeitsbelastung haben dürften. Dieser Wunsch ist jedoch mit der Ressourcenknappheit im Gesundheitswesen konfrontiert. Dazu kommt eine zusätzliche Problematik: So wird auf Ärztinnen und Ärzte in mehrfacher Hinsicht Druck ausgeübt, abhängig freilich davon, welche Stellung die betreffende Person innerhalb des medizinischen Systems einnimmt. Denn neben Ärzteschaft und Patienten sind weitere Interessensgruppen im Spiel.

Diejenigen Pharmafirmen, die die Originalpräparate herstellen, haben ein großes Interesse, die Herstellung von Biosimilars unattraktiv zu machen. Es würde darum nicht verwundern, wenn sie die Risiken von Biosimilars besonders herausstreichen und auf ihnen verbundene Ärzte oder Ärztevereinigungen Einfluss zu nehmen suchen, sich in ihrem Sinn einzusetzen. Andernfalls verderben Biosimilars das Geschäft und mit den teuren Originalarzneimitteln kann nicht mehr der bisherige Gewinn erzielt werden.

Diejenigen Pharmafirmen hingegen, die sich auf die Herstellung von Biosimilars verlegen, haben dagegen hohes Interesse daran, von ihrer Seite Einfluss auszuüben, damit ihre Arzneimittel zur Anwendung kommen. Sie könnten also versuchen, Politik und Krankenkassen davon zu überzeugen, dass das Risiko eines Einsatzes von Biosimilars minimal ist, während dagegen die Einsparpotentiale mithelfen werden, Krankenkassenbeiträge stabil zu halten.

Krankenkassen stehen vor diesem Hintergrund ebenfalls vor einer Entscheidung: Wenn sie der Argumentation der Biosimilar-Hersteller folgen, so werden sie jedenfalls anfangs die Kosten für Medikamente senken können. Sollte jedoch der Einsatz der Biosimilars nicht so wirkungsvoll sein wie derjenige der Originalpräparate, so könnte mittelfristig aus der Einsparung ein Verlust werden, denn dann müsste letztendlich vermutlich doch auf das Original gesetzt werden und man hätte zusätzlich noch für Biosimilars Geld ausgegeben. Zudem werden die Patienten möglicherweise unzufrieden mit ihrer Kasse sein und diese verlassen, um zu einer Kasse zu wechseln, die von vornherein auf das Originalpräparat setzt. Sollte allerdings der Patient »teuer« sein, so könnte sogar der Einsatz von Biosimilars strategisch mit der Absicht verbunden sein, diese Patienten zu einem Wechsel in andere Kassen zu bewegen. Auf dieser Ebene kommt der

Wettbewerbsgedanke unter den Krankenkassen ins Spiel: Die Kassen, die auf Biosimilars setzen, können Kosten sparen und sind aufgrund günstigerer Mitgliedsbeiträge attraktiv für neue, gesunde Mitglieder, die deshalb sehr zufrieden sind, wenn Biosimilars eingesetzt werden, da sie selbst die Medikamente nicht benötigen. Dies wären zumindest nachvollziehbare Anreize, warum erste Kassen in ihren Verträgen mit kassenärztlichen Vereinigungen verlangen, dass diese beispielsweise statt des Originalmedikaments Infliximab bei Patienten mit chronisch entzündlichen Darmerkrankungen jetzt das IFX-Biosimilar zur Anwendung kommen lassen sollen.

Die folgende Übersicht kann die Situation im Blick auf die wichtigsten Interessen der Betroffenen verdeutlichen.

	Einsatz von Originalpräparaten	**Einsatz von Biosimilars**
Ärzteschaft	Bestmögliche medikamentöse Behandlung	Einsparung von Ressourcen, die für andere Behandlungsformen verwendet werden können
Patienten	Aktuell bestmögliche medikamentöse Behandlung	Möglichst günstige Krankenkassenbeiträge
Gesunde	Prospektiv bestmögliche medikamentöse Behandlung	Möglichst günstige Krankenkassenbeiträge
Krankenkassen	Zufriedene erkrankte Patienten	Kosteneinsparungen, direkt durch Biosimilars, indirekt durch Wechsel »teurer« Mitglieder (z. B. chronisch kranker Darmpatienten) in andere Kassen
Politik	Zufriedene erkrankte Patienten	Mehrheitlich zufriedene gesunde Mitglieder der Krankenkassen
Hersteller von Originalpräparaten	Gewinnmaximierung	Anreiz, Originalpräparate günstiger anzubieten
Hersteller von Biosimilars	Kein Geschäft	Gewinnmaximierung

Tabelle 10: Interessen der Stakeholder

Das Gesundheitssystem ist so verwoben mit ökonomischen Zusammenhängen, dass es unsinnig wäre, zu meinen, man könne dieses System von wirtschaftlichen Überlegungen fernhalten. Vielmehr geht es darum zu begreifen, dass auch dieses System nur ein Subsystem des politischen Gesamtsystems ist. Dieses Gesamtsystem muss im Regelfindungsdiskurs dafür sorgen, dass eine bestmögliche medizinische Versorgung realisiert wird. Ob dies durch den Einsatz von Biosimilars geschieht, ist zumindest fraglich.

8.4.2.5 Fazit

Die Fallbeispiele legen zumindest nahe: Nicht Effizienzkriterien sind das Problem, sondern die ordnungsethisch suboptimale Regelung. Eine Lösung der Problematik scheint – zumindest in vielen Fällen – nicht auf der Handlungsebene der beteiligten Personen und Institutionen zu liegen, sondern in einer Änderung auf der Regelebene. Wer nämlich davon ausgeht, dass die Lösung auf der Handlungsebene liegt, verlangt bei derzeit geltenden Regelungen, dass Abteilungen in Krankenhäusern systematisch gegen das eigene betriebswirtschaftliche Interesse verstoßen.

Zudem lassen diese Fallbeispiele erkennen, wie problematisch neue Regelungen sein können, denn gerade die DRGs verdanken sich einer Regeländerung. Diese Regeländerung funktioniert nur bedingt, weil ein System wie das Gesundheitswesen nicht hinreichend menschendienlich funktionieren kann, wenn man Teilelemente ökonomisiert, aber gerade nicht das Gemeinwohl als Ganzes in den Blick nimmt. Außerdem bringt man die im Gesundheitssystem Beschäftigten in eine moralische Zwickmühle. Entweder schädigen sie sich selbst – man denke an den Chefarzt, wenn dieser die Vorgaben nicht erfüllt, bzw. die Abteilungen, wenn sie keine Aufteilung in zwei DRGs statt eines Splittens des DRG vornehmen – oder sie behandeln die Patienten nicht optimal, denn logischerweise kann mit weniger Personal wie im Fallbeispiel des Chefarztes auf Dauer nicht die gleiche Leistung für Patienten erzielt werden, es sei denn, man hätte zuvor nicht effizient gearbeitet. Dies zeigt ein Versagen bei der bisherigen Regelsetzung an.[28]

Wie aber kommt es zu suboptimalen Regelungen? Regelungen entstehen aus einer Fülle von Verhandlungen, aber auch durch me-

[28] Vgl. dazu Pies, I. (2014). Seine Überlegungen lassen sich auch für die Frage nach einer Regelsetzung im Blick auf das Gesundheitswesen weiterdenken.

diale Veröffentlichungen, den Einfluss von Lobbyverbänden usw. Moralische Ideale der an diesem Regelsetzungsdiskurs beteiligten Organisationen, z. B. Ärzteverbände, Patientenvertreter, Pharmafirmen, Krankenkassen, Medien usw., spielen dabei ebenso eine große Rolle wie deren je spezifische Interessen, die zwischen gesetzlichen Kassen und rein privaten Kassen ebenfalls ganz unterschiedlich sein können. Gerade in den Medien werden Einzelschicksale oftmals dramatisch in den Mittelpunkt gerückt, Behandlungsfehler skandalisiert, aber zugleich wird wenig Gespür für systemisches Denken sichtbar. Dadurch kann es leicht geschehen, dass ihr Einfluss auf den Regelsetzungsprozess, also die politischen Entscheider, bewirkt, dass Regeln gesetzt werden, die das Gegenteil von dem bewirken, was sie eigentlich sollten. Auf der Handlungsebene wird dann ein derartiges Verhalten skandalisiert. Auch der vorausgehende Abschnitt hat gezeigt, dass das beschriebene Verhindern eines DRG-Splittings zwischen zwei Abteilungen durch die Aufteilung in zwei Fälle im Widerspruch zu den hier behandelten medizinethischen Ansätzen steht. Doch Schuldzuweisungen an die so Handelnden, seien sie aus der Ärzteschaft, seien sie Pflegekräfte, seien sie kaufmännische Direktoren, greifen zu kurz. Warum sollten sie sich gegen ihr Eigeninteresse verhalten, nur weil gesellschaftlich gefordert wird, dass man sich selbst schädigt, um dem Gemeininteresse zu dienen? Wird hier nicht beim Schuldzuweisen ein moralistischer Fehlschluss begangen? Selbst wenn man nicht so weit gehen möchte, weil jeder einzelne Akteur immer noch seine eigene moralische Verantwortung behält, so wird man doch einräumen müssen, dass das eigentliche Versagen auf der Ebene des Regelfindungs- und Regelsetzungsdiskurses und den daraus folgenden Regelungen liegt. Wer nämlich Regelungen so setzt, dass der einzelne Akteur systematisch gegen eigenes Interesse verstoßen muss, überfordert diesen.

Auf der Ebene des Regeldiskurses findet sich in der öffentlichen Debatte zudem ein weiterer Fehlschluss, in diesem Fall ein »normativistischer Fehlschluss«.[29] Dieser Fehlschluss liegt vor, wenn in der Öffentlichkeit im Gerechtigkeitsdiskurs Normen propagiert werden, die systemischen Anreizen nicht Rechnung tragen. Dies führt dazu, dass Leistungen im Gesundheitswesen eingefordert werden, ohne zu berücksichtigen, welche Fehlanreize dadurch entstehen.

---

[29] Ebd., 15.

8.4.3 *Lösungsangebote für die medizinische Versorgung in Deutschland*

Im Rückblick ist die bisherige gesundheitspolitische Gesetzgebung durch zahlreiche und wechselvolle symptombezogene Maßnahmen gekennzeichnet, die die Kernprobleme nicht nachhaltig lösen konnten und eine Interventionsspirale nach sich zogen, die bis heute anhält. Deshalb wären grundlegendere Änderungen wünschenswert.

8.4.3.1 Änderung der bisherigen Differenzierung in GKV und PKV

Die bisherige Zweiteilung der Systeme in GKV und PKV hat geschichtliche Wurzeln, die längst überholt sind. Es ist schwer nachzuvollziehen, warum gleiche medizinische Leistungen unterschiedlich bezahlt werden und indirekt über die Beihilfestruktur die privaten Krankenversicherungen gestärkt werden. Die Überlegung, mithilfe der Einnahmen aus der Behandlung von Privatpatienten zu geringe Erlöse bei gesetzlich Versicherten auszugleichen, belegt nur umso deutlicher, dass hier systemisch etwas falsch läuft: Eine Leistung hat angemessen honoriert zu werden, unabhängig von einer bestimmten Versicherungsstruktur. Sie setzt heute Fehlanreize. Das System sollte deshalb gemäß den Gerechtigkeitsgrundsätzen umgestaltet werden.

8.4.3.2 Verbesserungen bezüglich der Solidarität

Gemäß Grundsatz 1 sollte die medizinische Grundversorgung für alle – zunächst national – auf gleichem Standard sein, sodass in Deutschland alle mit der Grundversorgung solidarisch versichert wären. Das Solidarprinzip sollte also vollumfänglich gelten.

Dabei könnte es weiterhin mehrere gesetzliche Kassen bzw. Ersatzkassen geben, um eine gewisse Wettbewerbsstruktur zu wahren. Die existenzbedrohenden Risiken könnten analog zum Katalog der Kassenärztlichen Vereinigung EBM für Behandlungen im Allgemeinen festgelegt und in angemessenen Abständen aktualisiert werden. Eine Hilfe zur Erstellung eines derartigen Katalogs ließe sich aus Empfehlungen ablesen, die in Schweden und auch in Deutschland im Blick auf Fragen von Rationierung und Priorisierung entworfen wurden.

Der schwedische Kommissionsbericht aus dem Jahr 1995[30] geht

[30] Vgl. Swedish Parliamentary Priorities Commission (1995).

wie die Integrative Medizinethik von der Menschenwürde aus, das durch die Prinzipien von Bedarf (need) und Solidarität ergänzt wird: Diejenigen Patienten, die den größten Bedarf haben, sind vorrangig zu behandeln. Dabei sind vulnerable Personen besonders zu berücksichtigen. Erst an dritter Stelle wird auch das Kriterium der Kosteneffizienz benannt. Es geht um ein vernünftiges Verhältnis zwischen den aufgewendeten Kosten und den damit verbundenen Wirkungen, d. h. eine Verbesserung des Gesundheitszustands bzw. eine Verbesserung der Lebensqualität, wobei ein Streitpunkt darin besteht, dieses vernünftige Verhältnis zu bestimmen. Dieses Prinzip sollte nur im Rahmen der vertikalen Priorisierung zur Anwendung kommen, also bezüglich einer Krankheit, da die Wirkungen bei unterschiedlichen Krankheiten nicht sinnvoll miteinander verglichen werden könnten. Allerdings wird klargemacht, dass lebensbedrohliche Krankheiten prioritär gegenüber allen übrigen Erkrankungen sind.

Auch die Zentrale Ethikkommission bei der Bundesärztekammer (ZEKO) hat in ihrer Stellungnahme 2007 »Kriterien der Prioritätensetzung« Empfehlungen ausgesprochen.[31] Dabei werden die drei »schwedischen« Prinzipien praktisch wortgleich als inhaltliche Kriterien für eine gerechte Priorisierung zugrunde gelegt. Ihnen werden formale Kriterien an die Seite gestellt: Transparenz, nachvollziehbare Begründung, Evidenzbasierung, Konsistenz, also Ernstnehmen des Gleichheitsgebots, Festlegung von Priorisierungsentscheidungen und deren Regulierungen durch legitimierte Institutionen, Offenlegung und Ausgleich von Interessenkonflikten, wirksamer Rechtsschutz für Patienten, denen Leistungen verwehrt werden. Vor diesem Hintergrund entwickelt die ZEKO ein Stufenmodell einer zulässigen Priorisierung: An erster Stelle stünden der Lebensschutz, der Schutz vor schwerem Leid und schweren Schmerzen. Hier sei eine Priorisierung nicht mehr sinnvoll. Auf der zweiten Stufe gehe es um den Schutz vor dem Ausfall bzw. der Beeinträchtigung wesentlicher Organe und Körperfunktionen. Auch hier fordert die ZEKO die vorrangige Verwendung von Mitteln selbst bei Ressourcenknappheit. In beiden Fällen gelte strikt das Gleichheits- und damit verbunden das Nicht-Diskriminierungsgebot. Eine Rationierung ist auf diesen beiden Stufen ausgeschlossen. Es sind also diese Erkrankungen, für die das Solidarprinzip ausnahmslos gelten sollte.

[31] Vgl. ZEKO (2007).

Für derartige Erkrankungen ist eine Versicherung also verpflichtend, da angenommen werden darf, dass es im Interesse aller Betroffenen ist, gegen existenzbedrohende Erkrankungen versichert zu sein. Der Freiheitsgrundsatz wird also trotz dieser Verpflichtung gewahrt.

Die Beträge für diese Kasse sollten einkommensabhängig bis zu einer Jahreseinkommensentgeltgrenze erhoben werden. Wenn es keine Deckelung gibt und auch sehr hohe Einkommen vollständig zur Beitragsberechnung herangezogen werden, kann es passieren, dass dadurch Monatsbeiträge sogar in Millionenhöhe entstehen. Dies würde sicherlich berechtigterweise als unangemessen gelten. Wo genau jedoch die gerechte Grenze für den Einbezug des Einkommens und die sich daraus ergebenden Beiträge liegt, muss gesellschaftlich verhandelt werden. Die bisherige Beihilfe für Beamte würde analog zum jetzigen GKV-System in einen Arbeitgeberanteil umzuwandeln sein. Die Honorare für die Behandelnden sind damit nicht mehr wie im bisherigen System unterschiedlich, sondern für die gleiche Leistung erhalten sie denselben Satz.

Ziel müsste es sein, die Grundversorgung in ihren Leistungen auf wirklich bedrohliche Erkrankungen (für das Leben bzw. bezüglich finanzieller Risiken) zu beschränken. Die unnötige und die Privatkrankenkassen indirekt unterstützende besondere Behandlung von Beamten ist also ebenso abzuschaffen wie ein paralleles System von Privatversicherungen für besonders einkommensstarke Personen.

Es wäre Aufgabe des Gesetzgebers, in enger Verbindung zu der gesetzlichen Kasse und den Betroffenen darauf hinzuwirken, dass Fehlanreize für die Behandlung oder Prävention von existenzbedrohenden Erkrankungen vermieden werden.

8.4.3.3 Freiheit in Verbindung mit Solidarität und Subsidiarität

Dagegen könnten privat zusätzliche Leistungen versichert werden. Für diese Wahlleistungen sollte das Freiheitsprinzip gelten. Wer möchte, schließt privat eine Zusatzversicherung für diejenigen Leistungen medizinischer Versorgung ab, die er für sich für wünschenswert hält. Diese Zusatzversicherung könnte nach dem klassischen Versicherungsprinzip einer Risikoversicherung funktionieren.

Damit aber für ökonomisch oder »gesundheitlich« Schwache eine Chancengleichheit herrscht, sollte aus Steuermitteln ein Versicherungsgeld in Analogie zum Wohngeld solidarisch denjenigen zur Verfügung gestellt werden, die sich sonst keine derartige Zusatzversicherung leisten könnten.

»Als Illustration mag folgendes Beispiel dienen: Für ein multimorbides Kind müsste eine aktuarische Jahresprämie von € 67.000 pro Jahr gezahlt werden. Unter Berücksichtigung eines Eigenanteils von 10 % bei einem Einkommen von € 40.000 pro Jahr hätte die Familie € 4.000 selbst zu tragen. Der Versicherungsbeitrag, der diesen Eigenanteil übersteigt, würde in Form des Versicherungsgeldes als Subjektförderung (€ 63.000 pro Jahr) gewährt.«[32]

Diese Struktur würde auch aufgrund des Eigenanteils mithelfen, das bereits thematisierte Problem des »moral hazard« zu entschärfen. Es ist im Interesse der Betroffenen, nur diejenigen Wahlleistungen in Anspruch zu nehmen, die sie benötigen, und zudem auf ihre Gesundheit zu achten, da die medizinische Versorgung nicht zum Nulltarif zu haben ist.

Der Haupteinwand gegen eine derartige Lösung: »Was nützt Transparenz, wenn ohne Zusatzversicherung nicht die bestmögliche Behandlung gewährt wird«, verliert im Rahmen einer solchen Lösung sein Gewicht, denn jeder hat prinzipiell die Möglichkeit, eine derartige Zusatzversicherung abzuschließen. Es besteht also Chancengleichheit auf die bestmögliche Behandlung.[33]

Die Alternative, alle bekommen nicht nur die Grundsicherung, sondern eine gesundheitliche Versorgung, die die Wahlleistungen einschließt, aber diejenigen mit hohen Einkommen zahlen den Gesamtbetrag selbst, diejenigen mit höheren Einkommen je nach Höhe anteilig, die übrigen bekommen ihn »solidarisch« aus Steuern oder der Summe der Versicherungsbeträge, scheint auf den ersten Blick sehr attraktiv zu sein. Man muss sich nicht den Kopf zerbrechen und streiten, was denn zur »Grundversorgung« zählen soll. Diese Alternative berücksichtigt jedoch nicht, dass das Modell gerade für diejenigen, die nicht zuzahlen müssen, einen hohen Anreiz hat, das System auszubeuten. Die Lösung berücksichtigt nämlich nicht den moral hazard, der allen Vollkaskoversicherungen innewohnt, die keinen Eigenanteil haben.

---

[32] Oberender/Zerth (2003), 40 f. Auch wenn Oberender/Zerth dieses Beispiel im Blick auf eine Vollversicherung entworfen haben, passt es ebenfalls sehr gut für das von uns angedachte Modell der privaten Zusatzversicherung.

[33] Was das andere Fallbeispiel der Bäckereiverkäuferin angeht, sollte dagegen das DRG-System grundsätzlich überarbeitet werden, um gar nicht erst die genannte Anreizsituation entstehen zu lassen.

8.4.3.4 Pflichten in Verbindung mit Solidarität und Subsidiarität

Moral hazard ist ein wesentliches Problem, da hier Einzelne das Gesundheitswesen ausnutzen können. Bereits bei der Behandlung des bedürfnisorientierten und des meritokratischen Gerechtigkeitsverständnisses hatte sich jedoch gezeigt, wie schwierig es einerseits ist, Patientenwünsche einzugrenzen, und andererseits, einen riskanten Lebensstil zu sanktionieren. Dennoch gibt es bereits heute Formen, Bürgerinnen und Bürger in die Pflicht zu nehmen, damit die Solidarität nicht ausgebeutet wird. Die Tabaksteuer in Verbindung mit Aufklärungsmaßnahmen, höhere Versicherungsbeiträge für Raucher bei Lebensversicherungen und das Rauchverbot, beispielsweise in Gaststätten, sorgen indirekt dafür, dass die Zahl der Raucher zurückgeht und damit Leistungen im Gesundheitswesen aufgrund von Erkrankungen, die durch das Rauchen bewirkt werden, nicht mehr nötig sind.

Die Impfpflicht für Masern als Voraussetzung für einen Kitabesuch sorgt dafür, dass diese bedrohliche Erkrankung sich nicht ausbreitet, die Wahrscheinlichkeit zunimmt, dass es zu einer Herdenimmunität kommt, und auf diese Weise auch die Ressourcen im Gesundheitswesen geschont werden. Impfen schützt nicht nur die geimpfte Person, sondern verhindert auch die Ansteckung. Die Pockenschutzimpfung war sogar für alle über Jahrzehnte verpflichtend, wodurch diese oft tödlich verlaufende Erkrankung heute als ausgerottet gilt. Wer sich einer Impfung verweigert, die über lange Zeiträume erprobt wurde und so nur noch ein minimales Risiko hat, riskiert damit nicht nur seine eigene Gesundheit, sondern beutet, falls die Person erkrankt, auch die Solidarität der anderen aus, weil er für die Behandlung einer vermeidbaren Erkrankung Ressourcen des Gesundheitswesens verbraucht. Zudem gefährdet er beispielsweise Kleinkinder, die noch keinen Impfschutz haben.

Was die Impfpflicht angeht, so ist die lange Zeit verpflichtende Pockenschutzimpfung ein Beleg dafür, dass auch rechtlich in Deutschland eine derartige Pflicht mit dem Grundgesetz und seinen Normen vereinbar ist. Dies galt und gilt auch für andere Pflichten. Menschen müssen sich an Quarantänevorschriften halten. Sogar Röntgenuntersuchungen können vorgeschrieben werden, wenn diese Maßnahme mit guten Gründen, z. B. um eine Tuberkuloseansteckung zu identifizieren, angeordnet wird.

Trotzdem könnte man fragen: Instrumentalisiert ein solcher Zwang nicht den Betroffenen in einer Weise, dass seine Würde verletzt wird? Bereits in seinem Grundgesetzkommentar hat Dürig in den Fünfzigerjahren zu dieser Problematik Stellung genommen:

»Selbst wenn man also – an sich völlig abwegig – im Menschen nur das reine Subjekt der Logik sieht, das in rein äußeren, sozialethisch ganz indifferenten Beziehungen zu ebenso beschaffenen Subjekten steht, hat die dem Staat nach Art. 1 I Satz 2 obliegende Schutzverpflichtung bewirkt, dass den einzelnen Angehörigen dieses schutzverpflichteten Verbandes mindestens insoweit von vornherein auch *Pflichten* treffen, wie ohne ihre Erfüllung die staatliche Schutzpflicht nach Art. 1 I Satz 2 nicht realisierbar ist. Bereits in Art. 1 I wird also der Mensch auch als Pflichtsubjekt vorausgesetzt und davon ausgegangen, dass durch die Erfüllung gesetzlicher Pflichten der Mensch als solcher *keine Einbuße in dem ihm zukommenden Wert- und Achtungsanspruch* erleidet, wenn dadurch der Staat *überhaupt erst in die Lage versetzt* wird, die menschliche Würde zu schützen. So hat etwa der BayrVerfGH zutreffend entschieden, dass die gesetzliche Verpflichtung zur Röntgenreihenuntersuchung die Menschenwürde nicht antastet.«[34]

Im Ergebnis hält er fest – und dies ist bis heute die herrschende Meinung –, dass von uns bestimmte Pflichten abverlangt werden können. Aber, und das ist hierbei entscheidend, diese unsere Pflichten sind nicht Pflichten aufgrund unserer eigenen Menschenwürde, sondern Pflichten zum Schutz und Wohl der Menschenwürde anderer:

»Eine Verfassung, welche die Würde des Menschen in den Mittelpunkt des Wertsystems stellt, kann bei der Ordnung zwischenmenschlicher Beziehungen grundsätzlich niemandem Rechte an der Person eines anderen einräumen, die nicht zugleich pflichtgebunden sind und die Menschenwürde des anderen respektieren.«[35]

Dass eine Impfpflicht in bestimmten Fällen das Selbstbestimmungsrecht nicht unrechtmäßig einschränkt, entspricht dem medizinethischen Ansatz der Integrativen Medizinethik. Auch hier wird die Menschenwürde in der Weise verstanden, dass sich aus ihr Verpflichtungen gegenüber anderen Personen ergeben. Dazu gehört der Lebensschutz der anderen. Die Maßnahmen in der Covid-19-Pandemie haben gezeigt, wie weitreichend der Staat sogar Grundrechte einschränken und wirtschaftliche Existenzen gefährden und vernichten darf, wenn es um den Lebensschutz geht. Eine Impfpflicht kann darum dann gerechtfertigt werden, wenn das Risiko eines Impfschadens

---

[34] Vgl. Dürig (1958), 24 f.
[35] BVerfGE 24, 119 (144).

sehr gering ist, während der Nutzen der Impfung für die Personen selbst, aber auch andere sehr hoch eingeschätzt wird.[36]

Für eine Akzeptanz von Impfpflichtmaßnahmen haben sich fünf Kriterien bewährt, die im sogenannten »5C-Modell« auf den Begriff gebracht werden und »wesentliche Gründe individueller Impfentscheidungen zu benennen beanspruchen:

1. Confidence (Vertrauen),
2. Compacency (Risikowahrnehmung),
3. Constraints (Barrieren in der Ausführung),
4. Calculation (Ausmaß der Informationssuche),
5. Collective Responsibility (Verantwortungsgefühl für die Gemeinschaft).«[37]

Während also eine Impfpflicht im Einzelfall (Pocken) und andere Maßnahmen verpflichtend sein können, so ist es im Blick auf eine mögliche Impfung gegen Covid-19 bisher nicht angemessen, diese einzufordern. Dazu wäre der Impfstoff noch zu neu, um seine langfristigen Folgen für die Geimpften einschätzen zu können.

Dies belegt, wie schwierig es sein kann, Pflichten zu bestimmen, damit Solidarität nicht ausgebeutet und die Selbstverantwortung gestärkt wird. Je weniger dies jedoch gelingt, umso mehr Ressourcen werden im Gesundheitswesen verbraucht. Dann stößt ein solches System an seine Grenzen. Freilich können auch andere Gründe dafür entscheidend sein, wie die Covid-19-Pandemie nachdrücklich zeigt.

8.4.3.5 Notwendigkeit von expliziter Priorisierung statt impliziter Rationierung

Was geschieht, wenn die Ressourcen im Gesundheitswesen an ihre Grenzen stoßen und darum nicht alle, die eine existenzbedrohende

---

[36] Vgl. Deutscher Ethikrat (2019b), 16: Ob eine Impfung öffentlich empfohlen wird, hängt davon ab, ob sie im Lichte der epidemiologischen Daten für notwendig und sicher erachtet wird. Hierzu gibt die beim Robert Koch-Institut eingerichtete Ständige Impfkommission (STIKO) Empfehlungen (§ 20 Abs. 2 Satz 1, 3 IfSG) heraus, auf deren Grundlagen die obersten Landesgesundheitsbehörden öffentliche Impfempfehlungen aussprechen sollen (§ 20 Abs. 3 IfSG).

[37] Ebd., 29 (hier etwas übersichtlicher gestaltet). Der Ethikrat greift hierbei auf aktuelle Studien zurück, deren Übersetzung der Begriffe er übernimmt. Vgl. Betsch et al. (2019), 400.

Erkrankung wie Covid-19 haben, angemessen (nach objektiv-medizinischen Kriterien) behandelt werden können?

Eine Priorisierung kann vertikal sein, also Behandlungsregimes für Krankheiten einer Gruppe gegenüber anderen Behandlungsregimes vorziehen, oder sie kann horizontal sein, also die Behandlungen bestimmter Krankheiten gegenüber anderen Krankheiten priorisieren. Das bekannteste Beispiel für eine derartige horizontale Priorisierung geschah Ende der 80er Jahre in Oregon. Diese war höchst kontrovers: So sollte in der ersten ausgearbeiteten Priorisierungsliste der Staat mit seinem Medicaid-Programm zwar für Zahnbehandlungen aufkommen, aber nicht für Blinddarmoperationen.[38]

Die steigenden Kosten in der Krebstherapie haben bereits vor mehr als zehn Jahren den damaligen Präsidenten der Bundesärztekammer dazu gebracht, eine Priorisierung in der Onkologie in Deutschland anzumahnen: »Die Schere zwischen dem, was wir leisten können, und dem, was wir bezahlen können, klafft immer weiter auseinander. […] Im derzeitigen System sehe ich nur einen Weg aus der Rationierung, nämlich die Diskussion um die Priorisierung.«[39]

Wie vorausschauend Hoppe mit seiner Aussage war, wurde wenige Jahre später jedem klar, als das Medikament Sovaldi der Firma Gilead Sciences zur Therapie von Hepatitis C auf den Markt kam. Es kostete pro Fall etwa 60.000 €.

Doch wem selbst diese Kosten noch nicht die Augen geöffnet haben, dass unsere Ressourcen im Gesundheitswesen begrenzt und eine angemessene medizinische Versorgung nicht mehr die evidenzbasiert beste Therapie impliziert, dem hat spätestens die Covid-19-Krise vor Augen geführt, was es bedeutet, wenn nicht hinreichend Ressourcen zur Verfügung stehen. Die Tränen italienischer und spanischer Ärzte, die Menschen ersticken lassen mussten, weil keine Beatmungsmaschinen mehr verfügbar waren, gingen um die Welt. In Deutschland war die Begrenztheit des Systems indirekt spürbar. Das wirtschaftliche Leben musste zurückgefahren, Schulen geschlossen werden usw., damit die knappen Ressourcen des Systems nicht überfordert gewesen wären.

---

38 Vgl. Perry/Hotze (2011).

39 Hier zitiert nach: https://www.bundesaerztekammer.de/aerztetag/aerztetage-der-vorjahre/113-daet-2010-in-dresden/eroeffnungsrede-prof-dr-hoppe/, zuletzt eingesehen: 26.04.2020.

Diese Beispiele genügen, um zu zeigen, warum möglichst nicht auf der Handlungsebene entschieden werden sollte, wem knappe Ressourcen zukommen sollen. Nicht dem einzelnen Arzt oder Klinikdirektor sollte die Entscheidung zur Priorisierung zugemutet werden, sondern diese ist in der Rahmenordnung zu verorten, die auf Richtlinien oder gesetzlichen Vorgaben beruht.

Wie aber ist dann zu priorisieren? In der Transplantationsmedizin geschieht dies über festgelegte Algorithmen. In der Covid-19-Krise haben viele Ethikräte ihre Vorschläge gegeben. Übereinstimmend teilte man den Rechtsgrundsatz, dass niemand gegen seinen Willen von einer Atemmaschine oder aus der Intensivabteilung verlegt werden sollte, solange noch Hoffnung auf einen Behandlungserfolg bestand. Die Konsequenzen haben die Fallbeispiele im ersten Kapitel sichtbar werden lassen.

Eine Rationierung als Zuteilung eines knappen Guts an einige, obwohl andere genauso berechtigt wären, verletzt fundamental das Gleichheitsgebot im Blick auf eine die Existenz des Betroffenen bedrohende Erkrankung. Doch in der konkreten Triage-Situation der Covid-19-Krise hilft dieses Gleichheitsgebot nicht weiter, wenn die Atemgeräte ausgehen. Auch zeigt die Verlosungslösung des knappen Medikaments Zolgensma, dass der Wunsch nach gleicher Behandlung nicht immer für alle Betroffenen befriedigt werden kann. Auch hier zeigt sich einerseits die Bedeutung einer angemessenen Vorsorge und andererseits die Akzeptanz, dass kein Gesundheitswesen allen im Prinzip berechtigten Ansprüchen gerecht werden kann.

Während derartige Fälle öffentlichkeitswirksam diskutiert werden, bleiben die vielen »stillen« Maßnahmen praktisch unbemerkt, die in Deutschland an der Tagesordnung sind. Es kommt immer wieder vor, dass eine Magenspiegelung trotz Blut im Stuhl erst nach Wochen durchgeführt wird, obwohl durch eine zeitnähere Spiegelung ein maligner Magentumor frühzeitiger entdeckt werden könnte. Wäre dies der Fall, dann würde die derzeitige implizite Rationierung mithilfe von teilweise wochenlangen Wartezeiten bereits das Gleichheitsgebot verletzen. Im bisherigen System ist dies Praxis. Privatpatienten erhalten nämlich eine Spiegelung im Normalfall deutlich rascher. Da aber gerade durch das Wachstum von Tumoren und eine mögliche Metastasenbildung jeder Tag zählen kann, verletzt diese implizite Rationierung das Gleichheitsgebot. Zudem werden Ärztinnen und Ärzte so in die Situation gebracht, selbst eine Rationierung vorzunehmen und damit gerade eine ökonomische, nicht eine medizinische Entscheidung treffen zu müssen. Da viele Patienten über diese Rationierung im Unklaren gelassen werden, wird auch das mit dem Selbstbestimmungsrecht verbundene Recht auf Transparenz in einer so wichtigen Frage nicht berücksichtigt. Es handelt sich damit um eine *verdeckte*, implizite Rationierung.

Dazu kommt ein weiteres ethisch bedeutsames Problem. Angenommen, eine Klinikleitung könnte ein teures Medikament zwar einigen der betroffenen Patienten, aber nicht allen Patienten verabreichen, da dies das Budget sprengen würde, wäre es dann zulässig, dies zu tun? Hier stellt sich also die Frage, ob es ethisch angemessen sein kann, allen Patienten ein wirkmächtiges Medikament deshalb vorzuenthalten, weil man es nicht allen Patienten zukommen lassen kann, ob es also besser ist, allen die Standardtherapie zu geben, um das Gleichheitsgebot nicht zu verletzen, als einige besser zu stellen.

Oder ist die Alternative vorzuziehen, allen Patienten nur die Standardmedikation zu geben, aber ebenfalls alle Patienten auf die Möglichkeit des neuen besseren Medikaments hinzuweisen? Dann können sich jedoch nur die wirklich finanziell starken Patienten dieses Medikament leisten. Kann es umgekehrt ethisch zulässig sein, Patienten eine evidenzbasierte, erfolgreiche Behandlungsmöglichkeit zu verheimlichen, um nicht das Gleichheitsgebot zu gefährden?

Vor dem Hintergrund des ethischen Bezugsrahmens der Integrativen Medizinethik ist klar, dass ein Verheimlichen einer besseren Behandlungsalternative nicht zulässig ist, weil hier der Freiheitsgrundsatz durch fehlende Transparenz verletzt wird. Wenn die Gesellschaft jedoch nicht bereit ist, in das Gesundheitswesen – zumindest für einen gewissen Zeitraum – weitere Mittel zu investieren, dann lässt sich das Gleichheitsgebot nur insofern aufrechterhalten, als allen solidarisch das weniger wirksame Medikament zur Verfügung gestellt wird. Das lässt freilich die Option offen, sich das teurere Medikament privat dazuzukaufen, wenn man davon aufgrund der Transparenz weiß. Damit unterläuft die private Möglichkeit des Zukaufs das Gleichheitsgebot im Rahmen des Solidarprinzip, wenn es um die Existenz bedrohende Krankheiten geht, und verletzt damit den ersten Gerechtigkeitsgrundsatz.

Ordnungsethisch ließe sich das Problem entweder so angehen, dass der deutsche Staat wie andere Länder, u. a. Frankreich, den Pharmaunternehmen Preisgrenzen für lebenswichtige Medikamente vorschreibt. Ob dies durchsetzbar ist, bleibt abzuwarten. Das Beispiel der Firma Novartis mit dem Medikament Zolgensma weist in eine andere

Richtung. Allerdings bleibt dennoch das Grundproblem bestehen, dass nicht die bestmögliche Behandlung für alle bezahlbar sein wird. Alternativ müssten QALYs für eine vertikale Priorisierung herangezogen werden. Hier wird sich gerade in der Krebstherapie zeigen, wie schwierig dies sein kann. Es lässt sich vermuten, dass gerade weiche Faktoren wie Zuwendung und neue Lebenshoffnung einen ähnlichen Zugewinn an quantitativer Lebenszeit bringen könnten wie die Behandlung mit besseren Medikamenten, während die Qualität dieser Lebenszeit sogar gesteigert wird.[40]

Auf jeden Fall sollten die Entscheidungen, wie eine vertikale Priorisierung gelingen könnte, zwar im Dialog mit den Fachvertretern als denjenigen, die die einschlägige Behandlungskompetenz haben, durchgeführt werden. Es bedarf aber auch der Gesundheitsökonomen und Vertretern aus der Gesellschaft. Keinesfalls sollte jedoch der »Schwarze Peter« der Priorisierung den Ärztinnen und Ärzten vor Ort zugemutet werden. In der gegenwärtigen Situation der Deckelung der Budgets werden sie praktisch dazu veranlasst, Entscheidungen zu treffen, die sie mit ihrem Ethos, dem Patienten bestmöglich nach objektiv medizinischem Wissen zu helfen, in Konflikt bringen.

Geht man vom Prinzip der Menschenwürde und dem damit verbundenen subjektiven Recht auf angemessene medizinische Versorgung aus, so sind weder Gruppenzugehörigkeiten noch Geschlecht, weder Alter noch Selbstverschulden Kriterien, um das Gleichheitsgebot zu verletzen. Damit kommen weder eine Altersrationierung noch andere Diskriminierungsmöglichkeiten als Einsparmöglichkeiten in Frage, um das Knappheitsproblem zu lösen.

Geht man zudem davon aus, dass nicht die Ärztinnen und Ärzte vor Ort, sondern die Gesellschaft in der Verantwortung steht, wie eine gerechte vertikale Priorisierung aussehen könnte, so wären Anleihen bei anderen Staaten zu machen, wie diese zu einer Priorisierung kommen, die gesellschaftlich akzeptiert werden kann und dem Grundprinzip der Menschenwürde und der mit diesem Prinzip verbundenen Gerechtigkeitsgrundsätze vereinbar ist.

Vor diesem Hintergrund wäre zu wünschen, dass die Mahnung des mittlerweile verstorbenen ehemaligen Präsidenten der Bundesärztekammer Jörg-Dietrich Hoppe die nötige breite gesellschaftliche Anerkennung finden würde.

---

[40] Vgl. Temel et al. (2010).

8.5 Ergebnis

Ein gerechtes Gesundheitswesen, so zeigen die Ausführungen, erfordert national wie international, dass existenzbedrohende Risiken solidarisch von den Leistungsstärkeren getragen werden. Jeder auf dieser Erde hat einen Anspruch darauf, bestmöglich medizinisch versorgt zu werden, wenn sein Leben bedroht ist, ohne dadurch finanziell in den Ruin getrieben zu werden.

Ein gerechtes Gesundheitswesen ist aber nur dann gerecht, wenn es zugleich größtmögliche Freiheitsspielräume eröffnet. Denn die menschliche Würde, die ein subjektives Recht auf bestmögliche medizinische Versorgung bedingt, ist zugleich auch der Grund, warum wir möglichst frei in unserem Handeln und unseren Lebensentwürfen sein sollten. Hier kommt das Prinzip der Subsidiarität zur Geltung. Dem Einzelnen sollte darum eine größtmögliche Entscheidungsfreiheit in der Wahl der übrigen Absicherung von Gesundheitsleistungen zugestanden werden. Damit aber diese Entscheidungsfreiheit wirklich realisiert werden kann, ist auf nationaler Ebene, also in den einzelnen Staaten, ein für die dortige Gesellschaft passendes Modell zu entwickeln, das gewährleistet, dass auch die finanziell Schwächeren in den Genuss dieser Entscheidungsfreiheit kommen und zugleich Fehlanreize vermieden werden.

Gerechtigkeit im Gesundheitswesen und damit verbunden eine bestmögliche medizinische Versorgung wird nach unserer Überzeugung am besten verwirklicht, wenn Freiheit auf allen Ebenen als Triebfeder für Innovationen daran entscheidend mitwirkt, immer wirkungsvollere Therapien zu entwickeln. Der Anspruch auf die bestmögliche medizinische Versorgung ist damit dynamisch zu betrachten und nach vorne offen. Innovationskraft, getragen von Solidarität einerseits und Freiheit andererseits, wird mithelfen, die medizinische Versorgung weiter so zu verbessern, dass alle in den Genuss einer solchen medizinischen Versorgung kommen können, wenn sie diese benötigen.

9 Mit Hippokrates über Hippokrates hinaus

Das Buch trägt den Titel »Den Hippokratischen Eid neu denken. Eine Medizinethik für die Praxis«. Die Kostbarkeit dieses Eids besteht in seiner Bodenständigkeit, was im Lateinischen am besten mit »humilitas« (lateinisch: humus = Boden) wiedergegeben wird. In diesem Eid wird von ärztlich Tätigen nicht erwartet, dass sie ihre eigenen Interessen ignorieren. Im Gegenteil verlangt der ärztliche Lehrer von seinen Schülern in diesem Eid als erstes Versprechen, für ihn und seine Nachkommen zu sorgen. Die Integrative Medizinethik berücksichtigt, ausgehend von der Menschenwürde, diesen wesentlichen Aspekt und denkt ihn ordnungsethisch weiter. Rahmenbedingungen im Gesundheitswesen müssen so gestaltet sein, dass sie dauerhaft dazu führen, dass Ärztinnen und Ärzte, Pflegekräfte und sonstige Beschäftigte im Gesundheitswesen auch auf ihre Kosten kommen. Die Menschenwürde ist unteilbar. Sie kommt nicht nur den Patienten, sondern Ärztinnen und Ärzte, Pflegekräfte und allen im Gesundheitswesen Tätigen zu. Dies scheint eine Trivialität zu sein, doch sind manchmal Arbeitsbedingungen und Zwänge dergestalt, dass Zweifel daran aufkommen, ob Menschen in diesen Systemen nicht ausgebeutet werden.

Wenn Ärztinnen, Ärzte, Pflegekräfte und viele andere in der Covid-19-Pandemie ihr Leben aufs Spiel setzten, um anderen das Leben zu retten oder die Gesundheit zu erhalten, so ist dies ein Zeichen, dass sie sehr wohl bereit sind, ihr Eigeninteresse für ein eigenes gutes Leben für die größere Aufgabe zu riskieren. Das darf aber nicht zu einem Dauerzustand werden. Daran erinnert der Eid in einer ganz feinen Weise.

Auch das Nichtschadens- und Fürsorgeprinzip des Eids bleiben bis heute von zentraler Bedeutung. Die Integrative Medizinethik denkt sie in dem Sinne weiter, als sie beide Prinzipien wie auch die amerikanische Prinzipienethik mit dem Autonomieprinzip verbindet. Einwilligungsfähige Patienten dürfen selbst bestimmen, was sie für einen Schaden und Nutzen halten. Sie werden dabei jedoch in den meisten Fällen der ärztlichen Expertise vertrauen. Wenn aber das Vertrauen fehlt, dürfen sie eine Behandlung auf eigenes Risiko, ohne dass ihnen dadurch ein rechtlicher Schaden entsteht, abbrechen. Sie dürfen sogar eine lebensrettende Behandlung verweigern, wenn sie beispielsweise als gläubige Zeugen Jehovas eine Behandlung mit Fremdblut ablehnen.

Aufgrund des mit der Menschenwürde verbundenen Rechts auf den eigenen, selbstbestimmten Tod verzichtet die Integrative Medizinethik auch auf die Forderungen des Eids, wonach der hippokratische Arzt keine Mittel zum Sterben geben darf.

Sie denkt auch in der Weise über den Eid hinaus, als sie ganz wesentlich Gerechtigkeitsüberlegungen berücksichtigt und diese nicht auf nationale Grenzen beschränkt. Die Covid-19-Pandemie hat hinreichend die Sinnlosigkeit nationaler Alleingänge bewiesen. Diese Pandemie kann nur besiegt werden, wenn wir global zusammenwirken. Ansonsten kann sich das Virus immer neu Bahn brechen. Die erfolgreiche Ausrottung der Pocken zeigt, was möglich ist, wenn wir global denken. Der Sieg über Polio scheint nahe zu sein. Doch das genügt nicht. Erst wenn ein globales Gesundheitssystem etabliert ist, das allen Menschen auf dieser Erde für die ihre Existenz bedrohende Krankheiten eine angemessene medizinische Versorgung ermöglicht, hat die Integrative Medizinethik ihr Ziel erreicht, das mit der Menschenwürde verbundene subjektive Lebensrecht in diesem Bereich zur Geltung zu bringen.

Die Integrative Medizinethik ist eine ethische Theorie, die anschlussfähig an den politischen Konsens ist, der sich in der Charta der Vereinten Nationen und ihrer Menschenrechtserklärung durch die Anerkenntnis von Menschenwürde und Menschenrechten manifestiert hat. Auch diese Medizinethik geht von einem Grundprinzip und damit verbundenen grundlegenden medizinethischen Prinzipien (Selbstbestimmung, Nichtschadens- und Fürsorgeprinzip, Gerechtigkeitsprinzip) aus, die einen allgemeingültigen, transkulturellen Anspruch haben, der für alle Gesellschaften gültig ist. Wie auch die amerikanische Prinzipienethik von Beauchamp/Childress lehnt sie die Hypothese ab, wonach Moralität letztlich auf partikulare kulturelle Regeln reduzierbar sei.[1] Sie ist gleichzeitig realistisch genug, dass es religiöse, kulturelle und sonstige partikuläre Besonderheiten geben

---

[1] Vgl. Beauchamp/Childress (2019), 458: »This theory rejects the hypothesis that morality is ultimately reducible to local, customary, or cultural rules.«

kann, die rechtfertigen, warum die Umsetzung der Prinzipien in der Praxis unterschiedlich sein kann. Darum hat sich dieses Buch immer wieder an der deutschen Praxis orientiert und ist auf Debatten eingegangen, die in diesem Staat geführt werden. Auch in diesem Sinn ist es eine Medizinethik für die Praxis geworden.

Anhang

Der Hippokratische Eid[1]

Ὄμνυμι Ἀπόλλωνα ἰητρὸν, καὶ Ἀσκληπιὸν, καὶ Ὑγείαν, καὶ Πανάκειαν, καὶ θεοὺς πάντας τε καὶ πάσας, ἵστορας ποιεύμενος, ἐπιτελέα ποιήσειν κατὰ δύναμιν καὶ κρίσιν ἐμὴν ὅρκον τόνδε καὶ ξυγγραφὴν τήνδε.

§ 1 Ich schwöre bei Apollon, dem Arzt, und Asklepios und Hygieia und Panakeia und allen Göttern und Göttinnen, indem ich sie zu Zeugen anrufe, dass ich nach meinem Vermögen und Urteil diesen Eid und diese schriftliche Verpflichtung erfüllen werde:

Ἡγήσασθαι μὲν τὸν διδάξαντά με τὴν τέχνην ταύτην ἴσα γενέτῃσιν ἐμοῖσι, καὶ βίου κοινώσασθαι, καὶ χρεῶν χρηΐζοντι μετάδοσιν ποιήσασθαι, καὶ γένος τὸ ἐξ ωὐτέου ἀδελφοῖς ἴσον ἐπικρινέειν ἄῤῥεσι, καὶ διδάξειν τὴν τέχνην ταύτην, ἢν χρηΐζωσι μανθάνειν, ἄνευ μισθοῦ καὶ ξυγγραφῆς, παραγγελίης τε καὶ ἀκροήσιος καὶ τῆς λοιπῆς ἁπάσης μαθήσιος μετάδοσιν ποιήσασθαι υἱοῖσί τε ἐμοῖσι, καὶ τοῖσι τοῦ ἐμὲ διδάξαντος, καὶ μαθηταῖσι συγγεγραμμένοισί τε καὶ ὡρκισμένοις νόμῳ ἰητρικῷ, ἄλλῳ δὲ οὐδενί.

§ 2 Meinen Lehrer in dieser (Heil-) Kunst werde ich wie meine Eltern achten, mit ihm den Lebensunterhalt teilen und ihn, wenn er Not leidet, mitversorgen. Seine Nachkommen werde ich meinen Brüdern gleichstellen und sie, wenn sie es wünschen, in dieser (Heil-)Kunst unterweisen ohne Bezahlung und schriftliche Verpflichtung. Unterweisung und mündlichen Unterricht und alle übrige Belehrung werde ich meinen Söhnen und denen meines Lehrers erteilen wie auch den Schülern, die nach ärztlichem Grundsatz sich mit der schriftlichen Verpflichtung gebunden und den Eid geleistet haben, sonst aber niemandem.

Διαιτήμασί τε χρήσομαι ἐπ' ὠφελείῃ καμνόντων κατὰ δύναμιν καὶ κρίσιν ἐμὴν, ἐπὶ δηλήσει δὲ καὶ ἀδικίῃ εἴρξειν.

§ 3 Meine Verordnungen werde ich zum Nutzen der Patienten treffen, nach meinem Vermögen und Urteil; Schädigungen und Unrecht aber werde ich von ihnen abwehren.

---

[1] Der griechische Text wird zitiert nach: http://www.perseus.tufts.edu/hopper/text?doc=Perseus%3Atext%3A1999.01.0249%3Atext%3DJusj.%3Asection%3D1. Die deutsche Übersetzung ist von Juliane Wilmanns (2000).

Οὐ δώσω δὲ οὐδὲ φάρμακον οὐδενὶ αἰτηθεὶς θανάσιμον, οὐδὲ ὑφηγήσομαι ξυμβουλίην τοιήνδε. Ὁμοίως δὲ οὐδὲ γυναικὶ πεσσὸν φθόριον δώσω.

§ 4 Ich werde keinesfalls jemandem auf Verlangen hin ein tödliches Mittel geben, auch nicht einen entsprechenden Rat erteilen. In gleicher Weise werde ich auch nicht einer Frau ein fruchtzerstörendes Zäpfchen geben.

Ἁγνῶς δὲ καὶ ὁσίως διατηρήσω βίον τὸν ἐμὸν καὶ τέχνην τὴν ἐμήν.

§ 5 Redlich und rein werde ich mein Leben und meine (Heil-)Kunst bewahren.

Οὐ τεμέω δὲ οὐδὲ μὴν λιθιῶντας, ἐκχωρήσω δὲ ἐργάτῃσιν ἀνδράσι πρήξιος τῆσδε.

§ 6 Ich werde auch keinesfalls Steinleidende schneiden, sondern das den Männern überlassen, die diese Tätigkeit ausüben.

Ἐς οἰκίας δὲ ὁκόσας ἂν ἐσίω, ἐσελεύσομαι ἐπ' ὠφελείῃ καμνόντων, ἐκτὸς ἐὼν πάσης ἀδικίης ἑκουσίης καὶ φθορίης, τῆς τε ἄλλης καὶ ἀφροδισίων ἔργων ἐπί τε γυναικείων σωμάτων καὶ ἀνδρῴων, ἐλευθέρων τε καὶ δούλων.

§ 7 In alle Häuser, in die ich eintreten werde, werde ich zum Nutzen der Patienten eintreten und mich dabei von jedem vorsätzlichen Unrecht und jeder Schädigung fernhalten, insbesondere von sexuellen Handlungen an Körpern von Frauen und Männern, Freien und Sklaven.

Ἃ δ' ἂν ἐν θεραπείῃ ἢ ἴδω, ἢ ἀκούσω, ἢ καὶ ἄνευ θεραπηίης κατὰ βίον ἀνθρώπων, ἃ μὴ χρή ποτε ἐκλαλέεσθαι ἔξω, σιγήσομαι, ἄρρητα ἡγεύμενος εἶναι τὰ τοιαῦτα.

§ 8 Was auch immer ich bei der Therapie oder auch außerhalb der Therapie vom Leben der Menschen sehen oder hören werde und was man nicht nach außen hinausplaudern darf, werde ich verschweigen, weil ich der Auffassung bin, dass derartiges absolut geheimzuhalten ist.

Ὅρκον μὲν οὖν μοι τόνδε ἐπιτελέα ποιέοντι, καὶ μὴ ξυγχέοντι, εἴη ἐπαύρασθαι καὶ βίου καὶ τέχνης δοξαζομένῳ παρὰ πᾶσιν ἀνθρώποις ἐς τὸν αἰεὶ χρόνον. Παραβαίνοντι δὲ καὶ ἐπιορκοῦντι, τἀναντία τουτέων.

§ 9 Wenn ich nun diesen Eid erfülle und nicht verletze, so möge mir Erfolg im Leben und in der (Heil-)Kunst zuteil werden und Ruhm bei allen Menschen bis in ewige Zeiten; wenn ich ihn aber übertrete und meineidig werde, soll das Gegenteil davon geschehen.

Genfer Gelöbnis (Fassung vom 17. Oktober 2017)[2]

Als Mitglied der ärztlichen Profession gelobe ich feierlich, mein Leben in den Dienst der Menschlichkeit zu stellen. Die Gesundheit und das Wohlergehen meiner Patientin oder meines Patienten werden mein oberstes Anliegen sein. Ich werde die Autonomie und die Würde meiner Patientin oder meines Patienten respektieren. Ich werde den höchsten Respekt vor menschlichem Leben wahren. Ich werde nicht zulassen, dass Erwägungen von Alter, Krankheit oder Behinderung, Glaube, ethnischer Herkunft, Geschlecht, Staatsangehörigkeit, politischer Zugehörigkeit, Rasse, sexueller Orientierung, sozialer Stellung oder jeglicher anderer Faktoren zwischen meine Pflichten und meine Patientin oder meinen Patienten treten. Ich werde die mir anvertrauten Geheimnisse auch über den Tod der Patientin oder des Patienten hinaus wahren. Ich werde meinen Beruf nach bestem Wissen und Gewissen, mit Würde und im Einklang mit guter medizinischer Praxis ausüben. Ich werde die Ehre und die edlen Traditionen des ärztlichen Berufes fördern. Ich werde meinen Lehrerinnen und Lehrern, meinen Kolleginnen und Kollegen und meinen Schülerinnen und Schülern die ihnen gebührende Achtung und Dankbarkeit erweisen. Ich werde mein medizinisches Wissen zum Wohle der Patientin oder des Patienten und zur Verbesserung der Gesundheitsversorgung teilen. Ich werde auf meine eigene Gesundheit, mein Wohlergehen und meine Fähigkeiten achten, um eine Behandlung auf höchstem Niveau leisten zu können. Ich werde, selbst unter Bedrohung, mein medizinisches Wissen nicht zur Verletzung von Menschenrechten und bürgerlichen Freiheiten anwenden. Ich gelobe dies feierlich, aus freien Stücken und bei meiner Ehre.

---

[2] Hier zitiert nach: https://www.bundesaerztekammer.de/fileadmin/user_upload/downloads/pdf-Ordner/International/Deklaration_von_Genf_DE_2017.pdf, zuletzt eingesehen: 04.09.2020.

Gelöbnis der Zahnärzte nach der Musterberufsordnung (Fassung 2019), angepasst an das Genfer Gelöbnis (Fassung 2017)[3]

Als Mitglied der zahnärztlichen Profession gelobe ich feierlich, mein Leben in den Dienst der Menschlichkeit zu stellen. Die Gesundheit und das Wohlergehen meiner Patientin oder meines Patienten werden mein oberstes Anliegen sein. Ich werde die Autonomie und die Würde meiner Patientin oder meines Patienten respektieren. Ich werde den höchsten Respekt vor menschlichem Leben wahren. Ich werde nicht zulassen, dass Erwägungen von Alter, Krankheit oder Behinderung, Glaube, ethnischer Herkunft, Geschlecht, Staatsangehörigkeit, politischer Zugehörigkeit, Rasse, sexueller Orientierung, sozialer Stellung oder jeglicher anderer Faktoren zwischen meine Pflichten und meine Patientin oder meinen Patienten treten. Ich werde die mir anvertrauten Geheimnisse auch über den Tod der Patientin oder des Patienten hinaus wahren. Ich werde meinen Beruf nach bestem Wissen und Gewissen mit Würde und im Einklang mit guter medizinischer Praxis ausüben. Ich werde die Ehre und die edlen Traditionen des zahnärztlichen Berufes fördern. Ich werde meinen Lehrerinnen und Lehrern, meinen Kolleginnen und Kollegen und meinen Schülerinnen und Schülern die ihnen gebührende Achtung und Dankbarkeit erweisen. Ich werde mein (zahn-)medizinisches Wissen zum Wohle der Patientin oder des Patienten und zur Verbesserung der Gesundheitsversorgung teilen. Ich werde auf meine eigene Gesundheit, mein Wohlergehen und meine Fähigkeiten achten, um eine Behandlung auf höchstem Niveau leisten zu können. Ich werde, selbst unter Bedrohung, mein (zahn-)medizinisches Wissen nicht zur Verletzung von Menschenrechten und bürgerlichen Freiheiten anwenden. Ich gelobe dies feierlich, aus freien Stücken und bei meiner Ehre.

[3] Hier zitiert nach: https://technischeunivers049-my.sharepoint.com/:b:/g/personal/reyk_albrecht_uni-jena_de/EdIv8MiFaBFMjvz-IhiFF98BGNsxNnLkZBbbh_YveT3PRQ?e=WCEdnA, zuletzt eingesehen: 10.09.2020.

ICN-Kodex für Pflegende (deutsche Fassung aus dem Jahr 2012)[4]

Präambel

Pflegende haben vier grundlegende Verantwortungsbereiche: Gesundheit zu fördern, Krankheit zu verhüten, Gesundheit wiederherzustellen, Leiden zu lindern. Es besteht ein universeller Bedarf an Pflege. Untrennbar von Pflege ist die Achtung der Menschenrechte, einschließlich kultureller Rechte, des Rechts auf Leben und Entscheidungsfreiheit auf Würde und auf respektvolle Behandlung. Pflege wird mit Respekt und ohne Wertung des Alters, der Hautfarbe, des Glaubens, der Kultur, einer Behinderung oder Krankheit, des Geschlechts, der sexuellen Orientierung, der Nationalität, der politischen Einstellung, der ethnischen Zugehörigkeit oder des sozialen Status ausgeübt. Die Pflegende übt ihre berufliche Tätigkeit zum Wohle des Einzelnen, der Familie und der sozialen Gemeinschaft aus; sie koordiniert ihre Dienstleistungen mit denen anderer beteiligter Gruppen.

Der ICN-Kodex

Der ICN-Ethikkodex für Pflegende umfasst vier Grundelemente, die den Standard ethischer Verhaltensweise bestimmen.

Elemente des Kodex

1. Pflegende und ihre Mitmenschen

Die grundlegende professionelle Verantwortung der Pflegenden gilt dem pflegebedürftigen Menschen. Bei ihrer professionellen Tätigkeit fördert die Pflegende ein Umfeld, in dem die Menschenrechte, die Wertvorstellungen, die Sitten und Gewohnheiten sowie der Glaube des Einzelnen, der Familie und der sozialen Gemeinschaft respektiert werden. Die Pflegende gewährleistet, dass die pflegebedürftige Person zeitgerecht die richtige und ausreichende Information auf eine kulturell angemessene Weise erhält, auf die sie ihre Zustimmung zu ihrer pflegerischen Versorgung und Behandlung gründen kann. Die Pflegende behandelt jede persönliche Information vertraulich und geht verantwortungsvoll mit der Weitergabe von Information um. Die Pflegende teilt mit der Gesellschaft die Verantwortung, Maßnah-

[4] Hier (ohne Fußnoten) zitiert nach: https://www.dbfk.de/media/docs/download/Allgemein/ICN-Ethikkodex-2012-deutsch.pdf, zuletzt eingesehen: 04.09.2020.

men zugunsten der gesundheitlichen und sozialen Bedürfnisse der Bevölkerung, besonders der von benachteiligten Gruppen, zu veranlassen und zu unterstützen. Die Pflegende setzt sich für Gleichheit und soziale Gerechtigkeit bei der Verteilung von Ressourcen, beim Zugang zur Gesundheitsversorgung und zu anderen sozialen und ökonomischen Dienstleistungen ein. Die Pflegende zeigt in ihrem Verhalten professionelle Werte wie Respekt, Aufmerksamkeit und Eingehen auf Ansprüche und Bedürfnisse, sowie Mitgefühl, Vertrauenswürdigkeit und Integrität.

2. Pflegende und die Berufsausübung

Die Pflegende ist persönlich verantwortlich und rechenschaftspflichtig für die Ausübung der Pflege sowie für die Wahrung ihrer fachlichen Kompetenz durch kontinuierliche Fortbildung. Die Pflegende achtet auf ihre eigene Gesundheit, um ihre Fähigkeit zur Berufsausübung nicht zu beeinträchtigen. Die Pflegende beurteilt die Fachkompetenzen der Mitarbeitenden, wenn sie Verantwortung delegiert. Die Pflegende achtet in ihrem persönlichen Verhalten jederzeit darauf, ein positives Bild des Pflegeberufes zu vermitteln und das Ansehen sowie das Vertrauen der Bevölkerung in den Pflegeberuf zu stärken. Die Pflegende gewährleistet bei der Ausübung ihrer beruflichen Tätigkeit, dass der Einsatz von Technologie und die Anwendung neuer wissenschaftlicher Erkenntnisse vereinbar sind mit der Sicherheit, der Würde und den Rechten der Menschen. Die Pflegende strebt danach, in der beruflichen Praxis eine Kultur ethischen Verhaltens und offenen Dialoges zu fördern und zu bewahren.

3. Pflegende und die Profession

Die Pflegende übernimmt die Hauptrolle bei der Festlegung und Umsetzung von Standards für die Pflegepraxis, das Pflegemanagement, die Pflegeforschung und Pflegebildung. Die Pflegende beteiligt sich an der Entwicklung forschungsbasierter beruflicher Kenntnisse, die eine evidenzbasierte Berufsausübung unterstützt. Die Pflegende beteiligt sich an der Entwicklung und Aufrechterhaltung von zentralen professionellen Werten. Über ihren Berufsverband setzt sich die Pflegende für die Schaffung einer positiven Arbeitsumgebung und für den Erhalt von sicheren, sozial gerechten und wirtschaftlichen Arbeitsbedingungen in der Pflege ein. Die Pflegende handelt zur Bewahrung und zum Schutz der natürlichen Umwelt und ist sich deren Bedeutung für die Gesundheit bewusst. Die Pflegende trägt zu einem ethisch verantwortlichen Arbeitsumfeld bei und engagiert sich gegen unethisches Handeln und unethische Rahmenbedingungen.

4. Pflegende und ihre Kolleginnen
Die Pflegende sorgt für eine gute und respektvolle Zusammenarbeit mit ihren Kolleg/-innen und mit den Mitarbeitenden anderer Bereiche. Die Pflegende greift zum Schutz des Einzelnen, der Familie und der sozialen Gemeinschaft ein, wenn deren Wohl durch eine Pflegende oder eine andere Person gefährdet ist. Die Pflegende ergreift geeignete Schritte, um Mitarbeitende bei der Förderung ethischen Verhaltens zu unterstützen und zu leiten.

Nürnberger Kodex[5]

1. Die freiwillige Zustimmung der Versuchsperson ist unbedingt erforderlich. Das heißt, dass die betreffende Person im juristischen Sinne fähig sein muss, ihre Einwilligung zu geben; dass sie in der Lage sein muss, unbeeinflusst durch Gewalt, Betrug, List, Druck, Vortäuschung oder irgendeine andere Form der Überredung oder des Zwanges, von ihrem Urteilsvermögen Gebrauch zu machen; dass sie das betreffende Gebiet in seinen Einzelheiten hinreichend kennen und verstehen muss, um eine verständige und informierte Entscheidung treffen zu können. Diese letzte Bedingung macht es notwendig, dass der Versuchsperson vor der Einholung ihrer Zustimmung das Wesen, die Länge und der Zweck des Versuches klargemacht werden; sowie die Methode und die Mittel, welche angewendet werden sollen, alle Unannehmlichkeiten und Gefahren, welche mit Fug zu erwarten sind, und die Folgen für ihre Gesundheit oder ihre Person, welche sich aus der Teilnahme ergeben mögen. Die Pflicht und Verantwortlichkeit, den Wert der Zustimmung festzustellen, obliegt jedem, der den Versuch anordnet, leitet oder ihn durchführt. Dies sind eine persönliche Pflicht und Verantwortlichkeit, welche nicht straflos an andere weitergegeben werden kann.

2. Der Versuch muss so gestaltet sein, dass fruchtbare Ergebnisse für das Wohl der Gesellschaft zu erwarten sind, welche nicht durch

[5] Zitiert nach: https://dg-pflegewissenschaft.de/wp-content/uploads/2017/05/NuernbergKodex.pdf, zuletzt eingesehen: 04.09.2020.

andere Forschungsmittel oder Methoden zu erlangen sind. Er darf seiner Natur nach nicht willkürlich oder überflüssig sein.

3. Der Versuch ist so zu planen und auf Ergebnissen von Tierversuchen und naturkundlichem Wissen über die Krankheit oder das Forschungsproblem aufzubauen, dass die zu erwartenden Ergebnisse die Durchführung des Versuchs rechtfertigen werden.

4. Der Versuch ist so auszuführen, dass alles unnötige körperliche und seelische Leiden und Schädigungen vermieden werden.

5. Kein Versuch darf durchgeführt werden, wenn von vornherein mit Fug angenommen werden kann, dass es zum Tod oder einem dauernden Schaden führen wird, höchstens jene Versuche ausgenommen, bei welchen der Versuchsleiter gleichzeitig als Versuchsperson dient.

6. Die Gefährdung darf niemals über jene Grenzen hinausgehen, die durch die humanitäre Bedeutung des zu lösenden Problems vorgegeben sind.

7. Es ist für ausreichende Vorbereitung und geeignete Vorrichtungen Sorge zu tragen, um die Versuchsperson auch vor der geringsten Möglichkeit von Verletzung, bleibendem Schaden oder Tod zu schützen.

8. Der Versuch darf nur von wissenschaftlich qualifizierten Personen durchgeführt werden. Größte Geschicklichkeit und Vorsicht sind auf allen Stufen des Versuchs von denjenigen zu verlangen, die den Versuch leiten oder durchführen.

9. Während des Versuches muss der Versuchsperson freigestellt bleiben, den Versuch zu beenden, wenn sie körperlich oder psychisch einen Punkt erreicht hat, an dem ihr seine Fortsetzung unmöglich erscheint.

10. Im Verlauf des Versuchs muss der Versuchsleiter jederzeit darauf vorbereitet sein, den Versuch abzubrechen, wenn er aufgrund des von ihm verlangten guten Glaubens, seiner besonderen Erfahrung und seines sorgfältigen Urteils vermuten muss, dass eine Fortsetzung des Versuches eine Verletzung, eine bleibende Schädigung oder den Tod der Versuchsperson zur Folge haben könnte.

Deklaration von Helsinki des Weltärztebundes: Ethische Grundsätze für die medizinische Forschung am Menschen[6]

Präambel

1. Der Weltärztebund (WMA) hat mit der Deklaration von Helsinki eine Erklärung ethischer Grundsätze für medizinische Forschung am Menschen, einschließlich der Forschung an identifizierbaren menschlichen Materialien und Daten, entwickelt. Die Deklaration ist als Ganzes zu lesen, und ihre einzelnen Paragraphen sollen unter Berücksichtigung aller übrigen relevanten Paragraphen angewendet werden.

2. Im Einklang mit dem Mandat des WMA wendet sich die Deklaration in erster Linie an Ärzte. Der WMA regt andere an der medizinischen Forschung am Menschen Beteiligte an, diese Grundsätze zu übernehmen.

Allgemeine Grundsätze

3. Die Genfer Deklaration des Weltärztebundes verpflichtet den Arzt mit den Worten »Die Gesundheit meines Patienten soll oberstes Gebot meines Handelns sein«, und der Internationale Kodex für ärztliche Ethik legt fest: »Der Arzt soll bei der Ausübung seiner ärztlichen Tätigkeit im besten Interesse des Patienten handeln.«

4. Es ist die Pflicht des Arztes, die Gesundheit, das Wohlergehen und die Rechte der Patienten zu fördern und zu erhalten, auch jener, die an der medizinischen Forschung beteiligt sind. Der Erfüllung dieser Pflicht dient der Arzt mit seinem Wissen und Gewissen.

5. Medizinischer Fortschritt beruht auf Forschung, die letztlich auch Studien am Menschen beinhalten muss.

6. Vorrangiges Ziel der medizinischen Forschung am Menschen ist es, die Ursachen, die Entwicklung und die Auswirkungen von Krankheiten zu verstehen und die präventiven, diagnostischen und therapeutischen Maßnahmen (Methoden, Verfahren und Behandlungen) zu verbessern. Selbst die nachweislich besten Maßnahmen müssen fortwährend durch Forschung auf ihre Sicherheit, Effektivität, Effizienz, Verfügbarkeit und Qualität geprüft werden.

---

[6] Hier zitiert nach: https://www.bundesaerztekammer.de/fileadmin/user_upload/downloads/pdf-Ordner/International/Deklaration_von_Helsinki_2013_20190905.pdf, Fassung von 2013, zuletzt eingesehen: 12.09.2020.

7. Medizinische Forschung unterliegt ethischen Standards, die die Achtung vor den Menschen fördern und sicherstellen und ihre Gesundheit und Rechte schützen.

8. Während vorrangiger Zweck der medizinischen Forschung ist, neues Wissen hervorzubringen, darf dieses Ziel niemals Vorrang vor den Rechten und Interessen der einzelnen Versuchspersonen haben.

9. Es ist die Pflicht des Arztes, der sich an medizinischer Forschung beteiligt, das Leben, die Gesundheit, die Würde, die Integrität, das Selbstbestimmungsrecht, die Privatsphäre und die Vertraulichkeit persönlicher Informationen der Versuchsteilnehmer zu schützen. Die Verantwortung für den Schutz von Versuchspersonen muss stets der Arzt oder ein anderer Angehöriger eines Heilberufes tragen und nie die Versuchsperson selbst, auch dann nicht, wenn sie ihr Einverständnis gegeben hat.

10. Ärzte müssen die ethischen, rechtlichen und behördlichen Normen und Standards für Forschung am Menschen ihrer eigenen Länder sowie die maßgeblichen internationalen Normen und Standards berücksichtigen. Keine nationale oder internationale ethische, rechtliche oder behördliche Anforderung soll die in dieser Deklaration niedergelegten Bestimmungen zum Schutz von Versuchspersonen abschwächen oder aufheben.

11. Medizinische Forschung sollte in einer Weise durchgeführt werden, die mögliche Umweltschäden minimiert.

12. Medizinische Forschung am Menschen darf nur von Personen durchgeführt werden, die angemessen ethisch und wissenschaftlich ausgebildet, geübt und qualifiziert sind. Forschung an Patienten oder gesunden Freiwilligen erfordert die Überwachung durch einen kompetenten und angemessen qualifizierten Arzt oder anderen Angehörigen eines Heilberufes.

13. Gruppen, die in der medizinischen Forschung unterrepräsentiert sind, sollten einen angemessenen Zugang zur Teilnahme an der Forschung erhalten.

14. Ärzte, die medizinische Forschung mit medizinischer Behandlung verbinden, sollten ihre Patienten nur soweit in die Forschung einbeziehen, wie dies durch deren möglichen präventiven, diagnostischen oder therapeutischen Wert gerechtfertigt ist und der Arzt berechtigterweise annehmen kann, dass eine Beteiligung an dem Forschungsvorhaben die Gesundheit der Patienten, die als Versuchspersonen dienen, nicht nachteilig beeinflussen wird.

15. Eine angemessene Entschädigung und Behandlung für Versuchspersonen, die aufgrund ihrer Teilnahme an der Forschung geschädigt wurden, muss gewährleistet sein.

Risiken, Belastungen und Nutzen

16. In der medizinischen Praxis und in der medizinischen Forschung sind die meisten Maßnahmen mit Risiken und Belastungen verbunden. Medizinische Forschung am Menschen darf nur durchgeführt werden, wenn die Bedeutung des Ziels die Risiken und Belastungen für die Versuchspersonen überwiegt.

17. Jeder medizinischen Forschung am Menschen muss eine sorgfältige Abschätzung der voraussehbaren Risiken und Belastungen für die an der Forschung beteiligten Einzelpersonen und Gruppen im Vergleich zu dem voraussichtlichen Nutzen für sie und andere Einzelpersonen oder Gruppen vorangehen, die von dem untersuchten Zustand betroffen sind. Maßnahmen zur Risikominimierung müssen implementiert werden. Die Risiken müssen vom Forscher kontinuierlich überwacht, eingeschätzt und dokumentiert werden.

18. Ärzte dürfen sich nicht an einem Forschungsvorhaben am Menschen beteiligen, wenn sie nicht überzeugt sind, dass die mit der Studie verbundenen Risiken angemessen eingeschätzt worden sind und in zufriedenstellender Weise beherrscht werden können. Sobald sich herausstellt, dass die Risiken den potentiellen Nutzen übersteigen oder wenn es einen schlüssigen Beweis für gesicherte Ergebnisse gibt, müssen Ärzte einschätzen, ob die Studie fortgesetzt, modifiziert oder unverzüglich beendet werden muss.

Vulnerable Gruppen und Einzelpersonen

19. Einige Gruppen und Einzelpersonen sind besonders vulnerabel und können mit größerer Wahrscheinlichkeit ungerecht behandelt oder zusätzlich geschädigt werden. Alle vulnerablen Gruppen und Einzelpersonen sollten besonders bedachten Schutz erhalten.

20. Medizinische Forschung mit einer vulnerablen Gruppe ist nur gerechtfertigt, wenn das Forschungsvorhaben auf die gesundheitlichen Bedürfnisse oder Prioritäten dieser Gruppe reagiert und das Forschungsvorhaben nicht an einer nicht-vulnerablen Gruppe durchgeführt werden kann. Zusätzlich sollte diese Gruppe in der Lage sein, aus dem Wissen, den Anwendungen oder Maßnahmen Nutzen zu ziehen, die aus dem Forschungsvorhaben hervorgehen.

Wissenschaftliche Anforderungen und Forschungsprotokolle

21. Medizinische Forschung am Menschen muss den allgemein anerkannten wissenschaftlichen Grundsätzen entsprechen sowie auf einer gründlichen Kenntnis der wissenschaftlichen Literatur, anderen relevanten Informationsquellen, ausreichenden Laborversuchen und, sofern angemessen, auf Tierversuchen basieren. Auf das Wohl der Versuchstiere muss Rücksicht genommen werden.

22. Die Planung und Durchführung einer jeden wissenschaftlichen Studie am Menschen muss klar in einem Studienprotokoll beschrieben und gerechtfertigt werden. Das Protokoll sollte eine Erklärung der einbezogenen ethischen Erwägungen enthalten und sollte deutlich machen, wie die Grundsätze dieser Deklaration berücksichtigt worden sind. Das Protokoll sollte Informationen über Finanzierung, Sponsoren, institutionelle Verbindungen, mögliche Interessenkonflikte, Anreize für Versuchspersonen und Informationen bezüglich Vorkehrungen für die Behandlung und/oder Entschädigung von Personen enthalten, die infolge ihrer Teilnahme an der wissenschaftlichen Studie einen Schaden davongetragen haben. Bei klinischen Studien muss das Protokoll auch angemessene Vorkehrungen für Maßnahmen nach Abschluss der Studie beschreiben.

Forschungs-Ethikkommissionen

23. Das Studienprotokoll ist vor Studienbeginn zur Erwägung, Stellungnahme, Beratung und Zustimmung der zuständigen Forschungs-Ethikkommission vorzulegen. Diese Ethikkommission muss transparent in ihrer Arbeitsweise, unabhängig vom Forscher, dem Sponsor und von jeder anderen unzulässigen Beeinflussung, sowie angemessen qualifiziert sein. Sie muss den Gesetzen und Rechtsvorschriften des Landes oder der Länder, in dem oder denen die Forschung durchgeführt werden soll, sowie den maßgeblichen internationalen Normen und Standards Rechnung tragen, die jedoch den in dieser Deklaration festgelegten Schutz von Versuchspersonen nicht abschwächen oder aufheben dürfen. Die Ethikkommission muss das Recht haben, laufende Studien zu beaufsichtigen. Der Forscher muss der Ethikkommission begleitende Informationen vorlegen, insbesondere Informationen über jede Art schwerwiegender unerwünschter Ereignisse. Eine Abänderung des Protokolls darf nicht ohne Erwägung und Zustimmung der Ethikkommission erfolgen. Nach Studienende müssen die Forscher der Kommission einen Abschlussbericht vorlegen, der

eine Zusammenfassung der Ergebnisse und Schlussfolgerungen der Studie enthält.

Privatsphäre und Vertraulichkeit

24. Es müssen alle Vorsichtsmaßnahmen getroffen werden, um die Privatsphäre der Versuchspersonen und die Vertraulichkeit ihrer persönlichen Informationen zu wahren.

Informierte Einwilligung

25. Die Teilnahme von einwilligungsfähigen Personen an der medizinischen Forschung muss freiwillig sein. Auch wenn es angemessen sein kann, Familienangehörige oder führende Persönlichkeiten der jeweiligen Gemeinschaft hinzuzuziehen, darf keine einwilligungsfähige Person in ein Forschungsvorhaben aufgenommen werden, wenn sie nicht freiwillig zustimmt.

26. Bei der medizinischen Forschung an einwilligungsfähigen Personen muss jede potentielle Versuchsperson angemessen über die Ziele, Methoden, Geldquellen, eventuelle Interessenkonflikte, institutionelle Verbindungen des Forschers, den erwarteten Nutzen und die potentiellen Risiken der Studie, möglicherweise damit verbundenen Unannehmlichkeiten, vorgesehene Maßnahmen nach Abschluss einer Studie sowie alle anderen relevanten Aspekte der Studie informiert (aufgeklärt) werden. Die potentielle Versuchsperson muss über das Recht informiert (aufgeklärt) werden, die Teilnahme an der Studie zu verweigern oder eine einmal gegebene Einwilligung jederzeit zu widerrufen, ohne dass ihr irgendwelche Nachteile entstehen. Besondere Beachtung soll dem spezifischen Informationsbedarf der individuellen potentiellen Versuchspersonen sowie den für die Informationsvermittlung verwendeten Methoden geschenkt werden. Nachdem er sich vergewissert hat, dass die potentielle Versuchsperson diese Informationen verstanden hat, hat der Arzt oder eine andere angemessen qualifizierte Person die freiwillige Informierte Einwilligung (Einwilligung nach Aufklärung – »informed consent«) der Versuchsperson – vorzugsweise in schriftlicher Form – einzuholen. Falls die Einwilligung nicht in schriftlicher Form geäußert werden kann, muss die nichtschriftliche Einwilligung formell dokumentiert und bezeugt werden. Allen Versuchspersonen medizinischer Forschung sollte die Möglichkeit gegeben werden, über den allgemeinen Ausgang und die allgemeinen Ergebnisse der Studie informiert zu werden.

27. Beim Einholen der Informierten Einwilligung in die Teilnahme an einer wissenschaftlichen Studie muss der Arzt besondere Vorsicht walten lassen, wenn die potentielle Versuchsperson in einem Abhängigkeitsverhältnis zum Arzt steht oder unter Zwang einwilligen könnte. In solchen Situationen muss die Informierte Einwilligung durch eine angemessen qualifizierte Person eingeholt werden, die in jeder Hinsicht außerhalb dieses Verhältnisses steht.

28. Bei einer potentiellen Versuchsperson, die nicht-einwilligungsfähig ist, muss der Arzt die Informierte Einwilligung des rechtlichen Vertreters einholen. Diese Personen dürfen nicht in eine wissenschaftliche Studie einbezogen werden, die ihnen aller Wahrscheinlichkeit nach nicht nützen wird, sofern nicht beabsichtigt wird, mit der Studie die Gesundheit der Gruppe zu fördern, der die potentielle Versuchsperson angehört, die Forschung nicht mit Personen durchgeführt werden kann, die eine Informierte Einwilligung geben können, und die Forschung nur minimale Risiken und minimale Belastungen birgt.

29. Ist eine potentielle Versuchsperson, die als nicht-einwilligungsfähig eingestuft wird, fähig, Entscheidungen über die Teilnahme an der Forschung zuzustimmen, muss der Arzt neben der Einwilligung des rechtlichen Vertreters auch die Zustimmung der potentiellen Versuchsperson einholen. Eine Ablehnung der potentiellen Versuchsperson soll respektiert werden.

30. Forschung mit Personen, die körperlich oder geistig zu einer Einwilligung nicht fähig sind, beispielsweise mit bewusstlosen Patienten, darf nur dann erfolgen, wenn der körperliche oder geistige Zustand, der das Einholen der Informierten Einwilligung verhindert, ein erforderliches Merkmal für die beforschte Gruppe ist. Unter solchen Umständen muss der Arzt die Informierte Einwilligung des rechtlichen Vertreters einholen. Ist ein solcher Vertreter nicht verfügbar und kann die Forschung nicht aufgeschoben werden, kann die Studie ohne Informierte Einwilligung und unter der Voraussetzung durchgeführt werden, dass die besonderen Gründe für den Einschluss von Versuchspersonen, die aufgrund ihres Zustands nicht zu einer Informierten Einwilligung fähig sind, im Studienprotokoll festgehalten worden sind und die Studie von einer Forschungs-Ethikkommission zustimmend bewertet worden ist. Die Einwilligung zur weiteren Teilnahme an der Forschung muss sobald wie möglich bei der Versuchsperson oder einem rechtlichen Vertreter eingeholt werden.

31. Der Arzt muss den Patienten vollständig über die forschungs-

bezogenen Aspekte der Behandlung informieren. Die Weigerung eines Patienten, an einer Studie teilzunehmen, oder der Entschluss des Patienten, aus der Studie auszuscheiden, darf niemals die Patienten-Arzt-Beziehung nachteilig beeinflussen.

32. Bei medizinischer Forschung, bei der identifizierbare menschliche Materialien oder Daten verwendet werden, wie zum Beispiel in Biobanken oder ähnlichen Depots enthaltenes Material oder Daten, müssen Ärzte für ihre Sammlung, Lagerung und/oder Wiederverwendung eine Informierte Einwilligung einholen. In Ausnahmesituationen kann es sich als unmöglich oder nicht praktikabel erweisen, eine Einwilligung für derartige Forschung zu erhalten. In solchen Situationen darf die Forschung erst nach Beurteilung und Zustimmung einer Forschungs-Ethikkommission durchgeführt werden.

Die Verwendung von Placebos

33. Nutzen, Risiken, Belastungen und Wirksamkeit einer neuen Maßnahme müssen mit denjenigen der nachweislich besten Maßnahme(n) verglichen werden, außer unter folgenden Umständen:

- Wenn keine nachgewiesene Maßnahme existiert, ist die Verwendung von Placebo oder das Unterlassen einer Maßnahme zulässig, oder
- wenn aus zwingenden und wissenschaftlich fundierten methodischen Gründen die Verwendung einer weniger wirksamen Maßnahme als die nachweislich beste, die Verwendung eines Placebos oder das Unterlassen einer Maßnahme, notwendig sind, um die Wirksamkeit oder Sicherheit einer Maßnahme festzustellen, und wenn die Patienten, die eine weniger wirksame Maßnahme als die nachweislich beste, ein Placebo oder keine Maßnahme erhalten, keinem zusätzlichen Risiko eines ernsten oder irreversiblen Schadens ausgesetzt werden, welches sich daraus ergibt, dass sie nicht die nachweislich beste Maßnahme erhalten haben. Mit größter Sorgfalt muss ein Missbrauch dieser Option vermieden werden.

Maßnahmen nach Abschluss einer Studie

34. Im Vorfeld einer klinischen Studie sollten Sponsoren, Forscher und Regierungen der Einsatzländer Vorkehrungen für Maßnahmen nach Abschluss der Studie für alle Teilnehmer treffen, die noch eine Maßnahme benötigen, die in der Studie als nützlich erkannt wurde.

Diese Information muss den Teilnehmern auch während des Aufklärungs- und Einwilligungsprozesses mitgeteilt werden.

Registrierung von Forschung sowie Publikation und Verbreitung von Ergebnissen

35. Jedes Forschungsvorhaben, an dem Versuchspersonen beteiligt sind, ist vor der Rekrutierung der ersten Versuchsperson in einer öffentlich zugänglichen Datenbank zu registrieren.

36. Forscher, Verfasser, Sponsoren, Herausgeber und Verleger haben im Hinblick auf die Veröffentlichung und Verbreitung der Forschungsergebnisse ethische Verpflichtungen. Forscher sind verpflichtet, die Ergebnisse ihrer Forschung am Menschen öffentlich verfügbar zu machen und sind im Hinblick auf die Vollständigkeit und Richtigkeit ihrer Berichte rechenschaftspflichtig. Alle Beteiligten sollen anerkannten Leitlinien für ethische Berichterstattung (»ethical reporting«) folgen. Negative und nicht schlüssige Ergebnisse müssen ebenso wie positive veröffentlicht oder in anderer Form öffentlich verfügbar gemacht werden. In der Publikation müssen Finanzierungsquellen, institutionelle Verbindungen und Interessenkonflikte dargelegt werden. Berichte über Forschung, die nicht mit den Grundsätzen dieser Deklaration übereinstimmt, sollten nicht zur Veröffentlichung angenommen werden.

Nicht nachgewiesene Maßnahmen in der klinischen Praxis

37. Bei der Behandlung eines einzelnen Patienten, für die es keine nachgewiesenen Maßnahmen gibt oder andere bekannte Maßnahmen unwirksam waren, kann der Arzt nach Einholung eines fachkundigen Ratschlags mit Informierter Einwilligung des Patienten oder eines rechtlichen Vertreters eine nicht nachgewiesene Maßnahme anwenden, wenn sie nach dem Urteil des Arztes hoffen lässt, das Leben zu retten, die Gesundheit wiederherzustellen oder Leiden zu lindern. Diese Maßnahme sollte anschließend Gegenstand von Forschung werden, die so konzipiert ist, dass ihre Sicherheit und Wirksamkeit bewertet werden können. In allen Fällen müssen neue Informationen aufgezeichnet und, sofern angemessen, öffentlich verfügbar gemacht werden.

Zitierte Literatur

Im Folgenden ist nur die im Text angegebene und direkt verwendete Literatur aufgeführt. Jede weitere Auswahl kann bei der internationalen Fülle der Literatur zu den hier gestellten Fragen nur unbefriedigend sein oder würde selbst den Umfang eines Buchs sprengen.[1] Wie im Vorwort bereits ausgeführt, verweise ich für einen Literaturüberblick zu medizinethischen Fragestellungen auf die hervorragende Übersicht des Deutschen Referenzzentrums für Ethik in den Biowissenschaften (www.drze.de). Eine gute Übersicht einschlägiger englischsprachiger Literatur findet sich darüber hinaus im Medizinethiklehrbuch von Veatch/Guidry-Grimes (2020). Ich habe zudem in dem Literaturverzeichnis diejenigen Belege fett gekennzeichnet, die sich besonders für eine weiterführende Lektüre empfehlen.

Die Zitate werden nach der neuen deutschen Rechtschreibung wiedergegeben. Hervorhebungen in Zitaten sind grundsätzlich von den jeweiligen Verfassern. Übersetzte Zitate sind im Literaturverzeichnis angegebenen Ausgaben entnommen, es sei denn, ich habe diese als eigene Übersetzung kenntlich gemacht. Als Verlagsort ist immer nur der erste Ort angegeben. Bei den Vornamen wird nur der erste Vorname abgekürzt genannt. Fachzeitschriften werden entweder nach den international üblichen Abkürzungen oder mit dem vollständigen Namen einschließlich Nennung der Jahrgangsnummer angegeben. Eine Besonderheit stellen Internetverweise dar. Diese werden nur in besonders wichtigen Fällen im Literaturverzeichnis

[1] Eine Besonderheit stellt der Umgang mit eigenen, bereits publizierten Vorarbeiten dar, die ich nicht wie Fremdzitate durch Anführungszeichen kennzeichne, selbst wenn ich Teile daraus wörtlich übernehme. Die entsprechenden Untersuchungen sind jedoch im Literaturverzeichnis aufgeführt. In ihnen findet sich auch in vielen Fällen weiterführende Literatur. Dies gilt auch für Publikationen in Koautorenschaft, wobei ich in diesem Fall in den jeweiligen Unterkapiteln kurz darauf hinweise, wenn ich Überlegungen meinem entsprechenden Koautor verdanke. Ich folge hier der bisherigen geisteswissenschaftlichen Praxis, wonach es unüblich ist, sich selbst zu zitieren, da es für dieses Buch keine Impact-Faktoren wie in den Naturwissenschaften gibt.

aufgeführt. Juristische und kirchenamtliche Texte werden nach offiziellen Abkürzungen angegeben und sind entweder über die Internetseiten der jeweiligen Organe, z. B. des Bundesverfassungsgerichts oder des Vatikans, auffindbar. Biblische Zitate und Abkürzungen biblischer Bücher sind nach der Einheitsübersetzung der Jerusalemer Bibel wiedergegeben. Antike und mittelalterliche Texte werden im Text mit den üblichen Kürzeln und Zitationsweisen angegeben und im Literaturverzeichnis mit den Jahreszahlen der Edition aufgeführt. Bei neueren klassischen Werken sind die Ersterscheinungsdaten in eckigen Klammern beigefügt. Sie werden nach der verwendeten, im Literaturverzeichnis angegebenen Edition mit Seitenzahl zitiert.

Albrecht, R. (2015): Achtsamkeitstraining, Gesundheitsförderung und Prävention. In: ders. et al.: Wozu gesund? Prävention als Ideal. Königshausen & Neumann: Würzburg, 125–139.

Anhäuser, M. (2020): Das Wunderwerkzeug der Biologen. In: Bild der Wissenschaft 5/2020, 65–69.

Aristoteles (1894 ff.): Oxforder Ausgabe seiner Werke (hg. von I. Bywater et al.). Oxford University Press: Oxford.

Ave, A. et al. (2016): An analysis of heart donation after circulatory determination of death. In: Journal of Medical Ethics 42, 312–317.

BÄK (2011): Grundsätze der Bundesärztekammer zur ärztliche Sterbebegleitung. In: Deutsche Ärztezeitung 108/7, A 346–348.

BÄK (2019): (Muster-)Berufsordnung für die in Deutschland tätigen Ärztinnen und Ärzte – MBO-Ä 1997 – in der Fassung der Beschlüsse des 121. Deutschen Ärztetages 2018 in Erfurt geändert durch Beschluss des Vorstandes der Bundesärztekammer am 14. 12. 2018. In: Deutsches Ärzteblatt 01. 2. 2019. DOI: 10.3238/arztebl.2019.mbo_daet2018b, A1-A9.

BÄK/KV (2018): Hinweise und Empfehlungen zur ärztlichen Schweigepflicht, Datenschutz und Datenverarbeitung in der Arztpraxis. In: Deutsches Ärzteblatt 09. 03. 2018 | DOI: 10.3238/arztebl.2018.ds01, A 1–19.

Baker, R./Mccullough, L. (Hg.) (2018): The Cambridge World History of Medical Ethics. Cambridge University Press: Cambridge.

Beauchamp, T. (2005): The Nature of Applied Ethics, in: Frey, R./Wellman, C. (Hg.), A Companion to Applied Ethics. Blackwell: Oxford, 1–16.

Beauchamp, T./Childress, J. (2019): Principles of Biomedical Ethics. 8. Auflage. Oxford University Press: Oxford.

Beauchamp, T./DeGrazia, D. (2019): Principles of Animal Research Ethics. Oxford University Press: Oxford.

Bedate, C./Cefalo, R. (1989): »The Zygote: to be or not to be a person«. In: Journal of Medicine and Philosophy 14, 641–645.

Beleites, E. (1998): Gesellschaftspolitische Überlegungen zum Thema »Schwindel«. In: Stoll, W. (Hg.): Differentialdiagnose Schwindel. Springer: Berlin, 1–15.

Benedikt XVI. (2008): Ansprache an die Mitglieder der Päpstlichen Akademie der Wissenschaften. In: Osservatore Romano (deutschsprachige Ausgabe) 47, 8.

Benhabib, S. (2006): Another Cosmopolitanism. Oxford University Press: Oxford.

Betsch, C. et al. (2019): Impfverhalten psychologisch erklären, messen und verändern. In: Bundesgesundheitsblatt 62/4, 400–409.

BGH (2010): Urteil vom 25. Juni 2010 – 2 StR 454/09. http://juris.bundesgerichtshof.de/cgi-bin/rechtsprechung/document.py?Gericht=bgh&Art=en&nr=52999&pos=0&anz=1, zuletzt eingesehen: 31. 08. 2020.

Birnbacher, D. (2005): Bioethik zwischen Natur und Interesse. Suhrkamp: Frankfurt (M).

Birnbacher, D. (2020): »Hirntod und kein Ende« – nach zwanzig Jahren. In: Bublitz, J. et al. (Hg.) (2020), 1015–1030.

Bleisch, B. (2012): Leihmutterschaft als persönliche Beziehung, in: Jahrbuch für Wissenschaft und Ethik 17, 5–28.

Bleisch, B. (2015): Leihmutterschaft, in: Sturma, D./Heinrichs, B. (Hg.), Handbuch Bioethik. Metzler: Stuttgart, 329–333.

Borasio, G. (2005): Selbstbestimmung im Dialog. Die Beratung über Patientenverfügungen als Ausdruck ärztlicher Fürsorge. In: Meier C et. al.: Patientenverfügung. Ausdruck der Selbstbestimmung – Auftrag zur Fürsorge. Kohlhammer: Stuttgart, 148–156.

Borasio, G. et al. (2020): Selbstbestimmung im Sterben – Fürsorge zum Leben. Ein verfassungskonformer Gesetzesvorschlag zur Regelung des assistierten Suizids. http://imgb.de/Neuigkeiten/Pressemitteilung%3A%20Verfassungskonformer%20Gesetzesvorschlag%20zur%20Regelung%20des%20assistierten%20Suizids/BorasioJoxTaupitzWiesing,%20Gesetzesvorschlag%20Assistierter%20Suizid%202020.pdf, zuletzt eingesehen: 09. 09. 2020.

Boucek, M. et al. (2008): Pediatric Heart Transplantation after Declaration of Cardiocirculatory Death. In: New England Journal of Medicine 359/7, 709–714.

Bublitz, J. C. et al. (Hg.) (2020): Recht – Philosophie – Literatur. Festschrift für Reinhard Merkel zum 70. Geburtstag (2 Bde.). Duncker & Humblot: Berlin.

Bumke, C./Voßkuhle, A. (2015): Casebook Verfassungsrecht. 7. Auflage. Mohr Siebeck: Tübingen.

Busse, R. et al. (2013): Das deutsche Gesundheitswesen. Akteure, Daten, Analysen. Medizinisch Wissenschaftliche Verlagsgesellschaft: Berlin.

BVerfG (2020): Urteil des Zweiten Senats vom 26. Februar 2020. https://www.bundesverfassungsgericht.de/SharedDocs/Entscheidungen/DE/2020/02/rs20200226_2bvr234715.html, zuletzt eingesehen: 31. 08. 2020.

Damschen, G./Schönecker, D. (Hg.) (2002): Der moralische Status menschlicher Embryonen. Pro und contra Spezies-, Kontinuums-, Identitäts- und Potentialitätsargument. De Gruyter: Berlin.

Daniels, N. (2008): Just Health. Meeting Health Needs Fairly. Cambridge University Press: Cambridge.

Daumann, F. (2011): Grundlagen der Sportökonomie. UTB: Stuttgart.

Daumann, F. (2013): Die Ökonomie des Dopings. 2. Auflage. ESV: Berlin.

Deutsche Bischofskonferenz (Hg.) (1995): Katholischer Erwachsenenkatechismus. Leben aus dem Glauben. Butzon & Bercker u. a.: Kevelaer u. a.

Deutscher Ethikrat (2011): Nutzen und Kosten im Gesundheitswesen – Zur normativen Funktion ihrer Bewertung. Stellungnahme. O. V., Berlin.

Deutscher Ethikrat (2014): Biosicherheit – Freiheit und Verantwortung in der Wissenschaft. Stellungnahme. O. V.: Berlin.

Deutscher Ethikrat (2019a): Eingriffe in die menschliche Keimbahn. Stellungnahme. O. V.: Berlin.

Deutscher Ethikrat (2019b): Impfen als Pflicht. Stellungnahme. O. V.: Berlin.

Deutscher Ethikrat (2020): Solidarität und Verantwortung in der Corona-Krise. Ad-hoc-Empfehlung. O. V.: Berlin.

Dickmann, P. (2017): Fragen an Petra Dickmann. In: Deutsches Ärzteblatt 114, A2408.

DIVI et al. (2020): Entscheidungen über die Zuteilung intensivmedizinischer Ressourcen im Kontext der COVID-19-Pandemie. Version 2. Klinisch-ethische Empfehlungen. https://www.divi.de/joomlatools-files/docman-files/publikationen/covid-19-dokumente/200416-divi-covid-19-ethik-empfehlung-version-2.pdf, zuletzt eingesehen: 31. 08. 2020.

Dostojewskij, F. (1981): Der Großinquisitor. dtv: München.

DP: Kongregation für die Glaubenslehre: Instruktion Dignitas Personae über einige Fragen der Bioethik (hg. von der Deutschen Bischofskonferenz) (2008). O. V.: Bonn (Original: AAS 100, 858–887).

Dudenredaktion (Hg.) (2020): Duden. Die deutsche Rechtschreibung. Band 1. 28. Auflage. Dudenverlag: Berlin.

Dürig, G. (1958): Art. I. In: Maunz, T./Dürig, G. (Hg.): Grundgesetz. Kommentar. Beck: München, 3–71.

Dworkin R. (1993): Life's Dominion. An Argument about Abortion, Euthanasia, and Individual Freedom. Knopf: New York.

Eberbach, W. (1982): Familienrechtliche Aspekte der Humanforschung an Minderjährigen. In: Zeitschrift für das gesamte Familienrecht, 450–455.

Eberbach, W. (2009): Enhancement und wunscherfüllende Medizin. Tatsächliche und rechtliche Aspekte wunscherfüllender Medizin. In: Knoepffler, N./Savulescu, J. (Hg.): Der neue Mensch? Enhancement und Genetik. Alber: Freiburg (i. B.), 213–250.

Eberbach, W. (2016): Genome-Editing und Keimbahntherapie, in: Medizinrecht 34, 758–773.

Eberbach, W. (2017): Genome Editing und Keimbahntherapie – Brauchen wir ein Moratorium? In: Ranisch et al. (Hg.), 93–110.

Eberbach, W. (2020): Eine kurze Geschichte der Fortpflanzungsmedizin bis zur Eizellspende. In: Medizinrecht 38, 167–179.

Ehni, H.-J. et al. (2020): Wenn nicht allen geholfen werden kann. Ethische Fragen zur Triage von intensivmedizinischer Behandlung. In: Ärzteblatt Baden-Württemberg 75/5, 244–247.

Emanuel, E. et al. (2020): An ethical framework for global vaccine allocation. In: Science 10.1126/science.ab2803 (Seitenzahlen nicht endgültig, da first release).

Ernst, S. (2011): Argumentationsmodelle in der theologischen Sexual- und Beziehungsethik. In: Hilpert, K. (Hg.): Zukunftshorizonte katholischer Sexualethik. Herder: Freiburg (i. Br.), 162–184.

EV: Johannes Paul II. (1995): Enzyklika Evangelium Vitae an die Bischöfe, Priester und Diakone, die Ordensleute und Laien sowie an alle Menschen guten Willens über den Wert und die Unantastbarkeit des menschlichen Lebens (hg. von der Deutschen Bischofskonferenz). O. V.: Bonn (Original: AAS 87, 401–522).

Falcon, A. et al. (2015): CCR5 deficiency predisposes to fatal outcome in influenza virus infection. In: Journal of General Virology, 96(8), 2074–2078.

Foot, P. (1967): The Problem of Abortion and the Doctrine of the Double Effect. In: Oxford Review 5, 1–5.

Frank, R. G. (2013): Economics and Mental Health: An International Perspective. In: Glied/Smith (Hg.) (2013), 232–256.

Frankl, V. (2014): Ärztliche Seelsorge. Grundlagen der Logotherapie und Existenzanalyse. 5. Auflage. dtv: München.

Fuchs, M./Gottschlich, M. (Hg.) (2019): Ansätze der Bioethik. Alber: Freiburg (i. Br.).

Gaertner, T. et al. (Hg.) (2020): Die Pflegeversicherung. Handbuch zur Begutachtung, Qualitätsprüfung, Beratung und Fortbildung. 4. Auflage. de Gruyter: Berlin.

Gert, B./Clouser, K. (2006): Bioethics. A Systematic Approach. Oxford University Press: Oxford.

Gethmann, C. F. (2020): Ethische Fragen der Selbsttötung angesichts der aktuellen deutschen Diskussion um ärztliche Sterbehilfe und um Sterbehilfevereine. In: Bublitz et al. (Hg.) (2020), 1045–1061.

Gewirth, A. (1978): Reason and Morality. University of Chicago Press: Chicago.

Gewirth, A. (1992): Human Dignity as the Basis of Rights, in: Meyer, M. J./Parent, W. A. (Hrsg.): The Constitution of Rights. Human Dignity and American Values. Cornell University Press: Ithaca.

Gewirth, A. (1998): The Justificatory Argument for Human Rights, in: Sterba, J. P. (Hrsg): Ethics. The Big Questions. Blackwell: Oxford, 93–98.

Gigerenzer, G. (2013): Risiko. Wie man die richtigen Entscheidungen trifft. C. Bertelsmann, München.

Gilligan, C. (1982): In a Different Voice: Psychological Theory and Women's Development. Harvard University Press: Cambridge (Mass).

Goertz, S. (2020): Über das Recht auf selbstbestimmtes Sterben. In: Herder Korrespondenz 74/5, 24–27.

Griesinger, G. u. a. (2008): Reproduktionsmedizin in Deutschland und im internationalen Vergleich. In: Diedrich, K u. a. (Hg.): Reproduktionsmedizin im internationalen Vergleich. Wissenschaftlicher Sachstand, medizinische Versorgung und gesetzlicher Regelungsbedarf (Gutachten im Auftrag der Friedrich-Ebert-Stiftung). O. V.: Berlin.

Habermas, J. (2002): Die Zukunft der menschlichen Natur. Auf dem Weg zu einer liberalen Eugenik? 4. Auflage. Suhrkamp: Frankfurt (a. M.).

Haker, H. (2006): Elternschaft und Präimplantationsdiagnostik – Desiderate der öffentlichen Diskussion. In: Hilpert, K./Mieth, D. (Hg.): Kriterien biomedizinischer Ethik. Theologische Beiträge zum gesellschaftlichen Diskurs. Herder: Freiburg (i. Br.), 255–274.

Haker, H. (2019): Feministische Bioethik. In: Fuchs/Gottschlich (Hg.) (2019), 256–272.

Harari, Y. (2018): Homo Deus. Eine Geschichte von Morgen. 15. Auflage. Beck: München.

Harris, J. (1995): Der Wert des Lebens. Einführung in die medizinische Ethik. Akademie Verlag: Berlin.

Harris, J. (2007): Enhancing Evolution. The Ethical Case for Making Better People. Princeton University Press: New Jersey.

Henderson, L. J. (1935): Physician and Patient as a Social System. In: New England Journal of Medicine 212, 819–823.

Herfst, S. et al. (2012): Airborne transmission of influenza A/H5N1 virus between ferrets. In: Science 336, 1534–1541.

Hobbes, T. (1999 [1651]): Leviathan. Cambridge University Press: Cambridge.

Höffe, O. (2004): Gerechtigkeit. Eine philosophische Einführung. 2. Auflage. Beck: München.

Hope, T. (2004): Medical Ethics. A Very Short Introduction. Oxford University Press: Oxford.

Hope, T./Dunn, M. (2018): Medical Ethics. A Very Short Introduction. Oxford University Press: Oxford.

Hörnle, T. (2013): Menschenwürde und Ersatzmutterschaft. In: Joerden, J./Hilgendorf, E./Thiele, F. (Hg.), Menschenwürde und Medizin. Ein interdisziplinäres Handbuch. Duncker & Humblot: Berlin, 743–754.

Hübner, C. (2018): Genome Editing – eine humangenetische Perspektive. In: Ranisch et al. (Hg.), 21–26.

Hufen, F. (2020a): Verfassungsrechtliche Grenzen der Isolation von Bewohnern in Alten- und Pflegeheimen. In: Gesundheit und Pflege 10, 93–96.

Hufen, F. (2020b): Weiterleben als Schaden? Weiterleben als Schaden! Grundrechtsschutz gegen Übertherapie vor dem Tode. In: Bublitz et al. (Hg.) (2020), 1079–1089.

Imai, M. et al. (2012): Experimental adaptation of an influenza H5 HA confers respiratory droplet transmission to a reassortant H5 HA/H1N1 Virus in ferrets. In: Nature 486, 420–428.

Ishii, T. (2017): Germ line genome editing in clinics: the approaches, objectives and global society. In: Briefings in functional genomics, 16(1), 46–56.

Jonsen, A. (2019): Kasuistik. In: Fuchs/Gottschlich (Hg.) (2019), 144–160.

Jonsen, A. et al. (2015): Clinical Ethics. A Practical Approach to Ethical Decisions. McGraw Hill Education: New York.

Jung, C. (2020): Leben um jeden Preis. In: Bild der Wissenschaft 5/2020, 90–93.

Kant, I. (1968 [1785]): Grundlegung zur Metaphysik der Sitten. In: AA IV. de Gruyter: Berlin, 385–464.

Kant, I. (1968 [1797]): Metaphysik der Sitten. In: AA VI. de Gruyter: Berlin, 203–494.

Kant, I. (2003/1925 [1753–1803]): Reflexionen (Phase $\alpha - \lambda$). In: Kant im Kontext II Komplettausgabe – Release (XP) 06/2003: Werke, Briefwechsel und

Nachlass (hg. von K. Worm und S. Boeck), Berlin 2003 (= Akademieausgabe XVII).
KKK: Katechismus der Katholischen Kirche (2020). Vollständiger Text aufgrund der Neuübersetzung der Editio typica. 3. Aufl. de Gruyter, Oldenbourg u. a.: Berlin u. a.
Knoepffler, N. (1997): Ist der Mensch einmalig? In: Hepp, H./Knoepffler, N./Schwarke, C.: Verantwortung und Menschenbild. Beiträge zu einer interdisziplinären Anthropologie. 2. Auflage. Utz: München, 89–187.
Knoepffler, N. (1999): Forschung an menschlichen Embryonen. Was ist verantwortbar? Hirzel: Stuttgart.
Knoepffler, N. (2004): Menschenwürde in der Bioethik. Springer: Heidelberg.
Knoepffler, N. (2008): Forschung. Ethische Normen angesichts medizinischer Forschung am Menschen. In: Bundesgesundheitsbl.-Gesundheitsforsch.-Gesundheitsschutz 51, 880–886.
Knoepffler, N. (2010): Angewandte Ethik. Ein systematischer Leitfaden. UTB (Böhlau): Köln.
Knoepffler, N. (2011): Menschenwürde heute – ein wirkmächtiges Prinzip und eine echte Innovation. In: Knoepffler, N. et al. (Hg.): Facetten der Menschenwürde. Alber: Freiburg i. Br., 9–30.
Knoepffler, N. (2012a): Der Beginn der menschlichen Person und bioethische Konfliktfälle. Anfragen an das Lehramt (QD 251). Herder: Freiburg i. B.
Knoepffler, N. (2012b): Eine ethische Grundposition der Deklaration von Helsinki? In: Ehni, H. J./Wiesing, U. (Hg.): Die Deklaration von Helsinki. Revisionen und Kontroversen. Deutscher Ärzte-Verlag: Köln, 17–24.
Knoepffler, N. (2013): Handlungsreflexion. Gewirth. In: Gröschner, R. u. a. (Hg.): Wörterbuch der Würde. Wilhelm Fink: München, 76–78.
Knoepffler, N. (2015a): Das Recht auf Gesundheit nach dem Verständnis der Weltgesundheitsorganisation – einige kritische Anmerkungen. In: Albrecht, R. u. a. (Hg.): Wozu gesund? Prävention als Ideal. Königshausen & Neumann: Würzburg, 9–16.
Knoepffler, N. (2015b): Können Stammzellen Organtransplantationen ersetzen? In: Hilpert, K./Sautermeister, J. (Hg.) Organspende – Herausforderung für den Lebensschutz (QD 267). Herder: Freiburg, 373–379.
Knoepffler, N. (2018a): CRISPR/Cas und genetische Präimplantationsdiagnostik. In: Ranisch et al. (Hg.), 111–132.
Knoepffler, N. (2018b): Würde und Freiheit. Vier Konzeptionen im Vergleich. Alber: Freiburg (i. B.).
Knoepffler, N. (2020): Viren als Waffen. Eine politische Rahmenordnung für Biosecurity ist notwendig. In: Die Politische Meinung 65/563, 72–76.
Knoepffler, N. (2020): Die Widerspruchsregel bei der Organspende – Überlegungen zu Reinhard Merkels Position. In: Bublitz et al. (Hg.) (2020), 1603–1615.
Knoepffler, N./Albrecht R. (2011): Verteilungsgerechtigkeit im Gesundheitswesen. In: Rüter, G. u. a. (Hg.): Gesundheitsökonomie und Wirtschaftspolitik (FS: P. Oberender). Lucius & Lucius: Stuttgart, 255–264.
Knoepffler, N./Burmeister, C./Rudolph, T. (2020): Der Pflegende im Spannungsfeld von Berufsethos und Alltag – Wertkonflikte im Zusammenhang mit dem ICN-Ethikkodex für Professionell Pflegende. In: Gaertner, T. et al.

(Hg.) (2020): Die Pflegeversicherung. Handbuch zur Begutachtung, Qualitätsprüfung, Beratung und Fortbildung. 4. Auflage. de Gruyter: Berlin, 761–774.

Knoepffler, N./Daumann, F. (2018): Gerechtigkeit im Gesundheitswesen. 2. Auflage. Alber: Freiburg (i. B.).

Knoepffler, N./Münch, N. (2018): Ethische Fragen der Leihmutterschaft. In: E. Schramm/M. Wermke (Hg.): Leihmutterschaft und Familie. Impulse aus Recht, Theologie und Medizin. Springer: Berlin 2018, 235–262.

Kreß, H. (2009): Medizinische Ethik. Gesundheitsschutz – Selbstbestimmungsrechte – heutige Wertkonflikte. 2. Auflage. Kohlhammer: Stuttgart.

Kreß, H. (2015): Forschung an pluripotenten Stammzellen. Medizinrecht 33, 387–392.

Kreß, H. (2020): Suizid und Suizidbeihilfe in existenzieller, religiöser und kultureller Hinsicht. In: Von Schirach (2020), 123–130.

Kummer, S. (2016): Leihmütter als Maschinen. In: Die Presse, 02. 02. 2016

Lewin, T. (2014): Coming to U.S. for Baby, and Womb to Carry It. In: New York Times, 05. 07. 2014 https://www.nytimes.com/2014/07/06/us/foreign-couples-heading-to-america-for-surrogate-pregnancies.html, zuletzt eingesehen: 24. 08. 2020.

Macklin, R. (2003): Dignity is a useless concept. In: BMJ 327: 1419–1420.

Mainzer, K. (2020): Künstliche Intelligenz. Technische Grundlagen und Ethik. In: zur debatte 1/2020, 40–42.

Manning, W. et al. (1987): Health Insurance and the Demand for Medical Care. Evidence form a Randomized Experiment. In: American Economic Review 77, 251–277.

Mastenbroeck, S. et al. (2011): Preimplantation genetic screening: a systematic review and meta-analysis of RCTs. In: Human Reproduction Update 17, 454–466.

McCormick, R. (1974): Proxy Consent in the Experimentation Situation. In: Perspectives in Biology and Medicine 18 (1), 2–20.

McCormick, R. (1976): Experimentation in Children: Sharing Sociality. In: Hastings Center Report 6 (6), 41–46.

McMahan, J. (2002): The Ethics of Killing. Problems at the Margins of Life. Oxford University Press: Oxford.

Merkel, R. (2002): Forschungsobjekt Embryo. Verfassungsrechtliche und ethische Grundlagen der Forschung an menschlichen embryonalen Stammzellen. dtv: München.

Merkel, R. (2020): Eine Frage von Recht und Ethik. Wenn lebensrettende Maßnahmen abgebrochen werden, ist das Tötung. Ältere Menschen haben genauso viel Recht auf Beatmung wie jüngere. In: Frankfurter Allgemeine Zeitung 81 (04. 04. 2020), 11,13.

Morus, T. (1981 [1516]): Utopia. Diogenes: Zürich.

Müller, A./Strack, S. (2018): Neue Genome-Editing-Techniken: von den Grundlagenwissenschaften zur Konsensbildung in Wissenschaft und Gesellschaft. In: Ranisch et al. (Hg.) (2018), 11–20.

Murken, J. et al. (Hg.) (2017): Taschenlehrbuch Humangenetik. 9. Auflage. Thieme: Stuttgart.

National Academies of Sciences, Engineering and Medicine (2018): Biodefense in the Age of Synthetic Biology. Washington (DC).

Nationale Akademie der Wissenschaften Leopoldina et al. (2015): Chancen und Grenzen des genome editing/The opportunities and limits of genome editing. O. V.: Halle (Saale).

Nida-Rümelin, J. (2020): Eine Theorie praktischer Vernunft. de Gruyter: Berlin.

Oberender, P./Zerth, J. (2003): Bayreuther Manifest. Der Weg in ein freiheitliches Gesundheitswesen. Verlag P.C.O.: Bayreuth.

Oduncu, F. (2005): Einleitung. E und F. Entwicklung und Stand der Transplantationsmedizin. In: Schroth U., König P., Gutmann T., Oduncu F. Transplantationsgesetz. Kommentar. Beck: München, 8–52.

O'Neill, O. (2002): Autonomy and Trust in Bioethics. Cambridge University Press: Cambridge.

Parfit, D. (1984): Reasons and Persons. Clarendon Press: Oxford.

Perry, P. A./Hotze, T. (2011): Oregon's Experiment with Prioritizing Public Health Care Services. In: AMA Journal of Ethics 13, 241–247.

Pies, I./ Sardison M. (2006): Wirtschaftsethik. In: Knoepffler, N. et al. (Hg.): Einführung in die Angewandte Ethik. Alber: Freiburg i. Br., 267–298.

Pies, I. (2011): Der wirtschaftsethische Imperativ lautet: Denkfehler vermeiden! – Sieben Lektionen des ordonomischen Forschungsprogramms. Diskussionspapier Nr. 2011–7. O. V.: Halle.

Pies, I. (2014): Die Gerechtigkeitsdebatte in Deutschland. Diskursversagen beim Mindestlohn. O. V.: Halle.

Pies, I. et al. (2018): Lernprozesse zur Förderung der Bioökonomie. Eine ordonomische Argumentationsskizze. In: Forum Wirtschaftsethik 26. Sonderausgabe Bioökonomie, 106–116.

Platon (1969 ff.): Werke (hg. von G. Eigler). Wissenschaftliche Buchgesellschaft: Darmstadt.

Primc, N. (2020): Das »framing« der sechsmonatigen Karenzregel in der Lebertransplantation. Ein Beispiel für sprachlich vermittelte Deutungsmuster zur Eingrenzung des Indikationsgebiets. In: Ethik in der Medizin 32, 239–253.

Putnam, H. (1994): Pragmatism and Relativism: Universal Values and Traditional Ways of Life. In: Ders.: Words and Life. Harvard University Press: Cambridge (Mass).

Putzke, H./Scheinfeld, J. (2020): Zur Widerspruchsregel bei der Leichenorganspende. In: Bublitz et al. (Hg.) (2020), 1579–1601.

Ramsey, P. (1976): The enforcement of morals: nontherapeutic research on children. In: Hastings Center Report 6 (4), 21–30.

Ramsey, P. (1977): Children as Research Subjects: A Reply. In: Hastings Center Report 7 (2), 40–42.

Ranisch, R./Müller, A./Hübner, C./Knoepffler, N. (Hg.) (2018) (Hg.): Genome Editing – Quo vadis? Ethische Fragen zur CRISPR/Cas9-Technik. Königshausen & Neumann: Würzburg.

Ranisch, R./Rudolph, T./Cremer, H.-J./Knoepffler, N. (2020): Ordo-Responsibility for Germline Gene Editing. In: The CRISPR-Journal 3/1, 37–43 (https://doi.org/10.1089/crispr.2019.0040).

Rawls, J. (2002 [1971]): Eine Theorie der Gerechtigkeit. Suhrkamp: Frankfurt (M).
Rendtorff, T. (1991): Ethik. Grundelemente, Methodologie und Konkretionen einer ethischen Theologie II. Kohlhammer: Stuttgart.
Rhodes, R. (2020): The Trusted Doctor. Medical Ethics and Professionalism. Oxford University Press: Oxford.
Rodríguez-Arias, D. et al. (2010): Success factors and ethical challenges of the Spanish Model of organ donation. In: The Lancet 9746, S. 1109–1112.
Rosch, R. (2008): Fall 1: Therapeutisches Splitting zur Maximierung des DRG-Erlöses. In: Schumpelick, V./Vogel, B. (Hg.): Medizin zwischen Humanität und Wettbewerb. Probleme, Trends und Perspektiven. Herder: Freiburg (i. B.), 271.
Rosenau, H. (2020): Der Suizid im Recht. In: Von Schirach (2020), 143–154.
Ryder, S. P. (2018): # CRISPRbabies: notes on a scandal. In: The CRISPR Journal, 1(6), 355–357.
SB: Kongregation für die Glaubenslehre (2020): Samaritanus Bonus. http://www.vatican.va/roman_curia/congregations/cfaith/documents/rc_con_cfaith_doc_20200714_samaritanus-bonus_en.html#_ftnref38.
Sandel, M. (2012): Was man für Geld nicht kaufen kann. Die moralischen Grenzen des Marktes. Ullstein: Berlin.
Savulescu, J./Bostrom, N. (Hg.) (2013): Human Enhancement. Oxford University Press: Oxford.
Schleidgen, S./Sgodda, S. (2020): Prozess oder Resultat? Der Begriff der genetischen Veränderung in der Debatte um humane Keimbahninterventionen. In: Ethik in der Medizin 32, 5–20.
Schlums, A. (2015): Organspende durch Patientenverfügung. Verhältnis von Patientenverfügung und Organspende, Konflikte und deren Bewältigung. Carl Heymanns: Köln 2015.
Schöne-Seifert, B. (2020a): Hilfe zum Suizid: Blicke auf die ethische Kontroverse. In: Von Schirach (2020), 131–142.
Schöne-Seifert, B. (2020b): Wen soll man leben lassen? In: Frankfurter Allgemeine Zeitung 77 (31.04.2020), 11.
Schuler, U. et al. (2020): Rückhalt für Ärzte. In: Frankfurter Allgemeine Zeitung 88 (15.04.2020), N2.
Schurz, G. (1995): Grenzen rationaler Ethikbegründung. Das Sein-Sollen-Problem aus moderner Sicht. In: Ethik und Sozialwissenschaften. Streitforum für Erwägungskultur 6, 163–177.
Seidel, J. (2010): Schon Mensch oder noch nicht? Zum ontologischen Status humanbiologischer Keime. Kohlhammer, Stuttgart.
Simon, A. et al. (2005): Curriculum »Ethikberatung im Krankenhaus«. In: Ethik in der Medizin 17, 322–326.
Singer, P. (1998): Leben und Tod. Der Zusammenbruch der traditionellen Ethik. Fischer: Erlangen.
Singer, P. (2020): The Challenge of Brain Death for the Sanctity of Life Ethic. In: Bublitz et al. (Hg.) (2020), 1001–1014.
Slack, J. (2018): The Science of Stem Cells. Wiley-Blackwell: New York.

Sloterdijk, P. (1999): Regeln für den Menschenpark. Ein Antwortschreiben zu Heideggers Brief über den Humanismus. Suhrkamp: Frankfurt (a. M.).

Söderström-Anttila, V. et al. (2016): Surrogacy: outcomes for surrogate mothers, children and the resulting families – a systematic review, in: Human Reproduction Update 22, 260–276.

Steinhauser, C. et al. (2015): Ökonomie und Gerechtigkeit im Gesundheitswesen. Societas: Jena.

Strametz, R. (2019): Grundwissen Medizin für Nichtmediziner in Studium und Praxis. 3. Auflage. UTB (UKV): München.

Swedish Parliamentary Priorities Commission (1995): Priorities in health care: ethics, economy, implementation, Swedish Government. O. V.: Stockholm.

Tachibana, M. et al. (2013): Human Embryonic Stem Cells Derived by Somatic Cell Nuclear Transfer. Cell 153, 1228–1238.

Tang Ya-Ping et al. (1999): Genetic enhancement of learning and memory in mice, in: Nature 40, 63–69.

Tapia, N./Schöler, H. (2016): Molecular Obstacles to Clinical Translation of IPSCs. In: Cell 19(3):298–309 (doi: 10.1016/j.stem.2016.06.017, zuletzt eingesehen: 08. 09. 2020).

Taupitz, J. (2020): Verteilung medizinischer Ressourcen in der Corona-Krise: Wer darf überleben? In: Medizinrecht 38, 440–450.

Temel, J. S. et al. (2010): Early Palliative Care for Patients with Metastatic Non-Small-Cell Lung Cancer. New England Journal of Medicine 363, 733–742.

Thomas von Aquin (1951 ff.): Summa Theologiae (= ST). 5 Bände. Biblioteca de Autores Cristianos: Madrid.

Thomas von Aquin (1953): Super I Epistolam B. Pauli ad Corinthios lectura (reportatio vulgata). In: Sancti Thomae Aquinatis Opera Omnia (Edition Busa, via Internet: http://www.corpusthomisticum.org/iopera.html, eingesehen 30. 07. 2018).

Thomas von Aquin (2009): Summa contra Gentiles/Summe gegen die Heiden (= SG). (hg. und übersetzt von K. Albert et al.). WBG: Darmstadt.

Thomson, J. (1976): Killing, Letting Die, and the Trolley Problem. In: The Monist 59, 204–217.

Thomson J. (1985): The Trolley Problem. In: Yale Law Journal 94, 1395–1415.

Thomson, J. (1999 [1971]): A Defense of Abortion. In: Kuhse, H./Singer, P. (Hg.): Bioethics. An Anthology. Blackwell: Oxford.

Veatch, R. (2008): Donating Hearts after Cardiac Death – Reversing the Irreversible. In: New England Journal of Medicine 359/7, 672 f.

Veatch, R./Guidry-Grimes, L. (2020): The Basics of Bioethics. 4. Auflage. Routledge: New York.

Vereinte Nationen (2011 [1948]): Allgemeine Erklärung der Menschenrechte. In: http://www.ohchr.org/EN/UDHR/Documents/UDHR_Translations/ger.pdf, zuletzt eingesehen: 24. 08. 2020.

Von der Pfordten, D. (2020): Menschenwürde und Sterbehilfe. In: Bublitz et al. (Hg.) (2020),1031–1044.

Von Kutschera, F. (1982): Grundlagen der Ethik. de Gruyter: Berlin.

Von Schirach, F. (2020): Gott. Ein Theaterstück. Luchterhand: München.

VS: Johannes Paul II. (1993): Enzyklika *Veritatis Splendor* (hg. von der deutschen Bischofskonferenz). O. V., Bonn. (Original: AAS 85, 1133–1228).

Warnock Report (1984): Department of Health and Social Security (Hg.): Report of the Committee of Inquiry into Human Fertilisation and Embryology. Her Majesty's Stationary Office: London.

Weber, M. (1919): Politik als Beruf. Duncker & Humblot: München.

Whittaker, A. (2016): Circumvention, crisis and confusion: Australians crossing borders to Thailand for international surrogacy. In: Rozée/Unisa (Hg.), Assisted Reproductive Technologies in the Global South and North. Issues, challenges and the future. New York [u. a.], 113–127.

Wiesemann, C./Biller-Andorno, N. (2005): Medizinethik. Thieme: Stuttgart.

Williams, B. (1995): Which Slopes are Slippery, in: Ders., Making sense of humanity and other philosophical papers, Cambridge: Cambridge University Press, 213–223.

Williams, B. (2012). Morality. An Introduction to Ethics. 14. Auflage. Cambridge University Press: Cambridge.

Wilmanns, J. (2000): Ethische Normen im Arzt-Patienten-Verhältnis auf der Grundlage des Hippokratischen Eids. In: Knoepffler, N./Haniel, A. (Hg.): Menschenwürde und medizinethische Konfliktfälle. Hirzel: Stuttgart.

Winnacker, E.-L. et al. (2002): Gentechnik: Eingriffe am Menschen. Ein Eskalationsmodell zur ethischen Bewertung. 4. Auflage. Utz: München.

Wittgenstein, L. (1984 [1918]): Tractatus logico-philosophicus. In: Werkausgabe 1. Suhrkamp: Frankfurt (M.), 7–85.

Wu, J. et al. (2017): Interspecies Chimerism with Mammalian Pluripotent Stem Cells. In: Cell 168, 473–486.

Zentrale Ethikkommission bei der BÄK (2007) Priorisierung medizinischer Leistungen im System der Gesetzlichen Krankenkassen (GKV). In: Deutsches Ärzteblatt 104, A2750-A2754 (Langfassung unter http://www.zentrale-ethikkommission.de/page.asp?his=0.1.53, zuletzt eingesehen am 24.08.2020).

Zhang, Y. et al. (2013): H5N1 Hybrid Viruses Bearing 2009/H1N1 Virus Genes Transmit in Guinea Pigs by Respiratory Droplet. In: Science 340, 1459–1463.

Zhou, M. et al. (2016): CCR5 is a suppressor for cortical plasticity and hippocampal learning and memory. In: Elife, 5, e20985.

Zylka-Menhorne, V. (2017): Synthetische Pockenvieren: »Die Katze ist aus dem Sack«. In: Deutsches Ärzteblatt 114, A2406–2410.

Personen- und Sachregister

Im folgenden Personen- und Sachregister sind die meisten erwähnten Personen und Orte sowie wichtige Begriffe auffindbar. Ebenfalls enthält das Register unter dem Stichwort »Abbildung« die Verweise auf die Seitenzahlen der Abbildungen und unter dem Stichwort »Tabelle« die Verweise auf die Seitenzahlen der Tabellen.

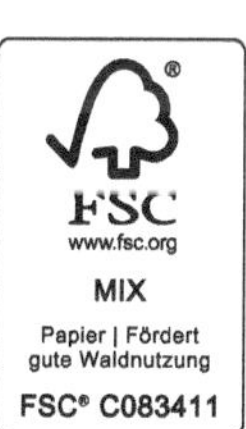

Zeitfracht Medien GmbH
Ferdinand-Jühlke-Straße 7
99095 Erfurt, Deutschland
produktsicherheit@kolibri360.de